Allgemeine und Spezielle Chirurgische OPERATIONSLEHRE

BEGRÜNDET VON

MARTIN KIRSCHNER

ZWEITE AUFLAGE

HERAUSGEGEBEN VON

N. GULEKE und R. ZENKER

SIEBENTER BAND
TEIL II

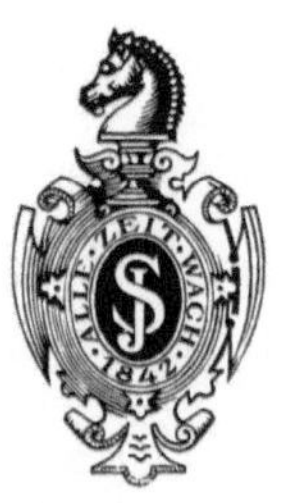

SPRINGER-VERLAG

BERLIN · GÖTTINGEN · HEIDELBERG

1957

DIE EINGRIFFE BEI DEN BAUCHBRÜCHEN

EINSCHLIESSLICH DER ZWERCHFELLBRÜCHE

VON

MARTIN KIRSCHNER

WEILAND O Ö. PROFESSOR DER CHIRURGIE
DIREKTOR DER CHIRURGISCHEN KLINIK DER UNIVERSITAT HEIDELBERG

ZWEITE AUFLAGE

NEU BEARBEITET VON

Dr. RUDOLF ZENKER

O. Ö. PROFESSOR DER CHIRURGIE
DIREKTOR DER CHIRURGISCHEN KLINIK DER UNIVERSITAT MARBURG/LAHN

UNTER MITARBEIT VON

Dr. WERNER GRILL

ASSISTENT DER KLINIK

MIT 179 ZUM GROSSEN TEIL FARBIGEN ABBILDUNGEN

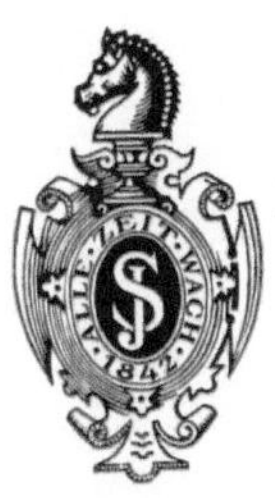

SPRINGER-VERLAG
BERLIN · GÖTTINGEN · HEIDELBERG
1957

ISBN-13: 978-3-642-94686-8   e-ISBN-13: 978-3-642-94685-1
DOI: 10.1007/ 978-3-642-94685-1

Druck der Universitätsdruckerei H. Stürtz AG., Würzburg

Vorwort zur zweiten Auflage.

Als M. Kirschner vor 25 Jahren „Die operative Beseitigung der Bauchbrüche" in der ihm eigenen prägnanten Form verfaßt und mit überaus klaren und einprägsamen Abbildungen versehen hatte, war ein Werk geschaffen, das dem Chirurgen auf einem praktisch sehr wichtigen Gebiet in allen Einzelheiten Richtlinien für das Gelingen dieser Eingriffe gab. In der Zwischenzeit haben sich die Grundlagen der Chirurgie durch zahlreiche Faktoren erweitert: durch die Ausgestaltung der Anaesthesie, besonders der Narkose, durch die Erkennung der Bedeutung des Ausgleichs von Blut- und Flüssigkeitsverlusten und der Verhütung von Störungen des Elektrolytgleichgewichtes im Organismus für den Verlauf der Wundheilung und für eine schnelle und vollkommene Genesung des Kranken, ferner durch eine systematische Krankengymnastik vor und nach dem Eingriff mit dem Ziel, Kreislauf- und Lungenkomplikationen vorzubeugen, nicht zuletzt durch die Entwicklung der Antibiotica. Dies alles konnte auf die Durchführung der Eingriffe bei den Bauchbrüchen nicht ohne Einfluß bleiben. Hinzu kam, daß die Erfahrung manche zunächst überzeugenden Operationsverfahren später in einem anderen Licht erscheinen ließ.

Bei der Neubearbeitung des Kirschnerschen Werkes galt mein Bemühen, dem festen Besitz und bewahrten Bestand jedes Chirurgen das hinzuzufügen, was die Chirurgie des In- und Auslandes seit der ersten Darstellung dieses Gebietes durch Kirschner als wesentlich Neues erkannte. So war es notwendig, den *Allgemeinen Teil* nach den heute gültigen Anschauungen der allgemeinen Chirurgie umzugestalten. Im *Speziellen Teil* mußte den Besonderheiten der Operationstechnik im Sauglings- und Kleinkindesalter, vor allem bei Nabel- und Leistenbrüchen, Rechnung getragen werden. In diesem Zusammenhang wurde auch die Leistenbruchoperation bei Kryptorchismus beschrieben. Die Beseitigung der Omphalocele wurde nach den bewährten Verfahren von R. E. Gross-Boston dargestellt, die zahlreichen Neugeborenen das Leben erhalten haben. Den Allgemeinchirurgen mögen Angaben zur Vermeidung von Rückfällen nach Leisten- und Schenkelbruchoperationen interessieren. So wurde den bekannten Methoden der Beseitigung von Leistenbrüchen neuere Verfahren wie die Coopersche LigamentOperation, der Verschluß des inneren Leistenringes und die Beseitigung des medialen Leistenbruches nach L. M. Zimmerman hinzugefügt. Bei den Schenkelbrüchen wurden die inguinalen Methoden entsprechend ihrer Bedeutung in den Vordergrund gestellt. Auf die Probleme der Beseitigung von Rezidivhernien wurde an verschiedenen Stellen eingegangen.

Neu hinzugefügt wurde der Abschnitt über die *Eingriffe bei Zwerchfellbrüchen einschließlich der Hiatusbrüche,* die in den letzten Jahren zunehmend an Bedeutung gewonnen haben. Hierbei war hinsichtlich Indikationsstellung zur Operation und technischem Vorgehen ebenfalls der Unterschied zwischen Kindern und Erwachsenen zu machen.

Von den Abbildungen der ersten Auflage konnten ein Teil unverändert, andere mit Verbesserungen übernommen werden. Zahlreiche neue Abbildungen und Abbildungsserien wurden von Herrn Franz Mazur-Marburg a. d. Lahn angefertigt, der Genauigkeit der anatomischen Darstellung mit künstlerischer Gestaltung zu verbinden wußte.

Besonderen Dank schulde ich meinem Assistenten, Herrn Dr. WERNER GRILL, für seine hervorragende Mitarbeit. Wertvolle Hinweise verdanke ich Herrn Dr. ST. OECH, Anaesthesist meiner Klinik, bei der Abfassung des Abschnittes über Pramedikation und Narkose, und Herrn Priv.-Doz Dr. R. GROSS, Medizinische Universitatsklinik Marburg a. d. Lahn, bei der Darstellung des Kapitels über Verhütung und Behandlung der Thrombose und Embolie

Beim Lesen der Korrekturen haben sich meine Mitarbeiter Dr. K.-M. HEIDECKER und Dr H. J KRAEMER beteiligt, denen auch die Anfertigung des Sachverzeichnisses zu verdanken ist Das Schrifttum hat Fräulein Dr D BECHINGER zusammengestellt.

Dem Springer-Verlag, Heidelberg, bin ich für die großzügige Ausstattung und die bewahrte Sorgfalt bei der Drucklegung auch dieses Bandes zu großem Dank verpflichtet.

Wie mein chirurgisches Handeln täglich unter dem nachwirkenden Einfluß der Persönlichkeit meines Lehrers MARTIN KIRSCHNER steht, so war dieser Einfluß auch bestimmend bei der Neubearbeitung seines Werkes, die ihm in tiefer Dankbarkeit und Verehrung gewidmet sei.

Marburg a. d. Lahn, Februar 1957.   R. ZENKER.

Inhaltsverzeichnis.

Übersicht über den Inhalt der einzelnen Bände der zweiten Auflage.

Erster Band.

Allgemeine Operationslehre. Von Professor Dr. M. KIRSCHNER, Heidelberg. Grundlegend neu bearbeitet von Professor Dr. G. HEGEMANN, Erlangen.

Zweiter Band.

Die Eingriffe am Gehirnschädel, Gehirn, an der Wirbelsäule und am Rückenmark. Von Professor Dr. N. GULEKE, Wiesbaden (früher Jena).

Dritter Band.

Vegetatives und peripheres Nervensystem. Von Professor Dr. R. ZENKER, Marburg a d. Lahn, und Professor Dr. G. OKONEK, Göttingen.

Vierter Band.

Gesicht · Gesichtsschädel · Kiefer. Bearbeitet von Professor Dr. K.-E. HERLYN, Göttingen, Professor Dr. R. RITTER, Heidelberg, Dr. A. ROSENTHAL, Marburg a d. Lahn, Professor E. WALSER, München, und Professor Dr. R ZENKER, Marburg a. d. Lahn

Fünfter Band.

Die oto-rhino-laryngologischen Operationen. Von Professor Dr. H. DENECKE, Heidelberg.

Die allgemein-chirurgischen Eingriffe am Halse. Unter teilweiser Benützung des Beitrages von O. KLEINSCHMIDT in der ersten Auflage neu bearbeitet von Professor Dr. N. GULEKE, Wiesbaden (früher Jena).

Sechster Band.

Brust und Brusthöhle. Von Professor Dr. A. BRUNNER, Zürich.

Siebenter Band. Teil I.

Die Eingriffe in der Bauchhöhle. Von Professor Dr. M. KIRSCHNER, Heidelberg Neu bearbeitet von Professor Dr. R. ZENKER, Marburg a d Lahn

Siebenter Band. Teil II.

Bauchbrüche. Von Professor Dr. M. KIRSCHNER, Heidelberg. Neu bearbeitet von Professor Dr. R. ZENKER, Marburg a. d. Lahn, unter Mitarbeit von Dr. W. GRILL, Marburg a. d. Lahn.

Achter Band.

Harnapparat und männliche Geschlechtsorgane. Von Professor Dr. L LURZ, Mannheim.

Neunter Band.

Weibliche Geschlechtsorgane (Gynäkologische Eingriffe). Von Professor Dr. C. KAUFMANN, Köln-Lindenthal.

Zehnter Band. Teil I.

Die Operationen an den Extremitäten. Von Professor Dr. W. WACHSMUTH, Würzburg Allgemeiner Teil und die Operationen an der oberen Extremität.

Zehnter Band. Teil II.

Die Operationen an den Extremitäten. Von Professor Dr. W. WACHSMUTH, Würzburg. Die Operationen an der unteren Extremitat.

A. Allgemeine Operationstechnik.

I. Vorbemerkungen.

1. Bruchformen.

Die Wand der Bauchhöhle weist verschiedene schwache Bezirke auf, die sich dort befinden, wo Organe (Speiseröhre, Samenstrang, Gefäße, Nerven, Muskeln) die Bauchwand durchsetzen, wo sich Muskelränder kreuzen (Foramen lumbale Petiti), wo Aponeurosen ineinander übergehen (Linea alba), oder wo nur eine Aponeurosenschicht angelegt ist (Fovea inguin. med.). Diese wenig widerstandsfähigen Bezirke können sich im Laufe des Lebens zu Bruchpforten entwickeln, wobei neben konstitutionellen Momenten und dem Ernährungszustand der Wirkung des Bauchinnendruckes im Sinne der „Minierarbeit" nach GRASER eine wesentliche Bedeutung zukommt. Beim Neugeborenen liegen klaffende Bruchpforten dann vor, wenn sich während der embryonalen Entwicklung infolge hemmender Faktoren Bauchwandschichten nicht oder nur unvollständig vereinigt haben (Zwerchfellbruch, Nabelbruch) oder Ausstülpungen des Bauchfelles bestehengeblieben sind (angeborener Leistenbruch).

Man unterscheidet die häufigeren *äußeren* Bauchbrüche von den selteneren *inneren* Bauchbrüchen.

Unter einem *äußeren Bauchbruch* versteht man eine Ausstülpung aus der Bauchhöhle durch eine anlagemäßig vorgebildete oder erworbene Lücke in der Bauchwand, die vom Peritoneum parietale ausgekleidet ist und zeitweise oder dauernd Baucheingeweide enthält (Abb. 1).

Der vom Peritoneum parietale gebildete *Bruchsack* ist von handschuhfingerförmiger, birnenförmiger, glockenförmiger oder unregelmäßiger Gestalt. Die Stelle, an der der Bruchsack die Bauchdecken durchsetzt und in das normale Peritoneum parietale übergeht, ist gegenüber seiner sonstigen Ausdehnung zumeist verengt und wird dann als *Hals* des Bruchsackes bezeichnet. Das äußere Ende des Bruchsackes heißt *Kuppe* oder *Fundus*. Der Bruchsack kann sehr zartwandig sein, z. B. bei Säuglingen; er kann aber auch infolge mechanischer Beeinflussung oder entzündlicher Vorgänge derb und bis mehrere Millimeter dick sein. Seine Außenseite ist vielfach mit *präperitonealem Fett* bedeckt, das oft lipomartig verdickt ist (Abb. 1). Der Bruchsack kann Einschnürungen, Ausbuchtungen und — besonders bei Nabel- und Narbenbrüchen — Stränge, kammerartige Unterteilungen und Abkapselungen aufweisen (Abb. 2).

Die Durchtrittsstelle des Bruchsackes durch die Bauchdecken bezeichnet man als *Bruchpforte*, nach der die verschiedenen Bruchformen benannt werden (Leisten-, Schenkel-, Zwerchfellbruch). Die den Bruchsack von der Außenwelt trennenden Schichten mit Ausnahme von Haut und Unterhautfettgewebe heißen *Bruchhüllen*.

Etwa im Bruchsack vorhandene Flüssigkeit nennt man *Bruchwasser*. Der sonstige aus der Bauchhöhle stammende Inhalt des Bruchsackes wird als der *Bruchinhalt* oder als die *Brucheingeweide* bezeichnet. *Jedes* in der Bauchhöhle gestielte oder ihrer Wandung angelagerte *Organ* kann in den Bruchsack gelangen und daher zum Bruchinhalt werden (Netz, Dünndarm, Colon ascendens, Colon transversum, Colon descendens und Colon sigmoides, Coecum mit Appendix,

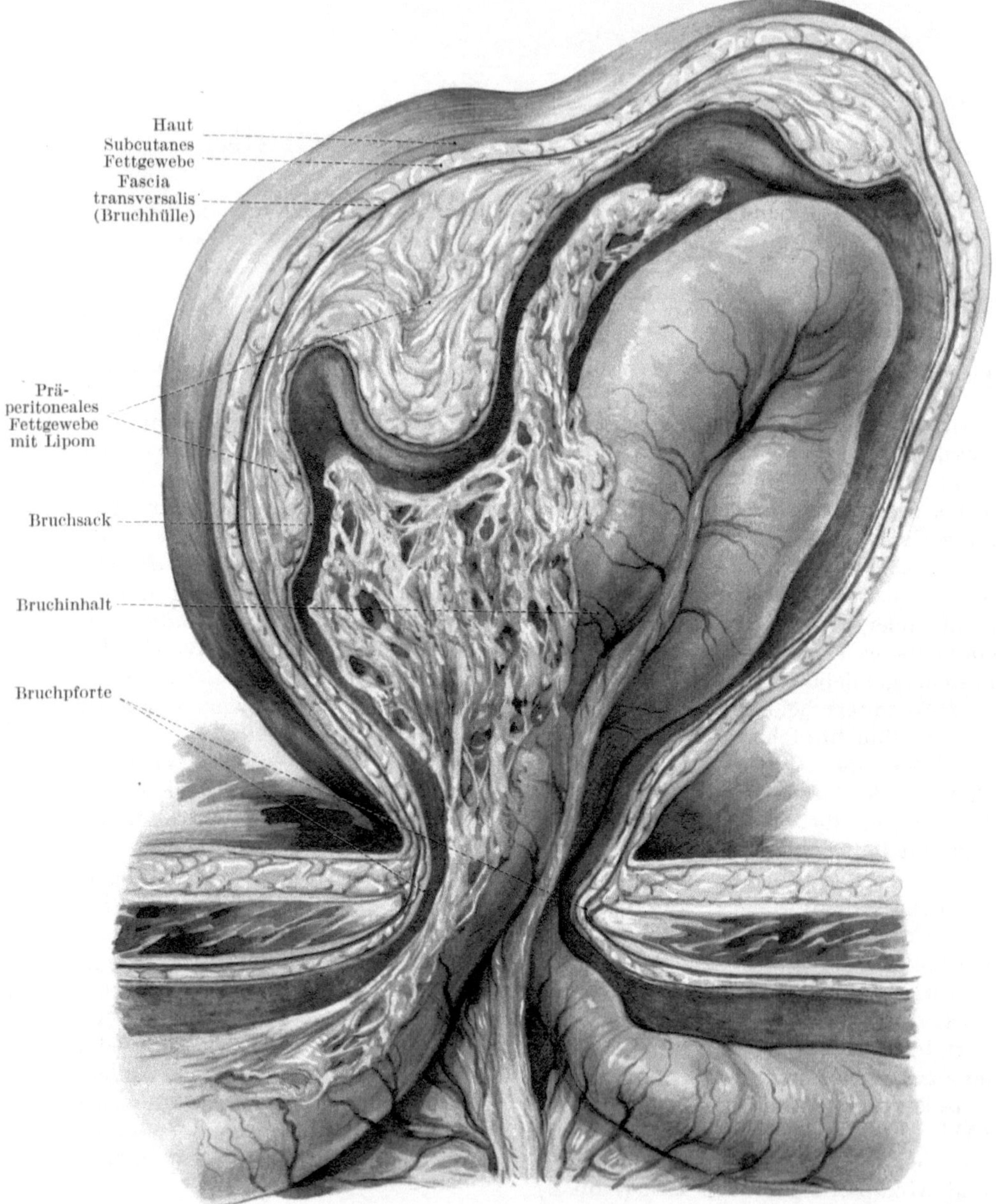

Abb 1. *Schema eines Bauchbruches* mit seinen einzelnen Bestandteilen.

Magen, Ovarium, Tube, Uterus, der freie Abschnitt der Harnblase, Milz, Leber, Niere, Pankreas).

Die im Bruchsack liegenden Eingeweide sind zumeist *allseitig* von freiem Peritoneum viscerale bekleidet, wobei sie diesen Peritonealüberzug entweder von

Natur aus besitzen oder durch Lockerung ihrer ursprünglichen Befestigung erworben haben (Abb. 3). Bisweilen gelangen aber auch die Eingeweide in den Bruchsack, die nur auf *einer* Seite einen Bauchfellüberzug besitzen, auf der anderen Seite aber von dem ihrer extraperitonealen Anheftungsstelle entsprechenden *Beckenbindegewebe* bekleidet sind. Derartige Eingeweide, die in der Nähe der Bruchpforte der Bauchwand oder der äußeren Begrenzung des Bruchsackes breitbasig aufsitzen (unterstes Ileum, Coecum mit Appendix, Colon ascendens, Colon

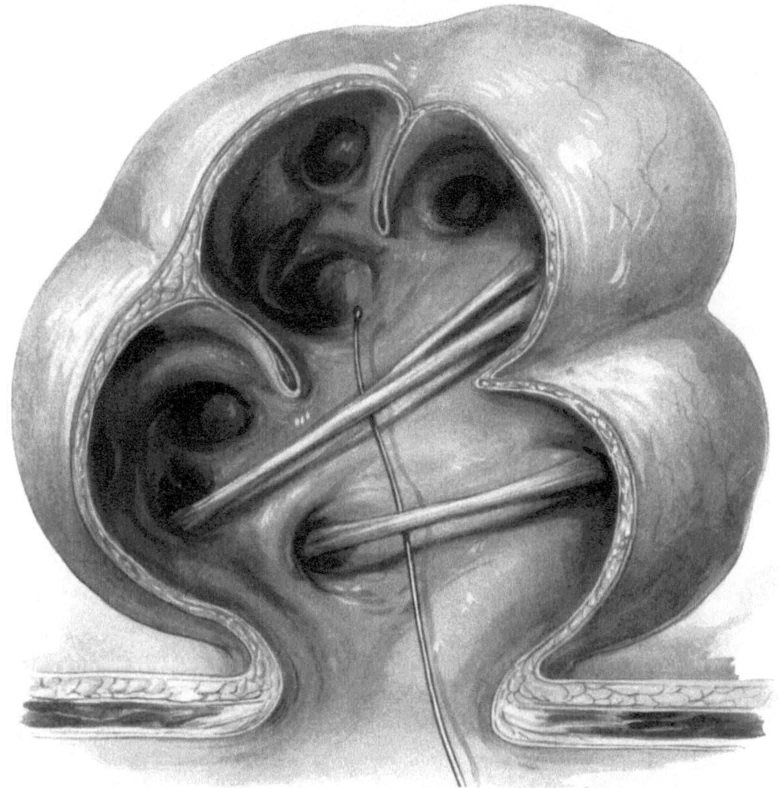

Abb 2. *Mehrkammeriger Bruchsack mit Septen und Strangen* Schematisch.

descendens, Colon sigmoides, Colon pelvinum, Niere), gelangen auf die Weise in den Bruchsack, daß sich ihre unmittelbare oder aus einem kurzen und breiten „Mesenterium" bestehende retroperitoneale Befestigung mit dem benachbarten Peritoneum parietale lockert und dehnt, wodurch sie allmählich wandständig in den Bruchsack gleitet. Sie bilden dann neben dem regelrecht zum Bruchsack gewordenen Peritoneum parietale selbst einen Teil des Bruchsackes (*Gleitbruch*, Abb. 4). Wahrend bei dem einschenkligen Coecum mit Appendix nur *ein einzelner Darmschenkelblindsack* an der Bildung des Gleitbruches beteiligt ist, werden bei den anderen Teilen des Dickdarmes *beide Schenkel des Darmes* in Gestalt einer zuführenden und einer abführenden Schlinge zur Bildung des Bruchsackes herangezogen.

Mit den Darmgleitbruchen auf gleicher Stufe stehen die *Harnblasenbrüche,* die ihrer anatomischen Gestalt nach in vielen Fallen nichts anderes als Gleitbrüche sind, indem auf der einen Seite mit Peritoneum, auf der anderen Seite *nicht* mit

Peritoneum bekleidete Teile der Blasenwand an der Bildung des Bruchsackes beteiligt sind (Abb. 76). Oft steht die Harnblase jedoch zunächst in keiner unmittelbaren räumlichen Beziehung zum Bruchsack, sondern sie wird erst durch einen bei der Operation am Bruchsack ausgeübten Zug durch die Bruchpforte gezogen (*operative Blasenhernie*, Abb. 108). Natürlich können aber einige Organe

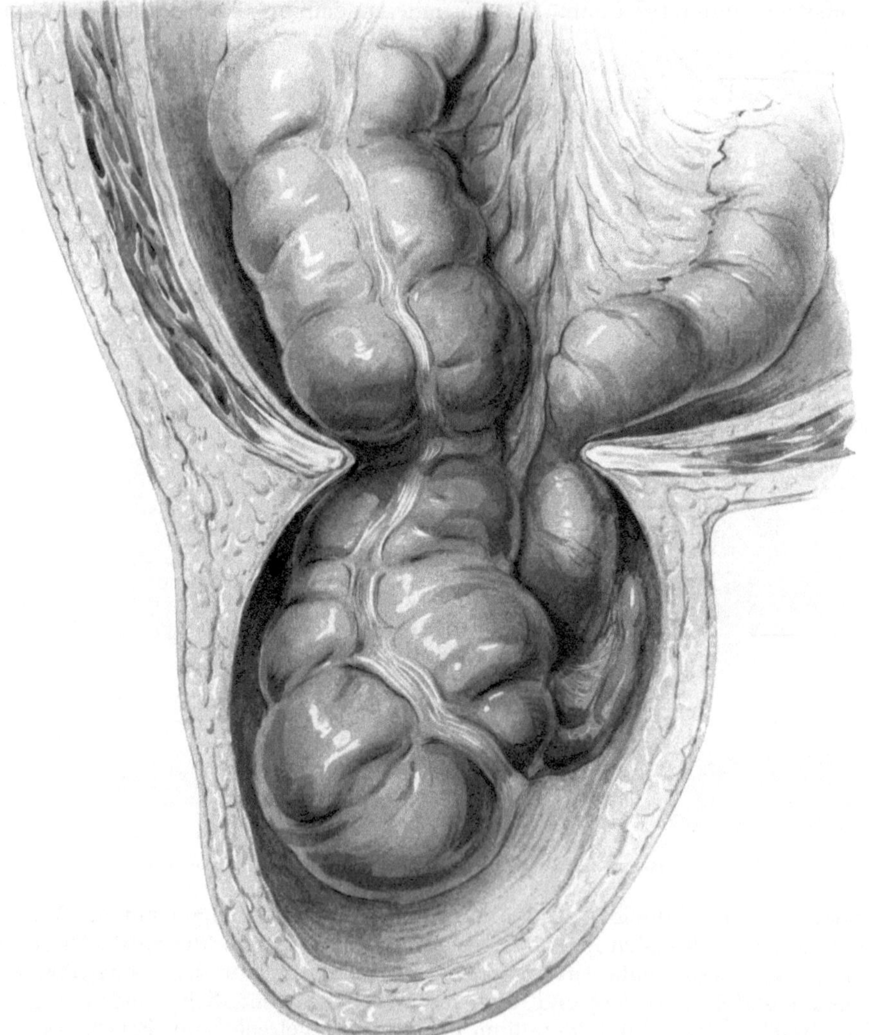

Abb. 3. *Allseitig vom Bauchfell bekleidetes Coecum mobile mit Colon ascendens* als Inhalt eines Bruches

einschließlich der Harnblase, die gelegentlich an der Bildung eines Gleitbruches beteiligt sind, unter entsprechender Dehnung ihrer dann allseitig vom Peritoneum viscerale bekleideten Befestigung auch den an sich frei beweglichen *Inhalt eines gewöhnlichen* Bruches bilden (Abb. 78). Die Gefäßversorgung des am Gleitbruch beteiligten Organes erfolgt durch eine *am Bruchsack wandständige, mehr oder minder breitbasige Bindegewebsplatte*, beim gewöhnlichen Bruch durch Vermittlung des *Mesenterium*.

Der gesamte Bruchinhalt braucht nicht nur aus einem Organ oder aus einer Darmschlinge zu bestehen, sondern er kann sich auch aus *zahlreichen* Eingeweideteilen und aus *zwei*, ja sogar *mehreren* Darmschlingen zusammensetzen. Verfolgt

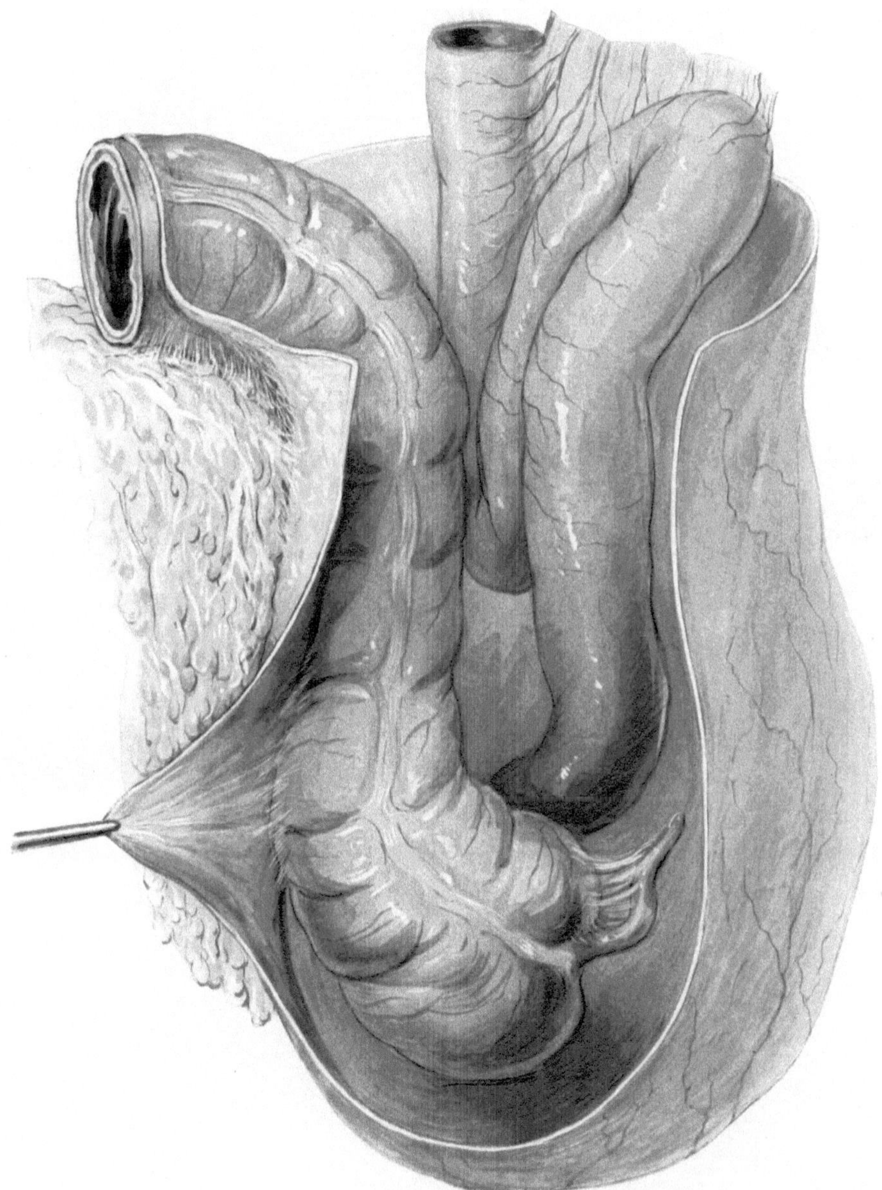

Abb. 4. *Gleitbruch* Ein Teil des Bruchsackes wird von *wandständigen* Abschnitten des Coecum und des Colon ascendens gebildet

man eine mehrfach an der Bruchbildung beteiligte Schlinge auf ihrem Wege, so kann man gelegentlich feststellen, daß sie von der Bauchhöhle in den Bruchsack, zurück in die Bauchhöhle, von hier wieder in den Bruchsack und schließlich zurück in die Bauchhöhle verlauft. Die beiden vorgefallenen Schlingen bilden auf diese

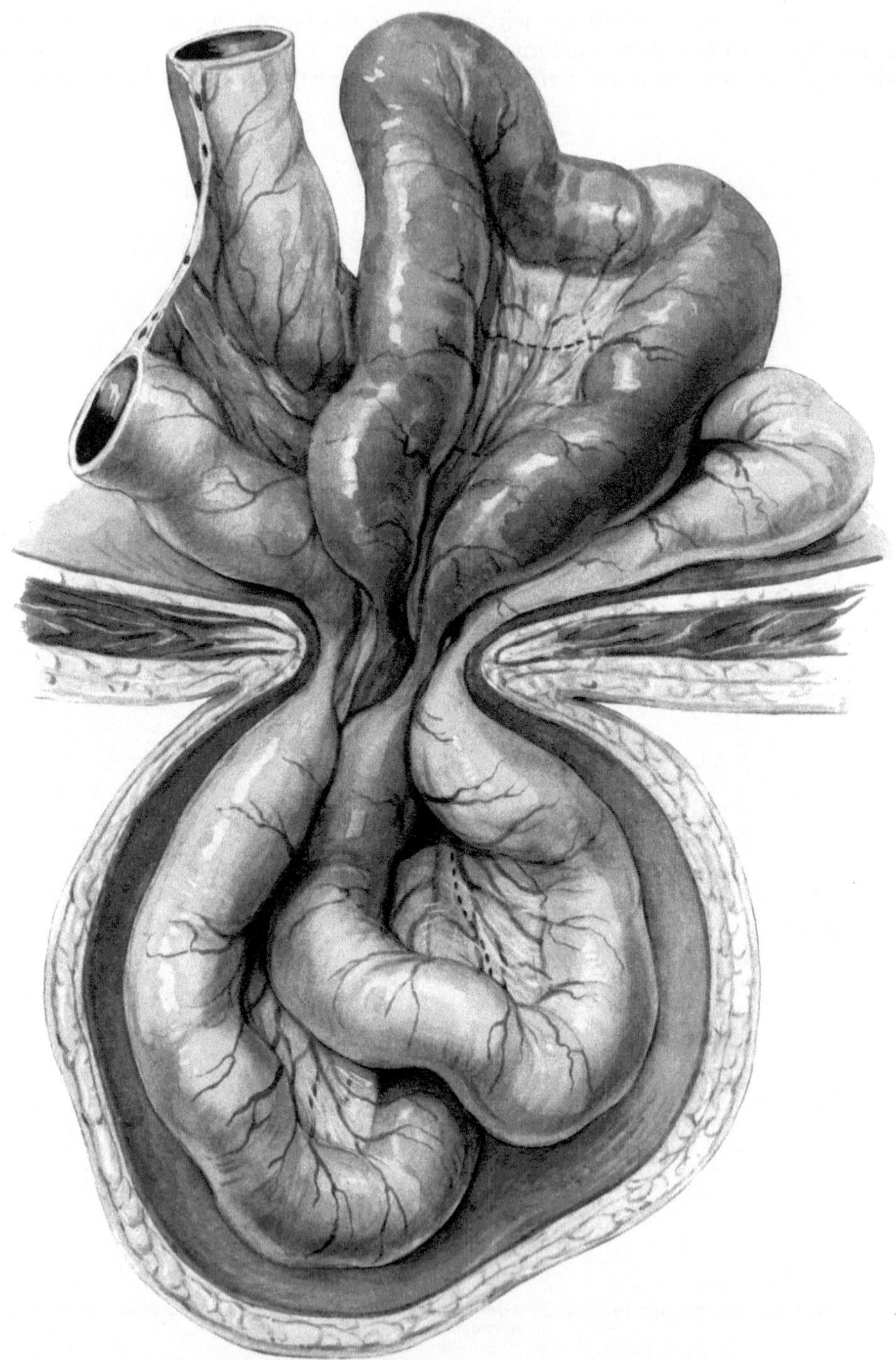

Abb. 5. *Hernie en W* (MAYDLs *Hernie*) Der Bruchinhalt wird von 2 Darmschlingen gebildet. Die zwischen den beiden beteiligten Schlingen in der Bauchhöhle liegende Schlinge kann mit ihrem Gekröse im Bruchring eingeklemmt werden *(retrograde Incarceration)*.

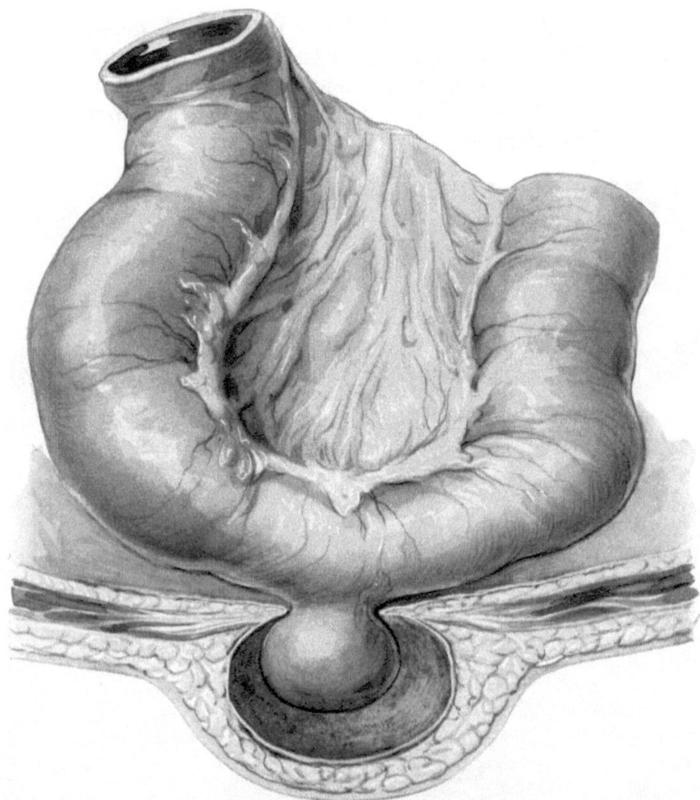

Abb. 6 *Darmwandbruch* (LITTRÉ*sche Hernie*). Nur *ein Teil* des Darmquerschnittes — die Darmwand — liegt innerhalb des Bruches.

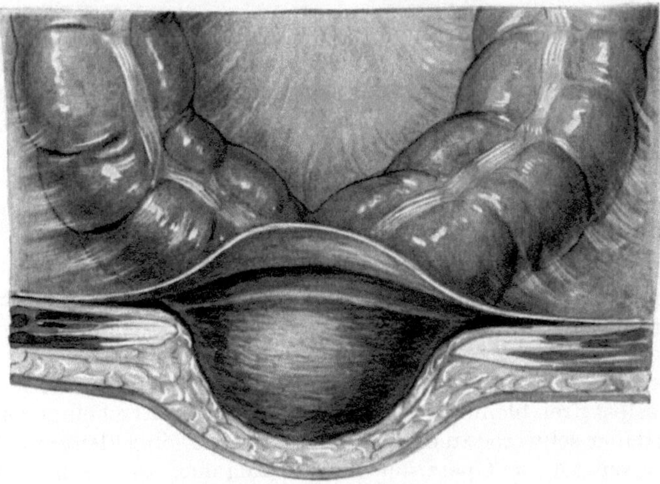

Abb. 7 *Schaukelbruch.* Der Bruch besitzt keinen Bruchsack *(„bruchsackloser Bruch")*, sondern besteht allein aus einer *nicht vom Peritoneum viscerale und parietale bekleideten Wand* einer Darmschlinge. Es ist nur ein Teil des Darmquerschnittes an der Bruchbildung beteiligt.

Weise gemeinsam ein W (Abb. 5), das in der Mitte der Bruchpforte umschlossen wird („Hernie en W", MAYDLs Hernie). Es besteht so die Möglichkeit, daß bei einer Einklemmung nicht allein die außerhalb der Bauchhöhle gelegenen W-förmigen Schenkel mit ihrem Mesenterium, sondern auch in der Bauchhöhle befindliche Schenkel eine Störung der Durchblutung erleiden *(retrograde Incarceration)*. Als Bruchinhalt finden sich bei dieser Form des Bauchbruches zumeist Dünndarmschlingen, Tube oder Wurmfortsatz (Abb. 5).

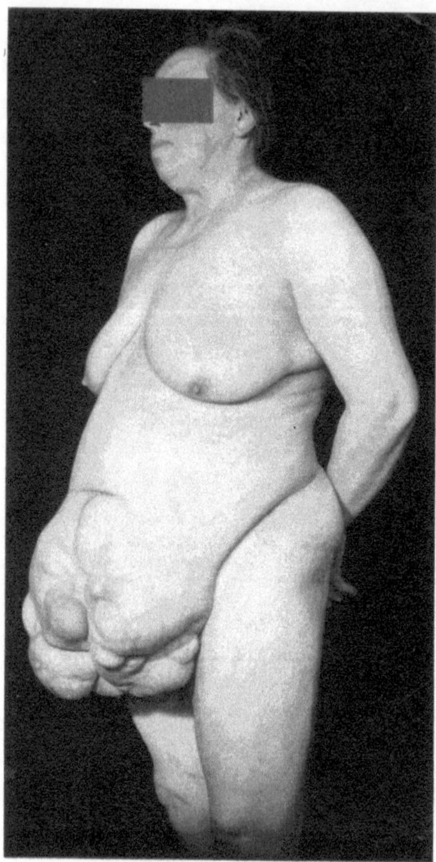 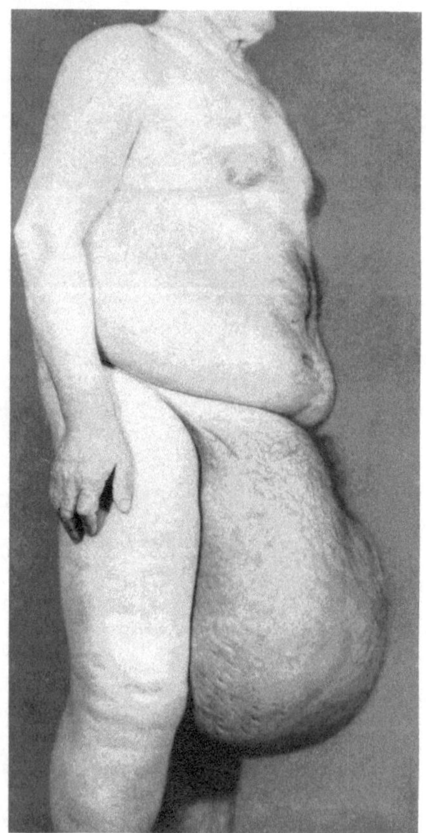

Abb. 8. *Riesengroßer Narbenbruch.*   Abb. 9. *Riesengroßer äußerer Leistenbruch.*

Der Inhalt solcher Brüche läßt sich — wenn überhaupt — nur bei völliger Entspannung der Bauchdecken und des Zwerchfells (intratracheale Narkose mit Curare) in die Bauchhöhle zurückbringen.

Bisweilen tritt ein Darmteil nur unvollkommen in den Bruchsack, indem die eine Seite seiner Wandung durch die Bruchpforte in den Bruchsack gelangt, während die gegenüberliegende Wand im Inneren der Bauchhöhle zurückbleibt *(Darmwandbruch,* LITTRÉ*sche Hernie,* Abb. 6). Bei einer Einklemmung wird alsdann nur der durch die Bruchpforte gelangte Zipfel abgeschnürt, während die Darmpassage selbst frei bleibt, wodurch die klinischen Erscheinungen weniger stürmisch und daher schwerer zu deuten sind. Derartig eingeklemmte Brüche gelangen häufig verspätet zur Operation und besitzen eine ungünstige Voraussage.

Ausnahmsweise kommt es vor, daß nur die *nicht* vom Peritoneum bekleideten Abschnitte eines Organes (Dickdarm, Blase) durch eine Bruchpforte treten, so daß weder das Peritoneum viscerale noch das Peritoneum parietale an der Hernie beteiligt sind *(bruchsackloser Bruch, Schaukelbruch,* Abb. 7, *extraperitonealer Harnblasenbruch,* Abb. 77).

Die in dem Bruchsack befindlichen Baucheingeweide — der Bruchinhalt — lassen sich entweder durch einfache mechanische Maßnahmen willig in die Bauchhöhle zurücklagern *(reponibler oder freier Bruch)* oder ein derartiges Zurückbringen (Taxis) ist nicht möglich *(irreponibler Bruch)*. Die Unmöglichkeit der Rückverlagerung in die Bauchhöhle bildet entweder einen *chronischen Zustand (irreponibler Bruch im engeren Sinne)*, oder sie erscheint als ein *akut oder subakut einsetzendes Ereignis (eingeklemmter Bruch)*.

Die chronische Irreponibilität kann einerseits darauf beruhen, daß die Eingeweide des Bruchsackes verwachsen sind (Abb. 14 und 37); andererseits können

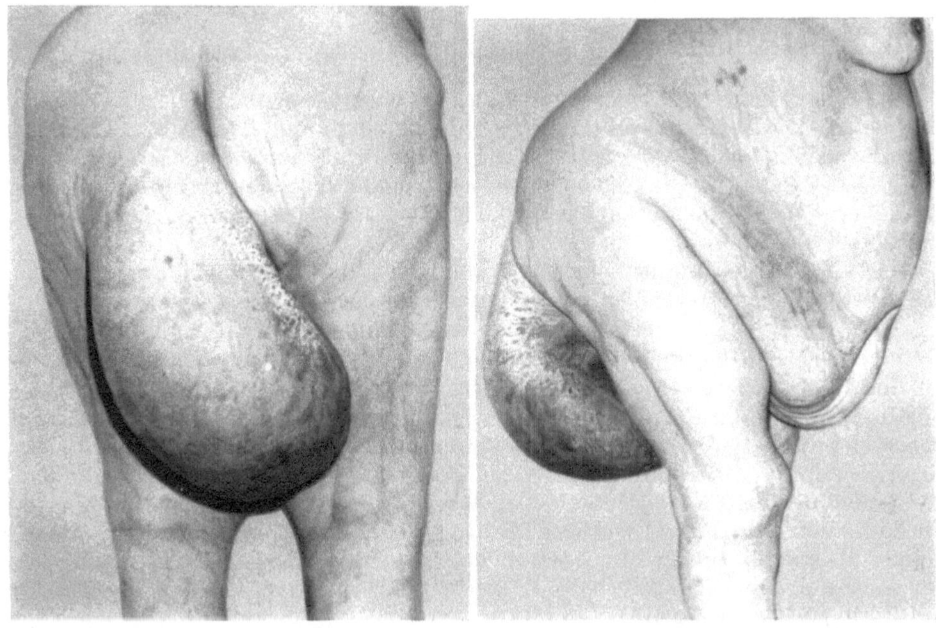

Abb 10a u. b. *Riesengroße Perinealhernie.*

die dauernd im Bruchsack befindlichen Eingeweide, im besonderen das große Netz, sich allmählich verdicken und zu einem größeren Klumpen zusammenballen, der durch die enge Bruchpforte nicht mehr in die Bauchhöhle zurückgleiten kann (Abb. 36); oder die dauernd von einem großen Teil der Eingeweide entlastete Bauchhöhle kann sich allmählich verkleinern oder von Anfang an nicht gewachsen sein (angeborener Zwerchfellbruch), so daß ihr Fassungsvermögen für die im Bruchsack befindlichen großen Eingeweidemassen nicht mehr ausreicht (Abb. 8 bis 10). Die verlagerten Eingeweide haben dann ihr „Heimatrecht in der Bauchhöhle" verloren.

Auch der Träger eines freien Bruches befindet sich, abgesehen von der durch das Bruchleiden bedingten *Minderung seiner Leistungsfähigkeit*, wegen der *jederzeit möglichen Einklemmung* der Brucheingeweide in einer *ständigen Gefahr*.

Im Gegensatz zu den *äußeren* Brüchen bezeichnet man als *innere Bauchbrüche* (Abb. 186), die viel seltener vorkommen, das Eindringen von Eingeweiden in vorgebildete Bauchfelltaschen innerhalb der Bauchhöhle, z. B. in die Bursa omentalis durch das Foramen *Winslowi (Hernia omentalis)*, in den Recessus duodenojejunalis links von der gleichnamigen Flexur *(Hernia Treitzii* oder *duodenojejunalis)*, wobei die V. mesenterica caudalis den ventralen und die A. colica sinistra den dorsalen Schenkel der Bruchpforte bilden, in eine Peritonealtasche rechts von der A. mesenterica cranialis bzw. ileocolica *(Hernia mesentericoparietalis dextra)*, in die Fossa retrocoecalis oder in die Fossa ileocoecalis caudalis oder selter kranialis *(Hernia pericoecalis oder ileocoecalis)*, in den Recessus intersigmoideus links vom Mesosigmoid *(Hernia intersigmoidea)* und in eine tiefe Fovea supravesicalis *(Hernia supravesicalis interna)*. Auch müssen die *Hiatushernien* und im weiteren Sinne die echten *Zwerchfellhernien* zu den inneren Bauchbrüchen gezahlt werden.

2. Zur Schmerzverhütung bei Eingriffen wegen Bauchbrüchen.

Die Eingriffe zur Beseitigung von Bauchbrüchen können entweder in *örtlicher Betäubung* (*Lokalanaesthesie* im engeren Sinne, SCHLEICH, RECLUS, H. BRAUN), *Lumbal-* oder *Spinalanaesthesie* (BIER, KIRSCHNER), *Periduralanaesthesie* (CHATELIN, PAGES, DOGLIOTTI), in Allgemeinnarkose (Inhalation ohne oder mit Intubation unter Verwendung von Muskelrelaxantien), in *intravenöser* oder in *rectaler Narkose* ausgeführt werden.

Als *Vorbereitung* zur örtlichen Betäubung bei sonst gesunden Erwachsenen der mittleren Lebensdezennien hat sich mir folgendes Vorgehen bewährt.

Am Abend vor der Operation erhalt der Kranke 0,1—0,2 g Luminal, 0,5 g Doriden, 0,05—0,15 g Pentobarbital oder 0,5—1,0 g Chloralhydrat in Kapseln.

Fur die eigentliche Vorbereitung zur örtlichen Betäubung eignet sich eine Kombination von Barbiturat, Opiat und Belladonnadrogen. Dem Barbiturat fällt neben der Rolle der Sedierung die Aufgabe zu, eventuell auftretende toxische Reaktionen des Lokalanaestheticum zu verhindern. Der Kranke erhält 1 Std *vor Beginn* der Lokalanaesthesie 100—200 mg *Pentobarbital* (Nembutal (R)) intramuskular und gleichzeitig 10—15 mg *Morphium* oder die äquivalente Dosis anderer Opiate (Dilaudid, Dolantin). Zusammen mit dem Opiat kann in der Mischspritze Scopolamin (0,0003—0,0005), welches einen weiteren sedierenden Effekt aufweist, gegeben werden.

Bei *greisen Patienten* und bei *Kranken mit Begleitkrankheiten*, die den Allgemeinzustand beeinflussen, muß individuell dosiert werden. *Kranke über 60 Jahre* dürfen wegen der Gefahr eines Delirium kein Scopolamin erhalten.

Sollte wahrend der Operation die Wirkung dieser Sedierung abklingen, so können weitere 50—150 mg Pentobarbital intravenös injiziert werden.

Es empfielt sich, während der ganzen Operation im Abstand von 5—10 min Blutdruck, Puls und Atmung zu kontrollieren. Durch die Kombination von Barbituraten und Opiaten kann es zu einem Blutdruckabfall und zu Depression des Atemzentrums kommen.

Als Vorbereitung zur Spinal- (Lumbal-) und Periduralanaesthesie empfehlen sich die gleichen Drogen, jedoch in etwas geringerer Dosierung. Nach Durchführung der Lumbal- oder Periduralanaesthesie muß man eine intravenöse Infusion anlegen, um bei einem Blutdruckabfall infolge Blockade des sympathischen Nervensystems blutdrucksteigernde Mittel und Lösungen unverzuglich intravenös zuführen zu können.

Außerdem ist es erforderlich, einen *Narkoseapparat* bereitzustellen, um Kranke mit Sauerstoff beatmen zu können, wenn die Anaesthesie durch Hochsteigen die Atemmuskulatur blockieren sollte. Gleichzeitig müssen vasopressorisch wirkende Mittel (Effortil, Sympatol, Pervitin, Ephedrin u. a.) zur Verfügung stehen.

Bei *Säuglingen* und *Kindern* halten wir uns in der Prämedikation an folgendes Schema:

Tabelle 1. *Pramedikation fur Kinder.*

Alter	Gewicht kg	Pentobarbital (Nembutal, Seconal) mg	Morphium mg	Scopolamin, Atropin mg
Bis 2 Monate	3,2— 4,5	—	0,125	0,06
2— 3 Monate	4,5— 5,4	—	0,17	0,075
3— 4 Monate	5,4— 6,4	—	0,25	0,1
4— 7 Monate	6,4— 7,3	—	0,42	0,1
7—11 Monate	7,3— 8,6	—	0,5	0,1
11—18 Monate	8,6—10,9	15	0,625	0,1
18—24 Monate	10,9—12,2	15	0,83	0,15
2— 3 Jahre	12,2—13,6	15	1,0	0,15
3— 5 Jahre	13,6—18,1	30	1,25	0,15
5— 8 Jahre	18,1—24,9	30	2,0	0,2
8—10 Jahre	24,9—29,5	60	2,5	0,3
10—12 Jahre	29,5—36,3	60	3,75	0,3
12—14 Jahre	36,3—40,8	90	7,5	0,4

Dolantin (2 mg/kg Korpergewicht)

1— 3 Jahre	13 mg
3— 4 Jahre	18 mg
5— 6 Jahre	25 mg
7— 8 Jahre	37 mg
9—12 Jahre	50 mg
12—15 Jahre	75 mg

Pentobarbital

3—6 Monate	15 —22,5 mg
6 Monate bis 3 Jahre	22,5—30 mg
3— 7 Jahre	45 —60 mg
8—15 Jahre	60 —90 mg

Zur *Wahl des Schmerzbetäubungsverfahrens* seien einige allgemeine Hinweise gegeben. Bei Operationen zur Beseitigung *äußerer* Bauchbrüche des Erwachsenen hat sich die örtliche Betäubung in Form der kombinierten Infiltrations- und Leitungsanaesthesie nach H. BRAUN sehr bewahrt, es sei denn, daß riesengroße Brüche (Abb. 8—10) vorliegen, daß breit klaffende Bruchpforten wie oft bei Narbenbrüchen eine vollkommene Entspannung der Bauchdeckenmuskulatur erfordern, oder daß außer der Versorgung des Bruches eine gründliche Revision oder ausgedehntere Eingriffe in der Bauchhöhle (Darmresektionen) in Frage kommen. Aber auch in diesen Ausnahmefällen kann die Lokalanaesthesie als Grundlage für andere Schmerzbetäubungsverfahren dienen.

Bei Säuglingen und Kleinkindern wende ich die örtliche Betäubung nur ausnahmsweise an, wenn Bedingungen vorliegen, die die Allgemeinnarkose verbieten (eingeklemmter Bruch bei Erkrankungen der Atmungsorgane). Bewährt hat sich mir die Chloräthyl-Äther-Tropfnarkose. In den Händen eines ausgebildeten Anaesthesisten bietet die Intubationsnarkose mit dem Nicht-Rückatemsystem manchmal wesentliche Vorteile.

Die *Lumbal- bzw. Spinalanaesthesie* (BIER, KIRSCHNER) oder die *Peridural-anaesthesie* (CHATELIN, PAGES, DOGLIOTTI) kommen bei irreponiblen Riesenbrüchen, umfangreichen Bauchnarbenbrüchen, doppelseitigen Leistenbrüchen und bei den inneren Bauchbrüchen mit Ausnahme der Hiatus- und sonstigen Zwerchfellhernien in Betracht.

Diesen Verfahren der örtlichen Betäubung sind in der *Inhalationsnarkose mit Lachgas unter Zusatz von Curare* und unter Verwendung einer dicht schließenden Maske, besser jedoch mit Intubation (s. Operationslehre VII/1, S. 43ff.), bei der Notwendigkeit einer vollkommenen Entspannung der Bauchdecken und des Zwerchfells beachtenswerte Konkurrenten entstanden.

Die *Allgemeinbetäubung*, meist eingeleitet durch ein intravenöses Barbiturat, bevorzuge ich dann, wenn anzunehmen ist, daß die Lokalanaesthesie unzureichend sein wird, wenn es sich um Eingriffe bei inneren Brüchen, einschließlich der Zwerchfellbrüche, handelt und wenn der Kranke eine Vollnarkose wünscht.

Sehr vorteilhaft kann die *Kombination von Lokalanaesthesie und Narkose* sein; man betaubt zunächst das Operationsfeld, um dann eine Vollnarkose mit einem intravenösen Barbiturat und Lachgas hinzuzufügen. Diese Form der *Kombinationsanaesthesie* empfiehlt sich besonders bei Kranken in schlechtem Allgemeinzustand.

3. Die Vor- und Nachbehandlung bei Eingriffen wegen Bauchbrüchen, einschließlich der Anwendung von Chemotherapeutica und Antibiotica.

Die *Vorbehandlung* der im freien Zustand zur Operation kommenden Brüche entspricht der Vorbereitung für *jede* Bauchoperation. Auf das Vorliegen von Herz- und Kreislaufstörungen, Krampfadern, Restzuständen nach Thrombophlebitiden, Erkrankungen der Atmungsorgane, Stoffwechselstörungen, Erkrankungen der Niere und der Harnwege ist besonders zu achten. Bei Kranken im mittleren und höheren Lebensalter fahnde man stets

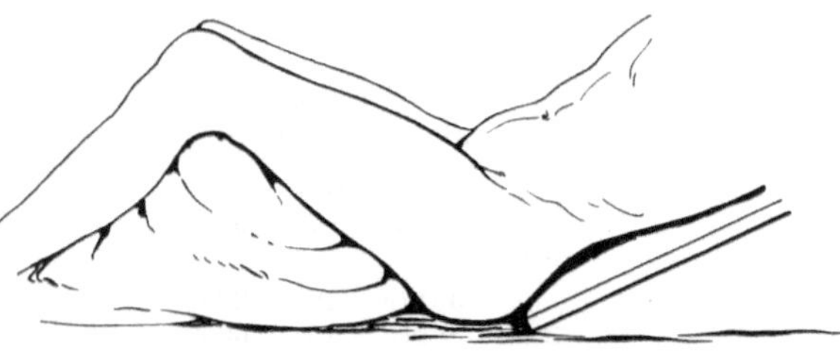
Abb. 11   Lagerung des Kranken nach der Hernienoperation

nach Carcinomen des Dickdarmes einschließlich des Mastdarmes, die nicht selten die Ursache oder das verschlimmernde Moment eines Unterleibsbruches darstellen. Vor der Operation eines Zwerchfellbruches gilt heute die Regel, mit dem VOLHARDschen Verdünnungs- und Konzentrationsversuch die Leistungsfähigkeit der Nieren zu prüfen. Hat die Allgemeinuntersuchung ergeben, daß neben dem Bauchbruch eine ihn komplizierende Erkrankung vorliegt, so führt man die Bruchoperation erst dann aus, wenn durch entsprechende Maßnahmen ein möglichst günstiger Zustand erzielt worden ist. Gelegentlich zwingen hohes Alter und Erkrankungen schweren Grades (Herzinsuffizienz, schwerer Myokardschaden, Herzrhythmusstörungen, Diabetes mellitus, Leberfunktionsstörungen u. a.) auf einen Eingriff zu verzichten, es sei denn, daß ihn Einklemmungserscheinungen dringend erfordern.

Die *Nachbehandlung* nach Bruchoperationen gleicht der nach jedem Eingriff in der Bauchhöhle. Die *Lagerung* des Operierten im Bett soll dem Grundsatz entsprechen, die Muskel- und Aponeurosennähte während der Bettruhe zu entspannen. Man bringt deshalb Kranke nach Eingriffen wegen Unterleibsbrüchen und Bauchdeckenbrüchen in halb aufrechte Stellung des Oberkörpers und sorgt durch Unterstutzen der Kniekehle für eine geringe Beugung der Beine im Hüft- und Kniegelenk (Abb. 11).

Man muß dabei darauf achten, daß durch die Kniekehlenunterpolsterung keine Stauungen in den Unterschenkeln und Füßen auftreten.

Bei herz- und kreislaufgeschädigten oder thrombosegefahrdeten (Varicen, Adipositas) Kranken fördert man zweckmäßigerweise den Rückfluß des venösen Blutes zum Herzen durch Hochstellen des Fußendes des Bettes um 20 cm. Außerdem empfiehlt sich das täglich 2mal vorgenommene doppelte Wickeln der Beine bis zum Oberschenkel mit elastischen Binden. Bei abgelaufener Thrombophlebitis hat sich als Rezidivprophylaxe das Anlegen von Zinkleimverbanden bis zum Kniegelenk und von da an das Anwickeln von elastischen Binden bis zum Oberschenkel bewahrt.

Das Einhalten einer mindestens 8tägigen *Bettruhe* auch nach einfachen Bruchoperationen um jede Belastung von den Verschlußnähten der Bruchpforte fernzuhalten, *wird nicht mehr als erforderlich erachtet*, seitdem man erkannt hat, daß ein funktioneller Reiz die Heilung begünstigt. Wenn ein sicherer Verschluß der Bruchpforte möglich war, so kann der Kranke schon am 1. oder 2. Tag nach der Operation aufstehen. Mit Hilfe der Schwester, des Pflegers oder der Krankengymnastin verläßt er 1—2mal am Tag das Bett und geht um das Fußende des Bettes und wieder zurück („Spaziergang um das Bett"). Vom 3. Tag nach der Operation an dehnt man diese „Spaziergange um das Bett" zu „Spaziergängen im Zimmer oder Krankensaal" aus. Ohne Hilfe dürfen die Kranken erst aufstehen, wenn sie hierzu kräftig genug sind. Zur *Unterstützung der Naht*, besonders bei

großen Bauchbrüchen (Narbenhernien, Umbilicalhernien usw.), haben sich breite, den ganzen Bauch umspannende, jedoch nicht zirkuläre, Leukoplastoder Elastoplastverbande bestens bewährt. Bei großen Leisten- und Schenkelhernien legen wir noch auf dem Operationstisch schräge und quere Heftpflasterzüge über dem Verband an Sie dienen zur Kompression des Wundgebietes und zur Stütze der Bauchmuskulatur. Zur Entlastung der Naht durch gleichmäßige Verteilung des abdominalen Binnendruckes wird das Wickeln des Leibes vor dem Aufstehen mit breiten elastischen Binden für sich allein oder zusatzlich zu den Heftpflasterverbänden als große Erleichterung empfunden (Abb. 12).

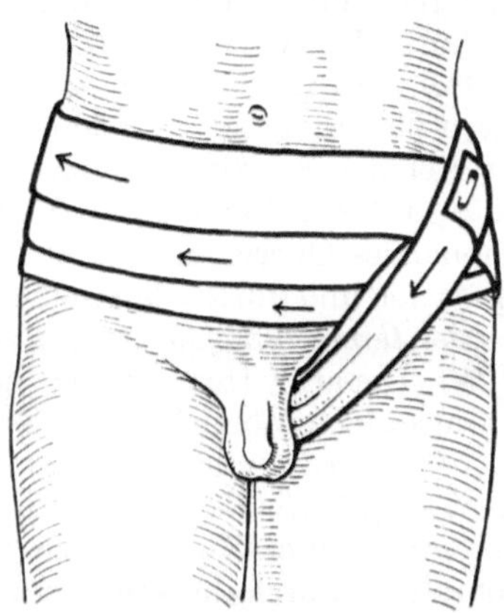

Abb 12   *Spica coxae inguinalis* mit elastischer Binde zur Stutze der Bauchmuskeln und Kompression des Operationsgebietes (Dieser Verband kann sinngemaß mit breiten Heftpflasterzugen angelegt werden, wobei die queren Touren jedoch nicht zirkular verlaufen durfen)

Ist ein Frühaufstehen wegen Unsicherheit der Bruchpfortennähte ausnahmsweise nicht möglich, so muß man sich auf planmaßige Bewegungsübungen der Arme, der Beine und des Oberkörpers und auf Atemübungen (Henles „Spaziergang im Bett") beschranken.

Krankengymnastik und Fruhaufstehen sind die natürlichsten und besten Maßnahmen zur Verhutung postoperativer Storungen von seiten der Atmungsorgane (Lungenatelektase, Hypostase, Lungenentzundung), *des Kreislaufes* (Thrombose und ihre Folgen) *und der Verdauungsorgane* (Magenatonie, Darmlahmung) *sowie zur Förderung der Wundheilung.*

Die *Anwendung von Antibiotica und Chemotherapeutica* erübrigt sich nach Eingriffen wegen *unkomplizierter* Bauchbrüche zumeist. Bei sehr großen Brüchen und bei adipösen Kranken ist die prophylaktische Verabreichung von Antibiotica empfehlenswert. Bewährt hat sich die tagliche Applikation von 500000 E Penicillin und 0,5 g Streptomycin. Nicht unbedingt erforderlich ist die Anwendung von Antibiotica bei trübem Bruchwasser, wenn die incarcerierte Darmschlinge ohne besondere Maßnahmen in die Bauchhöhle zurückverlagert werden konnte, da in diesen Fällen das Bruchwasser keimfrei geblieben ist. Dagegen sollte man *nach Übernähung einer Perforationsöffnung des Darmes* bei Gangran, nach einer Darmresektion sowie auch nach einer von der Bruchpforte aus vorgenommenen Appendektomie *entweder Penicillin und Streptomycin oder ein Antibioticum mit breitem Wirkungsspektrum geben.*

Die *Ernährung* soll auch nach einfachen Bruchoperationen der stets auftretenden, wenn auch oft nur geringen Darmparese Rechnung tragen.

Man gibt je nach Art der Schmerzbetäubung am Operationstag abends teelöffelweise etwas ungesüßten schwarzen Tee. Ist die Operation in örtlicher Betäubung ausgeführt worden, erhalt der Kranke dazu 200 g Haferschleim. Am folgenden Tag wird die Verabreichung flussiger Kost in Form von Tee und Schleim fortgesetzt. Am 2. Tag p. op. lasse ich Brei geben. Außerdem wird der Kranke mittels Glycerinspritze abgeführt. Gelingt dies in ausreichendem Maße, gehen wir am 3. Tag p. op. auf leichte Kost uber. Führte die Glycerinspritze jedoch nicht zu dem gewunschten Erfolg, dann bleiben wir noch an diesem Tage bei flüssiger und breiiger Kost.

Die Ernährung nach umfangreichen Bruchoperationen (z. B. wegen großer Narbenbrüche, Zwerchfellhernien) und nach Darmresektion entspricht der nach größeren Eingriffen in der Bauch- und Brusthöhle (s. KIRSCHNER, Operationslehre II. Aufl., Bd. VII/1, S. 4ff.).

Dem Auftreten einer *postoperativen Thrombose* und *Embolie* begegnet man durch die präoperative Behandlung einer Herzinsuffizienz, durch straffes Wickeln der Beine vom Mittelfuß bis zum oberen Drittel des Oberschenkels in 2 Lagen mit elastischen Binden beim Vorhandensein von Varicen und bei Adipositas, durch schonendes Operieren, durch Vermeidung einer unnötig langen Bettruhe vor der Operation und durch planmaßiges Bewegen und Frühaufstehen nach der Operation.

Bei thrombosegefährdeten Kranken kann man außerdem *gerinnungshemmende Mittel* (Heparin, Heparinoide, neuere Dicumarolderivate wie Marcumar, Sintrom, Tromexan) verabreichen (HOWELL, E. REHN, HALSE). Zur Prophylaxe mit *Dicumarolderivaten* gibt man am 1. Tag je nach Körpergewicht und Allgemeinzustand 18—24 mg Marcumar per os, am 2. Tag 12—15 mg und vom 3. Tag ab 1,5—3,0 mg Marcumar per os (Tabletten zu 3 mg). Die Kontrolle des Prothrombin-Faktor VII-Komplexes durch direkte Bestimmungen oder — einfacher und in der Praxis ausreichend — mittels der sog. Einphasenmethode nach QUICK („Thromboplastinzeit") muß unbedingt am 3. oder 4. Behandlungstag durchgeführt werden. Bei sonst gesunden Menschen kann man auf eine vorausgehende Bestimmung gelegentlich verzichten, muß aber zur Vermeidung von Überdosierungen beim Verdacht auf Leberfunktionsstörungen, Stauungsleber usw. das Prothrombinpotential *vor der Behandlung* bestimmen.

Schneller als Dicumarolpraparate wirken *Heparin* und die *Heparinoide*, z. B. *Thrombocid*. Sie haben außerdem den Vorteil, daß sie das Fibrinolysepotential steigern und so auch auf bereits entstandene Thrombosen eine gewisse Wirkung ausüben, ferner daß die Gerinnungshemmung notfalls mit Protaminsulfat sofort unterbrochen werden kann.

Vom *Heparin* gibt man am 1. Tag je nach Schwere der thrombembolischen Situation 50 000—80 000 IE, verteilt auf 3—4 Injektionen unter Aussparung der Nacht oder *Depot-Heparin (Depot-Liquemin)* 40 000—50 000 IE pro die.

Die *Anfangsdosis des Thrombocids* liegt bei 600—1000 mg am 1. Tag, beim *Depot-Thrombocid* bei 2 × 300 mg. *Heparin* und *Heparinoide* müssen in den nächsten Tagen allmahlich *reduziert* werden, um eine Kumulation zu verhindern. Die Kontrolle der Heparinbehandlung erfolgt am besten mit der *Recalcifizierungszeit*, weniger gut mit einfachen Gerinnungszeitbestimmungen. Heparine und Heparinoide können ohne Gefahr 7—10 Tage lang gegeben werden.

Bei Nierenschäden ist dringende Vorsicht mit Heparin und Heparinoiden und bei Leberschäden mit Dicumarol und seinen Derivaten geboten!

Nach Abklingen der akuten Erscheinungen einer Thrombose legt man einen das Bein komprimierenden Verband nach H. FISCHER an, mit dem die Kranken aufstehen und gehen können. Die gerinnungshemmende Behandlung sollte vor allem während der Anlegung des Verbandes und der ersten Gehversuche fortgesetzt werden.

Bei *eingetretener Lungenembolie oder beim klinischen Verdacht* muß sofort die Antikoagulantienbehandlung mit *Heparin* oder *Heparinoiden* aufgenommen werden, auch wenn sich keine Thrombose nachweisen laßt. Die *Hauptgefahren* drohen dem Kranken zunächst durch ein akutes Herzversagen (Rechtsinsuffizienz) und durch peripheren Kreislaufkollaps. *Die weitere Behandlung wird daher weitgehend vom Blutdruck bestimmt.* Bei Kollapszuständen sind *periphere Kreislaufmittel,* am besten *Noradrenalin (Aktamin, Arterenol)* als intravenöser Dauertropf, jedoch *keine Spasmolytica* zu verabreichen. Bei noch *normalen Blutdruckwerten* kann man *Eupaverin forte* 5,0 cm³ (0,15 g) intravenös, evtl. im Abstand von 2 Std wiederholt, applizieren. Bewährt haben sich auch langsame intravenöse Gaben von *Novocain* (1 %ige Novocainlösung *ohne* Adrenalinzusatz) bis zu 10 cm³, dessen Wirkung R. FISCHER in einer Lösung der Spasmen und in einer Wiederherstellung des Gleichgewichts des autonomen Nervensystems erblickt.

Gleichsinnig wirkt die neuerdings empfohlene, aber etwas schwieriger zu handhabende Therapie mit *Panthesin* und *Hydergin.*

Zur *Stutzung des Herzens* empfehlen sich kleine Dosen von *Strophanthin* ($^1/_{10}$—$^1/_8$ mg), die bei Fieber auf das Doppelte erhöht werden können.

Wegen der *Angstzustande* und der *Schmerzen* muß man immer wieder zu Opiaten (z. B. Morphium 0,01—0,02 subcutan) oder ähnlichen Praparaten *(Dolantin)* greifen. *Antibiotica* verhindern die sekundäre Infektion infarzierter Lungenabschnitte, doch führen intramuskulare Injektionen in Verbindung mit der Antikoagulantienbehandlung leicht zu Hämatomen, weshalb dünne Kanulen, sorgfaltige Überwachung und eventl. Injektionen im M. quadriceps erforderlich sind (R. GROSS).

Die lokale Behandlung der *manifesten Thrombose* besteht in der Ruhigstellung des betroffenen Beines auf VOLKMANNscher Schiene unter Verwendung von antithrombotischen Salben und Alkoholverbanden.

Die *Embolektomie* nach TRENDELENBURG, die 1923 erstmals erfolgreich von M. KIRSCHNER ausgeführt wurde, stellt den letzten Versuch zur Rettung des Kranken nach Versagen der konservativen Maßnahmen dar.

II. Die Beseitigung der freien Brüche.

Die Radikaloperation jedes Bruches setzt sich aus einer Anzahl immer wiederkehrender *Einzelakte* zusammen, die bei den verschiedenen Fallen zwar nach der einzelnen Bruchart und nach der individuellen Lage gewisse Unterschiede aufweisen, die sich in ihren Grundzügen aber stets gleichen. Diese einzelnen Akte sind: 1 die Freilegung des Bruchsackes, 2. die Versorgung des Bruchinhaltes, 3 die Versorgung des Bruchsackes, 4. der Verschluß der Bruchpforte, 5. der Verschluß der Operationswunde.

1. Die Freilegung des Bruchsackes.

Die Freilegung des Bruchsackes beginnt mit einem in der Regel über die Höhe der Bruchgeschwulst und über die Bruchpforte geführten Schnitt, der die *Haut,* das subcutane *Fettgewebe* und weiter in schichtweiser Präparation die *Bruchhüllen* durchtrennt. Bei großem sackförmigem Bruchsack genügt oft das Eingehen auf den Bruchsackhals; den Rest des Bruchsackes löst man dann entweder von diesem Schnitt subcutan aus oder läßt ihn ausnahmsweise nach ringförmiger Durchtrennung am Halse dauernd im Körper zurück. Der den Bruchsack freilegende Schnitt ist von Anfang an derartig anzulegen, daß sich von ihm aus die

Bruchpforte übersichtlich darstellen läßt. Es ist darauf zu achten, daß sämtliche Bruchhüllen bis auf den Bruchsack durchtrennt werden. Denn *nur in dem richtigen Spaltraum zwischen Bruchsack und Bruchhüllen vollzieht sich die Ausschälung des Bruchsackes leicht, sauber und ohne nennenswerte Blutung.*

Ein *junger* Bruchsack kann hauchzart sein, so daß er kaum wahrzunehmen ist; der Bruchinhalt scheint dann deutlich durch den Bruchsack. Ein alter Bruchsack kann, namentlich nach vorausgegangenen Entzündungen und chronischen Traumen, z. B. durch Bruchbänder, mehrere Millimeter dick, fest, schwielig und undurchsichtig wie weißes Leder sein. Reißt der Bruchsack bei der Auslösung an einer Stelle ein, oder wird er eingeschnitten, so faßt man den Rand der Öffnung vorsichtig mit KOCHER-Klemmen und löst den Bruchsack vollständig aus. Man kann eine derartige, gelegentlich *planmäßig angelegte Öffnung* auch dazu benutzen, um sich durch Einführen einer Sonde, eines Fingers oder durch Besichtigung des Inneren genauer über die Ausdehnung des Bruchsackes zu unterrichten und sich hierdurch seine Auslösung zu erleichtern. Ein Bruchsack, in dessen Bereich sich keine Entzündungen abgespielt haben, läßt sich oft mit wenigen Griffen stumpf aus dem umgebenden Gewebe herausziehen und auslösen. Sind dagegen *Verwachsungen* vorhanden, so kann seine Darstellung äußerst mühsam sein. Sie wird dann am besten derartig vollzogen, daß die flächenhaften Gewebsverbindungen — unter Umständen über die Wölbung eines untergelegten Fingers — möglichst stark angespannt, schrittweise mit scharfem Messer senkrecht eingeschnitten und durch stumpfes Abschieben getrennt werden. Auch das *kleinste kreuzende* Gefäß wird doppelt gefaßt, durchschnitten und unterbunden. Skalpell, Schere und Präpariertupfer sind bei Auslösung des Bruchsackes die bevorzugten Instrumente. Jedes gewaltsame Herausreißen ohne genaue Gewebspräparation ist unchirurgisch, führt zum Einreißen der Wandung, zur Schädigung des Gewebes, zu Nachblutungen und kann namentlich beim Leistenbruch für den Samenstrang infolge seiner oft innigen Beziehungen zum Bruchsack verhängnisvoll werden. Außerdem erhöht ein derartig grobes Vorgehen die Infektionsgefahr.

Die Auslösung des Bruchsackes ist so weit fortzuführen, daß der ringförmige Übergang seines Halses in das Peritoneum parietale überall deutlich erkennbar wird, damit sein Verschluß möglichst *weit zentral* erfolgen kann und beim Abbinden oder beim Zurücklagern des Sackes kein Peritonealtrichter zurückbleibt, der einem Rezidiv Vorschub leistet. Der abgebundene Bruchsackstumpf muß weit hinter der Bruchpforte verschwinden.

Bei einem *Gleitbruch* entsteht zumeist schon bei der äußeren Darstellung des Bruchsackes der Verdacht, daß ein Teil der Wand nicht allein durch das ausgezogene Peritoneum parietale gebildet wird, sondern daß sich hieran *Eingeweide beteiligen.* An einer derart verdächtigen Stelle darf man die Einzeldarstellung des Peritoneum nicht erzwingen. Die Klarstellung der anatomischen Verhältnisse ist bis zur Eröffnung des Bruchsackes aufzuschieben, nachdem die übrigen unverdächtigen Abschnitte des Sackes ausgelöst sind. Nach der Eröffnung erkennt man in der Regel unschwer, daß sich ein *wandständiges Bauchorgan* an der Bildung des Bruchsackes beteiligt (Abb. 4).

Die vollständige Auslösung des Bruchsackes aus seiner Umgebung ist, wie oben bereits erwähnt, zur Beseitigung eines Bruches keine unbedingte Notwendigkeit. Bei sehr großem Bruchsack kann man sich gelegentlich damit begnügen, lediglich den Hals des Bruchsackes allseitig darzustellen, zu umgehen und zu durchtrennen, um den zentralen Abschnitt des Bruchsackes nach Rücklagerung des Inhaltes zu verschließen. Der mit der Umgebung in Zusammenhang bleibende periphere Hauptanteil des Bruchsackes fällt dann mit den ihm anhaftenden Bruchhüllen und der Hautbedeckung weg, z. B. bei großen Nabelbrüchen (Abb. 36).

Er kann aber auch in leerem Zustande im Körper zurückbleiben und der Verödung überlassen werden, z. B. bei großen Leistenbrüchen. Dieses Vorgehen sollte man allerdings nur im äußersten Notfall wählen, da die Möglichkeit der *Entstehung einer sekundären Hydrocele* sehr groß ist.

2. Die Versorgung des Bruchinhaltes.

In vielen Fällen ist der Bruchsack bei der Operation leer. Dann erübrigt sich, falls nicht etwa früher Störungen von seiten der Eingeweide oder kurz vorher Einklemmungserscheinungen vorhanden waren, die Beschäftigung mit den Eingeweiden, die früher den Bruchinhalt gebildet haben. Bestanden jedoch Störungen, Einklemmungs- oder Entzündungserscheinungen, so sind die in Betracht kommenden Eingeweide auch bei leerem Bruchsack unbedingt einer *Prüfung* zu unterziehen. Sie werden nach Eröffnung des Bruchsackes mit einer anatomischen Pinzette oder einer Darmfaßzange aus der Bauchhöhle vorgezogen und auf Ernährungsstörungen oder sonstige Veränderungen untersucht. Besonders wichtig erscheint hierbei die Kontrolle der Schnürfurchen, da diese später durch narbige Schrumpfungen zum Ileus führen können. Das Auffinden der entsprechenden Eingeweide ist insofern leicht, als sie nicht etwa frei in der Bauchhöhle umherwandern, sondern ihre Lage innerhalb der Bauchhöhle im wesentlichen beibehalten. Die Brucheingeweide liegen nach dem Zurückgleiten immer unmittelbar hinter der Bruchpforte.

Eingeweide, die bei der Operation im *Bruchsack* angetroffen werden, sind in die Bauchhöhle zurückzuverlagern. Hierfür ist jedoch Voraussetzung, daß sie frei beweglich sind, daß sie durch die Bruchpforte hindurchgehen, daß die Bauchhöhle sie aufzunehmen vermag und daß sie in der Bauchhöhle keinen Schaden anrichten können. Sind diese Bedingungen erfüllt, so läßt sich der Bruchinhalt zumeist *ohne Eröffnung* des Bruchsackes durch Druck oder durch Zusammendrehen in die Bauchhöhle verlagern (Abb. 15), und die Betastung oder die Betrachtung des Bruchsackes gegen das Licht (Diaphanoskopie) erbringt den Beweis der Vollständigkeit seiner Entleerung. Trotzdem behält diese Zurückverlagerung des Bruchinhaltes ohne unmittelbare Überwachung durch das Auge immer etwas Bedenkliches. Man sollte es sich deshalb — von wenigen eindeutigen Fällen abgesehen — zur Regel machen, *den Bruchsack zu eröffnen,* um den Inhalt unter Leitung des Auges zu versorgen, in die Bauchhöhle zu lagern und die Vollständigkeit der Entleerung festzustellen.

Lassen sich die Eingeweide ohne Eröffnung des Bruchsackes nicht zurückbringen, so ist seine Eröffnung unerläßlich. Hierzu schneidet man die Wand im Bereiche des Fundus an einer Stelle, an der voraussichtlich keine Eingeweide angewachsen sind, zwischen zwei anhebenden Pinzetten zunächst auf eine kleine Strecke ein und faßt die Ränder mit KOCHER-Klemmen (Abb. 26). In schwierigen Fällen empfiehlt sich der Einschnitt im Bereiche des *Bruchsackhalses,* da hier am wenigsten Verwachsungen zu erwarten sind. Etwa vorhandenes Bruchwasser läßt man abfließen oder man saugt es ab. An gut zu übersehender freier Stelle wird der Bruchsack in der Richtung auf die Bruchpforte und nach dem Fundus so weit eingeschnitten, bis sich sein Inhalt klar überblicken läßt, wobei man die mit Klemmen gefaßten Ränder abhebt und auseinanderzieht. Frei im Bruchsack liegende gesunde *Eingeweide* werden unter Emporheben des Bruchsackes oder unter Einsetzen von stumpfen Bauchhaken vorsichtig mit der anatomischen Pinzette oder mit dem Stieltupfer Schritt für Schritt in die Bauchhöhle zurückgeschoben (Abb. 13). Restlose Entspannung der Bauchdecken und entsprechende Lagerung des Körpers (zumeist Beckenhochlagerung) erleichtern wesentlich die Entleerung des Bruchsackes.

Ist die *Bruchpforte zu eng*, um die vorliegenden Eingeweide in die Bauchhöhle zurückzuverlagern, so ist sie durch Spaltung ausreichend zu erweitern, sofern es sich bei den Eingeweiden nicht um unförmig verdickte Abschnitte des großen Netzes handelt, die man oft besser reseziert. Die Verengung an der Bruchpforte kann entweder durch eine Verengung der Bruchpforte selbst oder durch einen

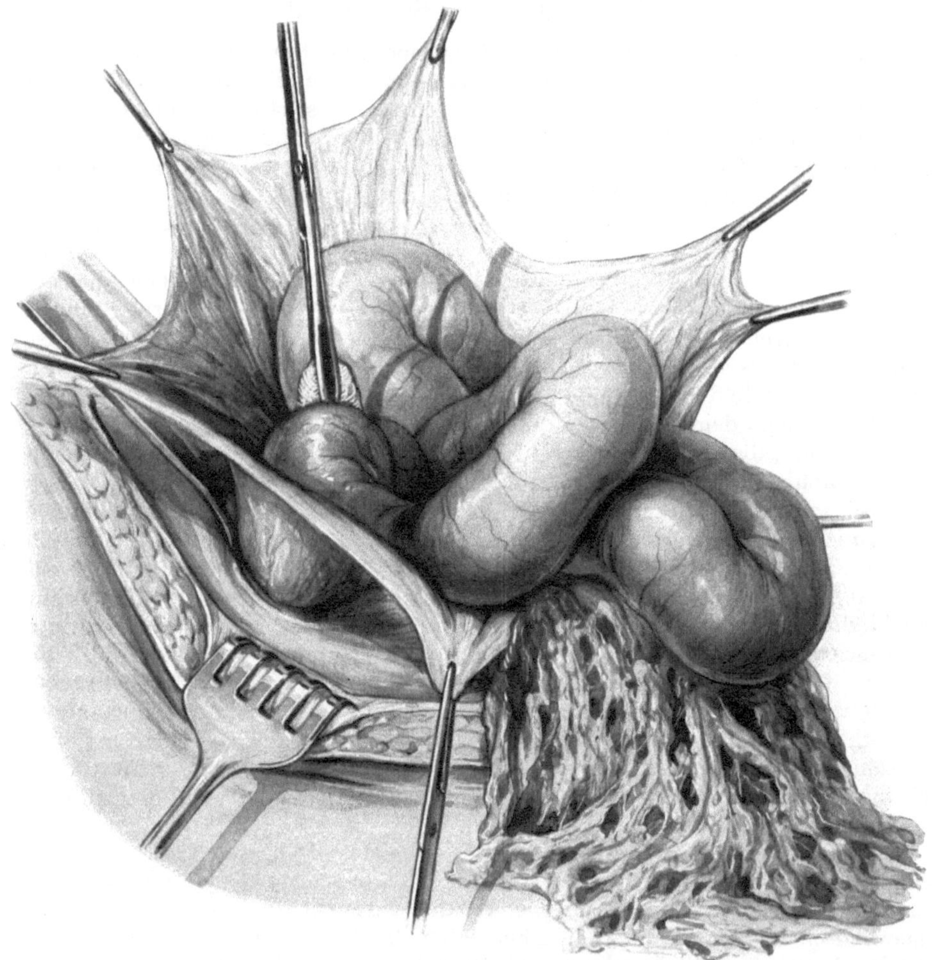

Abb. 13 *Reposition des Bruchinhaltes.* Die vorgefallenen Dunndarmschlingen und das Netz werden unter Anspannung der Rander des eroffneten Bruchsackes mit Hilfe eines Stieltupfers schrittweise in die Bauchhohle zuruckgedrangt

Narbenring des Bruchsackhalses bedingt sein. In beiden Fallen schneidet man den behindernden Ring von außen so weit ein, bis sich die Eingeweide hindurchschieben lassen (Abb. 27).

Sind die Eingeweide mit dem Bruchsack infolge krankhafter Vorgange verwachsen, so werden sie scharf abgetrennt. Nur bei Verwachsungen des großen Netzes kann man ohne weiteres die Resektion des angehefteten Abschnittes vornehmen, die zwischen doppelten Unterbindungen erfolgt (Abb. 14). Wie bei allen Netzunterbindungen sind die Fäden fest anzuziehen, um ein Abgleiten oder um Nachblutungen zu verhindern. Für die Netzunterbindungen bevorzuge ich dünnen

Zwirn, der am wenigsten abgleitet und die geringste reaktive Entzündung verursacht. Mit der Netzresektion soll man jedoch nicht zu großzügig sein, da dem Netz bekanntlich die Funktion zukommt, die Darmschlingen zu schützen und Entzündungsprozesse in der Bauchhöhle abzugrenzen.

Ob man den im Bruchsack angetroffenen, nicht entzündeten *Wurmfortsatz* beseitigt, hängt von der Einstellung des Operateurs zur Behandlung dieses Organs

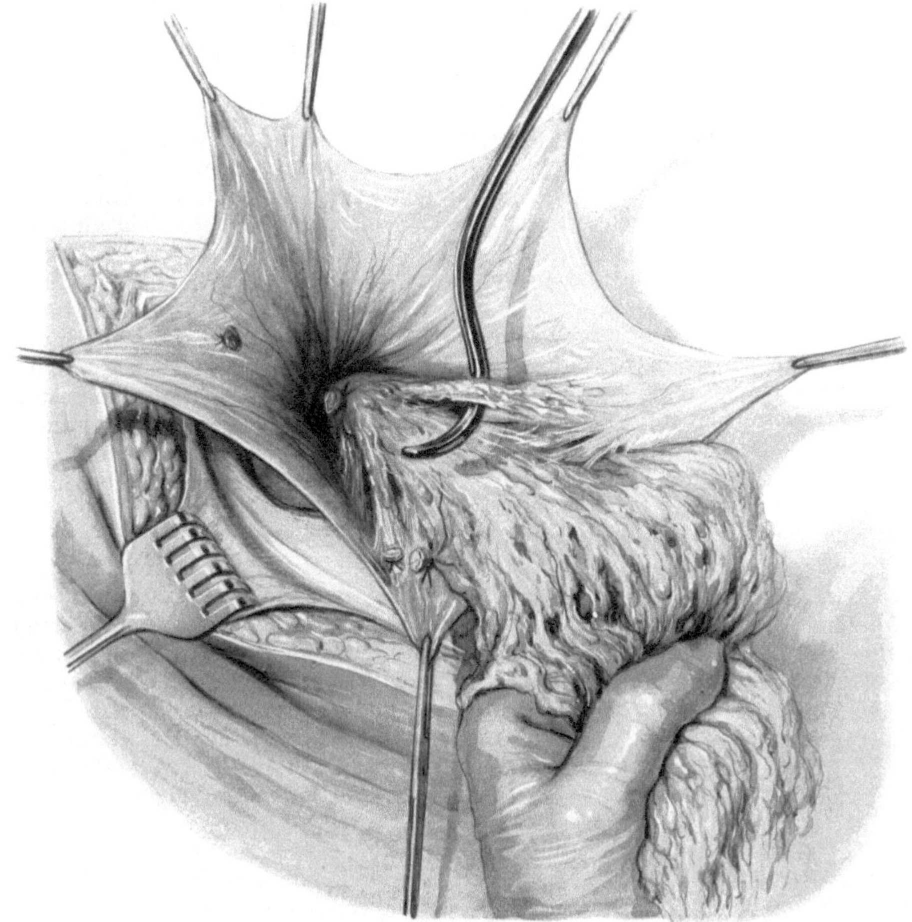

Abb. 14. *Abtragung des mit dem Bruchsack verwachsenen Netzes.* Das verdickte und am Bruchsack haftende Netz wird, wenn die Verwachsungen nicht zu losen sind, partienweise abgebunden und durchtrennt.

bei jeder anderen ihn freilegenden Laparotomie ab. KIRSCHNER hat die vorliegende Appendix bei einfachen Bruchoperationen regelmäßig entfernt und dieses Vorgehen nachdrücklich empfohlen. Grundsätzlich kann man sagen, daß eine nicht veränderte Appendix nicht entfernt zu werden braucht. Ist diese dagegen entzündet, so *muß* sie beseitigt werden, was in der Regel vom Herniotomieschnitt aus möglich ist Hierzu wird das Coecum weit vorgezogen, die Appendix an ihrer Basis abgetragen und ihr Stumpf in typischer Weise versenkt. Nur ausnahmsweise ist es erforderlich, den Schnitt zu erweitern oder einen Wechsel- oder Pararectalschnitt anzulegen. Ebenso geht man im *Zustand der Appendicitis* vor, gleichgültig um welchen Zustand (seröse, eitrige, phlegmonöse, gangränöse, perforierte Appendicitis oder perityphlitischer Absceß) es sich handelt. Nach Entfernung der erkrankten Appendix erübrigt sich eine Drainage der Bauchhöhle. Dagegen kann man bei infiziertem Bruchwasser auf die Naht der Bruchpforte ein Drain legen, um einer sich entwickelnden Eiterung Abfluß zu verschaffen. Empfehlenswerter ist unter solchen nichtaseptischen Bedingungen die Durchführung der *verzögerten primären Naht*, die darin besteht, daß man zunächst nur den Bruchsack versorgt und die tiefsten Schichten des Bruchpfortenverschlusses legt. Die Subcutan- und Hautnähte unterbleiben: dafür werden weitfassende und durchgreifende Hautnähte gelegt, die man erst nach 3—4 Tagen knotet. Die offen bleibende Wunde wird mit Gaze locker ausgelegt.

Gelegentlich ist die Rückverlagerung der Brucheingeweide deshalb unmöglich, weil sie zu einem *massigen Gebilde umgeformt sind*. Besteht das verdickte Gewebe aus dem klumpig veränderten Netz, so werden die vergrößerten Abschnitte, wie es oben bereits beschrieben wurde, abgetragen (Abb. 14). Man soll jedoch, wie schon erwähnt und begründet wurde, mit der Opferung von Netz nicht zu großzügig sein. Trifft man dagegen auf ein Paket verbackener *Darmschlingen*, so werden sie, wenn dieser Zustand an sich keine Krankheitserscheinungen bedingt, nach Möglichkeit unter *Erweiterung der Bruchpforte* in die Bauchhöhle zurückgebracht. Die Lösung derartiger Verwachsungen ist — abgesehen von der Durchtrennung einzelner Stränge — nicht ratsam, da ein derartiges Unternehmen in der Regel schwierig oder unmöglich ist und im Falle des Gelingens oft von noch stärkeren Verwachsungen gefolgt wird. Bestehen klinisch aber Stenoseerscheinungen von seiten des Darmes oder erkennt man eine Einengung des Darmes, so muß man je nach den vorliegenden Verhältnissen die Ursache der Verengerung (z. B. Bindegewebsstrang) beseitigen oder den erkrankten Darmabschnitt resezieren oder durch eine Enteroanastomose die freie Darmpassage wiederherstellen.

Bei den Eingeweideteilen, die bei *Gleitbrüchen* und *Harnblasenbrüchen* einen Teil der Bruchsackwand selbst bilden, läßt sich, wie oben bereits erwähnt, eine Trennung zwischen Bruchsack und Eingeweiden nicht vornehmen. Jeder derartige Versuch führt zu flächenhaften Verletzungen oder zum Einriß der Eingeweide oder des Peritoneum. Es bleibt daher nichts anderes übrig, als den vorhandenen Bruchsack lediglich *peripher* von den an der Bildung des Bruchsackes beteiligten Eingeweiden abzutragen, zu verschließen und das an der Bruchsackbildung beteiligte wandständige Organ mit dem anhaftenden Peritoneum viscerale ungetrennt als *ein einheitliches Gebilde* hinter die Bruchpforte zu lagern (Abb. 17 und 19).

Das Vorgehen bei *Riesenbruchen* (Abb. 8—10), bei denen ein Teil der Eingeweide „das Heimatrecht in der Leibeshöhle verloren hat", hat sich durch die Einführung der modernen Narkose unter Verwendung von Curare vollständig geändert. Während man früher häufig gezwungen war, Netz, aber auch andere Organe (Milz, Darm) zu resezieren oder sich mit einem unvollkommenen Verschluß der Bruchpforte zu begnügen, gelingen in intratrachealer Narkose unter Verwendung von Curare und anderen Muskelrelaxantien, die zu einer vollkommenen Entspannung von Zwerchfell und Bauchdeckenmuskulatur führen, die Reposition des Bruchinhaltes und die Naht der Bruchpforte auch bei Riesenbrüchen zumeist mühelos. Lumbal- (Spinal-) oder Periduralanaesthesie besitzen diese Vorteile nicht in gleichem Maße. Die einzige Schwierigkeit bei Riesenbrüchen liegt oft noch im Lösen der Verwachsungen des Bruchinhaltes mit dem Bruchsack.

Därme und andere Eingeweide, deren Zustand eine *Gefahr für die Bauchhöhle* bildet, im besonderen, wenn sie durch eine bestehende oder unmittelbar vorausgegangene *Einklemmung* in ihrer Ernährung beeinträchtigt sind, dürfen niemals in die Bauchhöhle versenkt werden; sie sind zu resezieren oder notfalls vorzulagern.

Genaueres hierüber ist in dem Abschnitt über die Behandlung des *eingeklemmten* Bruches gesagt.

Sollte es einmal unter besonderen Umständen und beim Fehlen einer entspannenden Narkose nicht gelingen, den Bruchinhalt zu reponieren, so gibt es 3 Möglichkeiten:

1. Die Resektion des Bruchinhaltes. Sie ist nur durchführbar, wenn es sich um Netz handelt.

2. Die Entleerung des geblahten Darmes. Ist eine Stauung in den Darmschlingen die Ursache der erschwerten Reposition, so empfiehlt sich das Absaugen der Darmschlinge durch eine kleine Öffnung in der Darmwand mittels eines Katheters oder noch besser mit Hilfe eines kleinen Bienenkorbsaugers oder des MOYNIHAN-schen Glasrohres (s. Bd. VII/1, S. 333ff.).

3. Die provisorische Naht von Unterhautzellgewebe und Haut uber dem Bruchinhalt. Diese *Notmaßnahme*, bei der die erweiterte Bruchpforte offenbleibt und die Eingeweide nicht reponiert werden, ist gelegentlich lebensrettend. Nach 10 bis 14 Tagen, wenn sich die Darmtätigkeit wieder eingestellt hat oder der Dünndarm mit Hilfe einer Darmsonde (MILLER-ABBOTT-, CANTOR-, HARRIS-Sonde, Bd. VII/1, S. 328) entleert wurde, eröffnet man das Operationsgebiet erneut, löst die Verklebungen, reponiert die Baucheingeweide, vernäht den Bruchsack und verschließt die Bruchpforte. Dieser 2. Eingriff sollte aber nur in einer Klinik oder in einem Krankenhaus durchgeführt werden, wo man über Erfahrungen in der intratrachealen Narkose verfügt.

3. Die Versorgung des Bruchsackes.

Das gebräuchlichste Verfahren der Versorgung des freigelegten und entleerten Bruchsackes ist sein möglichst weit zentral ausgeführter *Verschluß* und seine *Abtragung.* Hierbei ist besondere Vorsorge gegen das Abgleiten der Unterbindung von dem sich in die Tiefe der Bruchpforte zurückziehenden Stumpf zu treffen. Das geschieht bei schmal gestieltem Bruchsack am besten mit einer *Durchstechung*, bei umfangreicherem Bruchsackhals durch eine innere *Tabaksbeutelnaht* und bei breitbasigem Bruchsack durch eine Anzahl einzelner *Verschlußnähte* oder durch *fortlaufende Naht.* Vor dem Verschluß des Bruchsackes ist es erforderlich, mit dem in die Bauchhöhle eingeführten Zeigefinger die *Umgebung seines Halses zu umkreisen*, um sich von der Vollständigkeit der Reposition der Brucheingeweide zu überzeugen und eine *Hernia interparietalis bilocularis* nicht zu übersehen.

Zur Durchstechung zieht man den weit ausgelösten Bruchsack eine Strecke weit hervor und sticht die mit einem nicht zu schwachen Zwirnsfaden versehene Nadel möglichst weit zentral durch, worauf der Faden erst nach der einen Seite um die eine Hälfte des Bruchsackhalses und hierauf nach der anderen Seite um den gesamten Hals fest geknotet wird. Man kann aber auch die Nadel zweimal durch den Bruchsackhals stechen, so daß die Schlinge des Fadens die eine Bruchsackhälfte umfaßt. Sowohl beim Durchstechen als auch beim Knoten ist sorgfältig darüber zu wachen, daß *kein Eingeweideteil* in die Unterbindung einbezogen wird. Dies ist bei dünnem, durchscheinendem Bruchsack gelegentlich ohne Eröffnung leicht möglich, nicht jedoch ohne weiteres bei undurchsichtiger Wandung. Ein nur unvollkommenes Hilfsmittel, das aber bei zartem Bruchsack, z. B. bei angeborenen Leistenbrüchen der Säuglinge und Kleinkinder, genügt, bildet in dieser Richtung das vorausgeschickte Zusammendrehen des angespannten Bruchsackes und die Durchstechung und Unterbindung bei zusammengerolltem Stiel (Abb. 15). Hierzu faßt man den Bruchsack am Fundus mit einer KOCHER-Klemme, spannt ihn an und dreht ihn bis zum Auftreten eines Widerstandes um die Längsachse.

Dann durchsticht man den Bruchsackhals und bindet ihn ab, wobei die Drehung des Bruchsackes erst nach dem Knüpfen des Fadens aufgegeben wird. Den überstehenden Sack trägt man ab.

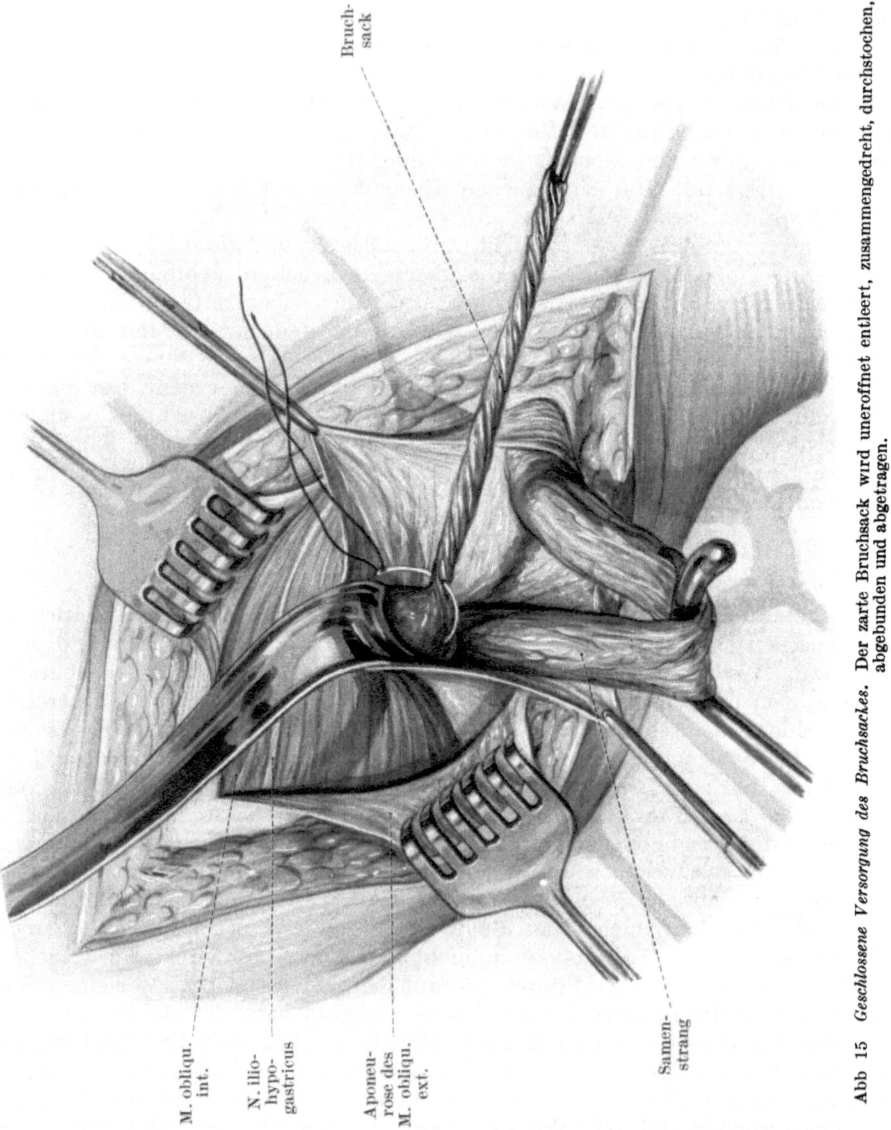

Abb 15 *Geschlossene Versorgung des Bruchsackes.* Der zarte Bruchsack wird uneröffnet entleert, zusammengedreht, durchstochen, abgebunden und abgetragen.

Sicherer als die geschlossene Umstechung und Abtragung des Bruchsackes ist die Abschnürung des Bruchsackes nach seiner Eröffnung und nach der Besichtigung seines Inneren. Dieses Vorgehen gilt daher als das Verfahren der Wahl. Die Durchstechung wird hierbei unter Leitung des Auges so proximal wie möglich angelegt, damit nicht ein zurückbleibender Peritonealtrichter die Neubildung eines Bruches fördert (Abb. 16). Etwa hervorquellende Eingeweide werden beim Durchführen und beim Zuziehen des Fadens mit einem stumpfen Instrument, einer Stieltupferzange, einer geschlossenen anatomischen Pinzette oder einem

Elevatorium zurückgehalten. Es gilt als Gesetz, den Faden nicht zuzuziehen, ohne das Leerbleiben seiner Schlinge von innen mit dem Auge zu überwachen. Nach dem Abbinden wird der Bruchsack nicht zu kurz abgeschnitten, damit der Unterbindungsfaden nicht trotz der Durchstechung abgleitet, und damit der kräftige, spater hinter die Bruchpforte versenkte Stumpf wie ein Tampon dem

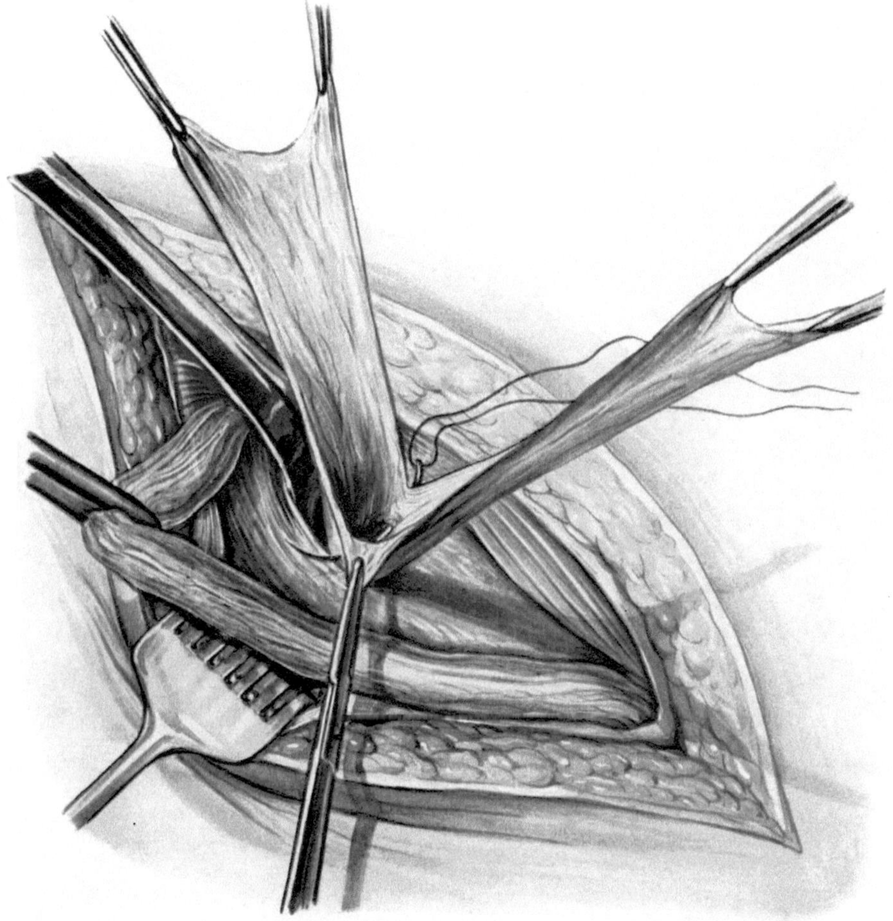

Abb. 16. *Offene Versorgung des Bruchsackes durch Abbinden* Der Bruchsack wird aufgeschnitten, stark angezogen, an seiner Basis weit zentral durchstochen, unter Leitung des Auges nach beiden Seiten abgebunden und abgetragen.

Wiederauftreten eines Bruches entgegenwirkt. Vor der Versenkung des Stumpfes ist darauf zu achten, daß er nicht blutet und daß der Unterbindungsfaden fest sitzt.

Bei größerem Durchmesser des *Bruchsackhalses*, der sich mit einer einzigen Umschnürung schlecht umgreifen läßt, wahlt man als Verschluß besser die *innere Tabaksbeutelnaht* (Abb. 17). Nach breiter Entfaltung des eroffneten Bruchsackes legt man vom Inneren aus weit zentral am Hals eine Tabaksbeutelnaht an, deren mit gebogener Nadel gefuhrte Einzelstiche abwechselnd von innen nach außen und von außen nach innen ziehen. Hierbei sollen die von außen umstochenen Anteile des Bruchsackes breit, die nichtumstochenen Anteile, bei denen der Faden innen liegt, schmal ausfallen. Die Fadenenden knotet man im Inneren des

Bruchsackes, wobei vorquellende Eingeweide in der oben geschilderten Weise zurückgedrängt werden.

Bei sehr großem *Umfang* des *Bruchsackhalses* oder bei langestreckter Form, die sich fur einen Ringverschluß nicht eignet, oder bei besonders starkem Vorquellen der Eingeweide läßt sich der Bruchsack besser durch *Knopfnähte* oder

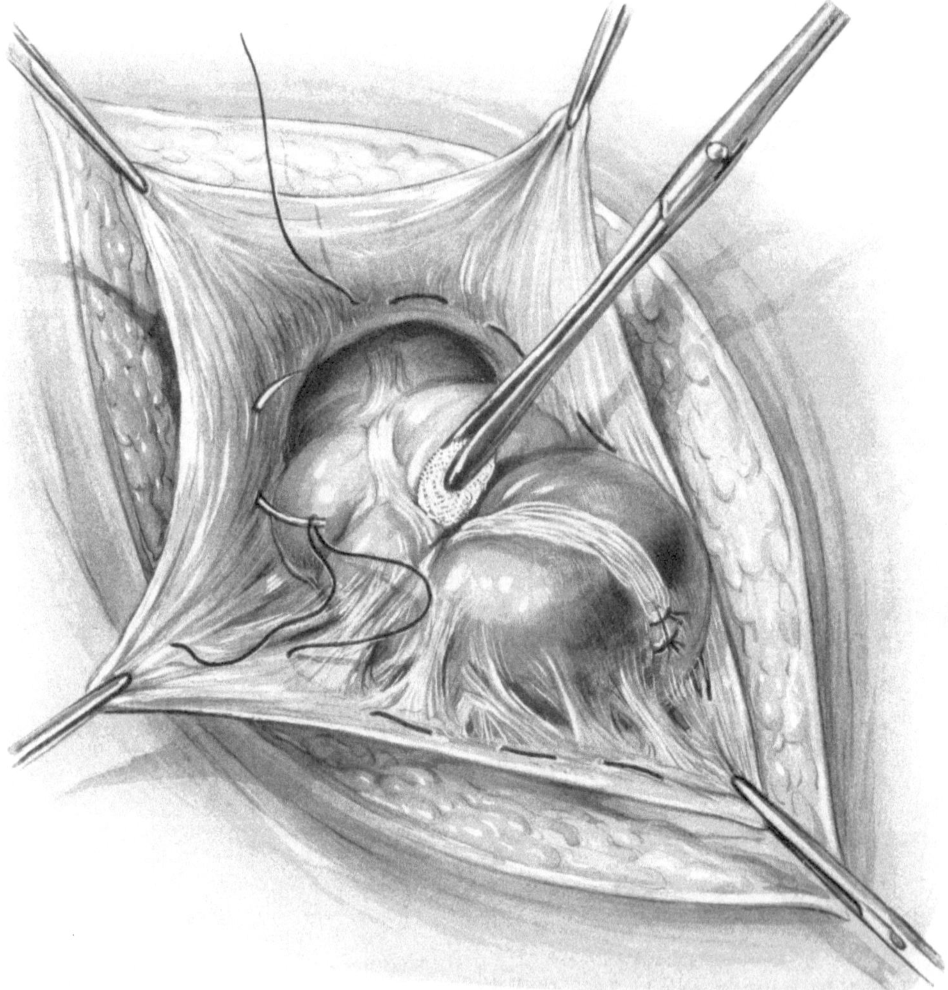

Abb 17 *Verschluß eines Bruchsackes durch innere Tabaksbeutelnaht* (am Beispiel des Gleitbruches des Coecum) Die innere Tabaksbeutelnaht wird moglichst weit proximal am Bruchsackhals angelegt. Die Appendix wurde zuvor in typischer Weise entfernt.

durch eine *fortlaufende Naht* schließen. Nachdem man den überschüssigen Bruchsack bis auf einen schmalen, für die Naht ausreichenden Saum abgetragen und die Ránder mit KOCHER-, MIKULICZ- oder ALLIS-Klemmen gefaßt und angezogen hat, vereinigt man sie durch Knopfnahte oder auch durch eine fortlaufende Naht (Abb. 18). Auch hierbei ist das Anstechen oder das Einbinden von Eingeweiden sorgfältig zu vermeiden.

Da es, wie oben dargelegt, bei einem *Gleitbruch* unmöglich ist, den Bruchsack von den beteiligten Eingeweiden zu trennen, so muß man den Verschluß und die

Abtragung des Bruchsackes peripher von diesen Eingeweiden vornehmen. Hierbei verwendet man am zweckmäßigsten eine innere Tabaksbeutelnaht, die etwas peripher von den anhaftenden Eingeweiden, im übrigen aber so weit zentral wie möglich angelegt wird (Abb. 17). Auch beim Gleitbruch kann jedoch der Verschluß nach Abtragen des überschüssigen Bruchsackes mit *Knopfnähten* oder mit einer *fortlaufenden Naht* ausgeführt werden. Das Abtragen des Bruchsackes erfolgt so weit zentral wie irgend möglich, d. h. dicht an dem adhärenten Eingeweideteil und im freien Anteil des Bruchsackes nahe der Bruchpforte (Abb. 19).

Der abgetragene Teil des Bruchsackes ist in jedem Falle auf versehentlich *abgeschnittene Eingeweideteile*, vor allem auf etwaige Bestandteile der Harnblase zu *untersuchen*. Eine histologische Schnelluntersuchung klärt in dieser Richtung alle auftretenden Zweifel.

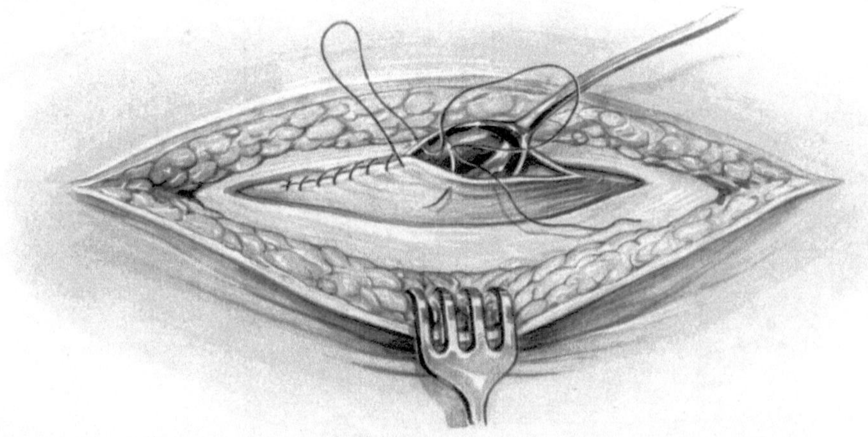

Abb. 18. Verschluß einer langgestreckten Öffnung eines Bruchsackes durch fortlaufende Naht

Beim *Vorliegen eines kurzen Bruchsackes mit breiter Basis* kann es, besonders wenn es sich um einen *Gleitbruch* handelt, ratsam sein, den Bruchsack nicht zu eröffnen. Man kann ihn dann manchmal nach zirkulärem Ablösen seiner Basis, also des Übergangs in das parietale Bauchfell, einfach unter die Bruchpfortennaht verlagern. Übertrifft die Länge des Bruchsackes jedoch den Durchmesser seiner Basis, so sollte man den uneröffneten Bruchsack entweder mit einer einzigen oder mit 2—3 Tabaksbeutelnähten, die in verschiedenen Ebenen gelegt werden, raffen (Abb. 109). Hierbei ist darauf zu achten, daß die Nadelspitze nicht zu tief eindringt, um bei einem Gleitbruch die Eröffnung des Darmes oder der Harnblase zu vermeiden.

Die *Verlagerung* des gesamten Bruchsackes ohne seine Beseitigung (KOCHER) ist nur bei langem und schmalem Bruchsack, also bei Leisten- und Schenkelbrüchen, und nur dann anwendbar, wenn sich der Bruchsack restlos entleeren läßt. Verlassen ist das Originalverfahren nach KOCHER, das darin besteht, die Kappe des entleerten Bruchsackes einzustülpen und so den Bruchsackhals, wie z. B. beim Leistenbruch, nach außen und oben zu verlagern. Dagegen empfahlen DRACHTER und GOSSMANN (1930) und OBERNIEDERMAYR (1941) beim Säugling und Kleinkind das *Versenken des uneröffneten Bruchsackes nach dem Verfahren von* MACEWEN (s. Abb. 92). Beim angeborenen Leistenbruch im frühen Kindesalter braucht man die Aponeurose des M. obliquus externus nicht zu spalten,

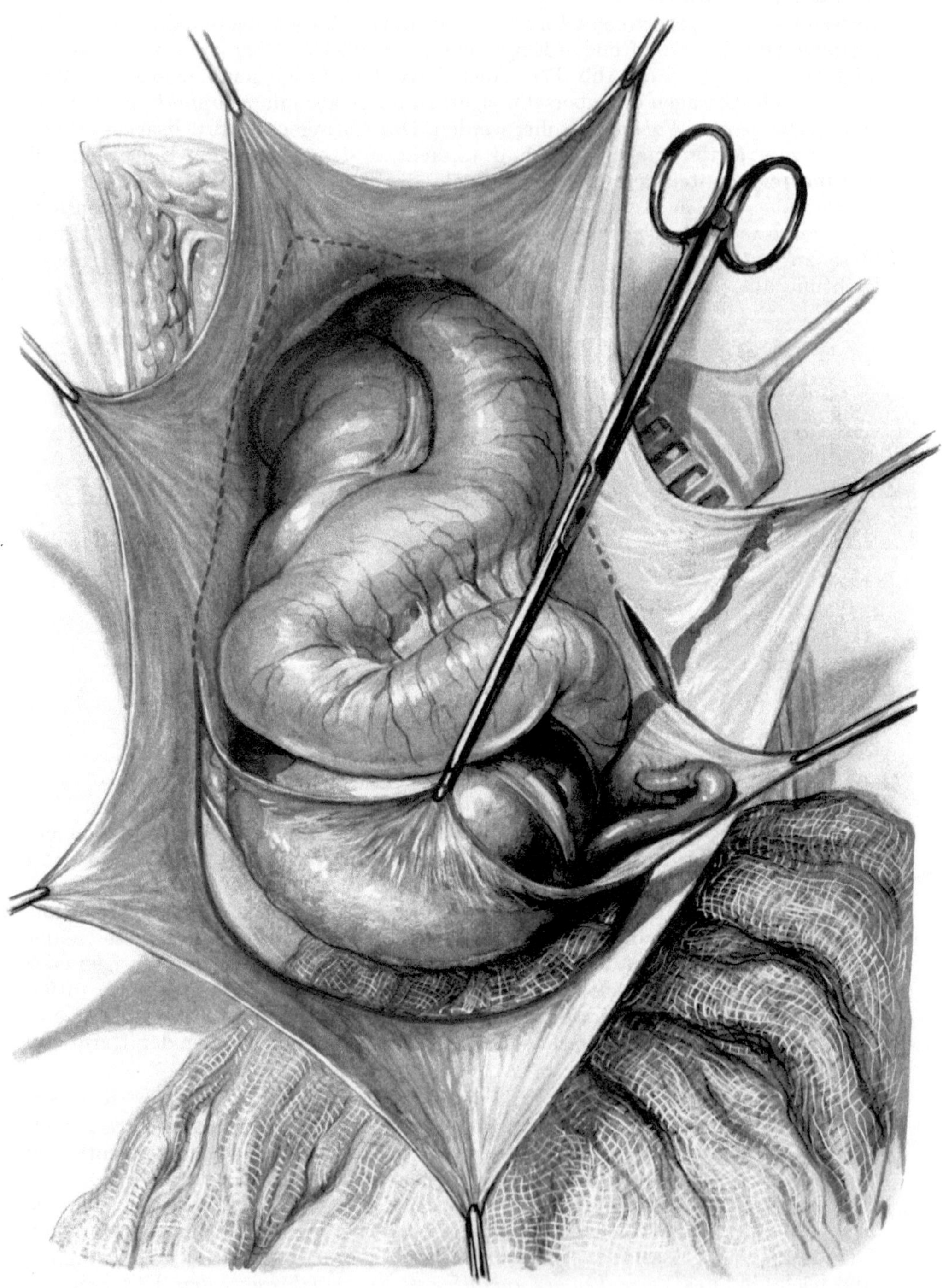

Abb 19 *Abtragen der Rander des Bruchsackes eines Gleitbruches* dicht an der beteiligten Darmschlinge.

worauf schon Czerny hingewiesen hat, da zu diesem Zeitpunkt der Leistenkanal noch in seiner ganzen Länge erhalten ist. Das Spalten der Externusaponeurose ist jedoch übersichtlicher. Hinsichtlich des Vorgehens beim angeborenen Leistenbruch im Säuglings- und Kleinkindesalter s. S. 132ff.

4. Der Verschluß der Bruchpforte.

Das nächstliegende und einfachste Verfahren des Bruchpfortenverschlusses besteht in der *unmittelbaren Nahtvereinigung* der Ränder der Bruchpforte, wobei man möglichst getrennt die einzelnen Schichten der normalen Bauchdecken aneinanderfügt. Hierbei sollen die Verschlußnähte, um den aneinandergebrachten Gewebsflächen die für das Verwachsen erforderliche Ruhe zu gewähren und ein Auseinanderweichen zu verhindern, keiner Spannung ausgesetzt sein, weshalb man bei der Freilegung der Bruchpforte so wenig Gewebe wie möglich opfern soll. Auf der anderen Seite muß das für den Verschluß bei der Naht verwendete Gewebe möglichst *widerstandsfähig und gut ernahrt* sein, so daß minderwertiges Narbengewebe zu entfernen und im Bedarfsfalle vollwertiges Material entweder aus der Nachbarschaft oder durch freie Verpflanzung zusätzlich herbeizuschaffen ist. Die Rücksicht auf die Lebenskraft des Verschlußgewebes verlangt auch, daß bei der Freilegung der Bruchpforte und ihrer Umgebung *Gefäße* und *Nerven* weitgehend geschont werden.

Die unmittelbare Nahtvereinigung der Ränder der Bruchpforte ist in manchen Fallen nicht, nur unvollkommen oder nur schwer durchführbar, und auch dort, wo sie möglich ist, verhindert sie vielfach nicht die Wiederkehr des Bruches. Ist die Bruchpforte z. B. übermaßig *groß* oder sind ihre Rander *festgeheftet und unnachgiebig*, wie z. B. bei der Schenkelbruchpforte, so kann die lückenlose Naht der Rander unmöglich sein, oder die Verschlußnahte stehen von vornherein unter einer so starken Spannung, daß mit einer festen Heilung kaum zu rechnen ist. Bisweilen besteht die Umgebung der Bruchpforte in weiter Ausdehnung aus einem *minderwertigen Narbengewebe*, das bei der Anlegung von Nähten durchreißt und das sich beim Andrängen der Eingeweide dehnt. Auch können die Muskelbündel mit der Zeit auseinanderweichen, wobei Lücken mit Vorliebe in den Stichkanälen der Verschlußnähte entstehen. Daher kommt man in vielen Fällen mit dem einfachen Nahtverschluß der Bruchpforte nicht aus.

Nur in seltenen Fällen besteht ein so beträchtlicher Überschuß an Verschlußmaterial, daß die minderwertige Umgebung der Bruchpforte *ausgeschnitten* und der Verschluß der auf diese Weise vergrößerten Bruchpforte durch Vereinigung vollwertigen Materials bewerkstelligt werden kann. Das gelingt gelegentlich nach der Omphalektomie (Abb. 55) oder nach dem Ausschneiden der dünnen, zwischen den auseinandergewichenen Mm. recti gelegenen Aponeurosenplatte bei der Behandlung der Rectusdiastase (Abb. 51) oder nach dem Entfernen von Narbengewebe bei der Beseitigung der Bauchnarbenbrüche (Abb. 56).

In der Regel sucht man die Sicherheit des Verschlusses der einmal gegebenen Bruchpforte entweder durch besondere *Nahtverfahren oder durch Verwendung plastischen Materials* zu steigern.

Ein vorzügliches und vielseitig anwendbares Verfahren der Sicherung und Verstärkung des Verschlusses einer Bruchpforte ist die *Doppelung* (Abb. 41, 42, 50 und 52) *einzelner Schichten der Bauchdecke* (Abb. 40 und 47) *oder der gesamten Bauchwand* mit Ausnahme der Haut und des Unterhautfettgewebes, die zur Behandlung des Nabelbruches Lucas-Championnière 1881 als *longitudinale Fasciendoppelung* und W. J. Mayo 1894 als *transversale* (vertikale) *Fasciendoppelung* empfohlen haben. Der Fascien-, Aponeurosen- und Bauchdeckendoppelung hat sich seit der Einführung von Curare als muskelentspannendes Mittel ein noch weiteres Feld als bisher eröffnet. *Sie wird an Einfachheit und Sicherheit von keinem anderen Verfahren übertroffen.*

Eine Art Fasciendoppelung, die bei sehr breitem Bauchnarbenbruch oder bei klaffender Rectusdiastase entweder für sich allein oder in Verbindung mit einer freien Fascien- oder Cutislappenüberpflanzung vorteilhaft sein kann, stellt auch die laterale bogenförmige oder rechteckige Umschneidung des äußeren Blattes der Rectusscheide mit medianer Stielung dar. Die hierdurch gewonnenen Lappen näht man mit U-Nähten an den Rand der Bruchpforte der einen Seite und an die Basis des Lappens der anderen Seite.

Plastisches Material kann man als *Nahtmaterial,* als *zusätzliche Verstärkung* einer bereits ausgeführten Verschlußnahtreihe einer Bruchpforte oder zur *alleinigen Überbrückung der Bruchpforte verwenden.* Dabei besteht die Möglichkeit der gestielten und freien Transplantation.

Die Verwendung *gestielter Muskellappen,* etwa des M. sartorius beim Verschluß der Schenkelbruchpforte, hat man weitgehend verlassen, da ausgelöste Muskeln zu atrophieren pflegen. Auch solide Organe, z. B. den Uterus, hat man zum Verschluß von Bruchpforten herangezogen. Besser ist die Verwendung *gestielter Aponeurosen- oder Fascienlappen,* die möglichst breitbasig gebildet, über die Bruchpforte geschlagen und mit zahlreichen Knopfnähten befestigt werden. Man bildet derartige Lappen entweder nur auf einer Seite oder auf beiden Seiten der Bruchpforte und schlägt sie dann, wie bei der Fasciendoppelung beschrieben, übereinander. Das Bestreben, die *äußeren Ränder* der durch die Bildung der Lappen entstehenden Lücken über den Lappen durch unmittelbare Naht auch ihrerseits zu vereinigen, scheitert zumeist an der übergroßen Spannung. Man muß diese Lücke der Selbstheilung überlassen oder mit einem Stück Fascie, Cutis oder Corium überbrücken.

Zur gestielten Transplantation zählt im strengen Sinne auch das Abtrennen eines schmalen Aponeurosenstreifens bis auf eine schmale Brücke und seine Verwendung als Nahtmaterial (McArthur 1901, Ch. W. Mayo und J. K. Keelley 1949), ein Verfahren, das ich nicht empfehlen kann.

Die freie Verpflanzung von Fascie, Cutis und Corium und die Verwendung von alloplastischen Geweben zum Verschluß von Bruchpforten.

Als *frei transplantiertes* Material kommt zum Verschluß von Bruchpforten oder zur Verstärkung ihrer Verschlußnähte entweder lebendes *körpereigenes* (autoplastisches) oder totes *körperfremdes* (alloplastisches) Material in Betracht. Von körpereigenem Material haben sich die von Kirschner 1909 zu diesem Zwecke angegebene Fascien- und die von E. Rehn 1913 empfohlene Cutisplastik bewährt.

α) Die Technik der Fascienplastik nach M. Kirschner (1909).

Die Fascie entnimmt man in der Regel dem oberen oder mittleren Abschnitt des Tractus iliotibialis. Je weiter caudal man sie entfernt, desto stärker ist sie und desto geringer ist die Gefahr der Muskelhernie. Letztere kann auch dann vermieden werden, wenn bei der Entnahme die Eigenfascie der Muskulatur geschont wird. Nach Durchtrennung der Haut in der Längsrichtung des Oberschenkels präpariert man das Unterhautfettgewebe bis zu der gewünschten Breite des Lappens von der Fascie ab. Nun entfernt man ein wetzsteinförmiges oder rechteckiges Stück aus dem Tractus iliotibialis und der Oberschenkelfascie (Abb. 20). Die Lücke in der Oberschenkelfascie kann offen bleiben. Besser heftet man jedoch ihre Ränder mit Knopfnähten aus Seide oder Zwirn an die etwas vorquellende Muskulatur; schmale wetzsteinförmige Defekte vernäht man.

Die *Art der Verwendung der Fascie* ist sehr vielseitig. Als Pflaster über die Verschlußnähte einer Bruchpforte gesteppt, vermag sie diese *Naht zusätzlich zu sichern* und die *minderwertige Umgebung* zu *verstärken* (Abb. 101). Oder man kann die Fascien, wenn der unmittelbare Nahtverschluß der Bruchpforte unmöglich ist, auch zum *alleinigen Abschluß* der Bauchhöhle verwenden. Bei schwachen Bauchmuskeln die sich aneinanderfügen aber nicht doppeln lassen, ist es vorteilhaft, die Fascie in eine Tasche zwischen Peritoneum parietale und Bauchdeckenmuskulatur zu legen und ihre Ränder mit U-Nähten oder einfachen Einzelnähten zu fixieren. Darüber vernäht man die Bauchdeckenmuskeln. Der Fascienlappen ist stets reichlich groß zu wählen, damit er in *breiter* Fläche verwächst und auch die *weitere* Umgebung der Bruchpforte verstärkt (Abb. 101). Stets ist er mit *zahlreichen* Nähten aus Zwirn oder Seide unter leichter Spannung einzunähen, damit er von vornherein einen Teil des auf eine Sprengung der Bruchpforte gerichteten Zuges abfangt. Dann ist die frei verpflanzte Fascie ein Helfer in allen Nöten beim Verschluß der Bruchpforte jeder Hernienart, sei es, daß er auf andere Weise überhaupt nicht möglich ist, sei es, daß man nach der schließlich gelungenen Fertigstellung des Verschlusses das Gefühl seiner Unzulanglichkeit und der Minderwertigkeit der Nachbarschaft nicht zu unterdrücken vermag.

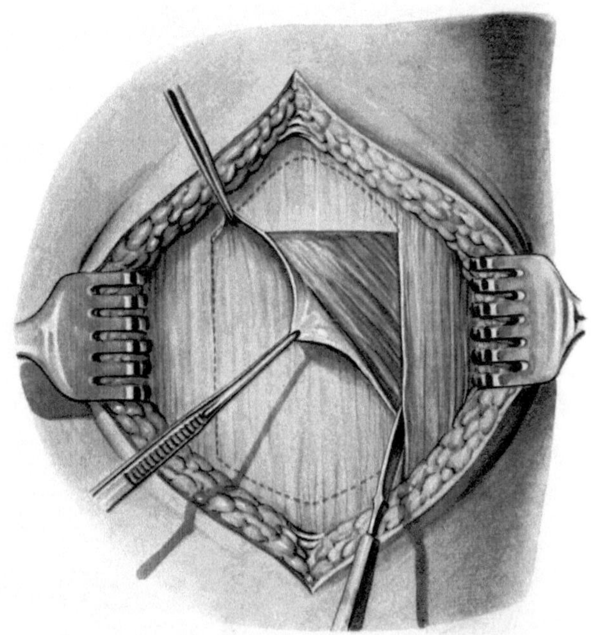

Abb. 20. *Entnahme eines Fascienlappens aus der Fascia lata.* Es ist zweckmäßig, das Fascienstück in ovalarer Form auszuschneiden.

Eine weitere Form der Verwendung der *Fascie* ist die *als Nahtmaterial.* Man entnimmt entweder der Fascia lata oder einer Aponeurose aus der Umgebung der Bruchpforte einen etwa 5 mm breiten Streifen in der erforderlichen Länge, zumeist nicht unter 15 cm. Zur Entnahme derartig schmaler Fascienstreifen von ein oder zwei kleinen Hautschnitten aus wurden besondere Instrumente (Fascienstripper) konstruiert, die aber keine größere Verbreitung gefunden haben (Abb. 21). Solche Fascienstücke benützt man als fortlaufende Naht, wobei die Fascie in eine kräftige gebogene Nadel mit großem Öhr eingefädelt oder an eine etwas kleinere Nadel unter Vermittlung eines Fadens befestigt wird. Zum Durchziehen der Fascie eignet sich auch eine gebogene Ahle.

Die Ansichten über die *Brauchbarkeit der Fascie als Nahtmaterial* sind geteilt. Die anfänglich an diese Technik geknüpften Hoffnungen haben sich nicht erfüllt. Nach Watson (1948) besitzt ein schmales Fascienstück keine Vorzüge gegenüber nichtresorbierbarem, körperfremdem Nahtmaterial (Seide, Zwirn). Ein wesentlicher Nachteil besteht darin, daß beim Durchführen des Fascienstreifens durch die Randpartien der Bruchpforte Einrisse entstehen, auch wenn man noch so sorgfältig vorgeht. Komplikationen, wie Störungen der Wundheilung, werden bei der Verwendung von Fascie als Nahtmaterial häufig beobachtet. Dazu kommt die zusätzliche Schädigung durch die Entnahme der Fascie. Für die *Schnürplastik mit Fascien- oder Aponeurosenstreifen* haben sich in neuerer Zeit in Amerika unter anderen CH. W. MAYO (1949) und in Deutschland v. BRÜCKE, KUSFLOCK und LEZIUS (1946) ausgesprochen. Wir wenden sie niemals an.

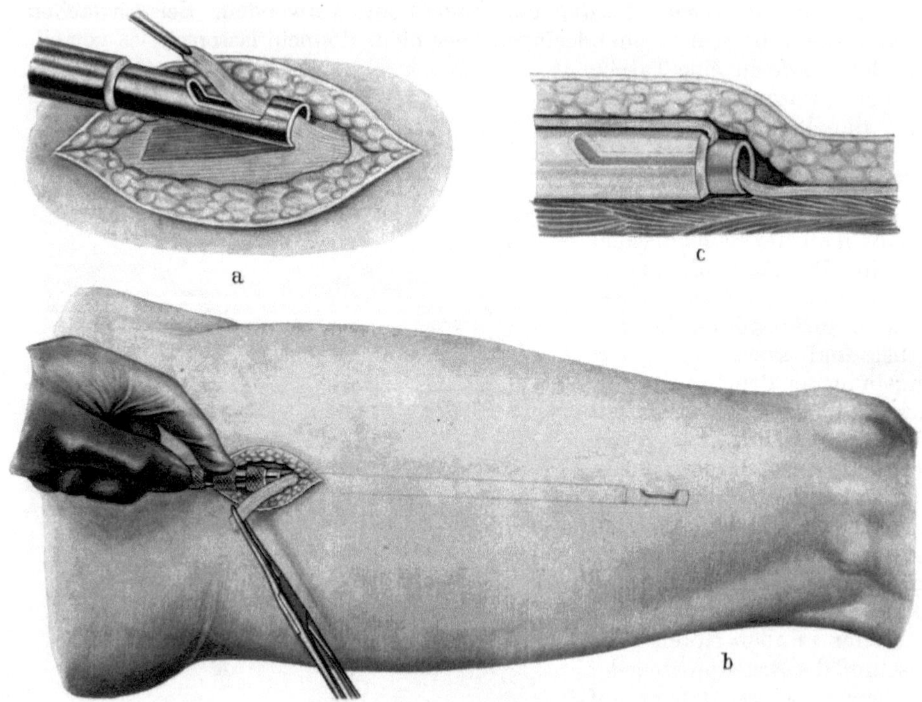

Abb. 21a—c. *Fascienstripper.* a Einsetzen des Fascienstrippers im proximalen Bereich der Fascia lata. b Durchstoßen des Fascienstrippers in Faserrichtung in der erforderlichen Länge c Durchtrennung des distalen Endes durch Vorschieben der mantelförmigen Stanze. (Aus KIRSCHNER, Operationslehre, 2. Aufl., Bd. I, HEGEMANN.)

β) Die Technik der Cutisplastik nach E. REHN (1914).

Der Cutislappen nach E. REHN hat wegen seiner Dicke und Festigkeit, wegen seiner primär hohen Beanspruchbarkeit und wegen seiner schnellen und reizlosen Einheilung ein sehr breites Anwendungsgebiet gefunden (E. REHN 1914, LAUBER und ARESIN 1947, v. BRANDIS 1950, BARTHOLD und WEHRHEIM 1952, BAUMGART 1955, LABES 1955). In zahlreichen experimentellen und histologischen Untersuchungen wurde festgestellt, daß die derben Strukturen der Cutis bei gleichzeitig reichlicher Kanalisierung durch Lymph- und Gewebsspalten die großen Vorzüge des Cutislappens zur Verstärkung oder zum Verschluß der Bruchpforten bilden (BLUMER 1948, HEMPEL 1952, BARTHOLD und WEHRHEIM 1952, BAUMGART 1955).

Die Entnahme des Cutislappens. Die Cutis kann sowohl vom Oberschenkel (E. REHN) als auch aus dem örtlichen Operationsgebiet entnommen werden. Auch überdehnte Haut im Bereich großer Narbenhernien eignet sich zur Verpflanzung (JUNGHANNS, GIEGERICH 1951, BAUMGART 1955). Eine besondere Vorbereitung der Haut durch desinfizierende Verbände ist nicht erforderlich. Wie für jeden nicht dringlichen Eingriff wird der Kranke am Abend vor der Operation gebadet. Auf dem Operationstisch erfolgt die Reinigung und Desinfektion der Haut-

entnahmestelle mit Äther, Alkohol und Jod bzw. Sepsotinktur. Form und Größe
des zu entnehmenden Hautlappens können durch Einritzen der Haut mit dem
Messer oder mit einer Hautfarbe angezeichnet werden. Den umschnittenen und
vom Unterhautzellgewebe sorgfältig abgetrennten Hautlappen breitet man auf
einer feuchten Kompresse aus, um ihn nun für die Einpflanzung zu präparieren.
Wichtig ist das Abschaben des subcutanen Fettgewebes vom Corium, da es die
Einheilung stört. Dagegen scheint es im Hinblick auf die Einheilung auch nach
eigenen Erfahrungen nicht unbedingt notwendig zu sein, die Epidermis abzutragen
oder zu zerstören. Die Abtragung der Epidermis nach der Methode von THIERSCH
oder nach der Technik der Bildung eines Coriumlappens nach W. STENGEL
(s. S. 31) würde am besten vor der Entnahme des Lappens geschehen. Die Zer-
störung der Epidermis erfolgt, wenn man sie aus Gründen der Asepsis oder der
Verhütung der Bildung von Epithelcysten (GIBBON und LITHION) für erforderlich erachtet, am entnommenen Lappen mit der Diathermieknopfsonde. Den
Cutislappen bewahrt man bis zu seiner Verwendung in einer feuchten Kompresse
oder in einer Schale mit Penicillin-Streptomycinlösung (100 000 E Penicillin und
$^1/_2$ g Streptomycin auf 50,0 physiologische Kochsalzlösung) auf.

Der *Cutislappen* kann ebenso wie die Fascie entweder zur *Verstärkung einer
Bruchpfortennaht* oder zur *Überbrückung einer Bauchwandlücke* Verwendung finden.
Die Technik des Einnahens entspricht dem Vorgehen, wie sie bei der Fascien-
transplantation beschrieben wurde. Auf ein Einfügen des Cutislappens unter
starker Spannung ist Wert zu legen.

Da der Cutislappen zumeist bei großen Bauchdeckenbrüchen zur Verstärkung
der Naht und zur alleinigen Überbrückung der Bruchpforte dient, muß er verhält-
nismäßig groß gewählt werden. Diese Forderung läßt sich ohne wesentliche Ver-
stümmelung der Entnahmestelle am besten erfüllen, wenn man das Verfahren
der Gewinnung eines Coriumlappens nach W. STENGEL (1956) anwendet, wie es
im folgenden beschrieben wird.

γ) Die Gewinnung eines Coriumlappens nach W. STENGEL (1956).

Ausgehend von der Überlegung, daß bei der REHNschen Cutislappenplastik
die Überpflanzung allein des Coriums ohne Epithelschicht ausreichend, vielleicht
sogar wünschenswert ist, hat STENGEL (1956) ein einfaches Verfahren ausgearbei-
tet, um Coriumlappenunter möglichster Schonung der Entnahmestelle bis zu einer
Größe von 20 zu 10 cm zu gewinnen.

Das Prinzip des Vorgehens besteht darin, mit einem Dermatom zunächst
einen Cutislappen (KRAUSE-Lappen) zu bilden, der an einem Ende gestielt bleibt.
Von diesem auf der Trommel des Dermatoms klebenden Hautlappen spaltet man
mit dem nun flacher (auf 0,8 mm) eingestellten Messer das Corium von der auf der
Trommel haftenden Epidermis ab (Abb. 22). Ist das Dermatommesser wieder am
Fußpunkt angelangt, so durchtrennt man den Stiel des auf diese Weise gewonnenen Coriumlappens, den man in einer feuchten Kompresse oder in einer Schale
mit Penicillin-Streptomycin-Lösung (100 000 E Penicillin und $^1/_2$ g Streptomycin
auf 50,0 physiologische Kochsalzlösung) aufbewahrt. Den Epidermislappen, der
an seinem einen Ende mit der Haut in Verbindung bleibt, zieht man von der
Trommel ab und näht ihn in die Entnahmestelle ein (Abb. 22).

δ) Die Verwendung von körperfremden (alloplastischen) Geweben
zum Verschluß von Bruchpforten.

Körperfremdes, totes Material zur Deckung einer Bauchwandlücke oder zur
Sicherung einer Bruchpfortennaht hat gegenüber körpereigenem Material den

Nachteil, niemals ein organischer Bestandteil im Gewebe zu sein und von sich aus
kein Bindegewebe bilden zu können. *Ringnetze* nach GOEPEL, *Tantalumnetze* oder
Netze aus *Nylon* oder *Perlon* erfüllen anfangs ihren Zweck nur durch ihre
mechanische Festigkeit. Allmählich sprießt in das Maschenwerk der Netze junges
Bindegewebe, das sich nach den Untersuchungen von E. REHN unter dem forma-
tiven Reiz der Funktion, und zwar des Gewebszuges, zu einer aponeurotischen
Platte umwandelt, die das Netz einhüllt. Statt der von Körpersäften angreif-
baren *Silbernetze* nach WITZEL (1890) und der grobmaschigen *Ringnetze* nach

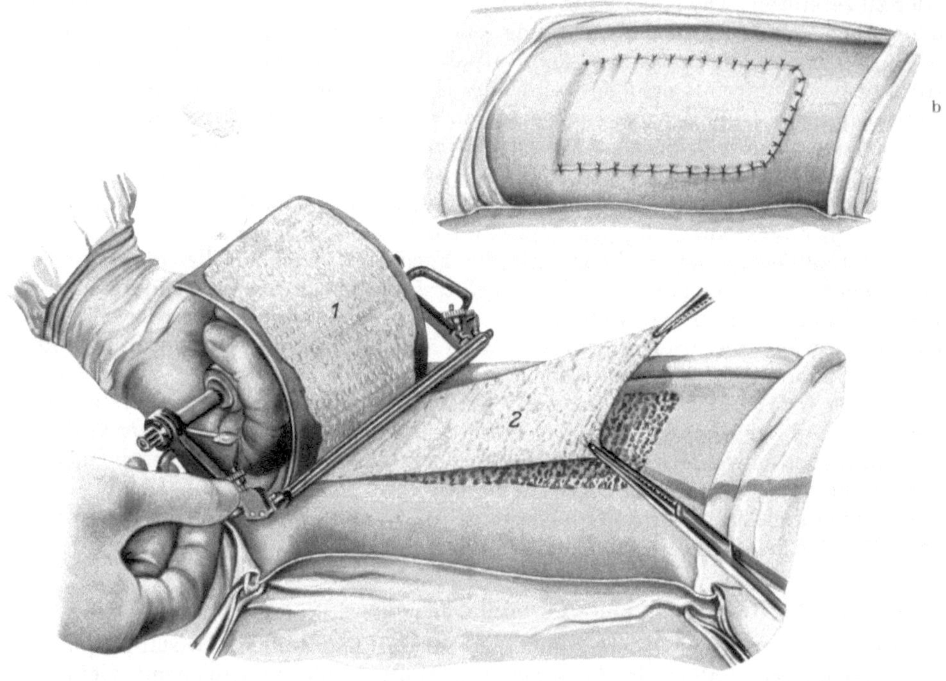

Abb. 22a u. b. *Gewinnung eines Coriumlappens nach* W. STENGEL. a Der mit dem Dermatom gewonnene KRAUSE-
Lappen bleibt auf dem Dermatom fixiert und wird von dem zuruckgefuhrten Messer in 2 Lappen geteilt· in einen
Epidermislappen (THIERSCH, *1*) und einen Coriumlappen (*2*). b Nach Durchtrennung des Coriumlappens an seiner
Basis wird der gestielte Epidermislappen uber das Wundbett zuruckgeklappt und an seinen Randern fixiert

GOEPEL (1900) bevorzugt man heute die feinmaschigen *Tantalumnetze* und die
dünnen *Gewebe aus Nylon und Perlon*, die in sterilen Packungen geliefert werden.
Infolge ihrer Schmiegsamkeit passen sie sich der Form und den Bewegungen des
Gewebes an, weshalb sie nach Einheilung nicht als Fremdkörper empfunden
werden. Vor dem Einpflanzen der netzartigen Gewebe ist die Blutung besonders
sorgfältig zu stillen, da Hämatome die Einheilung stören oder sogar vereiteln
können. Unbedingt erforderlich ist die Bedeckung des künstlichen Narbengewebes
mit vollwertiger Haut zusammen mit dem Unterhautzellgewebe.

Vor dem Einsetzen der Netze aus Tantalum, Nylon oder Perlon schlägt man
ihre Ränder um 0,5—1 cm ein, um den Nähten einen festeren Halt zu bieten und
um zu verhindern, daß die Rauhigkeit der Ränder das umgebende Gewebe reizt
(Abb. 23). Deshalb wählt man das Netz um 0,5—1 cm im Quadrat größer, als
es die Lücke in der Bauchwand erfordert.

Die verschiedenen *Anwendungsarten der Netze aus Tantalum, Nylon oder Perlon*
unterscheiden sich nicht von denen der Fascien- und Cutislappen. Wenn irgend

möglich, soll wenigstens eine Peritonealnaht die Bauchhöhle dicht abschließen.
Im äußersten Notfall kann man aber auch die Netzgewebe ohne Bauchfellnaht
in die weitgehend verkleinerte, die ganze Bauchwand durchsetzende Lücke einnähen. In diesem Fall sollte man versuchen, die Peritonealnaht wenigstens durch
Einnähen einer aus dem Bruchsack gebildeten Pelotte oder eines Netzstückes
abzuschließen. Stets soll das Netzgewebe die Bauchdeckenlücke um 3—5 cm
überragen und nach dem Einnähen unter sanftem Zug stehen.

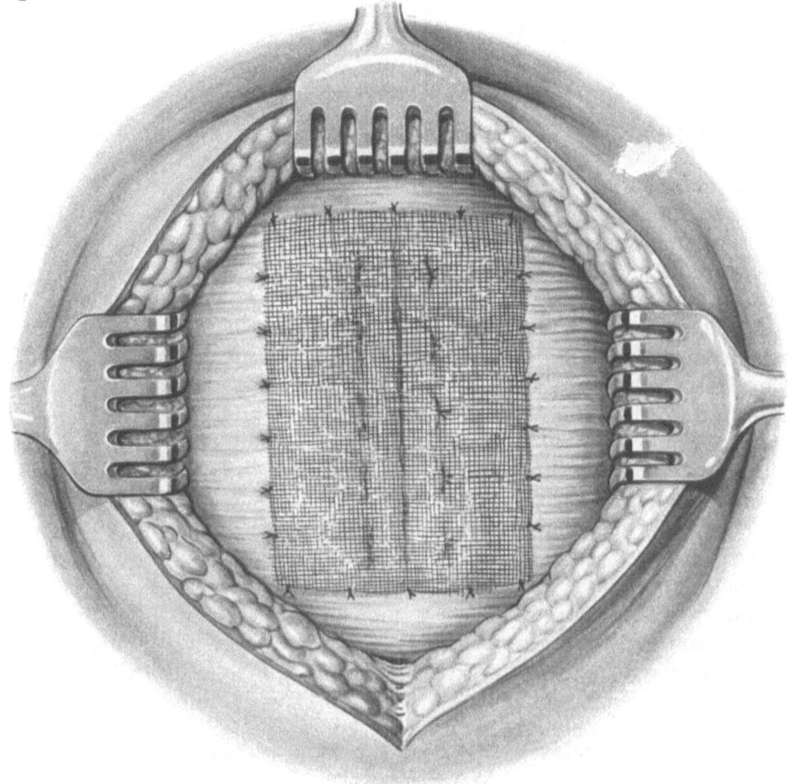

Abb 23. Tantalumnetz zur Verstarkung einer Bruchpforte und ihrer Umgebung.

Zur *Verankerung der Tantalumnetze* benützt man einfädigen Tantalumdraht
von 0,025 mm Durchmesser (Stärke 000). Andere Drahtsorten verursachen Störungen im Elektrolytgleichgewicht des Gewebes. *Nylon- und Perlonnetze* fixiert
man mit geflochtenem Nylon- oder Perlonfaden, Stärke 0,2 oder 0,3 mm. Wie
nach jeder plastischen Operation ist die Wunde durch Naht des subcutanen Fettgewebes und der Haut besonders sorgfältig zu schließen.

Im Schrifttum wird das Einpflanzen von Netzen aus Tantalum, Nylon und
Perlon zur Verstärkung einer Bruchpfortennaht oder sogar zur alleinigen Überbrückung von Lücken in der Bauchwand sehr empfohlen. Bei der Entscheidung,
ob man solche Gewebe in den Organismus versenken soll, muß man bedenken.
daß jeder körperfremde Stoff, auch wenn er noch so „gewebefreundlich" ist.
schlechter einheilt als organisches Gewebe, häufig im Laufe der Jahre Reiz- oder
Entzündungserscheinungen auslöst und nicht selten doch wieder entfernt werden
muß. Hinzu kommt, daß Tantalum-, Nylon- oder Perlonnetze, wenn sie unter
Fistelbildung vernarben oder wenn sich nachträglich Fisteln entwickeln, sehr

schwierig zu beseitigen sind. Bei der Verwendung nylon- oder perlonartigen Materials muß man außerdem berücksichtigen, daß die Auswirkungen der Resorption von Polyamiden auf den Organismus noch nicht völlig geklärt sind. Ihre cancerogene Wirkung ist zwar nicht erwiesen, kann aber andererseits auch nicht ganz in Abrede gestellt werden (DRUCKREY 1952, KARITZKY 1954, BAUMGART 1955). Aus diesen Gründen sollte man *mit der Verwendung von Tantalum-, Nylon- und Perlonnetzen sehr zurückhaltend sein.*

ε) Zur Wahl des Nahtmaterials.

Die oft erheblichen mechanischen Anforderungen, die bis zu einer *organischen* Heilung an die primäre Haltbarkeit der Verschlußnähte einer Bruchpforte gestellt werden, verlangen eine große und lang anhaltende *Festigkeit des Nahtmaterials und der Knoten.* Die Erfahrung hat gelehrt, daß sich hierzu Catgut wegen seiner Resorbierbarkeit nicht eignet. Besser als das gewöhnliche Catgut ist das Chrom-Catgut, das aber etwas starr ist. Auch ist die Haltbarkeit der Knoten nicht ausreichend. Außerdem verursacht Catgut eine aseptische Entzündung, die bis zur vollstandigen Auflösung des Catguts anhält und der Schrittmacher einer infektiösen Entzündung sein kann. Diese Nachteile haften *nichtresorbierbarem Nahtmaterial* wie Seide, Zwirn, Nylon- oder Perlonfäden, nichtrostendem Draht und Tantalumdraht nicht oder zum mindesten nicht in dem gleichen Maße an. In Amerika bevorzugt man zum Verschluß von Bruchpforten Seide (WATSON). In Deutschland sind Zwirnsfaden am weitesten verbreitet, die auch ich bevorzuge. In neuerer Zeit fanden Nylon- oder Perlonfäden zunehmende Anwendung, die aber nicht so schmiegsam, reizlos und gewebefreundlich sind, wie man erwartet hat. Feine Drahtnähte oder Stahllegierungen und Tantalumdrähte sollen die größte Zugfähigkeit besitzen, erfordern aber eine besondere Knotentechnik. Alle nichtresorbierbaren Nähte regen das Gewebe in mehr oder minder großem Ausmaß zur Bindegewebsneubildung an. Beim Auftreten einer Wundinfektion zerfallen sie nicht so schnell wie Catgut und halten zumeist den Verschluß der Bruchpforte bis zum Abklingen der Entzündung und bis zur organischen Festigung der Narbe aufrecht. Fäden aus Stahllegierungen oder Tantalum heilen häufig trotz einer Wundeiterung ein. Dagegen stoßen sich Seiden- und Zwirnsfäden nach Infektionen oft ab. Seiden- und Zwirnsfäden, ebenso wie Nylon- und Perlonfäden sollte man als versenkte Nähte nur gefärbt (schwarz) verwenden, um sie leichter aufzufinden, wenn es notwendig sein sollte, die Wunde wieder zu öffnen oder eine Fadenfistel zu beseitigen.

Gleichgültig, welches Nahtmaterial man wählt, stets sollte man *Knopfnahte* und keine fortlaufenden Nähte legen, die die Blutversorgung der Gewebe empfindlich stören. Die Einzelnähte sollen einen Abstand von etwa 1 cm voneinander haben.

5. Der Verschluß der Wunde.

Die Wunde einer Bruchoperation wird, falls sie nicht ausnahmsweise durch ein besonderes Ereignis verunreinigt wurde oder wenn nicht die Bildung eines Seroms zu erwarten ist, ohne Drainage *vollständig geschlossen.* Sorgfaltige Blutstillung ist für das Ausbleiben von Blutansammlungen und für eine ungestörte Heilung von großer Bedeutung. Dicke subcutane Fettgewebsschichten sind daher gesondert zu vernähen, wobei die Nähte mit Vorteil die darunterliegende Fascie mitfassen. Hierzu verwendet man zumeist Catgut oder das resorbierbare Collafil (Braun-Melsungen) in Stärken von 00 oder 000. KIRSCHNER hat zur Verhinderung einer Hämatom- oder Serombildung statt der Subcutannaht empfohlen, mit großer Nadel eine weit ausgreifende Naht im Abstand von etwa 2 cm von den Wundrandern durch die Haut und das Subcutangewebe zu legen, wobei die oberflachliche Fascie mit einem Stich mitgefaßt wird. Diese Naht, zu der man Seide, Zwirn, Nylon oder Perlon benützt, knüpft man erst nach Vollendung der Hautnaht über einer Gazerolle. Diese *Kompressionsnaht*, die man auch vorteilhaft mit einer *Reverdinnadel* statt einer gewöhnlichen großen Nadel anlegt, wird erst nach 8 Tagen zusammen mit den Hautnähten entfernt. Bei der subcutanen Verlagerung des Samenstranges bei der Leistenbruchoperation nach KIRSCHNER ist die Kompressionsnaht nicht anwendbar. Zur Verhinderung der Senkung eines Blutergusses in den Hodensack hat KIRSCHNER nach Leistenbruchoperationen den Fundus des Hodensackes mit einem Stich an der vorderen Bauchwand festgenaht, wodurch der Hodensack emporgehoben wird. Diese Maßnahme halte ich

nicht für erforderlich. Bei alten Kranken und bei sehr großem Scrotalbruch oder bei Kombination eines Leistenbruches mit einer großen Hydrocele testis hat sich mir zur Verhütung der nachträglichen Blutung in den leeren und schlaffen Hodensack neben der subtilen Blutstillung seine Befestigung an dem gleichseitigen Oberschenkel bewahrt. Hierbei wird nach der Hautnaht der Hoden nach kranial verlagert und das breit ausgezogene Scrotum in eine mit Puder bestreute Kompresse gehüllt und mit dachziegelförmig übereinanderliegenden breiten Heftpflasterstreifen am rasierten Oberschenkel fixiert (Abb. 24). Als weitere geeignete Maßnahme zur Verhütung eines Scrotalhämatoms hat sich bei nicht zu großem Scrotum auch die Anwendung eines Suspensorium als günstig erwiesen Da es jedoch leicht verunreinigt wird, muß es öfters gewechselt werden.

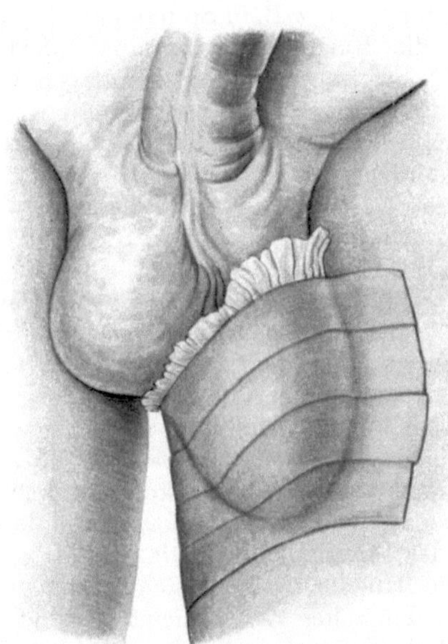

Abb. 24 *Fixation des vergrößerten leeren Scrotum an der Innenseite des Oberschenkels.*

Für die *Hautvereinigung* verwendet man dünne Fäden aus Seide oder Zwirn, Nylon oder Perlon; aber auch MICHELsche oder HERFFsche Klammern sind brauchbar. Der Nachteil von Klammern besteht allerdings darin, daß Druckverbände nicht angelegt werden können. Ich bevorzuge Perlonnähte. R. E. GROSS vereinigt die Schnittränder der Haut durch Subcuticularnähte aus feinster Seide (6—0 Deknatel) (s. S. 62), was sich auch uns bewährt hat. Die Wunde bedeckt man mit einer Gazekompresse, die mit einem Gazeschleier unter Verwendung von Mastisol befestigt wird. Bei Säuglingen und Kleinkindern bewährt sich das Bestreichen der Wunde mit Collodium (s. S. 137). Um das *Benässen des Wundverbandes* bei noch unsauberen Kindern zu verhindern, erhalten sie bei in der Nähe der außeren Geschlechtsteile befindlichen Wunden eine die Bettdecke fernhaltende *Reifenbahre*, so daß sie den Urin in hohem Bogen entleeren können. Kinder und unruhige Kranke bekommen zum *Fernhalten ihrer Hande* von der Wunde Armmanschetten.

6. Zwischenfälle und Störungen während und nach einer Bruchoperation.

Bei versehentlicher *Eröffnung des Darmes* während einer Bruchoperation verschließt man die Öffnung durch einige LEMBERT-Nähte. Größere, die ganze Zirkumferenz des Darms umfassende Wunden näht man der Sicherheit wegen zweischichtig durch eine Schleimhautnaht mit fortlaufendem Catgutfaden und durch einstülpende sero-seröse Einzelnahte aus Zwirn nach LEMBERT. Für kleine Darmwunden genügt auch die Tabaksbeutelnaht. Die Deckung einer Darmwunde durch Netz ist bei Eingeweiden, die in ihrer Lebensfahigkeit nicht beeinträchtigt sind, nicht erforderlich. Weisen erst im postoperativen Verlauf peritonitische Prozesse auf eine Darmverletzung hin, so eröffne man die Bauchhöhle durch *den* Schnitt, der die Besichtigung der Bruchpforte von innen am besten gestattet.

Eine Verletzung der Harnblase kann sich bei Operationen wegen Leisten-, Schenkel- oder Unterleibsbruchs dann besonders leicht ereignen, wenn die Blase vor dem Eingriff nicht vollständig entleert wurde oder sie sich durch fehlerhaftes Katheterisieren, z. B. in Spinalanaesthesie bei Beckenhochlagerung mit Luft füllte. Wird die Harnblasenverletzung sofort bemerkt und kunstgerecht versorgt, so bleiben Störungen im postoperativen Verlauf zumeist aus. Gelegentlich entgeht jedoch eine Harnblasenverletzung oder das Eindringen der Nadel in das Blasenlumen der Aufmerksamkeit des Operateurs. Dann entwickelt sich in den Tagen nach der Operation je nach der Art der Blasenverletzung eine perivesicale präperitoneale und suprapubische Phlegmone oder eine Peritonitis in Form einer Reiz- oder bakteriellen Peritonitis. Stets ist die sofortige Wiedereröffnung der Wunde mit Naht der Blasenverletzung, Drainage der Wunde und Trockenlegung der Harnblase durch Harnröhrenkatheter und Dauerableitung erforderlich. Nur ausnahmsweise legt man eine suprapubische Fistel an. Bei unklaren anatomischen Verhaltnissen kann das Auffüllen der Harnblase mit $1^0/_{00}$iger Rivanollösung oder einer mit Indigocarmin oder Methylenblau gefärbten sterilen physiologischen Kochsalzlösung vorteilhaft sein.

Die *Verletzung eines größeren Gefäßes*, die bei der Operation eines Leisten- oder Schenkelbruches zustande kommen kann, ist ein ernstes Ereignis, dessen Gefahr nur bei umgehender Revision zu bannen ist. Erkennt man die Schadigung während des Eingriffes, so ist das Gefäß, gleichgültig, ob es sich um eine Vene oder Arterie handelt, übersichtlich freizulegen. Öffnungen in der Größe einer Punktionsnadel stehen gewöhnlich nach leichter Dauerkompression von 5 min Blutet es trotzdem weiter, so drückt man ein kleines Muskelstück oder einen mit Thrombokinase getrankten kleinen Tupfer auf die Verletzungsstelle. Notfalls kann auch mit einem kleinen Fibrinschwamm oder einer resorbierbaren Gaze die Blutstillung herbeigeführt werden.

Schnittverletzungen oder größere Stichverletzungen der Gefäße verschließen sich nicht mit der notwendigen Sicherheit nach einfacher Kompression. Sie erfordern die Naht der Venen- oder Arterienwunde.

Bei vollständiger oder nahezu vollständiger Durchtrennung eines Gefaßes muß dieses zirkular genaht werden Bei mittleren Arterien wendet man am besten eine fortlaufende überwendliche Naht und an den Venen eine fortlaufende Matratzennaht an, die jeweils von 2 oder 3 Knopfnahten ausgehen. Handelt es sich um einen Arteriendefekt, so kann man beim Abstand der Gefaßenden bis zu 3 cm die direkte End-zu-End-Anastomose versuchen, wobei man die Gefäßstümpfe durch entsprechende Lagerung des Beines (Beugung in Knie- und Hüftgelenken) einander nahert. Bei der geringsten Spannung der Naht entschließe man sich jedoch zu einer Zwischenschaltung eines Venenstückes, das man der V. saphena magna, dicht vor der Einmündung in die V. femoralis, entnimmt. Dabei ist darauf zu achten, daß das Venentransplantat wegen der Klappen vor dem Einnähen in Längsachse um 180^0 gedreht wird Dagegen sollte man bei größerem Venendefekt sich zur doppelten Ligatur und Resektion der Verletzungsstelle entschließen, da die Einschaltung eines Venentransplantates in peripheren Venen eine hohe Thrombosegefahr mit sich bringt. Die Gefäßnähte dürfen nur mit feinster Seide, am besten mit atraumatischen Nadeln, durchgefuhrt werden.

Eine Einengung des Lumens des Gefäßes ist unter allen Umständen zu vermeiden. Die Arterie muß nach Vollendung der Naht peripher der Verletzungsstelle deutlich pulsieren, die Vene muß sich zentral von der Nahtstelle prall füllen.

Ist man in einem kleineren Krankenhaus nicht in der Lage, einer Gefäßverletzung mit der nötigen Sicherheit zu begegnen, so darf man sich nicht scheuen, die nächste größere Klinik noch während des Eingriffes um Hilfe anzurufen. Notfalls tamponiert man das Gefäß provisorisch und bringt den Kranken sofort in die größere Klinik. Während im allgemeinen die Ligatur der V. ilica externa oder V. femoralis zu keinen schweren Durchblutungsstörungen führt, sollte man sich mit der Ligatur der entsprechenden Arterien wegen der späteren Gefahr peripherer Durchblutungsstörungen nicht zufrieden geben.

Bildet sich im Operationsgebiet ein kleines *Hämatom*, so wartet man am besten die spontane Resorption und Organisation ab. Sammelt sich reichlich *geronnenes* Blut an, das eine erhebliche Spannung verursacht, so öffnet man einen Teil der Wunde wieder, räumt die Blutgerinnsel aus und stillt die Blutung, worauf die Wunde vollständig und zur Verhütung einer Serombildung mit Kompressionsnähten (s. oben) verschlossen wird. Bleibt trotzdem ein großer Hohlraum zurück, so leistet ein nicht zu dünner Drain für 2mal 24 Std. gute Dienste. Entwickelt sich im Anschluß an ein Hämatom oder schleichend ein *Serom*, so kann man dieses durch Punktion entleeren. Meist sind wegen der Wiederansammlung des Seroms trotz eines Druckverbandes mehrere Punktionen in Abständen von einigen Tagen erforderlich. Statt der Punktion bevorzuge ich die Entleerung des Seroms durch eine Stichincision mit anschließendem Druckverband. Bei sehr großem Serom hat das Einlegen eines nicht zu dünnen Drains oder einer Gummilasche für 1 bis 2 Tage Vorteile. Chronische Serome müssen wie Hämatome breit eröffnet und in entsprechender Weise primär vernäht werden. Penicillin oder andere Antibiotica haben sich in diesen Fällen zur Prophylaxe einer Wundinfektion als zweckmäßig erwiesen.

Leichtere Entzündungen der Wunde klingen unter Alkoholumschlägen und Verabreichung von Antibiotica zumeist ab. *Vereitert* die Wunde einer Bruchoperation, so wird dem Eiter zunächst durch Entfernung einiger Nähte Abfluß verschafft. In den meisten Fällen ist es aber besser, mit der *vollständigen* Wiedereröffnung der Wunde im Bereich der Haut und des Subcutangewebes nicht lange zu zögern. Nur ganz selten ist eine Wiedereröffnung der Bruchpforte erforderlich. Doch muß man nach Reinigung der breit klaffenden äußeren Wunde nach den die Bruchpforte verschließenden Seiden- oder Zwirnfäden fahnden, da ohne ihre Entfernung eine fistellose Heilung nicht einzutreten pflegt.

Auch nach anschließend primärer Heilung der Wunde einer Bruchoperation können die in der Tiefe liegenden Nähte gelegentlich später zu Wundstörungen führen und Abscesse und Fisteln hervorrufen. Derartige *Fadenfisteln* heilen nicht ohne Entfernung des sie verursachenden Fadens.

Anschließende heftige Schmerzen, die von der Operationswunde oder -narbe in das Scrotum, das Genitale oder in die Innenseite des Oberschenkels ausstrahlen, sind durch Verletzung oder Erfassung der das entsprechende Gebiet sensibel versorgenden Nerven (N. iliohypogastricus, ilioinguinalis oder genito-femoralis) bedingt. Gelegentlich schwinden die Schmerzen von selbst. Injektionen von 1%iger Novocainlösung können lindernd und durch die Hyperämie heilend wirken. Anhaltende Schmerzen zwingen schließlich zur Freilegung des Nerven und zu seiner Befreiung aus der Umklammerung durch die Naht oder die Narbe. Zur Verhütung dieser Komplikation wird von manchen Operateuren vor Präparation des Bruchsackes der N. ilioinguinalis im Operationsbereich reseziert.

Auf die bei bestimmten Bruchoperationen sich gelegentlich ereignenden Zwischenfälle wird in den besonderen Abschnitten hingewiesen.

III. Die Beseitigung der eingeklemmten Brüche.

1. Vorbemerkungen.

Die Einklemmung eines Bruches ereignet sich entweder dadurch, daß Eingeweideteile — zumeist Darm oder Netz — nachdem sie durch eine plötzliche Anspannung der Bauchpresse durch die erweiterte Bruchpforte hindurchgepreßt wurden, beim Nachlassen der Preßwirkung durch den wieder verengten Bruchring elastisch umklammert werden *(elastische Einklemmung)*; sie kann aber auch dadurch zustande kommen, daß sich eine im Bruchsack gelegene Darmschlinge infolge starker Peristaltik füllt, wobei die allmählich zu eng werdende Bruchpforte den abführenden und später auch den zuführenden Darmschenkel zusammenpreßt und die Entleerung dieser Darmschlinge verhindert *(Koteinklemmung)*.

Der wichtigste Unterschied zwischen einem *eingeklemmten* und einem *irreponiblen* Bruch liegt darin, daß in dem einen Falle *Zirkulationsstörungen* an den ausgetretenen Eingeweiden und *Behinderungen der Darmpassage* auftreten, während derartige Erscheinungen in dem anderen Falle fehlen. Die Beeinträchtigung der Zirkulation führt in kurzer Zeit zur *Stauung*, zur hamorrhagischen Infarzierung und zu *Ernährungsstörungen* des eingeklemmten Gewebes. Die Ernährungsstörung tritt dort am frühesten auf und ist dort am stärksten, wo der Druck auf die Eingeweide am heftigsten und wo das pressende Gewebe am schärfsten und unnachgiebigsten ist, nämlich im Bereiche der Bruchpforte. Sie zeichnet auf dem eingeklemmten Eingeweideteil schon frühzeitig einen ernährungsgestörten, anämischen *Schnürring* ab, während die übrigen Teile des eingeklemmten Organs noch lebensfähig sein können.

Die Stauung führt in dem durch die Bruchpforte umschnürten und daher von der Bauchhöhle abgeschlossenen Bruchsack zum Austritt einer zunächst klaren und sterilen Flüssigkeit, des *Bruchwassers*. Nimmt die venöse Stauung zu, so treten Erythrocyten in das Bruchwasser über und verfarben es infolge ihres Zerfalls rotbraun. Im *Bruchinhalt* entwickelt sich zunächst nur ein Stauungsödem, das aber bald eine hämorrhagische Durchsetzung aufweist, die dem eingeklemmten Eingeweideteil die schmutzigbraunrote Farbe verleiht. Erst nach Drosselung der arteriellen Blutzufuhr verfällt der eingeklemmte Bruchinhalt der *Nekrose*, die zunächst aseptischen Charakter aufweist. Der ernährungsgestörte Darm bildet einen vorzüglichen Boden für das Wachstum der Darmflora, so daß die aseptische Nekrose sehr schnell in die *Gangrän* übergeht. Zu unterscheiden ist die Gangrän von dem hämorrhagischen Stauungszustand dadurch, daß der Darm jetzt schwarzbraun aussieht und jeglichen Glanz der Serosa vermissen läßt. Das Bruchwasser ist infolge der Beimischung von Fibrin und aufgelösten Erythrocyten in reichlichen Mengen schmutzigdunkelrot. Es enthält aber zu diesem Zeitpunkt zumeist noch keine Bakterien. Erst wenn die Darmwand perforiert und die schützende Serosa durchbrochen ist, treten Bakterien in das Bruchwasser über. Das Bruchwasser wird eitrig und im Bruchsack entsteht eine lokale *Peritonitis*. Gleichzeitig mit den Veränderungen im Inneren des Bruchsackes zeigen sich an den Bruchlücken und seiner Umgebung Stauungs- und allmählich Entzündungserscheinungen, die bei Zunahme der Gangrän des Bruchinhaltes und der Bruchsackperitonitis zu einer Weichteilphlegmone (Kotphlegmone) führen und allmählich nach außen und in die Nachbarschaft durchbrechen können. Thrombose der Mesenterialgefäße, Gangrän des Bruchinhaltes und Entzündungen im Bruchsack können ausnahmsweise auch auf die *freie Bauchhöhle* übergreifen, so daß weitere, an der Einklemmung nicht beteiligte, in der freien Bauchhöhle gelegene

Darmabschnitte absterben und eine diffuse Peritonitis entsteht, die durch den Ileus begunstigt wird.

Die Einklemmung eines *Darmteiles* bewirkt außer den schnell einsetzenden Erscheinungen der Ernahrungsstörungen und der Infektion in der Regel noch einen anderen, dem Krankheitsbilde seinen charakteristischen Stempel aufdrückenden Zustand, der der Einklemmung anderer Eingeweide fehlt: die Unterbrechung der Kotpassage, den *mechanischen Darmverschluß*. Wenn nicht der ganze Querschnitt des Darmes, sondern nur ein *Zipfel* der Darmwand in den Schnürring gerät (LITTRÉscher Darmwandbruch, Abb. 6 und 7), fehlt die Unterbrechung der Kotpassage und es bleiben die stürmischen Krankheitserscheinungen des Ileus aus. Stets bedingt ein Darmwandbruch aber einen reflektorischen paralytischen Ileus, der klinisch in einem Verhalt von Stuhl und Winden und in einer Blahung des Bruches zum Ausdruck kommt. Die Diagnose einer *Teileinklemmung* ist schwieriger als die der Einklemmung des gesamten Darmquerschnittes. Die notwendige Operation wird infolgedessen leichter verzögert. Daher besitzt diese Form der Darmeinklemmung, die mit der Gefahr der Darmwandgangrän im vollen Umfange belastet bleibt, wie oben bereits erwahnt wurde, eine besonders *ungunstige* Voraussage.

Aus den dargelegten Gründen ist jeder eingeklemmte Bruch sofort von seiner Umklammerung zu befreien. ,,Findet Ihr eine Einklemmung am Tage, so soll sie bis Sonnenuntergang, findet Ihr sie in der Nacht, so soll sie bis Sonnenaufgang behoben sein", sind die klassischen Worte, mit denen STROMEYER seine Schüler belehrte. Da irreparable Ernahrungsstörungen der Darmwand bereits 1 Std nach der Einklemmung eingetreten sein können und da die durch die Umschnürung bereits beeinträchtigten Eingeweide durch *Taxisversuche* noch weiter geschädigt werden können, so ist — selbst nach kurzer Zeit — die unter Leitung des Auges durchgefuhrte *operative Behebung* der Einklemmung in der Regel wesentlich *ungefahrlicher und sicherer* als die im Dunkeln arbeitenden unblutigen Rucklagerungsversuche. Taxisversuche soll man unterlassen, wenn der Bruch schon einige Stunden besteht, wenn die Symptome der Brucheinklemmung heftig und schwer sind, wenn vergebliche Taxisversuche vorausgegangen sind und wenn die Bruchhullen Entzündungserscheinungen aufweisen oder ein Schockzustand vorliegt. Dagegen sind vorsichtige Taxisversuche erlaubt, wenn die Brucheinklemmung nur kurze Zeit zurückliegt und besonders wenn sich der Bruch schon früher einmal oder mehrmals ohne Schwierigkeiten reponieren ließ. *Die operative Behandlung ist im allgemeinen vorzuziehen.* Ausnahmen können durch anderweitige Erkrankungen oder durch Umstände, die jeden operativen Eingriff verbieten oder besonders gefährlich machen, bedingt werden.

Das operative Angehen eines eingeklemmten Bruches hat vor der unblutigen Taxis außerdem noch den großen Vorteil, daß an die *Herniotomie*, sofern das Operationsgebiet noch aseptisch ist, in der Regel sofort die *Radikaloperation* des Bruches angeschlossen werden kann, die den Kranken nicht allein von der augenblicklichen *akuten Einklemmung*, sondern gleichzeitig auch von seinem *chronischen Bruchleiden* befreit.

Gelegentlich haben die Versuche einer Taxis einen *scheinbaren* Erfolg: die Bruchgeschwulst verschwindet und die Bruchpforte erscheint leer. Die Einklemmungserscheinungen bleiben aber bestehen und es treten schnell die Zeichen einer sich ausbreitenden Bauchfellentzündung hinzu. In derartigen Fällen handelt es sich entweder um die Rücklagerung einer bereits *gangränösen Darmschlinge* in die freie Bauchhöhle oder um eine unter gewaltsamer Gewebstrennung erfolgte Verschiebung des Bruchsackes zusammen mit den von dem Bruchsackschnürring umklammerten Eingeweiden durch die Bruchpforte in die Bauchhöhle (*Reposition en bloc*, Abb. 25). Beide in höchstem Grade gefahrlichen Zustande verlangen die *sofortige Herniolaparotomie.*

Überhaupt ist der Rat der alten Ärzte auch heute noch beherzigenswert, daß bei allen ileus- oder peritonitisartigen Erkrankungen, sofern ein scheinbar nicht

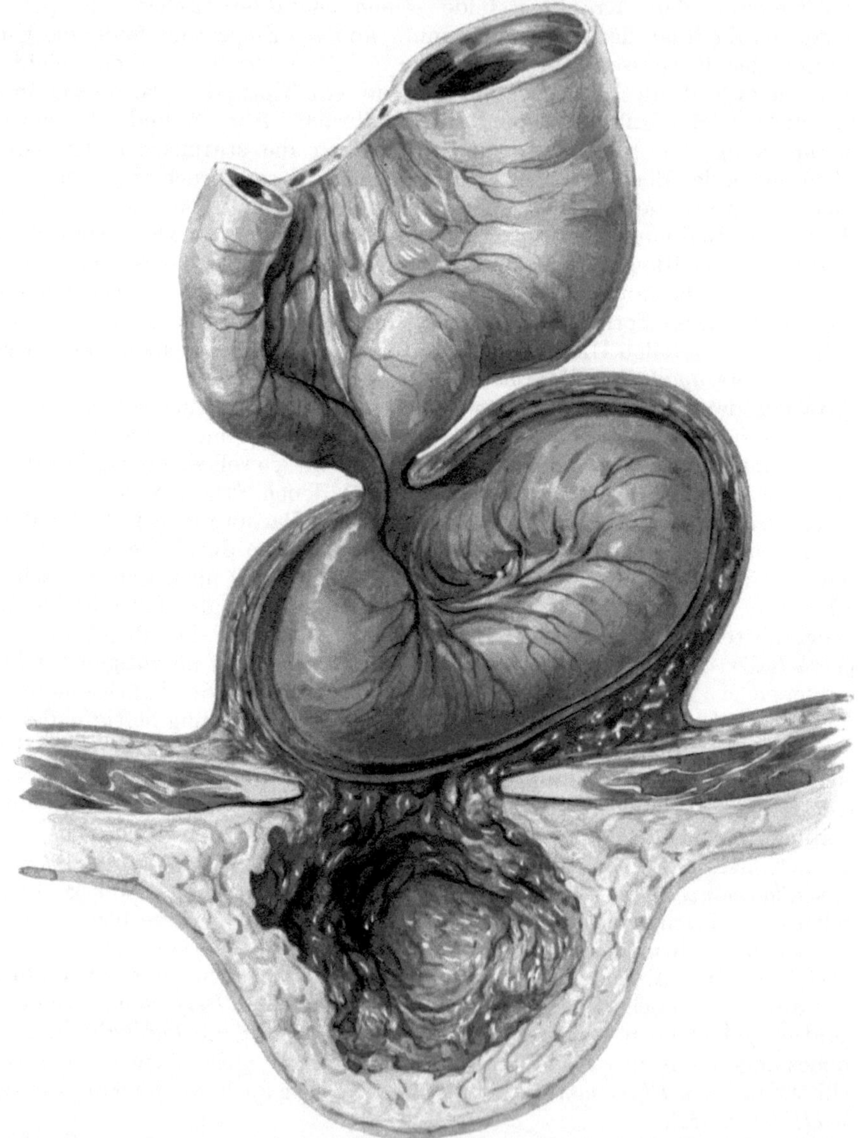

Abb. 25. *Reposition en bloc eines eingeklemmten Bruches.* Die eingeklemmte Darmschlinge und der sie einschnurende Bruchsackhals sind unter Entleerung der Bruchpforte gewaltsam in die Bauchhohle verlagert.

eingeklemmter Bruch vorhanden ist, die Krankheitserscheinungen zunächst mit *dieser Hernie in einen ursächlichen Zusammenhang* zu bringen sind, so daß die Operation entweder mit Klarlegung der Bruchverhältnisse begonnen oder so angelegt werden soll, daß diese Verhältnisse untersucht werden können. Selbstverständlich ist vorher alles zu tun, um einen Obturationsileus auf dem Boden eines Dickdarmcarcinoms, einen Strangulationsileus bedingt durch einen Bindegewebsstrang (Bride) oder einen paralytischen Ileus verursacht durch einen Entzündungsprozeß in der Bauchhöhle auszuschließen.

Die operative Behandlung des eingeklemmten Bruches verfolgt zunächst das Ziel, die beteiligten Eingeweide *von der Umschnürung zu befreien,* um dann die befreiten Eingeweide, so weit sie bereits gefährliche Veränderungen erlitten haben, in einen *unschädlichen,* ihre Funktion nicht beeinträchtigenden *Zustand zu versetzen.* Diese Maßnahme, die *Herniotomie,* genügt der einfachsten augenblicklichen Anforderung. Aber darüber hinaus wird man, sofern nicht besondere Gegenindikationen bestehen, *stets* versuchen, gleichzeitig auch das *Bruchleiden endgültig zu beseitigen.* Die Verfolgung dieses Zieles liegt um so näher, als die technisch-operativen Maßnahmen zur Beseitigung der Einklemmung zum großen Teil mit dem zur Beseitigung des Bruchleidens erforderlichen Vorgehen *zusammenfallen.* Man braucht zur Herniotomie nur noch die Rücklagerung des Bruchinhaltes, den Verschluß des Bruchsackes mit oder ohne seine Beseitigung und den Verschluß der Bruchpforte hinzuzufügen, um die Radikaloperation des Bruches zu vollenden. Das Bestehenlassen des Bruches nach der Herniotomie würde die Umkehr mitten auf einem bereits größtenteils zurückgelegten Wege bedeuten.

Trotzdem kann in einem Teil der Fälle diese zweite zusätzliche Aufgabe nicht erfüllt werden, ja es ist nicht einmal immer möglich, allen Forderungen auch nur der Herniotomie restlos gerecht zu werden. Kommen die Kranken in einem sehr *elenden Zustande* zur Operation, der zumeist die Folge eines lange bestehenden *Darmverschlusses* oder einer fortgeschrittenen *Bauchfellentzündung* ist, oder besteht im Bereiche des eingeklemmten Bruches eine schwere *Entzündung* oder *Phlegmone* (Kotphlegmone), so verbietet sich jede nicht unbedingt notwendige Operation von selbst, und man muß sich mit dem kleinsten, der Indicatio vitalis gerade genügenden Eingriff begnügen. Wegen dieser Verschiedenheiten in dem örtlichen und dem allgemeinen Zustand der verschiedenen Fälle kann die Behandlung der Kranken mit eingeklemmtem Bruch kein einheitlicher, in seinem Gange und in seinem Ziele ein für allemal festgelegter Eingriff sein, sondern sie muß sich in jedem Falle durch die angetroffenen individuellen Verhältnisse leiten lassen. Zumeist ist es jedoch möglich, nach bestimmten Richtlinien zu handeln, an die man sich auch in komplizierten Fällen halten sollte.

2. Die Beseitigung der Einklemmung.

Wenn auch die Befreiung der eingeklemmten Eingeweide stets das erste Ziel des operativen Eingriffs ist, so legt man die Operation doch von vornherein so an, daß eine Radikaloperation möglich ist. Der Hautschnitt entspricht also in jedem Falle dem zur Beseitigung eines nichteingeklemmten Bruches. Nach Durchtrennung der Haut und des Unterhautzellgewebes, das beim eingeklemmten Bruch häufig eine ödematöse Durchtränkung aufweist, legt man zunächst den *Hals des Bruchsackes* vorsichtig frei. Ist der gesamte Bruchsack nicht übermäßig groß und fehlen schwere örtliche Entzündungserscheinungen, so dehnt man in *Anbetracht der geplanten Radikaloperation* die Auslösung vom Bruchsackhals gleichzeitig auf den *gesamten Bruchsack* aus. Unter Verfolgung des Bruchsackhalses bis zu seinem Eintritt in den Bruchring werden auch die *Bruchpforte und ihre Umgebung* dargestellt. Hierbei darf man die Bruchpforte jedoch zunächst nicht erweitern, damit nicht die oft ernährungsgestörten Brucheingeweide ohne vorherige Überprüfung in die Bauchhöhle zurückgleiten.

Den Bruchsack eröffnet man zwischen zwei ihn zart fassenden und anhebenden Pinzetten an einer Stelle, wo voraussichtlich keine Brucheingeweide angewachsen sind (Abb. 26). Ein sicheres Zeichen der Eröffnung des Bruchsackes ist das *Abfließen* von Bruchwasser, das klar, blutig, trübe, eitrig, fibrinflockenhaltig oder jauchig sein kann. Auch das *Erscheinen von Baucheingeweiden* zeigt die

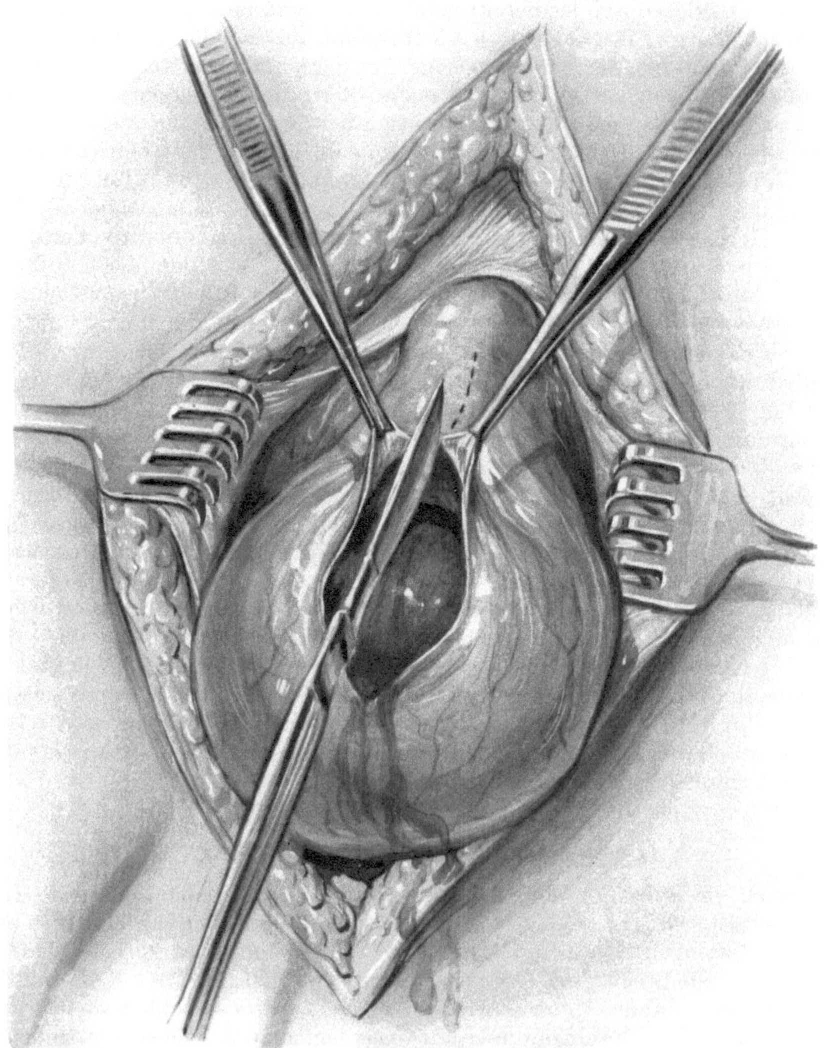

Abb 26 *Eroffnung des Bruchsackes eines eingeklemmten Bruches* (am Beispiel eines Schenkelbruches) Der Bruchsack wird ohne vorherige Losung der Einklemmung unter Anheben seiner Wand vorsichtig mit dem Skalpell eingeschnitten In der Tiefe erscheint die eingeklemmte Darmschlinge Das Bruchwasser fließt ab Die Erweiterung der Bruchsackoffnung erfolgt mit der Schere.

vollständige Durchtrennung der Bruchsackwand an. Manchmal treten Zweifel auf, ob es sich um den mit Flüssigkeit gefüllten Bruchsack oder um eine geblähte Darmschlinge handelt. Hat man den Bruchsack eröffnet, so erweitert man den Einschnitt und beseitigt das Bruchwasser durch Saugen oder Tupfen.

Die eingeklemmten Eingeweide müssen in jedem Falle *vollständig* besichtigt werden und zwar auch dann, wenn der Bruchinhalt nach Eröffnung des Bruchsackes keine auffälligen Veränderungen aufweist. Hierzu gehört vor allem die Prüfung der durch die Umklammerung zumeist hervorgerufenen *Schnürfurchen*. Der Hauptanteil eines eingeklemmten Organs, z. B. einer Darmschlinge, kann

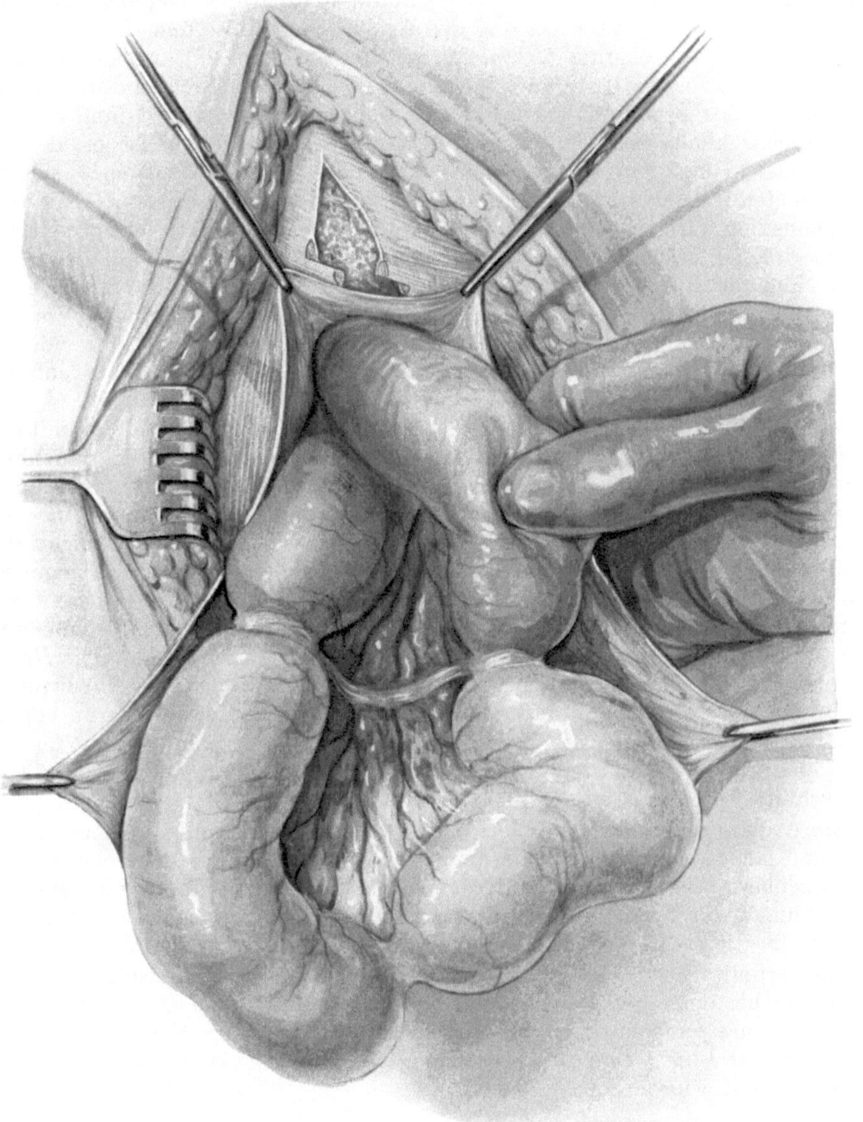

Abb. 27. *Vorziehen einer eingeklemmten Darmschlinge nach stufenförmiger Durchtrennung des einklemmenden Ringes* (am Beispiel eines Schenkelbruches). Man erkennt die durch die Einklemmung am Darm und an seinem Gekrose gesetzte Schnurfurche

noch weitgehend gesund erscheinen, obwohl im Bereiche der Schnürfurche bereits nicht mehr ausgleichbare Schädigungen vorhanden sind. Zur genauen Besichtigung der eingeklemmten Teile wird der Bruchsack der Länge nach bis zu einer Entfernung von etwa 2 cm an die Bruchpforte aufgeschnitten, wobei man seine Ränder mit KOCHER-Klemmen faßt. *Vorsichtig* sucht man die eingeklemmten

Eingeweide so weit *vorzuziehen*, daß sie bis über die durch die Umklammerung hervorgerufene Schnürfurche erscheinen (Abb. 27). Zumeist folgen sie einem derartigen sanften Zuge jedoch nicht. Dann *unterlasse* man im Hinblick auf die Gefahr des Einreißens *jeden gröberen Versuch* in dieser Richtung. Vielmehr *spalte man von außen nach innen* unter Leitung des Auges schrittweise den die Eingeweide einklemmenden Gewebsring (*Herniotomia externa*, Abb. 27), wobei die Regel gilt, soviel Gewebe wie nötig und sowenig Gewebe wie möglich zu durchtrennen. Zum Schutz des Bruchinhaltes führt man eine gerade KOCHER-Rinne zwischen den Bruchsackhals und den Bruchring. *Durchaus unzulässig* ist es, den einschnürenden Ring *von innen nach außen* nach Einschieben eines scharfen Instrumentes wie eines geknöpften Messers, eines Tenotoms, eines „Herniotoms" einzuschneiden *(Herniotomia interna)*, da die Gefahr unbeabsichtigter *Nebenverletzungen*, im besonderen die Verletzung in dem Bruchsack befindlicher oder in der Nähe der Bruchpforte gelegener *Eingeweide* oder quer verlaufender *Gefäße* (*Corona mortis* bei der Femoralhernie) bei einem derartigen blinden Vorgehen sehr groß ist. Der von außen nach innen schrittweise zu durchtrennende, einschnürende Gewebsring wird hauptsächlich von der, Bruchpforte selbst, oft aber zusätzlich von ringförmigen *Narbenzügen des Bruchsackhalses* gebildet.

Während der Spaltung halte man den eingeklemmten Eingeweideteil mit einer Gazekompresse fest, um zu verhüten, daß er nach der Befreiung in die Bauchhöhle zurückgleitet. Sollte die Darmschlinge trotzdem versehentlich zu früh in die Bauchhöhle zurückschlüpfen, so faßt man sie vorsichtig mit Hilfe einer anatomischen Pinzette oder einer Darmfaßzange, zieht sie hervor und besichtigt sie genau. Gelingt das Vorziehen und die Besichtigung der eingeklemmten Eingeweide nach der einfachen Erweiterung der Umschnürung nicht, so werden die Bruchpforte und der Bruchsackhals bis in die Bauchhöhle gespalten. Man schließt also dann notgedrungen an die bisherige *Herniotomie* eine *Laparotomie* an. Die *Herniolaparotomie* kann man aber auch unter möglichster Schonung der Struktur der Bruchpforte so vornehmen, daß man die Bauchhöhle etwas entfernt von der Bruchpforte durch einen gesonderten Schnitt eröffnet. Hierzu würde man bei einem eingeklemmten Leisten- oder Schenkelbruch den Paramedian- oder Pararectalschnitt wählen.

Den Ausweg der *Herniolaparotomie* schlägt man stets dann ein, wenn die vollständige Klärung irgendwelcher mit dem Bruch oder mit den Baucheingeweiden in Zusammenhang stehender krankhafter Zustände oder die Beseitigung festgestellter Erkrankungen durch die Herniotomiewunde allein nicht zu erzielen sind, z. B. auch bei der Reposition en bloc oder bei der retrograden Incarceration einer Darmschlinge.

Zum Grundsatz soll man es sich machen, nach der Rücklagerung der Brucheingeweide bei einfacher Herniotomie den *Zeigefinger in die Bruchpforte einzuführen* und ihre Umgebung zu umkreisen, um sich von der Vollständigkeit der Reposition der Eingeweide zu überzeugen. Bei der Herniolaparotomie ist diese Kontrolle nicht erforderlich.

3. Die Versorgung des Bruchinhaltes.

Sobald sich der Zustand der eingeklemmten *Eingeweide* klar überblicken läßt, ist die Frage ihrer Behandlung zu entscheiden, d. h. ob man sie in dem angetroffenen Zustande in die Bauchhöhle *zurückverlagern kann*, ob vor ihrer Rückverlagerung an ihnen *besondere Maßnahmen* vorzunehmen sind, ob und in welchem Umfange Darmabschnitte oder Netz zu *beseitigen* und in welcher Weise hierdurch etwa herbeigeführte *Funktionsstörungen auszugleichen* sind, oder ob ein Darmteil durch die Operationswunde oder an einer anderen Stelle vorzulagern ist.

Im allgemeinen entscheiden sich diese Fragen nach dem Grundsatz, daß *in ihrer Ernahrung nicht geschadigte* Eingeweide in die Bauchhöhle *zuruckverlagert*, und daß *in ihrer Ernahrung empfindlich geschadigte* Eingeweide *beseitigt* werden. Da jedoch die Bedeutung der einzelnen Eingeweide und die Schwierigkeit wie die Gefahr ihrer Entfernung verschieden sind, so ist es verständlich, daß man sich bei dem einen Organ leicht, bei dem anderen aber nur schwer zu seiner Beseitigung entschließt und deshalb oft versucht, einen Mittelweg einzuschlagen.

Die Entscheidung ist einfach bei der Einklemmung von Anteilen des *großen Netzes*. Die Netzresektion vollzieht sich schnell und in Betracht kommende Gefahren sind hierbei weder im Augenblick noch später vorhanden. Daher werden bei der Herniotomie angetroffene Netzteile nicht allein dann abgetragen, wenn sie *Ernährungsstörungen* aufweisen oder vermuten lassen, sondern — wie bei der Radikalbehandlung *freier* Brüche — auch dann, wenn das Vorhandensein überflüssig großer, abgesetzter oder klumpiger Netzabschnitte lediglich als ein ungewöhnlicher, gelegentliche Störungen ermöglichender Zustand erscheint (Abb. 14) Hierbei hat man aber zu berücksichtigen, daß auch das Netz fur die Darmschlingen und die Bauchhöhle wichtige Funktionen besitzt, die nicht allzu leichtfertig preiszugeben sind.

Sehr zurückhaltend sollte man mit der Beseitigung des *Eierstocks* und des *Eileiters* auch nur einer Seite sein, da der augenblickliche Zustand dieser Organe auf der nichtoperierten Seite bei der Herniotomie zumeist nicht eindeutig zu beurteilen ist und da später auftretende Schädigungen nicht vorauszusehen sind. Weisen Eierstöcke und Eileiter bei der Herniotomie Veränderungen auf, so ist so konservativ wie irgend möglich zu verfahren.

Die parenchymatösen Organe wie *Leber*, *Milz* und *Niere*, erleiden nur äußerst selten eine bis zur Ernährungsstörung führende Schädigung. Daher tritt die Frage ihrer Beseitigung unter diesem Gesichtswinkel an den Operateur in der Regel nicht heran. Das gilt auch uneingeschränkt von den im Bruchsack ausnahmsweise angetroffenen *Leberlappen*. Dagegen kann bei einer Wandermilz und bei der Wanderniere die Erwägung eine Rolle spielen, ob die Erhaltung derartig beweglicher Organe zweckmäßig ist oder nicht. Die Milz entfernt man, gleichgültig ob sie an normaler Stelle fixiert werden kann oder nicht, nur dann, wenn sie zur Stieldrehung neigt. Die Entfernung einer Wander- oder Senkniere erscheint mir nur dann gerechtfertigt, wenn sie eine ihre Funktion schwer schädigende Veränderung (hochgradige Hydronephrose, Pyonephrose, Hypoplasie) oder zufallig eine Geschwulst aufweist. Voraussetzung für die Beseitigung einer Niere ist die Sicherheit des Vorhandenseins und der Funktionstüchtigkeit *der anderen Niere*, eine Sicherheit, die entweder aus dem funktionsunfähigen Zustande der eingeklemmten Niere, durch palpatorische Festellung der zweiten, gesund erscheinenden Niere von der Bauchhöhle aus, oder aus dem Ergebnis einer etwa vorausgegangenen oder auf dem Operationstisch durchgeführten urologischen Untersuchung (Urogramm) gewonnen werden kann.

Die Beurteilung der Lebensfähigkeit des eingeklemmten Darmes. Wahrend die Entscheidung über den einzuschlagenden Weg bei den bisher genannten Organen den Operateur nur selten in ernstliche Schwierigkeiten bringt, liegen die Verhältnisse bei der Einklemmung von Teilen *schleimhauttragender Hohlorgane*, vor allem des *Magen-Darmkanals*, seltener der *Harnblase*, vielfach außerst schwierig, ja es lassen uns gelegentlich alle Untersuchungsverfahren im Stich. Auf der einen Seite nimmt die Resektion dieser Hohlorgane eine betrachtliche Zeit in Anspruch und ist wegen der Möglichkeit einer operativen oder durch eine Nahtundichtigkeit vermittelten Infektion des Operationsgebietes oder der Bauchhöhle *nicht ungefährlich*; diese Überlegung drangt zur Erhaltung des betroffenen Organes.

Auf der anderen Seite ist die Gefahr der allgemeinen *Bauchfellentzundung* bei der Rückverlagerung auch des kleinsten, durchlassig gewordenen Anteiles sehr groß; dieses Bewußtsein fordert, von dem Versenken jedes in seiner Ernährung auch nur irgendwie zweifelhaften Organes in die freie Bauchhöhle unbedingt Abstand zu nehmen. Die richtige Abwägung dieser einander widerstreitenden Belange wird noch dadurch erschwert, daß die Entscheidung, inwieweit die geschadigte Wand eines eingeklemmten Hohlorganes das *Durchwandern von Bakterien* mit Sicherheit *zu verhindern* vermag und wieweit sie *erholungsfähig* ist, oft nicht leicht, bisweilen unmöglich ist.

Nicht jede Darmwand, die äußerlich erheblich verändert erscheint, muß ohne weiteres als verloren angesehen werden. Die Beurteilung ist einfach, wenn der

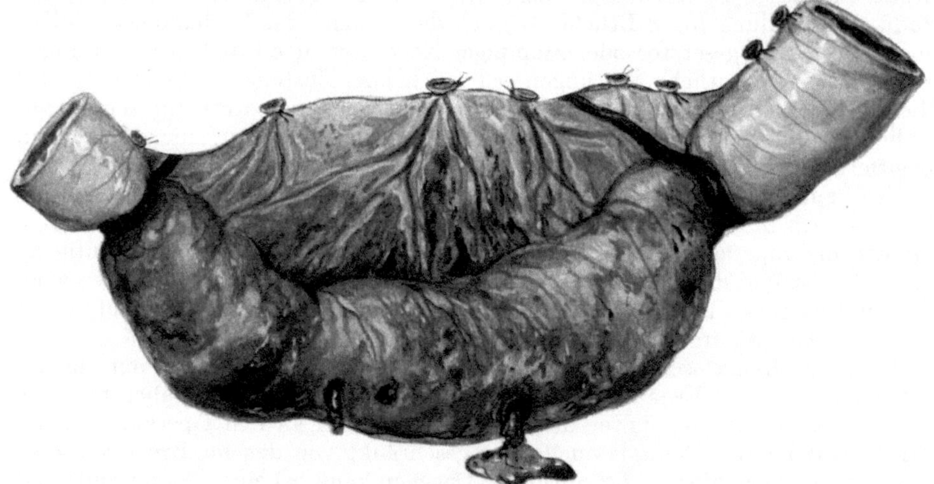

Abb. 28. *Resektionspraparat einer gangranosen Dunndarmschlinge* Die uber der Darmwand mit dem Mesostemium verlaufenden Schnurfurchen sind deutlich erkennbar.

Darm gangranös ist (Abb. 28), oder wenn es sich lediglich um eine *Stauung* handelt. Hier verschwindet die blaurote Verfarbung im Laufe weniger Minuten, nachdem die Darmschlinge von der Umklammerung befreit ist. Der Operateur hat sein Augenmerk dann nur noch darauf zu richten, ob die Verfarbung auch an den Schnürstellen zurückgeht.

Schwieriger ist es, wenn der *Farbunterschied* auch nach der Sprengung der Einschnurung *bestehenbleibt*. Ein gutes Mittel zur Beschleunigung der Erholung ist die *Berieselung* der Darmschlinge mit steriler physiologischer Kochsalzlösung von etwa 60⁰ oder das *Einschlagen* in Kompressen, die mit warmer Kochsalzlösung getränkt sind. Erfolgreich ist auch gelegentlich das zeitweise Zurückverlagern der Darmschlinge in die *Bauchhöhle*. Hierbei schlingt man zur Erleichterung des Wiederhervorziehens mit der DESCHAMPSschen Nadel zuvor einen Seidenfaden durch das Mesenterium um den Darm. Trotzdem bleibt in vielen Fallen eine Verfarbung einzelner Stellen zurück. Ist die Farbe *schwarz*, dann ist die Schlinge sicher nekrotisch; ist die Farbe nur *dunkelblau*, dann kann sie noch lebensfahig sein. Bleibt die Farbe bei *Druck unverändert* bestehen, fehlt das Spiegeln der Serosa und ist diese oberflächlich rauh und samtartig, so spricht das für einen hohen Grad der Gewebsschadigung; ändert sich die Farbe bei der Ausübung oder beim Nachlassen des Druckes, so lebt die Schlinge. Bei dieser Prüfung kann man sich mit Vorteil eines Objektträgers oder eines Glasspatels bedienen. Auch das Verhalten der Mesenterialarterien, ihr Pulsieren oder Nichtpulsieren, gibt Aufschluß über den Zustand des Darmes. Ein *sehr einfaches und zuverlässiges Verfahren der Bestimmung der Lebensfahigkeit des eingeklemmten Darmes* besteht darin, zu beobachten, ob sich der Darm nach *Einatmen von reinem Sauerstoff* aufhellt.

Man kann auch mit Vorteil das Mesenterium der Darmschlinge mit 10 cm³ 1%iger Novocainlösung *ohne Adrenalin* aufquellen, wobei jedoch ein Anstechen der Gefäße peinlich zu vermeiden ist. Die Verbesserung der Durchblutung der Darmschlinge wenige Minuten nach der Novocaininjektion beweist die Lebensfähigkeit.

Ein wichtiges Zeichen der Lebensfahigkeit des Darmes ist seine *Kontraktionsfähigkeit*. Die unwiederbringlich geschädigte Darmwand hat ihren *Gewebsturgor* verloren, sie liegt schlaff und leblos da und kontrahiert sich auch auf Reize nicht. Zur Anregung der Peristaltik beklopft man die zu untersuchende Schlinge, berieselt sie mit heißer physiologischer Kochsalzlösung oder reizt sie elektrisch. wobei das Optimum der Reizstarke an benachbarten gesunden Schlingen erprobt wird. In der Regel werden hierdurch an den lebensfahigen Abschnitten der eingeklemmt gewesenen Schlinge alsbald lebhafte Wellenbewegungen ausgelöst. Darauf zu achten ist, ob diese Wellen *uber die verdächtige Stelle hinweggehen*, die Muskulatur dieser Stelle also noch Eigenbewegungen besitzt, oder ob die Darmkontraktionen immer vor dieser Stelle haltmachen. Man darf sich hierbei nicht dadurch täuschen lassen, daß eine *aktiv* unbewegliche Darmwand durch die Bewegung benachbarter Teile passiv in ihrer Gestalt verändert wird.

Unzweckmäßig ist das *Ritzen der Oberfläche* einer verdächtigen Darmwand mit einer Nadel oder mit einem Messer, da man sie hierdurch zusätzlich schädigt. Zudem spricht ein langere Zeit anhaltender *Blutaustritt* nicht für die Lebensfähigkeit der Schlinge.

Von Bedeutung ist auch die *Dicke* der in Rede stehenden Darmwandung. Fühlt sich die Wand papierdünn an, dünner als die benachbarte gesunde Darmwand, so ist die Schlinge als verloren zu betrachten. Eine normale oder eine sulzig-ödematöse Beschaffenheit mittleren Grades spricht für Erholungsfähigkeit.

Weiterhin sind auch das Gekröse und seine Gefäße zu untersuchen. Ist das Mesenterium auf weite Strecken blaurot oder gar *schwarz* verfärbt, lassen sich *Thromben* nachweisen, fehlt die *Pulsation* in den Arterien, ist das Mesenterium infolge brüsker Repositionsversuche auf eine größere Strecke vom Darm abgetrennt, so spricht das für eine starke Beeinträchtigung der Ernährung in dem abhängigen Darmabschnitt. Besonders verhängnisvoll ist es, wenn derartige Störungen über den eingeklemmten Abschnitt des Gekröses *hinausreichen*. Da dies das Zeichen eines Fortschreitens der Thrombose ist, deren Stillstand man im Augenblick oft gar nicht absehen kann.

Für die Beurteilung der Durchlässigkeit der Darmwand und hiermit zugleich für die Lebenskraft der eingeklemmten Schlinge sind natürlich auch die unmittelbar bei der Eröffnung des Bruchsackes gemachten Wahrnehmungen wichtig. Ein *klares und geruchloses Bruchwasser* spricht für die Lebensfähigkeit der Schlinge. Je stärker es getrubt ist, je schlechter es riecht, desto wahrscheinlicher ist die Lebensunfähigkeit des eingeklemmten Darmabschnittes. Bei *jauchiger Beschaffenheit* und kotigem Geruch müssen gangränöse Teile vorhanden sein. Freilich beweist die Klarheit des Bruchwassers und das Fehlen eines unangenehmen Geruchs noch nicht, daß der Darm auch an den Schnürstellen in Ordnung ist. *Eiter- und Fibrinauflagerungen* sprechen für eine gefahrliche Durchlässigkeit der Schlinge.

Hat die Infektion bereits das umliegende Gewebe ergriffen, oder ist sie gar in Gestalt einer *Kotphlegmone* im Fortschreiten begriffen, so liegt das Verhängnisvolle der Sachlage klar zutage.

Durch Zusammenfassung und Gegenüberstellung dieser verschiedenen Merkmale und Prüfungsergebnisse gelingt es in den meisten Fällen, eine Entscheidung über die *Durchlässigkeit* und über die *Lebensfähigkeit* des verdächtigen Darmabschnittes zu fällen. Gelegentlich aber kann eine sichere Antwort auf diese bedeutungsvollen Fragen nicht erteilt werden. Dann ist im Hinblick auf die verhängnisvollen Folgen einer zu günstigen Beurteilung stets der für die Darmschlinge ungünstigste Schluß zu ziehen und die Maßnahmen sind so zu treffen, als wenn der Gewebstod der Schlinge besiegelt wäre.

Besteht an der *Lebensfähigkeit der eingeklemmten Darmschlinge kein Zweifel*, so wird sie in die *Bauchhöhle versenkt*; den Eingriff kann man danach in der Regel wie die Radikaloperation eines freien Bruches zu Ende führen. Die Reposition der vorgefallenen Eingeweide erfolgt *schonend* und *systematisch*. Steile Becken-hochlagerung, ausreichende Entspannung der Bauchdecken durch Vervollständigung der Anaesthesie, die gehörige Erweiterung der in die Bauchhöhle führenden Öffnung und ihre Entfaltung durch Klemmen und Haken sind unterstützend heranzuziehen. Während der Operateur *mit den Fingern oder Stieltupfern* eine Darmschlinge nach der anderen vorsichtig in die Bauchhöhle schiebt (Abb. 13), verhindert ein Assistent ihr Wiedervorquellen. Man hüte sich, den Darm mit *harten Instrumenten*, z. B. mit anatomischen Pinzetten anzufassen und zurückzustopfen, da die gestaute Darmwand äußerst verletzbar ist. Besondere Mühe macht das Zurücklagern der letzten Schlinge. Man kann sich diesen letzten Akt erleichtern, wenn man die zumeist geblähte Darmschlinge sanft ausdrückt.

Die Behandlung einer gangränösen Darmschlinge. Bei gangränösem oder gangränverdächtigem Darm ist es zumeist am erstrebenswertesten, die betroffene Schlinge zu resezieren und zu- und abführenden Darmschenkel zu anastomosieren. Wie jedoch bei anderen örtlichen Darmerkrankungen, die im Zustande des mechanischen Ileus oder der Peritonitis zur Operation kommen, z. B. beim Darmcarcinom, diese Ideallösung nicht immer möglich oder zweckmäßig ist, so muß man auch bei der Behandlung des Krankheitsbildes der eingeklemmten Hernie gelegentlich einen anderen, weniger befriedigenden *Ausweg* einschlagen.

Zum Zwecke der *einzeitigen Resektion* lagert man die veränderte Darmschlinge so weit vor die Bruchpforte, daß gesunde Abschnitte des zuführenden und des abführenden Schenkels in ausreichender Länge zugänglich sind. In manchen Fällen ist zu einer derartigen freien Entwicklung des Darmes eine *Erweiterung der Bruchpforte* und des Bruchsackhalses erforderlich. Entschließt man sich überhaupt zur Darmresektion, so soll man im Hinblick auf die oft ausgedehnte Schädigung des Darmes und auf die Bedeutungslosigkeit der Größe des wegfallenden Darmabschnittes nicht sparsam verfahren. Es wird empfohlen, von den Schnürfurchen einen Abstand von mindestens 5 cm einzuhalten. Namentlich die zuführende Darmschlinge ist häufig auf eine unverhältnismäßig große Strecke geschädigt, so daß gelegentlich ein größerer Abstand gewählt werden muß. Läßt sich der Darm wegen der Kürze oder wegen des Fehlens eines Mesenterium nicht ausreichend hervorholen, wie das namentlich beim Dickdarm und bei der untersten Ileumschlinge der Fall sein kann, so kann man die Bruchpforte in Form einer *Herniolaparotomie* entsprechend erweitern. Vorteilhafter ist es jedoch, die Bauchhöhle entfernt von der Bruchpforte durch einen Schnitt über dem zu resezierenden Darmteil zu eröffnen. Ein bequemer Zugang zum Operationsfeld ist unter allen Umständen herzustellen.

Die Resektion und die Wiedervereinigung des Darmes erfolgt nach einem Verfahren, wie sie im Bd. VII, 1. Teil, S. 124 und 131 ff. beschrieben sind. Die Anastomosierung geschieht entweder End-zu-End oder Seit-zu-Seit; nur ausnahmsweise, nämlich bei der Vereinigung von Dünndarm mit Dickdarm, kann

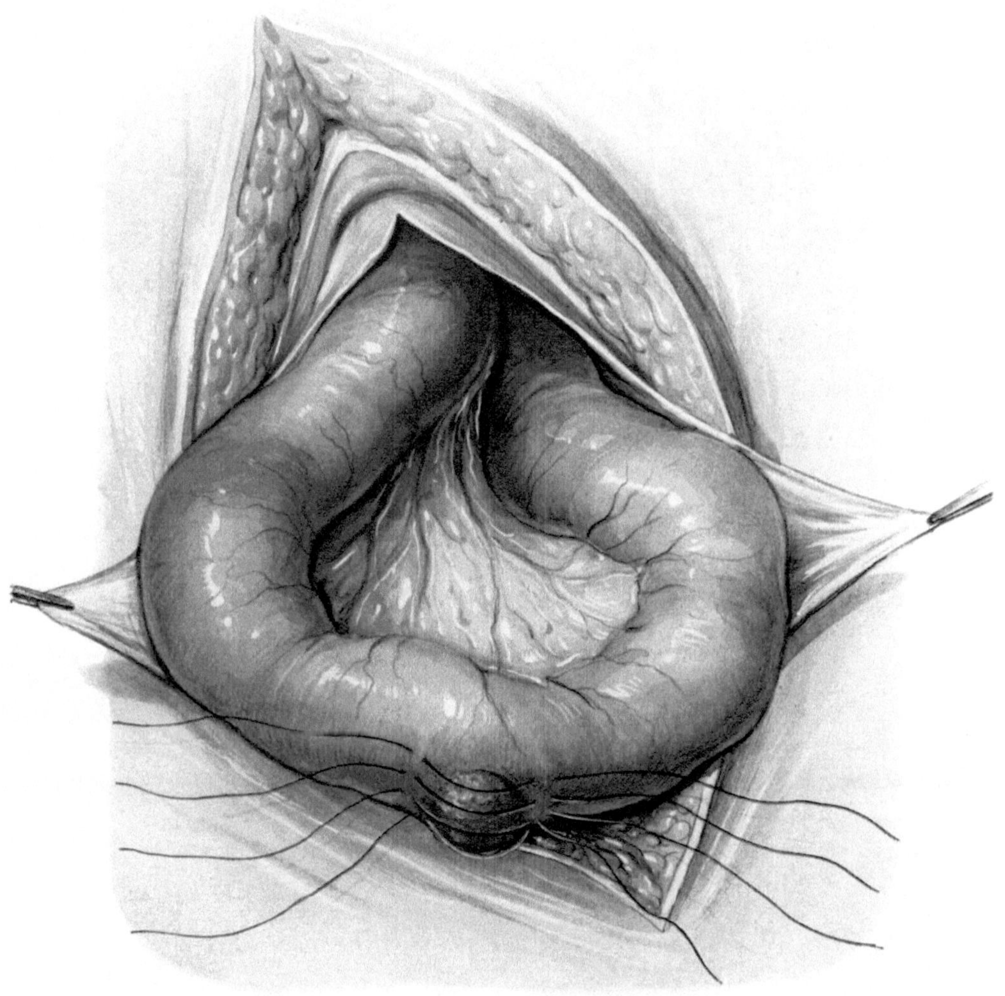

Abb. 29. *Versorgung einer kleinen, durch Einklemmung eines Darmwandbruches geschädigten Stelle einer Darmschlinge durch Übernähung.*

man sie auch End-zu-Seit ausführen. Darauf hingewiesen sei, daß es ratsam ist, zum mindesten die oft beträchtlich gefüllte *zuführende* Schlinge vor der Eröffnung quer abzuklemmen, um einem Ausfließen des Darminhaltes vorzubeugen.

Bei Schädigung oder Nekrose der Darmwand an einer umschriebenen Stelle ist eine *vollständige Kontinuitätsresektion* des Darmes nicht unbedingt erforderlich. Gelegentlich genügt es, die veränderte Darmwand mit einigen Stichen zu übernähen, um die Gefahr einer Infektion der Bauchhöhle zu bannen. Das ist z. B. häufig der Fall, wenn sich die Ernährungsstörung lediglich auf den Umfang eines schmalen Schnürringes oder bei der Littréschen Hernie auf einen eng begrenzten, *divertikelartigen Abschnitt* der Darmwand erstreckt (Abb. 29). Aber auch umfangreicher geschädigte Darmabschnitte lassen sich oft ohne Schwierigkeiten einstülpen und durch Invagination (Guinard) zuverlässig versenken (Abb. 30).

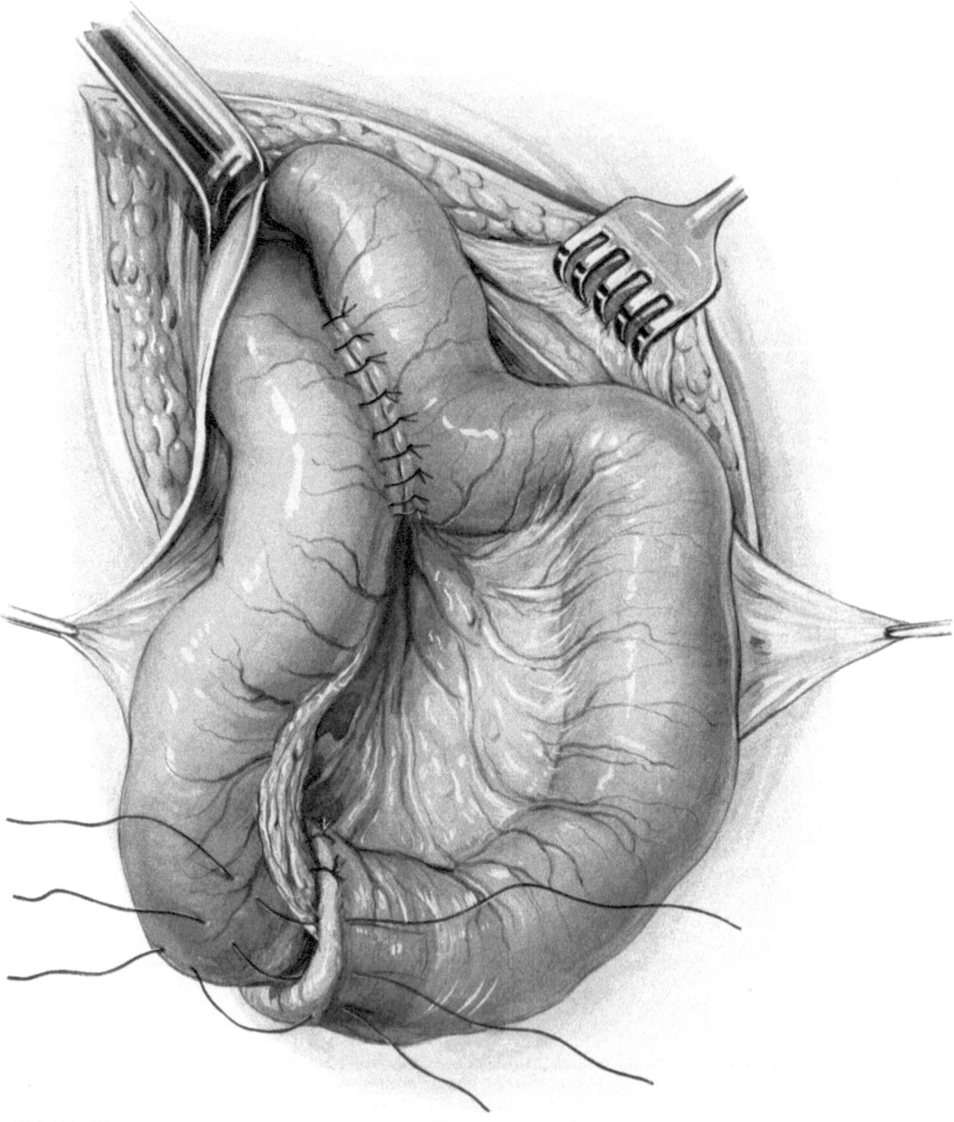

Abb. 30. *Versorgung einer durch Einklemmung geschädigten Darmwandstelle durch Invagination* Die durch die Invagination bewirkte Verengerung des Darmes ist durch eine Enteroanastomose umgangen (In der Abbildung ist die Anastomose zwischen zu- und abführender Schlinge zu weit entfernt von der Invagination angegeben)

So bestrickend dieses Vorgehen im Hinblick auf Schnelligkeit und Einfachheit ist, so sorgfältig ist darauf zu achten, daß nicht eine bedrohliche Verengerung des Darmlumens zustande kommt. Besteht in dieser Richtung der geringste Verdacht, so ist zwischen dem zuführenden und dem abführenden Schenkel eine seitliche Anastomose nach Braun anzulegen. Der Ausweg der Übernähung mit einer derartigen Sicherung der Darmpassage besitzt den Vorteil, daß er auf der einen Seite durch Wegfall der Mesenterialabbindung, deren quere Durchtrennung und Versorgung der Querschnitte des Darmes, einen ungleich kleineren und ungefährlicheren Eingriff als die Resektion darstellt, und daß er auf der anderen Seite die gleiche Sicherheit der Abdichtung gefährlicher Stellen und der Durchgängigkeit des Darmes wie die Resektion gewährleistet.

Ist ein Kranker mit einer eingeklemmten gangränosen Darmschlinge durch das lange Bestehen des Darmverschlusses, durch die Entwicklung einer Bauchfellentzündung oder aus einem anderen Grunde derartig geschwächt, daß ihm die Resektion nicht mehr zugemutet werden kann, ist die Übernähung der kranken Schlinge mit Herstellung einer Enteroanastomose nicht möglich, oder erscheint im Hinblick auf die Schwere des Ileus die sofortige und ausgiebige Entlastung des Darmes notwendig, so kann man den veränderten Darmabschnitt durch die Bruchpforte oder besser durch einen besonderen Bauchschnitt vorlagern. Die Technik der einschlagigen Verfahren ist im Bd. VII, 1. Teil, S. 338 und 355 ff. geschildert. Mit einem doppelflintenförmigen Aneinandernähen der beiden Darmschenkel soll man sich nicht aufhalten. Ebenso ist eine Anastomosierung in einer solchen Notsituation zu unterlassen. Man heftet lediglich die Darmschlinge nach ihrer Umschlingung mit einem Gummischlauch zentral und peripher der beiden Schnürfurchen an den Rand des parietalen Peritoneum im Bereich der Bauchwunde oder der Bruchpforte. Die Verschmutzung des Operationsgebietes kann in den ersten Tagen durch Einbinden eines Glas- oder Gummirohres in den zuführenden Schenkel und durch Ableitung in ein Auffanggefäß verhindert werden.

Zur Herstellung eines derartigen künstlichen Afters am eingeklemmten Darm wird man sich am *Dickdarm* leichter, am *Dünndarm* aber nur schwer entschließen, da eine Dünndarmfistel einen hochgradigen Safte-, Flüssigkeits-, Elektrolyt- und Nahrungsverlust bedingt, ein Zustand, der nicht nur Kinder, sondern auch Erwachsene schnell und erheblich schwächt. War ein Kunstafter oder eine Fistel am Dünndarm nicht zu umgehen, so ist eine möglichst baldige Wiederherstellung der Stuhlpassage anzustreben.

Die Technik des späteren *Verschlusses* des auf diese Weise entstandenen widernatürlichen Afters ist im Bd. VII, 1. Teil, S. 389 ff. beschrieben. Ich bevorzuge am Dünndarm ebenso wie am Dickdarm den intraperitonealen Verschluß des Kunstafters. Am Dünndarm kann man nach Resektion des Kunstafters die Darmschenkel End-zu-End oder Seit-zu-Seit anastomosieren. Am Dickdarm ist stets die End-zu-End-Anastomose zu wählen.

Bei der äußerst seltenen *Einklemmung der Harnblase,* die erfahrungsgemäß vorwiegend bei rechtsseitigem direktem Leistenbruch, dagegen nur ausnahmsweise bei linksseitigem Leistenbruch und bei Schenkelbrüchen beobachtet wird, erholt sich zumeist die geschädigte Wand.

Abgestorbene Teile der Harnblase sind allerdings zu resezieren, eine Maßnahme, die durch die gelegentlich beträchtliche, oft sackartige Ausweitung der eingeklemmten Harnblasenwand erleichtert wird. Die Öffnung in der Blasenwand verschließt man durch eine nur die Muskulatur fassende Tabaksbeutelnaht oder durch Knopfnähte, was aber weniger vorteilhaft ist. Stets deckt man die erste Naht mit perivesicalem Gewebe. Ein Harnröhrenkatheter, der an einen Tropfsauger angeschlossen wird, sorgt 3—4 Tage lang für die Trockenlegung der Harnblase. Zur Bekämpfung der bei einer Nekrose der Harnblasenwand zumeist schon vorliegenden Harninfektion, aber auch zur Verhütung einer Harnblaseninfektion verabreicht man sofort Antibiotica (Penicillin, Streptomycin oder Paraxin, Aureomycin oder Sulfonamide). Am zuverlässigsten haben sich bei schwerer Infektion der Harnblase Terramycin, Tetracyclin und Leukomycin erwiesen.

Das Anlegen einer *Fistula suprapubica* erübrigt sich heute zumeist.

Außer durch Gangrän eingeklemmter Brucheingeweide kann eine *Peritonitis im Bruchsack* auch dadurch entstehen, daß sich frei im Bruchsack liegende Eingeweide aus irgendeinem Grund (Druck der Bruchbandpelotte, Taxisversuche, Trauma, Appendicitis, Peritonealtuberkulose) entzünden. Diese Entzündung kann unter Verklebung des Bruchsackhalses auf den gesamten Inhalt des Bruchsackes übergreifen. Besteht nur der geringste Verdacht, daß eine *Appendicitis im Bruchsack* vorliegt, so darf man keine Zeit mit antiphlogistischen Maßnahmen verlieren, sondern muß operieren. Man legt den Bruchsack frei und eröffnet ihn wie bei jeder Bruchoperation. Nach Abtupfen oder Absaugen des Exsudates zieht man das Coecum soweit vor die Bruchpforte, daß sich die Appendix schulmäßig abtragen und der Stumpf durch LEMBERTsche Naht einstülpen laßt. Dann verlagert man das Coecum in die Bauchhöhle zurück und verschließt auch bei Perforation der Appendix den Bruchsack, dessen überstehende Reste abzutragen sind. *Unter dem Schutze von Antibiotica*, die parenteral verabreicht werden, kann man zumeist auch die Bruchpforte sofort verschließen und die Wunde schichtweise vernahen. Ist der Bruchsack bei Perforation der Appendix durch Kot verunreinigt, so ist es zweckmäßig, nach möglichst einfachem Verschluß der Bruchpforte die Wunde locker mit Gaze auszulegen, um sie nach 4 Tagen zu nähen (sog. *verzögerte primäre Wundnaht*).

Derartige Krankheitszustande sind in ihrem Endzustande klinisch und pathologisch-anatomisch einer mit Infektion verbundenen Brucheinklemmung nahe verwandt. Sie werden diagnostisch vielfach irrtümlich als solche angesprochen und erfordern im wesentlichen auch die *gleiche Behandlung*: Unter Eröffnung des Bruchsackes wird die Ursache der Peritonitis im Bruchsack klargestellt, wobei der etwaige Abschluß gegen die freie Bauchhöhle zunächst möglichst aufrechterhalten wird. Die Quelle der Infektion wird durch entsprechende Behandlung des schuldigen Organs beseitigt, wobei also beispielsweise ein erkrankter Wurmfortsatz abgetragen wird. An diese dem *akuten* Krankheitszustand Rechnung tragenden Maßnahmen wird die radikale *Beseitigung des Bruches* angeschlossen, sofern die Schwere der örtlichen Infektion und die Minderung des allgemeinen Kräftezustandes des Kranken diesem Vorgehen nicht entgegenstehen.

4. Der Verschluß der Wunde.

Die Frage, inwieweit nach dem Abschluß der operativen Behandlung eines eingeklemmten Bruches ein *primärer Verschluß*, inwieweit ein Offenbleiben oder eine Drainage der Wunde im Bereiche des Bruches oder auch der Bauchhöhle zu erfolgen hat, richtet sich nach der Schwere und nach der Ausbreitung einer etwa vorhandenen Infektion. Die *Grundsätze für den primären Verschluß oder für die Drainage der freien Bauchhöhle* sind im Bd. VII, 1. Teil, S. 65, 484 ff. dargelegt. Die Drainage der Bauchhöhle nach Herniotomie erübrigt sich seit Einführung der Antibiotica nahezu immer. Eine Drainage des äußeren Bruchoperationsgebietes ist nur dann erforderlich, wenn eine erhebliche Verunreinigung des Bruchsackes und damit der Operationswunde vorlag. Hierzu eignen sich Gummilaschen oder PENROSE-Drains (Hersteller: BRAUN-Melsungen) besser als Gummiröhrchen. Statt dieser Drainage ist es oft zweckmäßiger, die Wunde im Bereich der Haut und der Subcutis zunächst offen zu lassen, um sie nach 4 Tagen, wenn sich Granulationsgewebe gebildet hat, *ohne* Excision des Wundgrundes und der Hautränder zu nähen (sog. *verzögerte primäre Naht*) (s. S. 20 bei Appendicitis im Bruchsack). Wegen der *Nachbehandlung nach Operationen bei eingeklemmten Bruchen* s. A, I, 3, S. 13).

B. Spezielle Operationstechnik.

I. Die Eingriffe bei den Nabelbrüchen.

1. Vorbemerkungen.

Im Hinblick auf den Zeitpunkt der Operation und auf die Art des Eingriffs unterscheidet man zweckmäßigerweise 3 Formen des Nabelbruches: 1. den angeborenen Nabelschnurbruch (Omphalocele), 2. den Nabelbruch des Säuglings und Kleinkindes und 3. den Nabelbruch des Erwachsenen.

Der normale Nabel stellt je nach Ernährungszustand eine grübchen- oder trichterförmige Einstülpung der Haut dar, unter der die Bauchwand von einer dünnen Schicht von Unterhautfettgewebe, einer Fascienplatte und dem ihr dicht anliegenden Peritoneum gebildet wird.

Beim angeborenen Nabelschnurbruch (Omphalocele) ist die extraembryonale Leibeshöhle als eine mehr oder minder große sackartige Fortsetzung der Bauchhöhle im fetalen Ende des Nabelstranges erhalten geblieben. Sie kann je nach ihrer Größe die verschiedensten Baucheingeweide enthalten. Da die dünne durchscheinende Membran der Omphalocele, die aus Peritoneum, WHARTONscher Sulze und Amnion besteht, innerhalb einiger Tage eintrocknet und sich abstößt, stellt sich ohne Operation stets eine Peritonitis ein, der die Neugeborenen erliegen. Es ist deshalb unbedingt zu fordern, einen Neugeborenen mit Nabelschnurbruch *sofort* zu operieren, wenn nicht zusätzlich andere die Lebensfähigkeit schwer beeinträchtigende Mißbildungen nachweisbar sind. Die Operation sollte am ersten Lebenstag, wenn irgend möglich in den ersten Lebensstunden erfolgen. *Ein Neugeborenes mit Nabelschnurbruch soll aus der Hand der Hebamme unmittelbar in die Hand des Chirurgen gegeben werden.* Hinsichtlich der für den Erfolg eines Eingriffs sehr wichtigen postoperativen Ernährung und der Maßnahmen zur Aufrechterhaltung eines normalen Wasser- und Elektrolythaushaltes beim Neugeborenen s. S. 59. Im Kapitel 2, S. 55 ff. finden sich Einzelheiten über die *Wahl der Technik der Operation bei der Omphalocele und über die Operationsaussichten.*

Nabelbrüche im Säuglings- und Kindesalter sind sehr häufig und zwar bei Mädchen etwa zweimal häufiger als bei Knaben. Sie können schon in den ersten Lebensmonaten in Erscheinung treten, werden aber nicht selten erst beobachtet, wenn das Kind zu stehen und zu laufen beginnt, also in der zweiten Hälfte des ersten Lebensjahres. Die Weite der Bruchpforte schwankt zwischen 1—2 cm im Durchmesser bei Säuglingen und 3—4 und mehr Zentimetern bei älteren Kindern. Unabhängig von der Weite der Bruchpforte kann die *Größe des Bruches* sehr verschieden sein. Von der *Anatomie des Nabelbruches* ist folgendes wichtig zu wissen. Die Kuppe des Bruchsackes ist nur von Haut und einer äußerst dünnen Schicht subcutanen Bindegewebes, gelegentlich von Fasern einer Fascia umbilicalis bedeckt. Da die Bruchsackkuppe der Haut zumeist fest anhaftet, führt der Versuch den Bruchsack von der Unterfläche der Haut abzupräparieren entweder zu seiner Eröffnung oder zur Durchlöcherung der Haut. Es ist deshalb besser, die Bruchsackkuppe an der Nabelhaut zu belassen (Abb. 31). Der *Bruchring* stellt eine innige Verflechtung von Bindegewebszügen des vorderen und hinteren Blattes der Rectusscheide und der Fascia transversalis dar. Mit ihm ist der Bruchsackhals häufig verwachsen. Die medialen Ränder der Mm. recti weichen in der Nähe des Nabels auseinander. Zumeist erstreckt sich diese Rectusdiastase nicht nenneswert über den Nabel hinaus. Sie kann aber gelegentlich in das Epigastrium, ausnahmsweise bis zum Schwertfortsatz reichen.

Bei Säuglingen und Kleinkindern ist der Bruchsack in der Ruhe und in Rückenlage zumeist leer. Er füllt sich nur beim Schreien, Pressen oder Husten. Verwachsungen von Eingeweiden mit der Innenflache des Bruchsackes finden sich
äußerst selten. Einklemmungen ereignen sich im Kindesalter kaum.

Die *Beschwerden* von seiten eines Nabelbruches im Säuglings- und Kleinkindesalter können sehr verschieden sein. Nach ihnen richtet sich wesentlich der Entschluß zur Operation. Folgende Überlegungen spielen in der Beantwortung
der Frage der konservativen oder operativen Behandlung eine Rolle. Die Er-

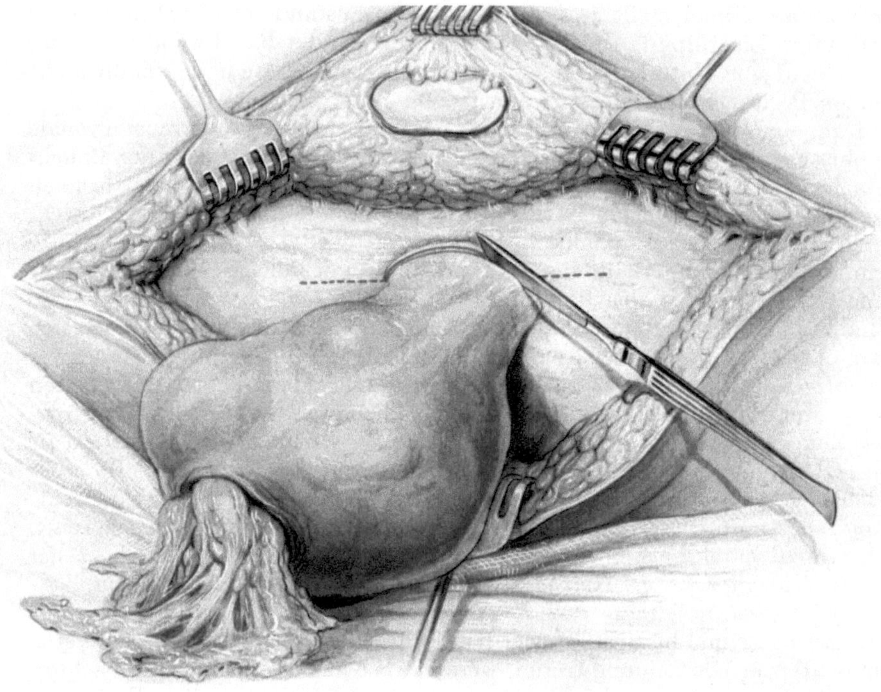

Abb 31. *Beseitigung eines großen Nabelbruches* Die bogenformig umschnittene Haut ist vom Bruchsack abgelost,
wobei der am Nabel haftende Teil des Bruchsackes zuruckgelassen wurde, so daß aus seiner Lucke das den Bruchinhalt bildende Netz vorquillt Der Bruchsack wird an der Basis umschnitten Der spatere Querschnitt zur
Erweiterung der Bruchpforte ist durch eine punktierte Linie angedeutet

fahrung lehrt, daß Nabelbrüche mit einer Vorwölbung bis zu 1 cm und mit einer
Bruchpforte von weniger als 8 mm im Durchmesser (Kleinfingerkuppengröße)
innerhalb des ersten halben Lebensjahres spontan oder unter einem Heftpflaster-
verband häufig vollkommen verschwinden. Handelt es sich aber um einen größeren Bruch über 1,5 cm mit einem Bruchpfortendurchmesser von mehr als 1 cm,
so sind die Aussichten auf eine spontane Obliteration des Bruchsackes und der
Bruchpforte sehr gering. Trotzdem wird man mit einem Eingriff bis nach dem
Abstillen warten, besonders, wenn die Operation wie in Deutschland üblich statio-
när und nicht wie vielfach in Amerika ambulant durchgeführt wird, es sei denn,
daß bestimmte Umstände (erhebliche Beschwerden, Ängstlichkeit der Eltern)
vorliegen.

Für die *Anzeige zur Operation eines Nabelbruches beim Erwachsenen* gelten
andere Überlegungen. Besteht eine *Einklemmung*, die den Träger eines Nabelbruches häufig erst veranlaßt, ärztlichen Rat in Anspruch zu nehmen, so ist eine
absolute Indikation zur Operation gegeben. Als Bruchsackinhalt findet sich fast

immer Netz, kaum jemals eine Darmschlinge. Ein Eingriff ist aber auch ratsam, wenn ein *irreponibler* Nabelbruch häufig Schmerzen verursacht. In allen anderen Fällen treffe man die Entscheidung zur Operation oder zum Abwarten nach der Größe des Bruches und der Weite des Bruchringes, nach dem Grad der Beschwerden und unter Berücksichtigung des Alters und des Berufs des Nabelbruchträgers. Da die heute immer noch nicht völlig zu bannenden Gefahren einer Operation (Thrombose, Embolie) und die Komplikationsmöglichkeiten, die von einem Nabelbruch drohen, sich mit zunehmendem Alter vergrößern, so sollte man jugendlichen Erwachsenen zur Beseitigung des Bruches raten, auch wenn er nur geringe Beschwerden verursacht.

Die Wahl des Operationsverfahrens richtet sich im wesentlichen nach den Verhältnissen der Bauchwand. Ich bevorzuge die Wiederherstellung des normalen Aufbaus der Bauchdecke und die Fascien- oder Bauchdeckendoppelung nach W. J. MAYO. Der Nabel ist auch beim Erwachsenen möglichst zu erhalten.

Das Aufstehen nach einer Nabelbruchoperation kann je nach Größe der Bruchpforte ohne Bedenken schon am ersten Tage nach dem Eingriff, spätestens ab 4. Tag gestattet werden, wenn für den Bauchdeckenverschluß nichtresorbierbares Nahtmaterial verwendet wurde.

2. Die Eingriffe bei angeborenem Nabelschnurbruch (Omphalocele).

Wie schon auf S. 53 dargelegt wurde, ist die *Operation* des Nabelschnurbruches *möglichst in den ersten Lebensstunden*, unbedingt aber am ersten Lebenstag durchzuführen. Sie ist zu diesem Zeitpunkt technisch am leichtesten, da jede Gasblähung des Darmes fehlt.

Die Schmerzbetäubung. Der Eingriff erfolgt in örtlicher Betäubung oder besser in Allgemeinbetäubung mit Zufuhr von Sauerstoff.

Art des Vorgehens. Die Operation kann man in einer Sitzung oder nach R. E. GROSS (1948) auch zweizeitig durchführen. Welches Vorgehen man wählt, kann zumeist schon vor Beginn der Operation entschieden werden. Zur zweizeitigen Operation wird man sich entschließen, wenn die im Nabelschnurbruch liegenden Eingeweide ihr „Heimatrecht in der Bauchhöhle verloren haben" und zu befürchten ist, daß der gewaltsame Verschluß *sämtlicher* Bauchwandschichten eine schädliche Kompression der Bauchorgane verursachen würde. Die umfangreichen Erfahrungen von R. E. GROSS haben gezeigt, daß die auf S. 57 beschriebenen Gefahren besonders bei großen Nabelschnurbrüchen drohen. Weist eine Lücke in der Bauchwand mehr als 7 cm Durchmesser auf, so sollte man von vornherein auf die einzeitige Operation verzichten und das zweizeitige Vorgehen durchführen. Unter Anwendung von Antibiotica, bei sorgfältiger Entlastung des Magens und Darms und bei entsprechender Pflege können nach den Erfahrungen von R. E. GROSS etwa ein Drittel der Neugeborenen doch noch am Leben erhalten werden.

Liegt eine Ruptur der Omphalocele vor, so sind die Aussichten günstiger, wenn sie sich nach der Geburt und nicht intrauterin oder während der Geburt ereignet hat. Hinsichtlich der Art des Vorgehens gelten die gleichen Erwägungen, wie sie für die Wahl der Operation bei uneröffneter Omphalocele angestellt wurden. Hat man sich zu der weniger eingreifenden zweizeitigen Operation nach GROSS entschlossen, so soll man versuchen, den Riß im Bruchsack durch eine fortlaufende Catgutnaht zu verschließen.

a) Die einzeitige Operation (R. E. GROSS).

Das Vorgehen besteht in der *Reposition des Bruchsackinhaltes*, in der *Umschneidung des Bruchsackes* und in dem *Verschluß der Bauchhöhle* möglichst durch

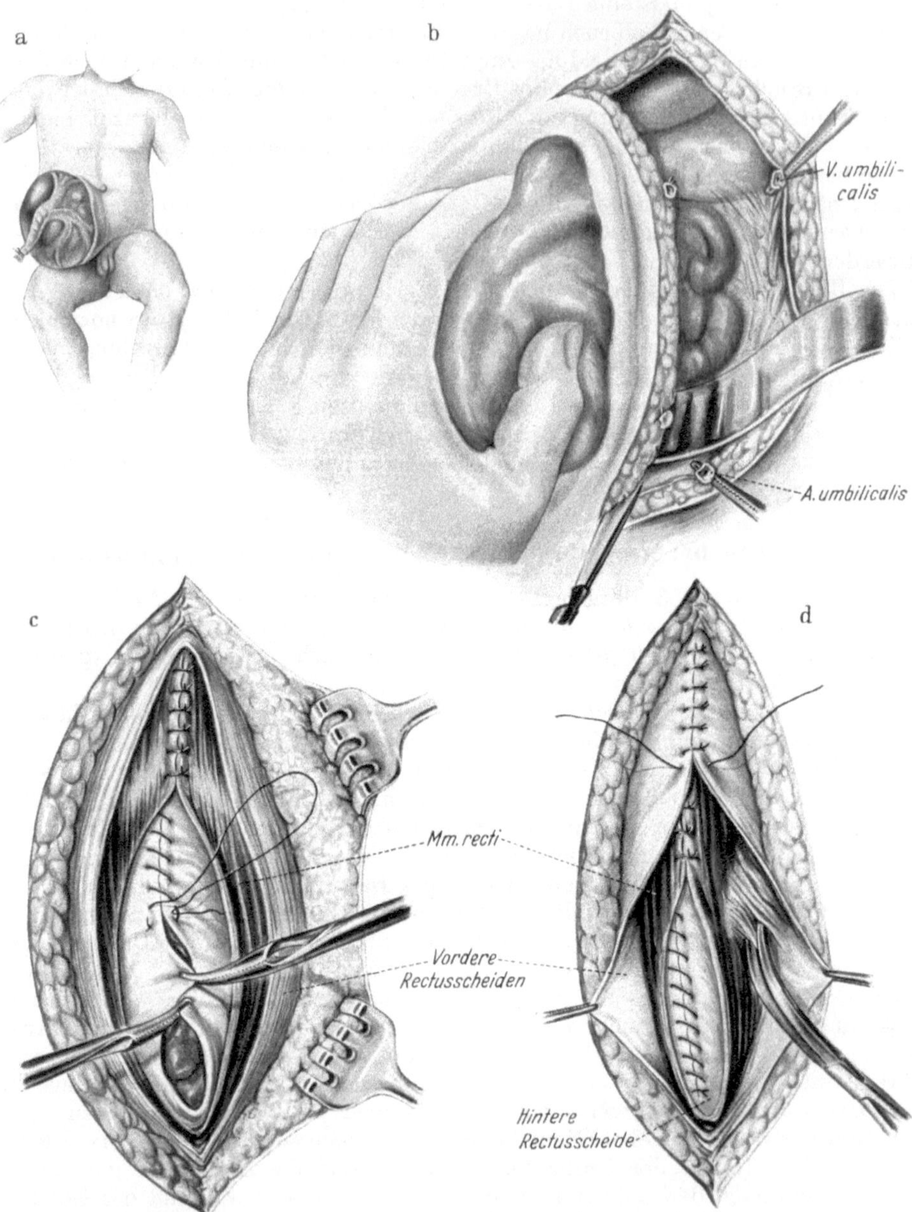

Abb. 32a—d *Einzeitige Operation einer Omphalocele nach* R. E. GROSS. a Lageskizze b Unter Beiseitehalten des Darmkonvolutes wird der Omphalocelensack umschnitten, wobei man einen schmalen Streifen der angrenzenden Haut an ihm belaßt. Die Umbilicalvene und die Umbilicalarterien werden gefaßt und ligiert. c Die Bauchdecken verschließt man nach Darstellung der einzelnen Schichten. Fortlaufende Catgutnaht des Peritoneum und des hinteren Blattes der Rectusscheide Catguteinzelnahte der Mm. recti d Das vordere Blatt der Rectusscheide wird nach seiner Mobilisation mit Zwirneinzelnahten verschlossen. Subcutannahte, Hautnahte

Naht der einzelnen Schichten der Bauchwand (Abb. 32). Die *Umschneidung der Omphalocele* erfolgt einige Millimeter entfernt von dem Bruchring in der normal aussehenden Bauchhaut, um die günstigsten Voraussetzungen für eine glatte Wundheilung zu schaffen. Die Nabelarterien und -vene faßt man möglichst vor der Durchtrennung, um unnötigen Blutverlust zu vermeiden. Dann bedeckt man die Bauchorgane mit einer feuchten Kompresse und beginnt die Bauchdeckenschichten zu isolieren, was nicht immer anatomisch genau gelingt, aber stets anzustreben ist. Peritoneum und hinteres Blatt der Rectusscheide werden gemeinsam durch eine fortlaufende Catgutnaht vereinigt. Die Rectusmuskulatur adaptiert man mit Catgut-Knopfnähten und das vordere Blatt der Rectusscheide vernäht man mit Knopfnähten aus Zwirn. Die Hautnaht beendigt den Eingriff.

Ist ein einwandfreier Verschluß der Bauchwand in ganzer Ausdehnung nicht möglich, so bedeutet das noch nicht ein Mißlingen der Operation. In einer zweiten Sitzung lassen sich die noch vorhandenen Lücken überraschend leicht schichtweise vernähen.

Postoperative Störungen. Hinsichtlich der *Verhütung und Bekämpfung des postoperativen Schocks* sei auf S. 12ff. verwiesen. Konnten die Baucheingeweide nur gewaltsam in die Bauchhöhle zurückverlagert werden, was immer zu vermeiden ist, so drohen nach R. E. Gross 3 Gefahren: 1. Durch Hochdrängen des Zwerchfells kommt es zu erheblicher Beeinträchtigung der Atmung und zur Verlagerung des Herzens. Kurzatmigkeit, Cyanose und Tachykardie kennzeichnen diesen Zustand als äußerst lebensbedrohend. 2. Die Kompression der unteren Hohlvene durch den Druck der Baucheingeweide verursacht eine untere Einflußstauung und einen Kreislaufkollaps. 3. Verlagerung und Kompression des Magens und Dünndarms, wofür gelegentlich Entwicklungsstörungen des Darmes im Sinne eines Mesenterium commune mitverantwortlich sind, führen zu teilweiser oder vollständiger Behinderung der Magen-Darmpassage.

Da die Hauptursache dieser postoperativen Komplikationen auf der Erhöhung des intraabdominellen Druckes infolge gewaltsamer Zusammenschnürung der Bauchdecke beruht, ist eine Besserung des zumeist äußerst bedrohlichen Zustandes nur von einer Lockerung der Bauchdeckennaht zu erwarten. Nach Möglichkeit beläßt man aber die fortlaufende Peritonealnaht. Die dehnbare Bauchhaut verschließt man dicht mit Bleiplattennähten oder U-Nähten und Knopfnähten.

b) Die zweizeitige Operation (R. E. Gross 1948).

Das Grundsätzliche dieses Eingriffs besteht darin, *in der ersten Sitzung* ohne Eröffnung der Omphalocele die Haut in einer Entfernung von etwa 3 mm vom Bruchring zu umschneiden, Haut und Unterhautfettgewebe ausgedehnt zu mobilisieren und über der vorgewölbten uneröffneten Omphalocele zu vernähen. Einige Monate später im Alter von 3—10 Monaten, wenn sich die Bauchhöhle erweitert hat, erfolgt durch einen zweiten Eingriff der Verschluß der Bruchpforte und der vorderen Bauchwand. Mit dieser zweiten Operation muß man unbedingt so lange warten, bis die Bauchhöhle die Eingeweide *ohne* Schwierigkeiten aufnehmen kann. In der Zwischenzeit wird das Kind aufgezogen wie ein normaler Säugling Den Leib wickelt man mit einer elastischen Binde.

Die Technik der zweizeitigen Operation (Abb. 33) ist folgende: *Bei dem ersten Akt der Operation* werden Omphalocelensack und Bauchhaut mit Sepsotinktur vorsichtig gereinigt. Die Nabelschnur trägt man am Übergang zur Omphalocele ab und vernäht den Stumpf mit einigen Zwirnknopfnähten. Dann folgt die Umschneidung der Basis der Omphalocele unter sorgfältiger Vermeidung der Eröffnung des Bruchsackes. Haut und Unterhautfettgewebe präpariert man *nach beiden Seiten und nach unten* so ausgiebig von den tieferen Schichten der Bauchdecken ab, daß sich die Haut ohne Spannung über die Omphalocele ziehen läßt (Abb. 33). *Mit der Mobilisierung der Haut nach dem Brustkorb zu soll man möglichst zurückhaltend sein.* um nicht eine unnötig große Tasche zu bilden, in die die Leber

gleitet. Ein sanfter Druck der Haut auf die Leber scheint das allmähliche Hoch‐
drängen des Zwerchfells und damit die Bildung der Zwerchfellkuppeln zur Auf‐
nahme von Leber, Milz und Magen zu begünstigen. Die Hautwunde verschließt
man zweischichtig. Zuerst werden das Unterhautfettgewebe und die Fascia

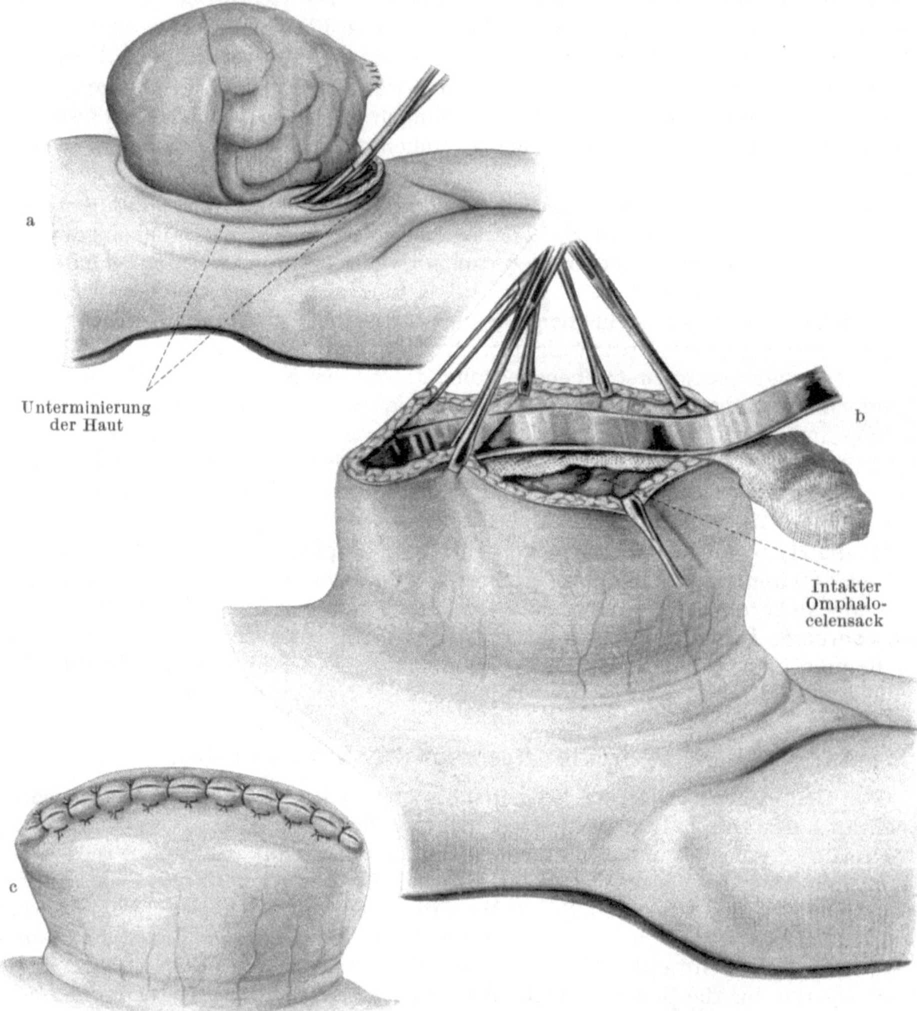

Abb. 33a—c. *Zweizeitige Operation einer Omphalocele nach* R. E. GROSS. a Durchtrennung der Haut an der Basis des Omphalocelensackes. Haut und Unterhautfettgewebe werden beiderseits bis zu den Flanken, nach unten bis zur Symphyse und nach oben bis zum Processus xiphoideus unterminiert. b Die Hautrander faßt man mit ALLIS-Klemmen und zieht sie uber den geschlossenen Omphalocelensack. c Verschluß der Haut mit subcutanen Zwirn-Einzelnahten und mit Hauteinzelnahten abwechselnd mit Matratzennahten.

superficialis mit Zwirneinzelnähten vereinigt. Die Hautränder verschließt man
durch Matratzennähte mit dazwischen liegenden gewöhnlichen Knopfnähten. Auf
diese Weise werden durch breites Aneinanderlagern der mobilisierten Haut die
günstigsten Bedingungen für eine feste Vernarbung geschaffen.

Der zweite Akt der Operation. Den Zeitpunkt zu diesem Eingriff wählt man
dann, wenn die Untersuchung ergibt, daß die Bauchhöhle die Organe im Bruchsack
aufzunehmen vermag. Eine Wartezeit von 3—10 Monaten kann notwendig sein,

während der die Kinder monatlich nachzuuntersuchen sind. Man warte mit dem zweiten Eingriff besser etwas länger.

In Allgemeinnarkose excidiert man die Narbe und eröffnet die Bauchhöhle. Die Eingeweide sind mit dem Bruchsack meist *nicht* verwachsen. Sie werden mit einer feuchten Kompresse bedeckt und zurückgehalten. Nun faßt man den Rand des Peritoneum der einen Seite mit MIKULICZ-Klemmen und prapariert Haut und Unterhautfettgewebe so weit ab, bis der innere Rand des M. rectus unter dem äußeren Blatt der Rectusscheide zu erkennen ist. Es folgt dann die Darstellung der einzelnen Schichten der Bauchwand (vorderes Blatt der Rectusscheide, M. rectus und hinteres Blatt der Rectusscheide mit Peritoneum). In gleicher Weise geht man auf der anderen Seite vor. Hierauf trägt man das überschüssige Peritoneum so weit ab, daß die Naht des Peritoneum und des hinteren Blattes der Rectusscheide durch eine fortlaufende Catgutnaht ohne Spannung möglich ist. Darüber vereinigt man mit Catgut-Knopfnahten die beiden Rectusmuskeln und mit Zwirnknopfnahten das vordere Blatt der Rectusscheide. Zum Schluß wird die überschüssige Bauchhaut entfernt. Die Haut vernäht man zweischichtig durch eine Subcutannaht mit einzelnen Catgutfäden und durch Hautknopfnähte.

Postoperative Störungen. Sie sind nach dem zweizeitigen Vorgehen überraschend gering. Bei einem Teil der Kinder (etwa in 10% der Falle) ist später eine weitere Operation wegen intermittierender Störungen der Darmpassage infolge eines Mesenterium commune erforderlich.

c) Maßnahmen bei Komplikationen nach Omphalocelen-Operationen.

Nach der ein- oder zweizeitigen Operation einer Omphalocele kann der Bauchverschluß aufgehen und es können sich *Dunndarmfisteln* entwickeln. Durch eine solche Komplikation soll man sich nicht entmutigen lassen. Zunächst ist es wichtig, die umgebende Bauchhaut dick mit Zinkpaste oder mit Tannalbin-Zinkpaste (Rp. Tannalbin-Zinkpaste 5%) abzudecken, um Macerationen zu verhüten. Den durch die Entleerung von Darminhalt aus den Fisteln hervorgerufenen Elektrolyt- und Flüssigkeitsverlust gleicht man durch entsprechende Infusionen aus. Da es sich zumeist um Fisteln im Ileum handelt, wird eine Lösung von 1 Teil 5%ige Glucose, 7,5 Teilen Ringerlosung und 1,5 Teilen $^1/_6$ molare Natriumlactatlösung verabreicht, die ungefahr dem Flüssigkeits- und Elektrolytverlust entspricht. Den Flüssigkeitsbedarf berechnet man nach der Menge, die durch die Fistel verlorengeht und nach der Urinmenge sowie nach den durch Perspiratio insensibilis ausgeschiedenen Flüssigkeitsmengen; er entspricht bei Säuglingen einer durchschnittlichen Tageszufuhr von 300—700 cm³. Außerdem sind Blut- und Plasmatransfusionen sowie Vitamingaben erforderlich, da die Wundheilung einer Rezidivoperation wesentlich von der Höhe des Eiweißspiegels des Blutes und der Gewebe und von der Ausgeglichenheit des Vitaminhaushaltes abhängt.

Der *Zeitpunkt der Beseitigung der Dunndarmfistel* richtet sich nach dem Zustand des Sauglings und der Wunde.

Den Eingriff führt man in Intubationsnarkose durch (s. S. 11). Man kann in die Fistelöffnung ausgezogene Tupfer stecken, die aber zumeist durch die Peristaltik und die Manipulationen während der Operation wieder ausgestoßen werden. Ich bedecke deshalb die Fistelöffnung nur mit einer großen feuchten Kompresse. Während des Operationsverlaufes muß man eine gewisse Verunreinigung der Bauchhöhle in Kauf nehmen. Eine Peritonitis läßt sich aber zumeist durch Antibiotica verhindern, von denen man zunächst die Kombination von Penicillin und Streptomycin und wenn erforderlich, Breitspektren-Antibiotica verabreicht.

Zunächst umschneidet man den epithelialisierten Granulationswall, dringt dicht an der Muskulatur entlang bis zum Peritoneum vor und eröffnet die Bauchhöhle. Wenn irgend möglich, soll man jetzt versuchen, die Fisteln provisorisch zu verschließen. Die freien Dünndarmschlingen und die übrigen Baucheingeweide bedeckt man mit feuchten Kompressen. Dann löst man vorsichtig Schritt für Schritt die Verklebungen und Verwachsungen der Dünndarmschlingen, bis man die fisteltragende Dünndarmschlinge isoliert hat. Nur kleine Fisteln werden zweischichtig übernäht. In der Regel muß man den fisteltragenden Dünndarmabschnitt resezieren. Es folgt dann die Anastomosierung des zu- und abführenden Schenkels, die man End-zu-End oder Seit-zu-Seit ausführen kann. Von diesen beiden Verfahren ist die Seit-zu-Seit-Anastomose sicherer, wenn auch die End-zu-End-Anastomose schneller vorzunehmen ist.

Die Bauchdecken werden am besten mit Drahtplattennähten verschlossen, die durch Schaumgummi unterpolstert sind (s. Bd. VII, Teil 1, S. 64ff.). Die Drahtplattennähte müssen für Säuglinge und Kleinkinder ganz besonders zierlich konstruiert sein.

3. Die Eingriffe beim Nabelbruch im Säuglings- und Kindesalter.

Hinsichtlich der konservativen Behandlung des Nabelbruches im ersten Lebensjahr und der Indikation zur Operation sei auf S. 54 verwiesen. Im Kindesalter sind *die* Operationsverfahren des Nabelbruches zu verwerfen, die auf die Erhaltung des Nabels keine Rücksicht nehmen. *Der Nabel ist aus kosmetischen Gründen zu erhalten*, es sei denn, daß die Nabelhaut entzündliche oder geschwürige Veränderungen aufweist. In diesen Fällen muß man den Hautnabel opfern, indem man ihn wetzsteinförmig umschneidet (Omphalektomie). Bei Kindern und jugendlichen Erwachsenen wird man versuchen am Ende der Bruchoperation oder spater einen künstlichen Nabel aus der umgebenden Haut zu bilden (Omphaloplastik Abb. 44).

Die Operation wird am besten in *Allgemeinbetäubung* durchgeführt, um eine genügende Entspannung der Bauchdecke zu erreichen und ein Herauspressen von Netz oder Darmschlingen während der Eröffnung des Bruchsackes zu verhüten.

Zur Wahl des Operationsverfahrens. Von den im folgenden beschriebenen Verfahren scheint die *Operation nach* GROSS *und* BLODGETT wegen ihrer Einfachheit, der Zuverlässigkeit ihres Erfolges und des einwandfreien kosmetischen Ergebnisses den Vorzug zu verdienen. Die *Operation nach* DRACHTER ist dann zu empfehlen, wenn außer dem eigentlichen Nabelbruch noch eine supra-umbilicale Hernie oder Rectusdiastase vorliegt. Die *Aponeurosendoppelung nach* W. J. MAYO kann gelegentlich bei älteren Kindern mit schwach ausgebildeter Rectusscheide und bei Rezidivbrüchen wertvoll sein.

a) Die Operation nach R. E. GROSS und J. B. BLODGETT (Abb. 34).

In Allgemeinbetäubung sinkt der Nabelbruch meist zurück oder läßt sich leicht zurückdrücken. Der bogenförmige Schnitt, den man zweckmäßig vorher mit Hautfarbe anzeichnet, verläuft entlang der oberen Begrenzung des Bruches. Da die Haut an dieser Stelle derb und sehr verschieblich ist, muß sie gespannt werden, um eine schräge Durchtrennung zu vermeiden. Man kann auch zunächst am linken Ende des Schnittes die Haut durch einen Stich incidieren, um sie dann mit einer gebogenen Schere im Verlauf des Schnittes zu unterminieren und zu durchtrennen. Nun setzt man in den oberen und unteren Wundrand einen vierzinkigen Haken ein und spreizt die Wunde unter schrittweisem Abpräparieren der Haut vom Bruchsack und dem vorderen Blatt der Rectusscheide. Es ist

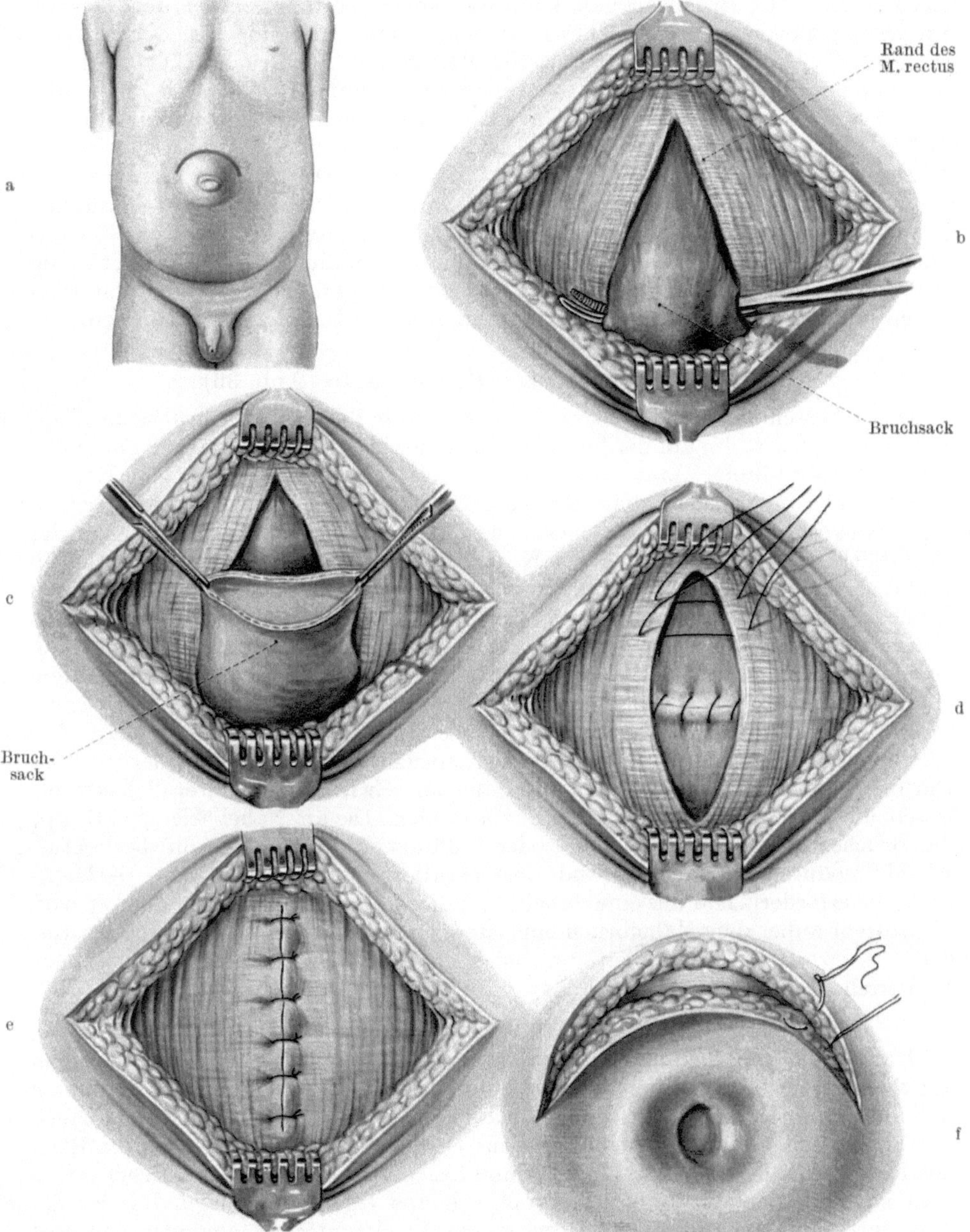

Abb. 34 a—f *Operation einer kindlichen Nabelhernie nach* R E Gross *und* J B Blodgett. a Lageskizze mit
Hautschnitt b Allseitiges Freipräparieren und Unterminieren des Bruchsackes c Abtrennung des Bruchsackes
von der Unterfläche des Nabels d Verschluß des Bruchsackes mit fortlaufender Catgutnaht. e Naht der Rectusscheiden mit Zwirnknopfnahten f Subcutan-Hautnaht

wichtig, das dem Bruchsack und der Rectusscheide noch anhaftende Fett zu
entfernen. Den Bruchsack, dessen seitliche Begrenzung mit einigen Scherenschlägen dargestellt wird, trennt man von der Unterfläche des Nabels ab. Faßt
man die beiden Ränder des Bruchsackes mit Kocher-Klemmen, so läßt er sich

hervorziehen. Der Bruchsackhals kann nun auch freipräpariert werden. Dieser Akt der Operation kann erleichtert werden, indem man mit der Schere oder gebogenen Klemme entlang der unteren Begrenzung des Bruchsackes die Haut unterminiert, den Bruchsack dicht an seiner Kuppe mit 2 Kocher-Klemmen faßt und ihn nun vom Nabel abtrennt. Hat man sich davon überzeugt, daß der Bruchsack leer ist, so wird er durch eine fortlaufende Catgutnaht verschlossen. Ist der Bruchsackhals lang, so wird er vorher etwas gekürzt. Den Stumpf versenkt man unter die Rectusscheide und vernäht darüber ihre inneren Ränder mit 6—7 dünnen Zwirnknopfnähten. Die Haut kann durch versenkte sog. *Subcuticularnähte* aus feinstem Zwirn verschlossen werden, die eine gewöhnliche Hautnaht überflüssig machen. Nach Beendigung des Eingriffes bedeckt man die Wunde mit sterilen Gazen und rafft darüber die Haut mit queren Heftpflasterzügen zusammen.

b) Die Operation nach R. Drachter (Abb. 35).

Der Hautschnitt beginnt etwa 2—3 cm oberhalb des Nabelbruchs im Epigastrium, umkreist ihn auf der linken Seite an der Basis und reicht bis 2 cm unterhalb in der Mittellinie. Haut und Unterhautfettgewebe werden von der Rectusscheide und vom Bruchsackhals abpräpariert, so daß der Bruchring zirkulär freiliegt. Nun eröffnet man den Bruchsack unmittelbar an seiner Verbindung mit der Unterfläche des Nabels, wobei die Kuppe des Bruchsackes am Nabel belassen bleibt. Nach Inspektion des mit Kocher-Klemmen an seinem Rande gefaßten Bruchsackes und nach Reposition von Eingeweiden oder Lösung von Netzverwachsungen trägt man den Bruchsack etwa 0,5 cm entfernt von den Bauchdecken ab und verschließt ihn mit einer fortlaufenden Catgutnaht oder mit Knopfnähten. Hierauf löst man den Bruchsackhals aus seiner Verbindung mit dem Bruchring, so daß sich der Bruchsackstumpf unter die Bauchdecken verlagern läßt. Die Ränder des Bruchringes werden mit Zwirneinzelnähten längs oder quer vernäht. Darüber rafft man mit 4—6 Knopfnähten aus Zwirn die in ihrer Scheide belassenen Bäuche der Rectusmuskulatur zusammen. Die am Nabel belassene Kuppe des Bruchsackes steppt man mit 1 oder 2 dünnen Catgutnähten auf die Rectusscheide, wodurch der Nabel am Ende der Operation eingezogen erscheint. Die Hautnaht, der erforderlichenfalls eine Subcutannaht vorausgeht, beschließt den Eingriff.

Besteht außer dem Nabelbruch eine supra-umbilicale Hernie oder eine Rectusdiastase, so erfolgt ihre Beseitigung nach einem der auf S. 74ff. beschriebenen Verfahren.

c) Die Aponeurosendoppelung nach W. J. Mayo.

Hautschnitt, Freilegung und Versorgung des Bruchsackes entsprechen dem auf S. 60 beschriebenen Vorgehen. Es ist aus kosmetischen Gründen nicht ratsam und auch unnötig, den bogenförmigen Hautschnitt nach beiden Seiten, sei es auch nur um wenige Millimeter, zu verlangern. Den Bruchring und das vordere Blatt der Rectusscheide spaltet man quer; dann löst man den Stumpf des Bruchsackes vom Bruchring ab, versorgt den Bruchsack und legt die medialen Ränder der Mm. recti frei, die durch locker geschlungene Catgutfaden einander genähert werden. Es folgen nun die Doppelung des vorderen Blattes der Rectusscheide, entsprechend der auf Abb. 40, S. 70 wiedergegebenen Weise mit U-Nähten aus Zwirn und die Subcutan- und Hautnaht.

4. Die Eingriffe beim Nabelbruch des Erwachsenen.

Erwachsene entschließen sich zur Operation eines Nabelbruches zumeist nur, wenn stärkere und sich wiederholende Beschwerden bei einem *irreponiblen Bruch*

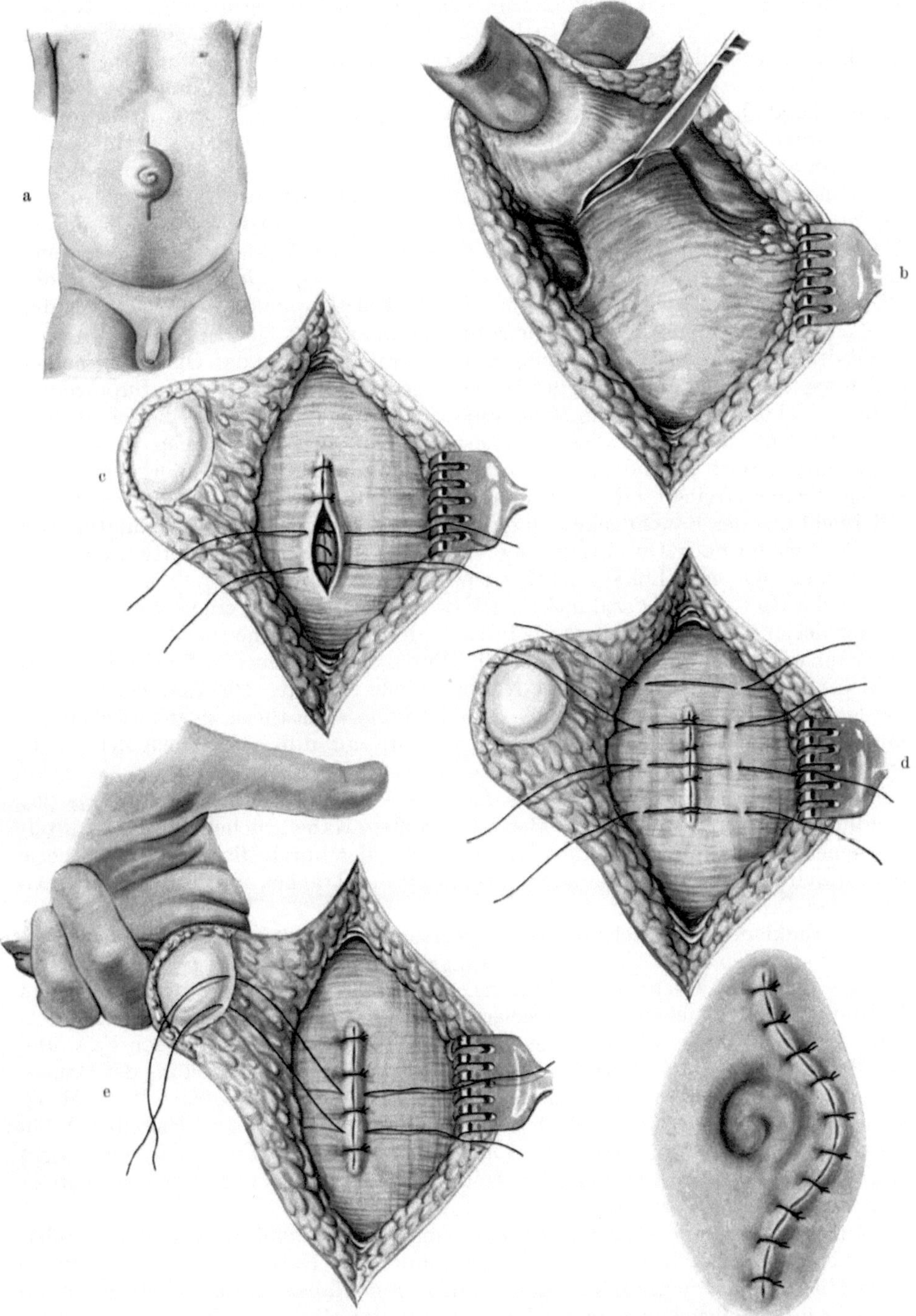

Abb. 35a—f *Die Operation eines Nabelbruches nach* R DRACHTER. a Lageskizze mit Hautschnitt. b Nach Umschneidung des Nabels werden Haut und Unterhautfettgewebe vom Bruchsackhals abgetrennt und der Bruchring
zirkular freigelegt. c Nach Eroffnung des Bruchsackes und Reposition der Eingeweide wird der Bruchsack durch
fortlaufende Naht verschlossen. Verschluß des Bruchringes mit queren Zwirn-Einzelnahten d Raffung der Rectusscheide uber dem verschlossenen Bruchring. e Aufsteppen der Bruchsackkuppe Subcutannaht. f Hautnaht.

bestehen oder wenn sich plötzlich *Einklemmungserscheinungen* ereignen. Nabelbruchoperationen bei leerem Bruchsack sind bei Erwachsenen äußerst selten. Als *Bruchinhalt* findet man am häufigsten mit dem Bruchsack verwachsenes Netz, seltener Dünndarmschlingen oder das Quercolon. Da sich das Bauchhöhlenfett entsprechend der Zunahme der gesamten Körperfülle vergrößert, stellen sich Beschwerden infolge Irreponibilität oder Incarceration in Zeiten des Wohlstandes öfters ein als in Zeiten der Not.

Schmerzbetäubung. Den Eingriff kann man in *örtlicher Betäubung oder in Narkose* oder in einer *Kombination von Lokalanaesthesie und Narkose* ausführen. Als Form der örtlichen Betäubung wählt man die *Infiltrationsanaesthesie,* wenn man nicht, wie bei sehr großen Nabelbrüchen der *Spinalanaesthesie* oder der *Periduralanaesthesie* den Vorzug gibt. Von 2 Einstichpunkten, die je nach der Größe des Bruches und der Korpulenz der Kranken 2—4 Querfinger seitlich vom Rand des Nabelbruches liegen, umspritzt man rautenförmig das Operationsgebiet in den verschiedenen Schichten der Bauchwand mit 1%iger Novocain-Suprareninlösung. Dabei wird zuerst die Rectusmuskulatur bis dicht an das Bauchfell und dann das Unterhautfettgewebe infiltriert. Zuletzt unterspritzt man im Bereich des Schnittes noch gesondert die Haut. Erzielt man bei diesem Vorgehen keine völlige Schmerzfreiheit oder erscheint das Einspritzen in die Tiefe wegen des Fettreichtums der Bauchdecken zu gefährlich, so kann man die Muskulatur und das Peritoneum nach Durchtrennung von Haut und Unterhautfettgewebe von der Wunde aus mit Lokalanaestheticum infiltrieren.

Bei der *Spinal- oder Periduralanaesthesie* empfiehlt es sich, eine hohe Anaesthesie anzulegen (Th 4) wobei diese bis in Höhe der Mamillarlinie reicht. Diese Höhe ist dann wichtig, wenn der Nabelbruch Dünndarmkonvolute enthält oder wenn es sich um sehr große Nabel- oder Narbenbrüche handelt. Die Einstichstelle für die lege artis durchgeführte Spinal- oder Periduralanaesthesie liegt zwischen L3 und L4. Die Höhe der Anaesthesie wird bestimmt durch Volumen des eingespritzten Anaestheticum und durch Lagerung des Kranken.

Als Narkose empfiehlt sich eine Lachgas-Äthernarkose, die mindestens das Stadium III/2 erreichen muß. Bei sehr großen Nabelbrüchen wird eine vollkommene Entspannung der Bauchdecken entweder durch die Spinalanaesthesie oder durch Allgemeinnarkose nach Intubation der Trachea mit Hilfe von curarisierenden Drogen erreicht.

Bei Einklemmungserscheinungen vergesse man nicht die *Entleerung des Magens mit einer Sonde,* die während des Eingriffs liegenbleibt.

Die Wahl des Operationsverfahrens. *Kleine* Nabelbrüche des Erwachsenen kann man in der gleichen Weise operieren wie dies für die Nabelbrüche im Kindesalter auf S. 60 beschrieben wurde. Bei *größeren* Brüchen schützt der *Verschluß der Bruchpforte durch Vereinigung der Mm. recti* und Wiederherstellung der Bauchdecken oder durch die *Aponeurosen- oder Bauchdeckendoppelung nach* W. J. Mayo sicherer vor einem Rezidiv. Nach meinen Erfahrungen ist beim Nabelbruch ein *plastischer Verschluß der Bruchpforte durch Fascie, Cutis, Corium oder künstliches Gewebe* (Drahtnetz nach Goepel, Tantalum-Gaze, Nylon- oder Perlongewebe u. a.) nur äußerst selten notwendig.

Zur *Freilegung des Bruches* genügt zumeist ein bogenförmiger Hautschnitt, der auch beim Erwachsenen in der Regel kranial vom Nabel, in seltenen Fällen bei Vorwölbung des Bruches nach unten, caudal vom Nabel verläuft. Man kann ihn bei sehr großen Brüchen nach beiden Seiten in der Höhe des Nabels durch quere Schnitte unter Umständen bis zur Linea semilunaris Spigeli verlängern (Abb. 37). Die *Omphalektomie vermeide man bei Erwachsenen im jüngeren und mittleren Lebensalter möglichst.* Bei älteren Kranken und beim Vorliegen einer Schädigung

der Haut ist es gelegentlich zweckmäßig, den Nabel zu opfern, um die Heilungs-
bedingungen zu begünstigen und den postoperativen Verlauf zu verkürzen.

Muß der Hautnabel entfernt werden *(cutane Omphalektomie)*, so wird der
wetzsteinförmige Hautschnitt symmetrisch um den Nabel als Mittelpunkt geführt.
Die weitere Darstellung des Operationsgebietes erfolgt nun nicht in der Weise,

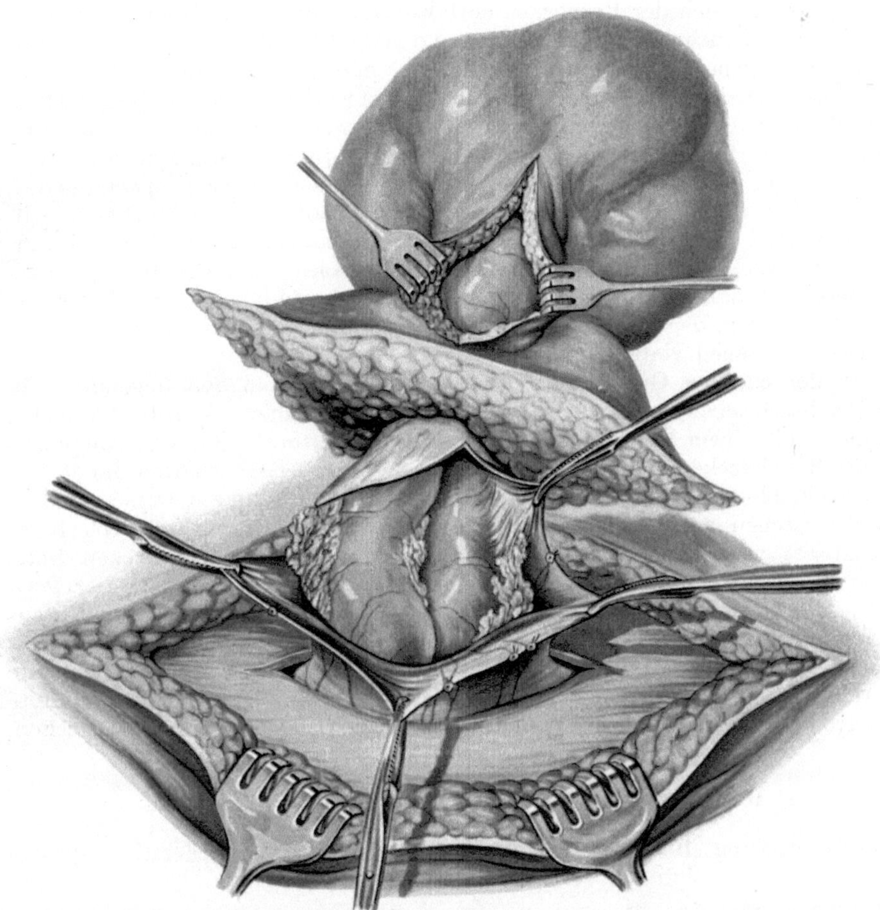

Abb 36 *Beseitigung eines großen Nabelbruches durch Omphalektomie unter Rucklagerung des Bruchinhaltes.* Die
Bruchgeschwulst, die Bruchpforte und das Peritoneum sind allseitig umschnitten. Die Bruchgeschwulst wird
emporgehoben Der den Bruchinhalt bildende Dunndarm mit dem Netz wird durch radiares Einschneiden der
deckenden Schichten aus der Bruchgeschwulst befreit

daß zunächst der Fundus des Bruchsackes und von ihm aus der Bruchsackhals, die Bruchpforte und die vordere Aponeurose exzentrisch freigelegt werden,
sondern es empfiehlt sich, den wetzsteinformigen Schnitt zunächst allseitig
senkrecht durch das Fettgewebe bis auf die vordere Aponeurose zu vertiefen,
die hierbei in beträchtlicher Entfernung von der Bruchpforte erreicht wird.
Von hier aus wird dann die Oberfläche der Aponeurose konzentrisch bis an die
Bruchpforte dargestellt und der hier eintretende Bruchsackhals ringförmig freigelegt.

Es wird jetzt der Bruchsackhals etwas peripher von der Bruchpforte eingeschnitten und allmählich ringförmig durchtrennt, wodurch das aus Haut- und

Fettgewebe bestehende, im Inneren den Bruchsack beherbergende wetzstein-förmige Gebilde frei wird und in Fortfall kommt, sofern nicht noch an seinem Stiel irreponible Baucheingeweide hängen. Ist das letztere der Fall, so mussen die Brucheingeweide zunächst befreit oder abgetragen werden. Hierzu wird der Bruchsack und das ihn deckende Hautfettgewebe von dem eröffneten Bruchsack-hals aus durch einen radiären, auch den Nabel durchtrennenden Schnitt gespalten (Abb. 36), so daß sich der Bruchsack entfaltet und sein Inhalt frei zutage liegt. Nun können die Brucheingeweide versorgt und in die Bauchhöhle versenkt werden. Bei diesem Vorgehen kommt also lediglich der häutige Nabel in Fortfall. Man kann jedoch nach der Umschneidung des in der Haut und im Fettgewebe gelegenen Nabels die wetzsteinförmige Durchtrennung des Gewebes auch auf die Umgebung der Bruchpforte fortsetzen und auch das aponeurotische Gewebe einschließlich des Peritoneum parietale in dieser Weise durchtrennen *(totale Omphalektomie)*. Sitzen im Bruchsack keine Eingeweide fest, so fällt das samtliche Bauch-deckenschichten enthaltende umschnittene Gewebsstück fort und die Bauch-höhle ist in entsprechender Ausdehnung eröffnet. Liegen im Bruchsack Einge-weide fest, so kann das Netz vom Bauch aus abgebunden und abgetragen werden. Der Darm dagegen wird in der oben geschilderten Weise nach Spaltung des ausgeschnittenen Nabelteils befreit.

Nach der cutanen Omphalektomie kann man jeden in den folgenden Ab-schnitten beschriebenen Verschluß der Bruchpforte wählen. Wurde der Nabel zusammen mit einem Teil der Bauchwand entfernt (totale Omphalektomie), so stellt die Bauchdeckendoppelung nach MAYO das gegebene Verfahren dar.

Nachbehandlung. Ein wegen Nabelbruchs Operierter kann am Tage nach dem Eingriff aufstehen, wenn man zum Verschluß der Bruchpforte nichtresorbierbares Nahtmaterial verwendet hat. In Verbindung mit einer systematischen Bett-gymnastik erreicht man hierdurch am schnellsten ein Ingangkommen der Peri-staltik. Besonders bewährt hat sich, noch am Operationstag, jedoch spätestens am ersten Tag p. op. 1,0 cm³ (0,5 mg) Prostigmin zusammen mit 10,0 cm³ 10%iger Kochsalzlösung intravenös zu injizieren und gleichzeitig Glycerineinläufe zu verabreichen. Hierdurch gelingt es in der Regel, die lästige und gefurchtete Gassperre mit Überblähung und Überdehnung der Bauchdecken zu beherrschen.

a) Die Operation eines kleinen Nabelbruches (s. S. 60).

b) Die Beseitigung eines großen Nabelbruches mit Verschluß der Bruchpforte durch Vereinigung der Mm. recti.

Die Schwächung der Bauchdecken durch die bei den großen Nabelbrüchen immer vorhandene beträchtliche Rectusdiastase legt bei der Radikaloperation den Gedanken der *Vereinigung der beiden inneren Rectusränder* nahe. Hierzu ist die Freilegung der Muskelränder und die Aushülsung der Muskelbäuche auf eine angemessene Strecke caudalwarts und kranialwärts von der Bruchpforte erforder-lich. Die verschiedenen nach diesen Grundsätzen ausgearbeiteten Verfahren lehnen sich eng an das von MENGE angegebene Vorgehen an: Zunächst werden der Bruchsack und die Bauchdeckenaponeurose in weiter Umgebung der Bruch-pforte durch einen großen queren Bogenschnitt freigelegt, wie er im vorher-gehenden beschrieben wurde. Es folgt das Freipräparieren des Bruchsackes, des Bruchsackhalses und des Bruchringes. Hierbei unterminiert man zweckmäßiger-weise das Unterhautfettgewebe beim Auslösen der caudalen Fläche des Bruch-sackes und führt durch den so entstandenen Kanal eine Kornzange oder einen Gummischlauch. Dann eröffnet man den Bruchsack durch queres Abtragen

seiner Kuppe, die in Zusammenhang mit der zumeist dünnen Nabelhaut bleibt.
Der Inhalt des Bruchsackes wird in die Bauchhöhle reponiert, wenn keine Verwachsungen bestehen. Andernfalls löst man die strangförmigen oder flächenhaften Verwachsungen, wobei blutende Gefäße zu fassen und zu unterbinden sind

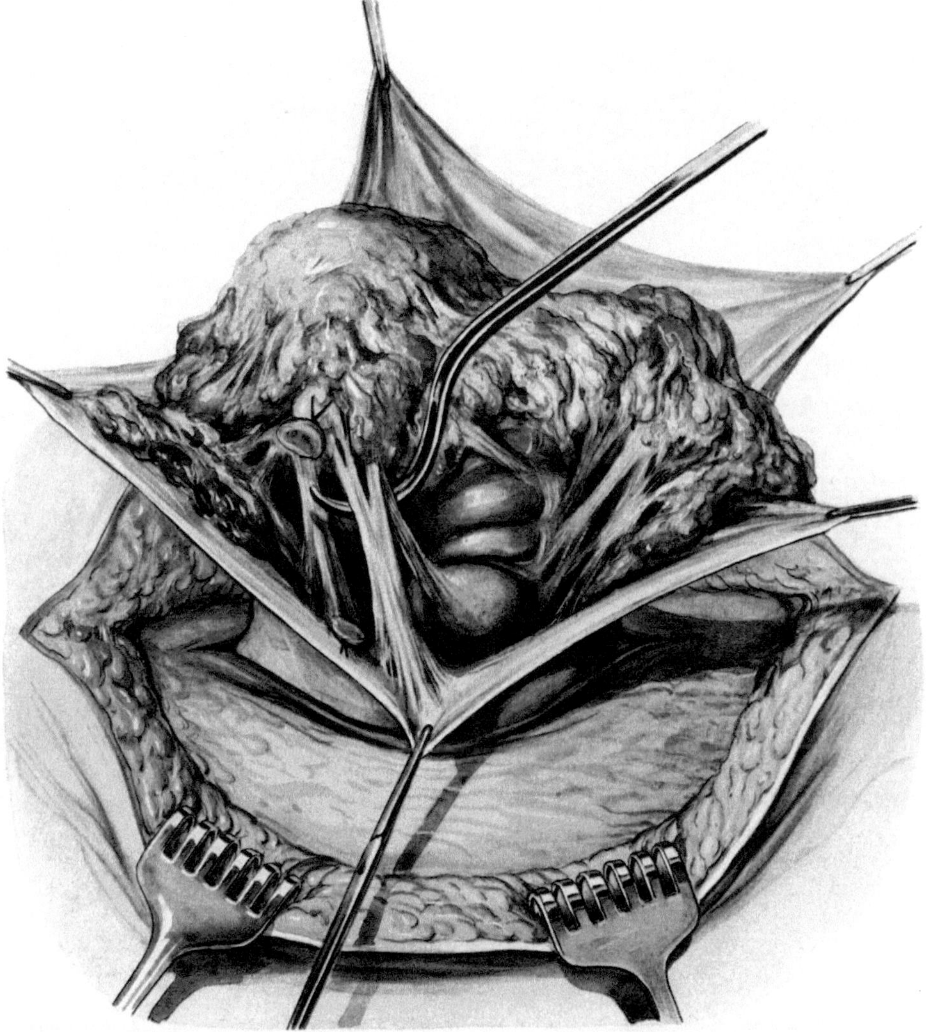

Abb. 37. *Versorgung des Bruchinhaltes eines großen Nabelbruches* Das adharente Netz und Colon transversum
werden durch doppelte Unterbindung und Durchtrennung der Bindegewebsstrange allmahlich befreit

(Abb. 37). Verdicktes oder nekrotisches Netz, das in den Buchten des Bruchsackes verfilzt und nicht ohne weiteres zu entwirren ist, wird in der Höhe der
Bruchpforte abgetragen. Bei unübersichtlichen Verhaltnissen ist hierbei sorgfältig darauf zu achten, daß nicht etwa ein Stück Darm in eine Unterbindung
gerät. Zu Unterbindungen des Netzes verwendet man nur dünnen Zwirn, um
vor einem Abgleiten sicher zu sein.

Gelegentlich ist die Bruchpforte so eng, daß die Reposition der Eingeweide
nicht gelingt oder der Zusammenhang des im Bruchsack liegenden Fettgewebes

mit den Eingeweiden in der Bauchhohle nicht genau festgestellt werden kann. In diesen Fallen spalte man nach Besichtigung und Sicherung des Bruchinhaltes den Bruchring zu beiden Seiten quer in das außere Blatt der Rectusscheide, wobei eine versehentliche Verletzung des hinteren Blattes der Rectusscheide und des

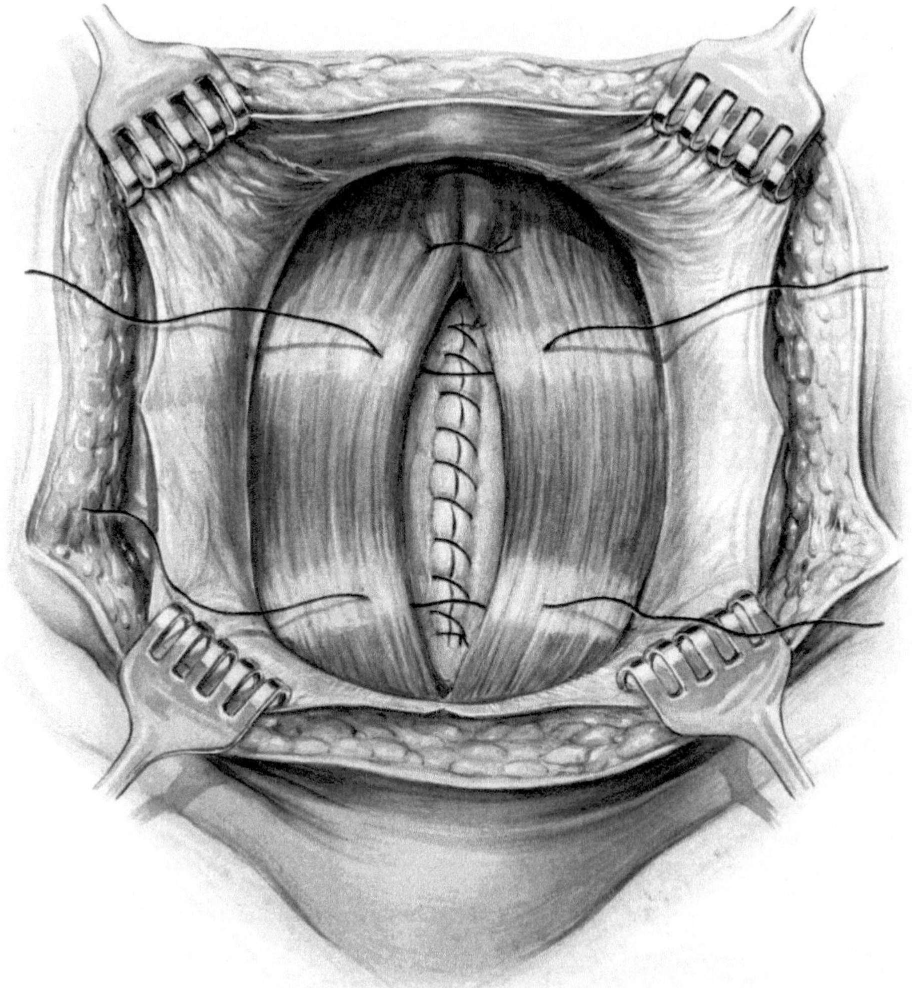

Abb 38 *Verschluß eines großen Nabelbruches unter Vereinigung der geraden Bauchmuskulatur 1* Nach fortlaufender Naht der Basis des Bruchsackes wird uber diesem die hintere Rectusscheide ebenfalls durch fortlaufende Naht vereinigt Be:de Schichten konnen auch in eine gemeinsame Naht genommen werden Danach werden die Innenrander der Mm recti durch Knopfnahte aneinandergefugt

Peritoneum am Bruchsackhals zu vermeiden ist (Abb 31) Hat man den Bruchinhalt in die Bauchhöhle reponiert, so umschneidet man nach Unterminierung des außeren Blattes der Rectusscheide den Bruchring oben und unten, so daß der Bruchring außer an seinen seitlichen Durchtrennungsstellen mit der Basis des Bruchsackes und mit dem hinteren Blatt der Rectusscheide im Zusammenhang bleibt. Nun kürzt man den Bruchsack bis etwa $1/2$ cm peripher vom Bruchring, faßt die Ránder des Bruchsackrestes erneut mit MIKULICZ- oder KOCHER-Klemmen und verschließt ihn durch eine quere fortlaufende Naht aus Catgut. Peritoneum

und hinteres Blatt der Rectusscheide werden also zusammen mit *einer Naht*
gefaßt, wobei die Verschmelzung von vorderem und hinterem Blatt der Rectusscheide im Bruchring der Naht einen festen Halt verleiht (Abb. 38).

Das nächste Ziel ist, die Mm. recti nach kranial und caudal, soweit wie eine
Diastase vorhanden ist, auszuhülsen und das vordere Blatt der Rectusscheide der

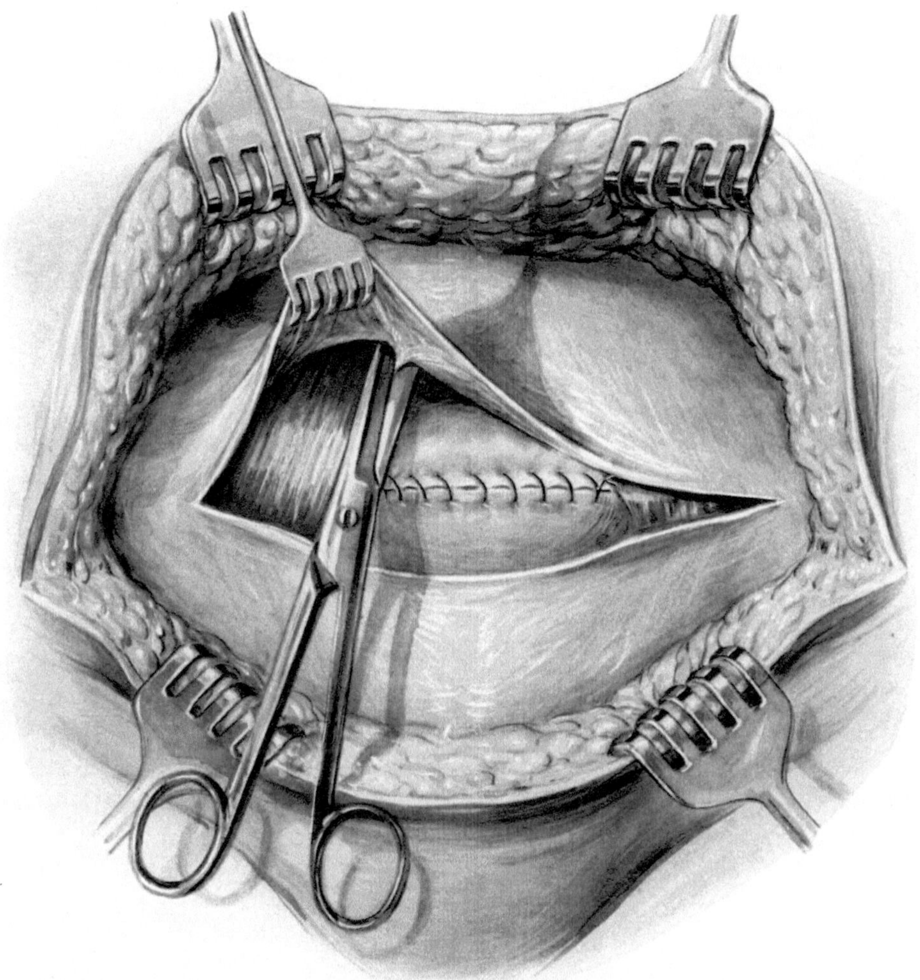

Abb 39 *Verschluß eines großen Nabelbruches unter Vereinigung der geraden Bauchmuskeln 2* Da sich im Bereich
der Mittelaponeurose das vordere und das hintere Blatt der Rectusscheide nicht trennen lassen, wird das hintere
Blatt der Rectusscheide entlang dem Innenrand des M rectus von der Mittelaponeurose mit einer Schere abgetragen. Die weitere Versorgung des Bruches erfolgt nach den Grundsatzen, wie sie in der Abb 40 wiedergegeben sind. (In diesem Fall werden Peritoneum und hintere Blatt der Rectusscheide quer vernaht)

rechten und der linken Seite möglichst als zusammenhangende Platte darzustellen.
Zu diesem Zweck faßt man zunachst den kranialen Schnittrand des vorderen
Blattes der Rectusscheide mit 2 MIKULICZ-Klemmen genau am Innenrand der
Mm. recti und durchtrennt zu beiden Seiten die Verbindungen des vorderen mit
dem hinteren Blatt der Rectusscheide nach kranial. In der gleichen Weise ver-
fährt man nach caudal, so daß dann die Innenrander der Mm. recti mit etwa
$^1/_3$ ihrer Muskelbreite freiliegen (Abb. 39). Hierbei blutet es nicht nennenswert,

da die Gefaße von der Seite und von hinten die Mm. recti versorgen. Ist die Muskulatur der Mm. recti einigermaßen kräftig entwickelt, so können die beiden Bäuche ohne schädliche Aufspaltung durch quere Knopfnähte in der Mittellinie zusammengerafft werden, besonders, wenn man die ersten Nahte durch die Inscriptiones tendineae legt. Als Nahtmaterial benutze ich hierzu ausschließlich

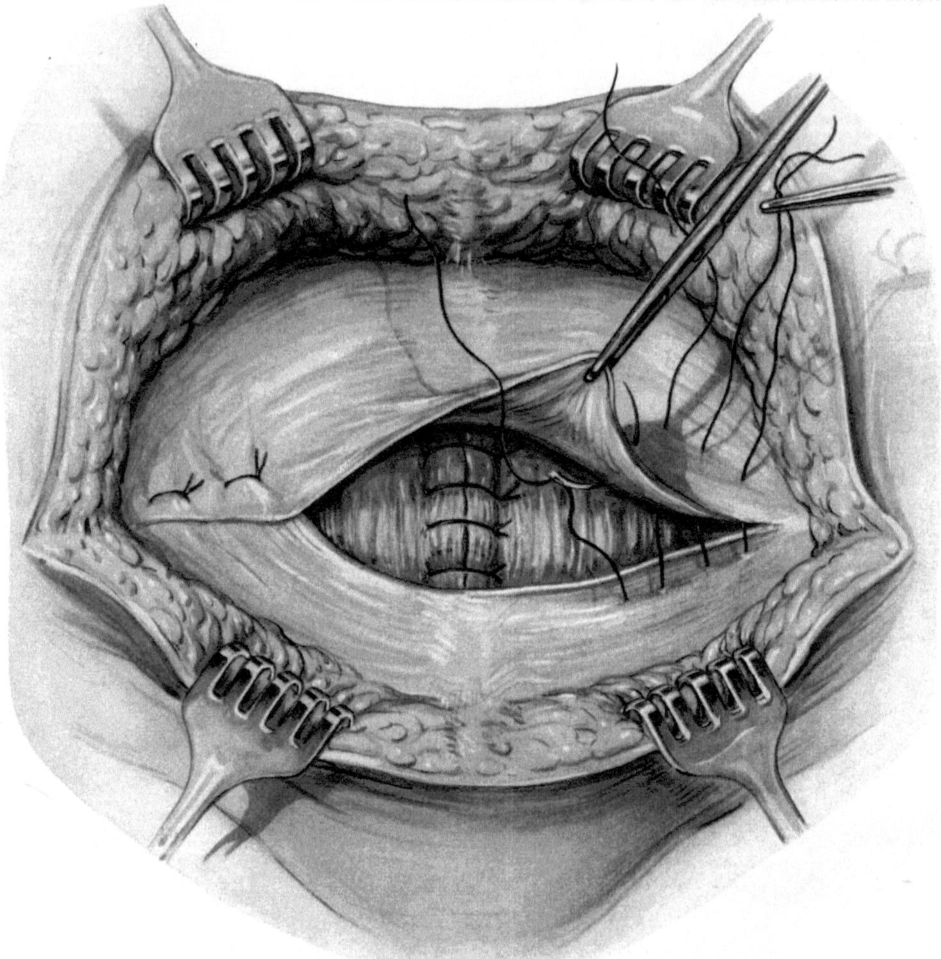

Abb. 40   *Verschluß eines großen Nabelbruches unter Vereinigung der geraden Bauchmuskeln. 3*   Das vordere Blatt der Rectusscheide wird unter Doppelung mittels U-Nahten vereinigt

Catgut, bei den Inscriptiones tendineae jedoch Zwirn. *Abstand nehme man von einer Muskelnaht bei atrophischer und uberdehnter Muskulatur.* Zum Schluß wird das vordere Blatt der Rectusscheide durch eine quere Nahtreihe am besten mit Einzelfaden aus Zwirn geschlossen. Man kann aber auch die vordere Rectusscheide doppeln, was dem Verschluß der Bruchpforte eine erhöhte Sicherheit verleiht (Abb. 40). Für die U-Nahte verwendet man Zwirn, für die Nahte am Schnittrand Catgut. Das Aufsteppen der Kuppe des Bruchsackes auf die Aponeurose, die Subcutannaht und die Hautnaht beenden den Eingriff. In die Nabelgrube legt man einen Tupfer; die Wunde bedeckt man mit Gaze. Quere breite Elastoplaststreifen komprimieren die Wunde und stutzen die Bauchdecken.

c) Der Verschluß der Bruchpforte durch Aponeurosen- oder Bauchdeckendoppelung nach W. J. Mayo (1894).

Der einfachste Verschluß der Bruchpforte wäre die unmittelbare Vereinigung ihrer Ränder durch Knopfnähte, nachdem die Öffnung des Bruchsackes unter Einbeziehung des hinteren Blattes der Rectusscheide vernäht wurde. Da jedoch die Umgebung der Bruchpforte zumeist aus minderwertigem Gewebe besteht,

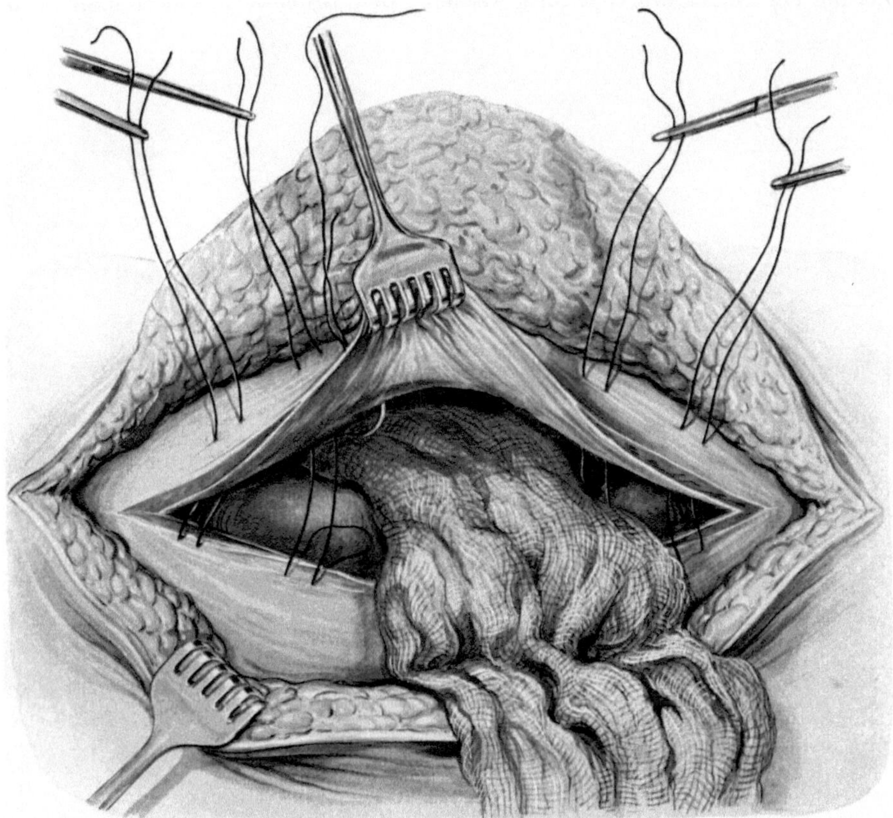

Abb. 41. *Verschluß einer Nabelbruchpforte durch Bauchdeckendoppelung nach* W J MAYO *1* Der caudale Rand der in querer Richtung erweiterten Bruchpforte wird durch U-Nähte in einer bogenformigen Linie unter die kraniale Wundseite gezogen

ist die *Aponeurosen- oder Bauchdeckendoppelung* empfehlenswerter. Die Freilegung des Bruchsackes und der Bruchpforte erfolgt mit der gleichen Schnittführung und in der gleichen Weise wie sie in den vorhergehenden Kapiteln S. 60 dargelegt wurde. Auch für die Erhaltung oder Opferung des Nabels gelten die gleichen Gesichtspunkte.

Plant man nur eine *Doppelung des vorderen Blattes der Rectusscheide*, so geht man folgendermaßen vor: Den Bruchring umschneidet man zirkulär und trennt ihn dadurch von dem vorderen Blatt der Rectusscheide ab, das man nach beiden Seiten quer spaltet. Die Ablösung des vorderen Blattes der Rectusscheide von den Mm. recti und von seiner Verbindung mit dem hinteren Blatt erfolgt in der auf S. 69 beschriebenen Weise. Hat man den Bruchsack durch fortlaufende Catgutnaht verschlossen, so kann man die auf Abb. 40 dargestellte Doppelung des vorderen Blattes der Rectusscheide (Aponeurosendoppelung) vornehmen. Das

Verfahren unterscheidet sich von dem im Kapitel 4, b, S. 66 ff. beschriebenen Vorgehen nur dadurch, daß man grundsätzlich auf die Vereinigung der Mm. recti verzichtet und die Bruchpforte allein durch Doppelung der Aponeurose verschließt.

Ist das vordere Blatt der Rectusscheide schwach entwickelt und sind gleichzeitig die Mm. recti breit auseinandergewichen, so bietet die *Doppelung aller Schichten der Bauchwand* große Sicherheit. Der Eingriff kann ohne oder mit Opferung des Nabels durchgeführt werden. Den Bruchsack isoliert man in der

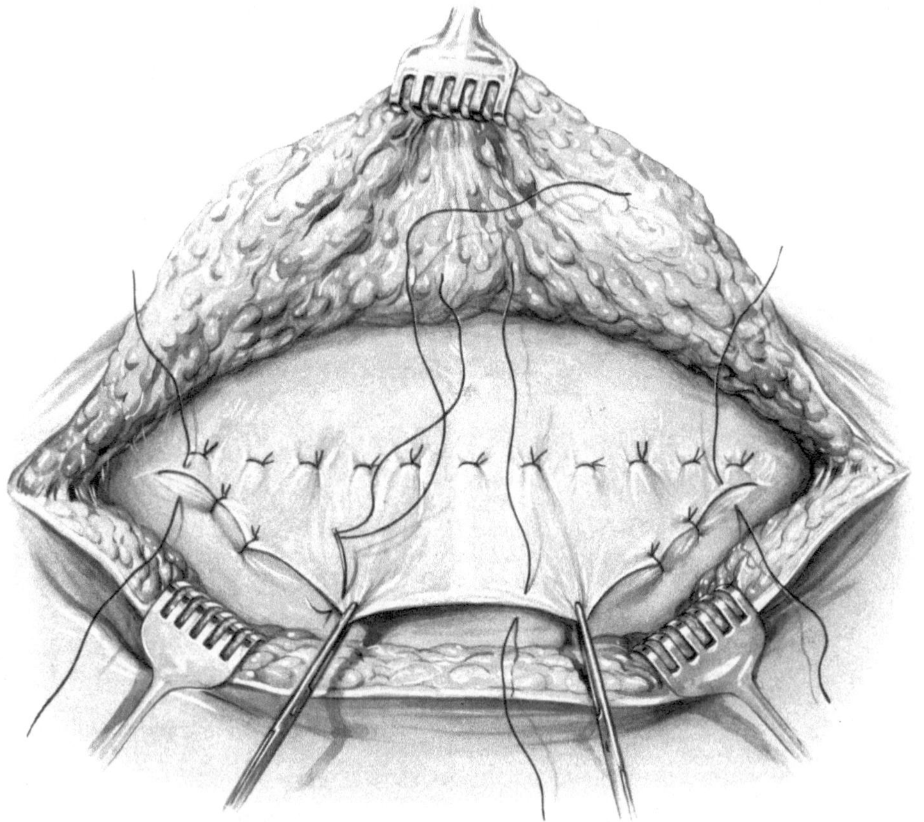

Abb 42. *Verschluß einer Nabelbruchpforte durch Bauchdeckendoppelung nach W J MAYO 2* Nach Vollendung der tiefen U-Nahte wird der kraniale Aponeurosen- oder Bauchdeckenlappen in bogenformiger Linie auf die caudale Unterflache gesteppt.

üblichen Weise. Auch die Versorgung des Bruchinhaltes unterscheidet sich nicht von der vorher gegebenen Darstellung. Nach Reposition der Eingeweide und Abtragen des Bruchsackes faßt man das Bruchsackperitoneum zusammen mit dem hinteren und vorderen Blatt der Rectusscheide mit MIKULICZ-Klemmen. Wenn der Bruchring nicht schon vorher gespalten wurde, geschieht dies jetzt durch seitliche Schnitte, die die beiden Blatter der Rectusscheide und das Bauchfell bis zu den außeren Rändern der Mm. recti durchtrennen (Abb. 41). Auch in diesem Bereich des Schnittes werden Peritoneum und Rectusscheide mit MIKULICZ-Klemmen gefaßt.

Die Bauchdeckendoppelung erfolgt mit U-Nähten aus kraftigem Zwirn in folgender Weise (Abb. 41): Die einzelnen U-Nähte legt man abwechselnd an der rechten und linken Seite der Bruchpforte nach der Mitte fortschreitend. Etwa

1—2 cm entfernt vom Rande der kranialen Wundlippe wird ein langer Faden von außen nach innen, am Rande der caudalen Wundlippe ebenfalls von außen nach innen dicht daneben von innen nach außen und hierauf etwa 1—2 cm entfernt vom Rande der kranialen Wundlippe an entsprechender Stelle von innen nach außen gestochen. Die beiden Fadenenden knüpft man zunächst nicht, sondern faßt sie zusammen mit einer Klemme (Klöppelnaht). Der zweite Faden wird in gleicher Weise an der anderen Ecke der Wunde gelegt. Der nächste Faden wird neben dem ersten Eckfaden nach der Mitte zu durch beide Wundlippen in gleicher Reihenfolge und Richtung gelegt, doch durchsticht er die kraniale Wundlippe in etwas größerer Entfernung von ihrem Rande. So geht es an beiden Seiten abwechselnd nach der

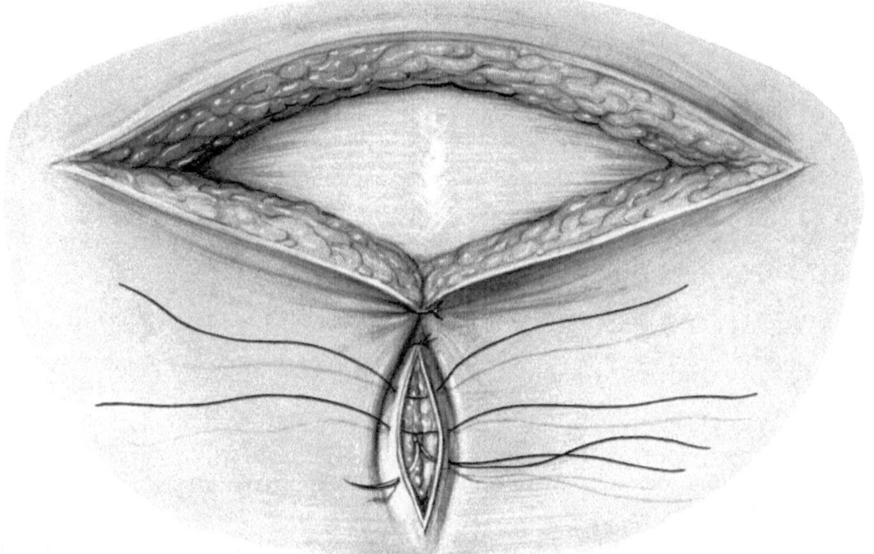

Abb. 43. Hautnabelplastik durch Einfaltung des einen Wundrandes

Mitte zu fort, bis schließlich die Verbindungslinie aller durch die kraniale Wundlippe gelegten Stiche einen zusammenhangenden caudal offenen Bogen bildet, dessen höchster Punkt so weit von dem Rande der kranialen Lippe entfernt ist, als es die Spannung der Bauchdecken zuläßt. Nachdem alle Faden gelegt und die Klemmen gefaßt sind, werden sie durch den Assistenten gleichmäßig angezogen. Der Operateur knüpft nun einen Faden nach dem anderen, indem er abwechselnd an den Seiten beginnt und allmählich gegen die Mitte fortschreitet. Sorgfaltig ist darauf zu achten, daß keine Eingeweideteile durch die Verschlußwege eingeklemmt werden. Nach dem Knoten aller Faden ist die Bauchhöhle an sich geschlossen. Die kraniale Wundlippe fallt jedoch noch in Gestalt eines freien Lappens über die caudale Wundlippe. Sie wird an ihrem Rande durch Knopfnahte, wozu ich Catgut benutze, auf die Oberfläche der caudalen Aponeurose unter Spannung aufgesteppt (Abb. 42).

5. Die Hautnabelplastik.

Wurde bei einem der geschilderten Operationsverfahren der Hautnabel beseitigt, so wird mit der Hautnaht möglichst sofort eine Hautnabelplastik verbunden. Das kann in doppelter Weise geschehen: Die Mitte des einen Hautrandes, meist des caudalen Hautrandes, wird durch einen einzinkigen spitzen

Haken winkelförmig ausgezogen (Abb. 43). Die beiden Wundränder des Haut-
winkels werden auf einige Zentimeter so weit zusammengenäht, wie es die hierdurch entstehende Kürzung des Hautrandes gestattet. Der verkürzte caudale
und der unverkürzte kraniale Hautwundrand werden in der üblichen Weise miteinander vereinigt.

Ein anderes Verfahren der Nabelplastik besteht darin, daß aus der Mitte des
einen, meist des caudalen Wundrandes, ein zungenförmiger, 1—3 cm breiter
Hautlappen von derartiger Länge geschnitten wird, daß sich beim Zusammen-
rollen des Lappens seine Spitze mit seiner Basis vereinigen läßt. Diese Form wird
durch entsprechende Hautnahte aufrechterhalten Die Hautwunde wird nunmehr

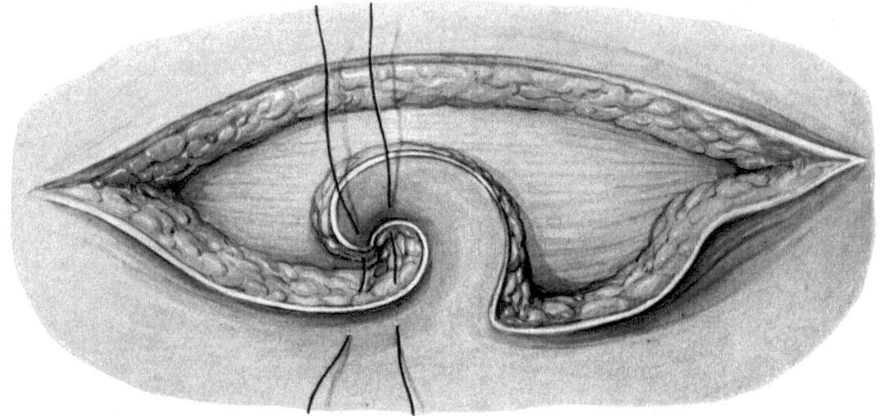

Abb 44 *Hautnabelplastik durch Einrollen eines zungenformigen Hautlappens*

durch Vereinigung des caudalen und des kranialen Wundrandes geschlossen
(Abb. 44).

In beiden Fällen ist darauf zu achten, daß sich die Hautrundung trichterförmig
nach innen legt und sich nicht etwa kegelförmig nach außen stülpt. Zur Aufrechterhaltung dieser Einstülpung wird auf dem neuen Nabel ein ihn in die Tiefe
drückender, entsprechend geformter Tupfer mit Mastisol oder Heftpflaster befestigt.

II. Die Beseitigung der Brüche und bruchähnlichen Zustände in der Mittellinie des Bauches.

1. Die Beseitigung der epigastrischen Brüche.

Bevor man sich zu einem Eingriff wegen eines epigastrischen Bruches entschließt, hat man zu prüfen, ob die bestehenden Beschwerden wirklich durch ihn
verursacht werden oder ob sie auf einer anderen Erkrankung (Magen-Zwölffinger-
darm-Geschwür, Cholecystitis, chronische Pankreatitis) beruhen.

Die epigastrischen Bruche treten in der Hauptsache in der caudalen Hälfte
des Nabel-Xiphoid-Abschnittes auf. In der überwiegenden Mehrzahl der Fälle
findet sich nur ein *präperitoneales Lipom* Vereinzelt ist ein *eigentlicher Bruchsack*,
jedoch selten ein *Bruchsack mit Inhalt* nachweisbar (Abb. 45)

Die operative Beseitigung eines einzelnen Bruches im Bereiche der Linea alba
ist einfach. Der Schnitt durch die Haut kann als gerader oder bogenförmiger

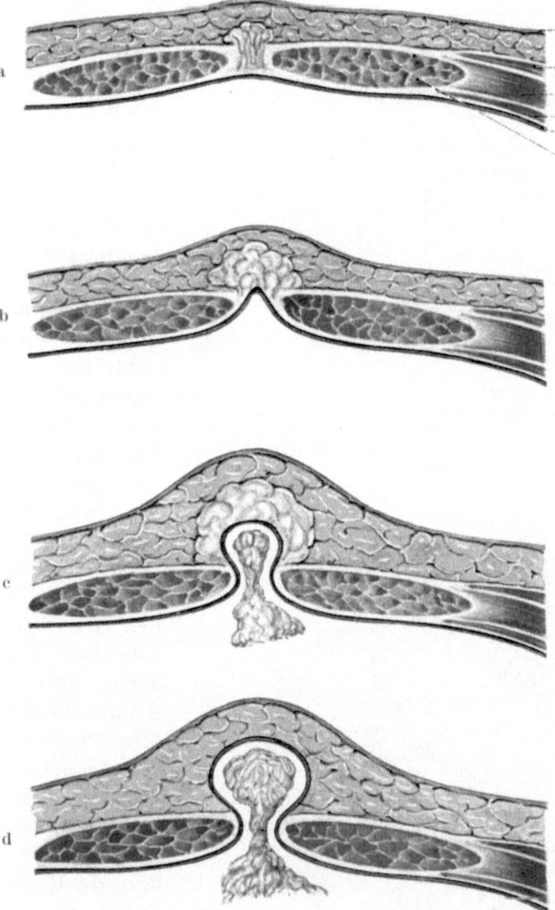

Abb. 45 a—d   Epigastrische Bruche   a Praperitoneales Lipom, das durch die Rectusscheide durchgetreten ist   b Praperitoneales Lipom mit in die Fascienlucke gezogenem Peritoneum.   c Praperitoneales Lipom mit ausgebildetem Bruchsack, der einen Netzzipfel enthalt (Epigastrischer Fettbruch)   d Epigastrische Hernie ohne Lipom.

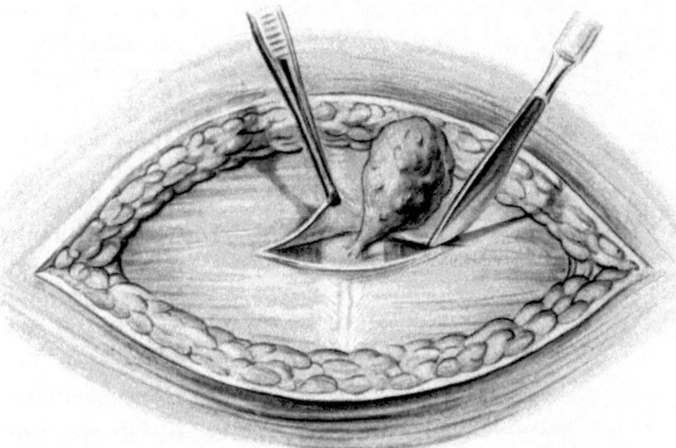

Abb. 46   *Beseitigung eines kleinen epigastrischen Bruches   1*   Die Bruchsackgeschwulst (das praperitoneale Lipom) ist freigelegt   Die Bruchpforte wird in querer Richtung unter Einschneiden des vorderen Blattes der Rectusscheide erweitert.

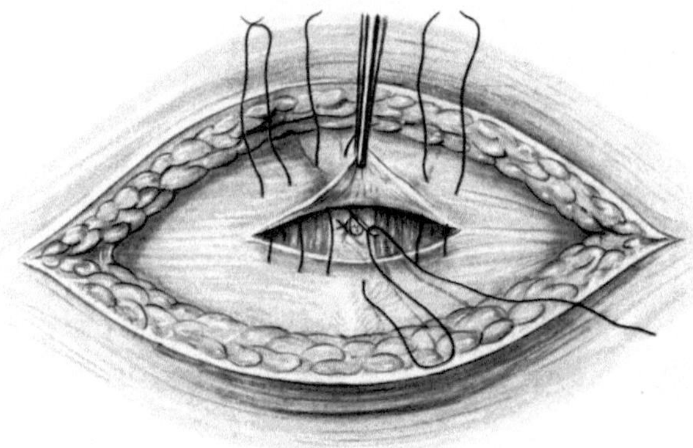

Abb 47 *Beseitigung eines kleinen epigastrischen Bruches 2* Nach Abbindung des Bruchsackes oder des praperitonealen Lipoms wird die Bruchpforte unter Doppelung der vorderen Rectusscheide mittels U-Nahten geschlossen

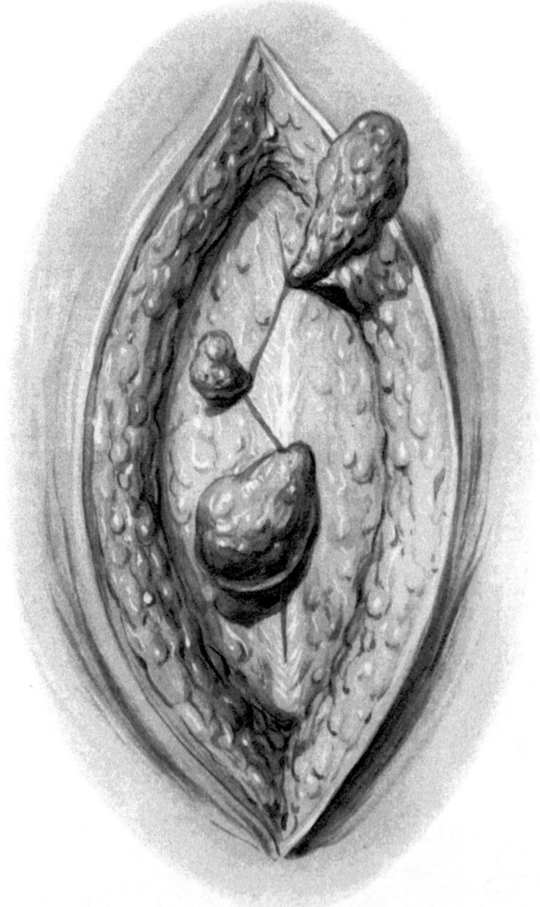

Abb 48 *Beseitigung mehrerer epigastrischer Bruche.* 1 Nach Freilegung der Bruchsacke werden die Bruchpforten unter Spaltung der trennenden Aponeurosenbrucken miteinander verbunden.

Querschnitt oder als Längsschnitt in der Linea alba über der Höhe der Bruchgeschwulst geführt werden. Durch starkes Auseinanderziehen der Hautrander und Abpräparieren des Unterhautfettgewebes legt man das präperitoneale Lipom, die Bruchpforte und die Rectusaponeurose in entsprechendem Umfange frei (Abb. 46). In der Regel besitzen epigastrische Brüche keinen Bruchsack, da sie Vorwölbungen von präperitonealem Fett durch Lücken des vorderen Blattes der Rectusscheide darstellen. Nicht ratsam ist es, auch bei kleinen Brüchen lediglich den Stiel des praperitonealen Lipoms freizulegen, ihn dicht an der Aponeurose abzutragen und durch die Bruchpforte unter die Aponeurose zu lagern, um die Lücke in der Aponeurose mit einigen Zwirnknopfnahten zu verschließen, da Rezidive nach diesem Vorgehen nicht selten sind. Besser ist es, die Bruchpforte durch einen *kleinen* Quer- oder Langsschnitt zu erweitern den Stiel des Lipoms bis zum Peritoneum zu verfolgen und dann zu umstechen und abzutragen. Hat man den Langsschnitt gewählt, so kann man ihn wie jeden Schnitt in der Linea alba einfach quer vernahen, wozu nichtresorbierbares Nahtmaterial (Zwirn. Seide) zu verwenden ist. Erfordert die Zartheit der Rectusscheide eine Verstarkung, so doppelt man die Aponeurose mit U-Nahten. Die *quere Erweiterung* der Bruchpforte macht die *Apo-*

neurosendoppelung immer notwendig (Abb. 47). Liegen die medialen Rander der Mm. recti frei, so kann man sie durch lose geschlungene Catgut-Knopfnahte aneinandernahen.

Schwieriger wird die Beseitigung der epigastrischen Hernien dann, wenn die Bruchpforte eine *betrachtliche Ausdehnung in der Langsrichtung* des Körpers be-

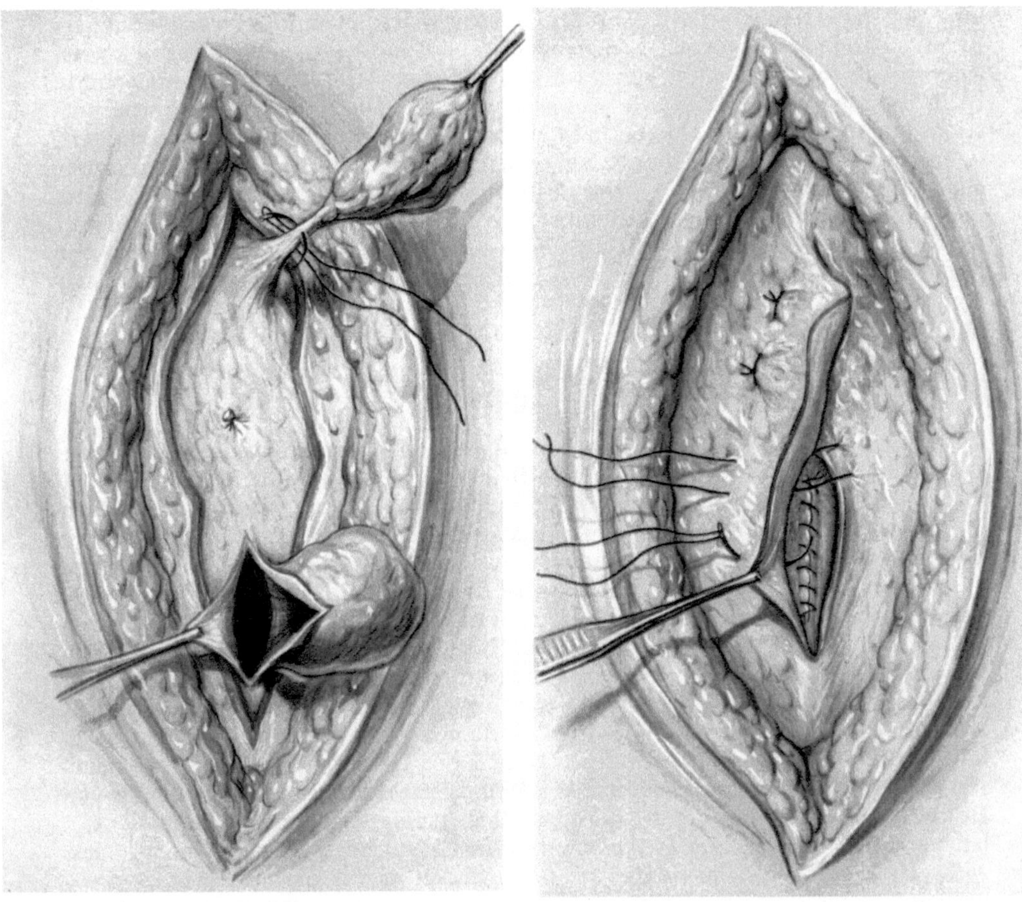

Abb 49 *Beseitigung mehrerer epigastrischer Bruche 2*
Nach Spaltung der Aponeurosebrucken liegt das Peritoneum parietale vor. Praperitoneale Lipome mit kleinem, leerem Bruchtrichter werden durchstochen und abgebunden, ein großerer Bruchsack wird an der Basis eroffnet

Abb 50 *Beseitigung mehrerer epigastrischer Bruche 3*
Das Peritoneum parietale ist durch fortlaufende Naht verschlossen Die beiden Rander der die Bruchpforten enthaltenden Mittelaponeurose werden unter Doppelung mit U-Nahten vereinigt.

sitzt, wodurch ihr *querer* Verschluß schwer oder unmöglich wird, oder dann, wenn *mehrere* in der Langsrichtung nebeneinander liegende Brüche vorhanden sind. Unter derartigen Umstanden ist bereits der Hautschnitt in *der Langsrichtung* anzulegen, schon um beim weiteren Freilegen und Absuchen der Mittellinie nicht beschränkt zu sein (Abb. 48).

Ist nur *eine einzige, in der Langsrichtung jedoch weit ausgedehnte* Bruchpforte vorhanden, so wird auch ihr Verschluß stets in der *Langsrichtung* des Körpers ausgeführt. Dies geschieht aus Gründen der Haltbarkeit immer durch *Doppelung der Bauchdecken* (Abb. 50), indem die rechte und die linke Wundseite der *Aponeurose* nach entsprechender Erweiterung der Bruchpforte in der Langsrichtung möglichst weitgehend übereinandergenäht werden, wie das im Abschnitt bei der Behandlung der Rectusdiastase geschildert wird. Das an der Aponeurose haftende Fett des unterlegten Lappens ist sorgfältig abzuschaben. *Die Bauchdeckendoppelung* wird bei *epigastrischen Brüchen* im Gegensatz zu dem Vorgehen bei Rectusdiastase oder Narbenbrüchen *stets ohne Eröffnung der Bauchhöhle* ausgeführt.

Bei *mehreren Bruchen* der Linea alba (Abb. 48) oder dann, wenn die Linea alba bei starker Rectusdiastase in eine *breite minderwertige Platte* verwandelt ist, die an mehreren Stellen von Brüchen oder präperitonealen Lipomen durchsetzt ist, spaltet man zweckmäßig die einzelnen Bruchpforten durch einen einzigen Schnitt (Abb. 49), der dann einheitlich verschlossen wird. Die freigelegten Lipome umsticht und trägt man einzeln ab. Läßt ein breiter Stiel einen Bruchsack vermuten, so eröffnet man ihn, trägt ihn ab und verschließt die Basis des Bruchsackes durch eine fortlaufende Catgutnaht. Der *Verschluß der Bauchdecken* kann durch eine gewöhnliche Naht erfolgen, was weniger zu empfehlen ist, oder durch ein Verfahren wie es zur Beseitigung der Rectusdiastase angegeben ist (s. S. 80), mit der derartig zahlreiche, in der Mittellinie gelegene Brüche (Gitterbrüche) zumeist kombiniert sind (Abb. 50)

2. Die Beseitigung des Klaffens der geraden Bauchmuskeln (Rectusdiastase).

Der Zustand der Rectusdiastase besitzt nicht alle kennzeichnenden Merkmale eines echten Bauchbruches, da ihm eine Bruchpforte und ein sackförmiger Bruchsack fehlen. Die Erscheinungen und die Behandlung dieses Leidens haben jedoch mit denen eines Bruchleidens eine so weitgehende Ähnlichkeit, daß die Besprechung an dieser Stelle berechtigt erscheint.

Das Ziel der operativen Behandlung ist die dauernde Beseitigung der *minderwertigen Gewebeplatte* zwischen den beiden Mm. recti und die Bildung einer straffen Bauchdecke. Die Diastase kann nur den Unterbauch oder den Oberbauch allein betreffen, sie kann aber auch vom Schwertfortsatz bis zur Symphyse reichen. Zur Beseitigung einer Diastase kann aber unter Umständen ein großer Eingriff erforderlich sein. Um Störungen der Wundheilung zu verhüten, sind eine sorgfältige Blutstillung, der Ersatz des wahrend der Operation verlorengegangenen Blutes durch Bluttransfusionen und ein Wundverschluß, der die Entstehung von Hohlräumen vermeidet, von wesentlicher Bedeutung. Dabei nähe ich das Unterhautfettgewebe stets gesondert mit einzelnen Catgutfäden oder mit einem nicht zu straff angezogenen, fortlaufenden Catgutfaden an die darunterliegende Aponeurose.

Zur *Schmerzbetäubung* genügt die Lokalanaesthesie zumeist nicht. Wir bevorzugen, solche Kranke in Allgemein-Narkose zu operieren, wobei durch Curarisierung maximale muskulare Entspannung erzielt werden kann. Auch die *Spinalanaesthesie* und die *Periduralanaesthesie* eignen sich wegen ihrer ausgedehnten Bauchdeckenentspannung, die zur Herstellung eines festen Nahtverschlusses sehr wichtig ist. Nach der Operation sind die Kranken bei etwas aufgerichtetem Oberkörper mit *angezogenen Beinen* zu lagern (Abb. 11).

Der Eingriff ist grundsätzlich der gleiche, ob es sich nun um eine *partielle* Diastase im Ober- oder Unterbauch oder um eine *totale* Diastase vom Schwertfortsatz bis zur Symphyse handelt.

Zur Freilegung des Operationsgebietes wird in der Mittellinie des Bauches ein *Längsschnitt* durch die Haut in der ganzen Ausdehnung der Diastase, also gelegentlich vom Schwertfortsatz bis zur Schamfuge geführt, der *links* am Nabel vorbeizieht. Der *Nabel* ist aus kosmetischen Gründen *stets zu erhalten*. Besteht eine schlaffe dehnbare Haut, so kann der mittlere Hautanteil auch in Gestalt eines *längsgerichteten Wetzsteines* umschnitten und entfernt werden. Die so excidierte Haut bewahrt man in einer sterilen feuchten Kochsalz-Kompresse auf, um sie erforderlichenfalls zur Verstärkung der Bauchdeckennaht in Form der Cutisplastik (E. Rehn) zu verwenden. Haut und Subcutangewebe werden vom Mittelschnitt aus von der mittleren Bauchdeckenaponeurose erst auf der einen und hierauf auf der anderen Seite nach außen so weit abgelöst, daß auf jeder Seite der *innere Rand* der uneröffneten Rectusscheide in ganzer Ausdehnung der Wunde übersichtlich zutage liegt. Man hüte sich jedoch davor, Haut und Unterhautzellgewebe zu weit von der Aponeurose abzupräparieren, um unnötige Blutungen und Störungen der Blutversorgung von Haut und Unterhautfettgewebe zu vermeiden. Nachdem auf diese Weise das Operationsfeld zugänglich ist, sind im wesentlichen folgende Möglichkeiten des weiteren Vorgehens gegeben:

Der Eingriff kann ohne oder mit Eröffnung der Bauchhöhle durchgeführt werden. Die Entscheidung hierüber hängt von der Lokalisation der Diastase und von dem geplanten Verfahren zur Wiederherstellung der Bauchdecken ab. Zu berücksichtigen ist, daß im Oberbauch die Naht des derben hinteren Blattes der Rectusscheide auch ohne Peritoneum möglich ist, während dies im Unterbauch wegen der zarten Struktur dieser Schicht kaum gelingt. Erstrebt man eine *Doppelung aller Bauchdeckenschichten*, so ist eine Durchtrennung des Peritoneum und damit eine Eröffnung der Bauchhöhle fast unvermeidlich, es sei denn, man präpariert das Bauchfell vom hinteren Blatt der Rectusscheide besonders auf der Seite, die nach ventral geschlagen wird, in genügender Ausdehnung ab. Wenn irgend möglich, suche man *ohne Eröffnung der Bauchhöhle* auszukommen, da sich auch bei sorgfältigster Naht des Peritoneums oft Verwachsungen der Baucheingeweide, besonders des Netzes, mit dem Operationsgebiet bilden, die zu ileusartigen Erscheinungen Anlaß geben können.

Die einschichtige Längsnaht der Bauchdecke nach Entfernung der Mittelaponeurose. Die minderwertige mittlere Aponeurosenplatte wird entlang den Innenrandern der Mm. recti *ausgeschnitten*, und die *Innenränder der geraden Bauchmuskeln* werden *ohne Eröffnung ihrer Scheiden* unmittelbar miteinander vereinigt. Die Mittelaponeurose wird entweder ohne Eröffnung der Bauchhöhle oder zusammen mit dem ihr anhaftenden Peritoneum parietale neben dem inneren Rectusrand zunächst an einer kleinen Stelle durchtrennt, dann verlängert man den Schnitt mit der Schere kranialwarts und caudalwarts entlang der inneren Rectusscheidengrenze, ohne jedoch die Rectusscheide zu eröffnen, in ganzer Ausdehnung der Diastase. Mit Vollendung dieses Schnittes auf beiden Seiten kommt die wetzsteinförmige muskelentblößte Mittelaponeurose ohne oder mit dem anhaftenden parietalen Peritoneum in Fortfall. Die beiden auf diese Weise entstandenen Wundränder, die durch die inneren Kanten der rechten und der linken uneröffneten Rectusscheide gebildet werden, werden wie eine mediane Laparotomiewunde miteinander vereinigt. Wurde die Bauchhöhle eröffnet, so naht man das Peritoneum mit einem fortlaufenden Catgutfaden. Es folgt dann die Naht der Aponeurose mit Einzelfäden, wobei nichtresorbierbares Material (Zwirn, Seide) zu bevorzugen ist. Wurde das Bauchfell nicht durchtrennt, so bildet die Aponeurosennaht den alleinigen Bauchdeckenverschluß.

Dieses Verfahren der Beseitigung einer Rectusdiastase, das noch vielfach angewendet wird, halte ich für *völlig unzureichend*. Es wurde nur der Vollständigkeit halber erwähnt. Wesentlich zuverlässiger ist die schichtweise Längsnaht der Bauchdecke Ich persönlich bevorzuge die *Aponeurosen- oder Bauchdeckendoppelung* unter Verwendung der „minderwertigen" Aponeurosenplatte als *das sicherste Verfahren zur Beseitigung einer Rectusdiastase*.

Die schichtweise Langsnaht der Bauchdecken nach Entfernung der Mittelapo-neurose. Man kann die Làngsnaht in der Mittellinie des Bauches nach der Ausschneidung der Mittelaponeurose jedoch auch in *mehreren Schichten* vornehmen, was die Haltbarkeit des Verschlusses offensichtlich steigert. Zu diesem Zweck werden die beiden Rectusscheiden nach der oben geschilderten Freilegung des

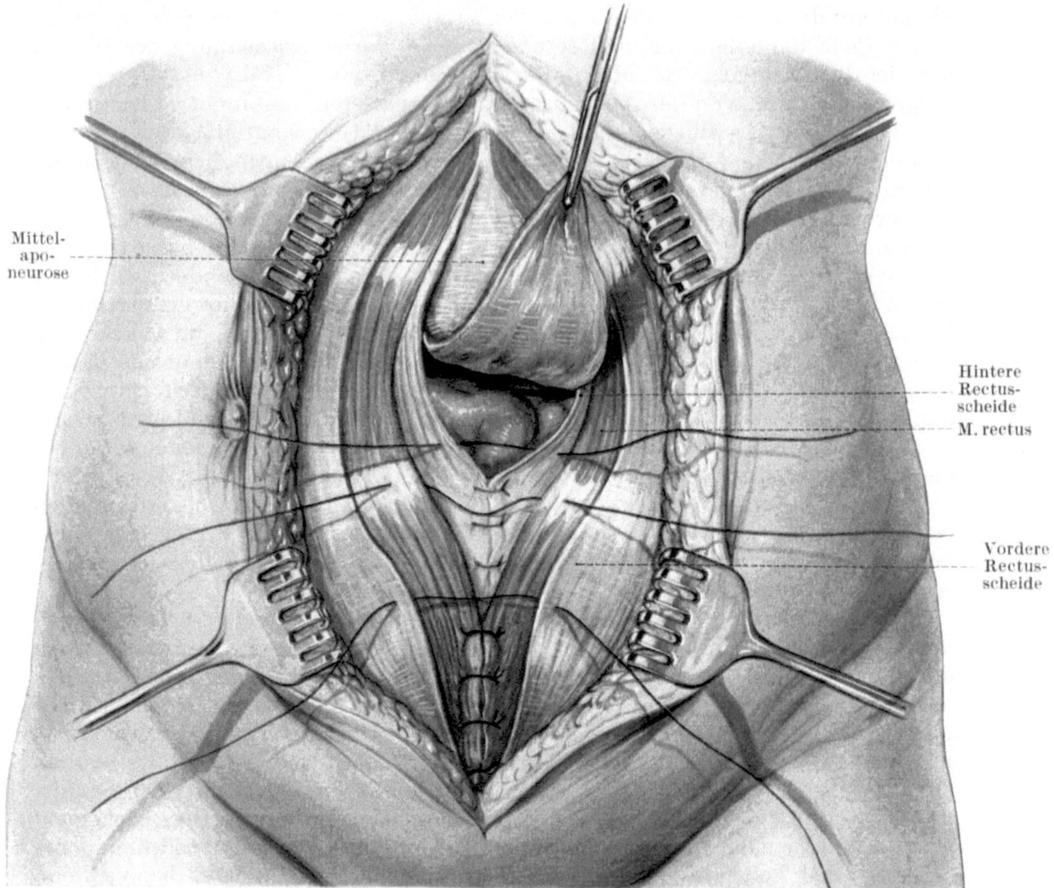

Abb. 51. *Beseitigung der Rectusdiastase unter Ausschneiden der Mittelaponeurose und unter Eroffnung der Rectus-scheide.* Die hinteren Blatter der Rectusscheide zusammen mit dem Peritoneum, die Mm recti und die vorderen Blatter der Rectusscheide werden schichtweise durch Knopfnahte verschlossen. Die hinteren Rectusscheiden mit dem Peritoneum konnen auch durch fortlaufende Catgutnaht vereinigt werden

Operationsgebietes entlang ihrer inneren Kante in ganzer Längsausdehnung der Diastase *eröffnet* (Abb. 51). Die *vordere Rectusscheide* wird nun auf jeder Seite in der ganzen Länge des Schnittes und in einer Breite von etwa 1 cm als zusammenhängendes Band von dem darunterliegenden geraden Bauchmuskel *abgelòst*, wobei die Trennung im Bereiche der Inscriptiones tendineae scharf erfolgen muß. Die *hintere Rectusscheide* und das ihr anhaftende Peritoneum parietale werden links von der Linea alba durchtrennt, so daß nun die Bauchhöhle eröffnet ist. Die Linea alba selbst bleibt also in Zusammenhang mit dem rechten hinteren Blatt der Rectusscheide und dem an ihm haftenden Peritoneum.

Bei der Naht (Abb. 51) wird zunächst die *hintere Rectusscheide* mit dem anhaftenden Peritoneum parietale durch eine fortlaufende Catgutnaht vereinigt,

wobei das dichte Gewebe der Linea alba zur Verstärkung dieser ersten Naht-
schicht erheblich beiträgt. Hierauf folgt die Naht der *geraden Bauchmuskeln* mit
Catgut-Knopfnähten, die zur Vermeidung von Muskelnekrosen locker zu knoten
sind. Um einem Durchschneiden der Fäden in der zarten Muskulatur vorzubeugen, legt man die ersten Fäden als einzige Zwirnknopfnähte der Muskelschicht
zunächst nur durch die Inscriptiones tendineae und knüpft sie. Je nach Bedarf
adaptiert man die Muskulatur noch durch einige Zwischennähte. Die Schnitt-

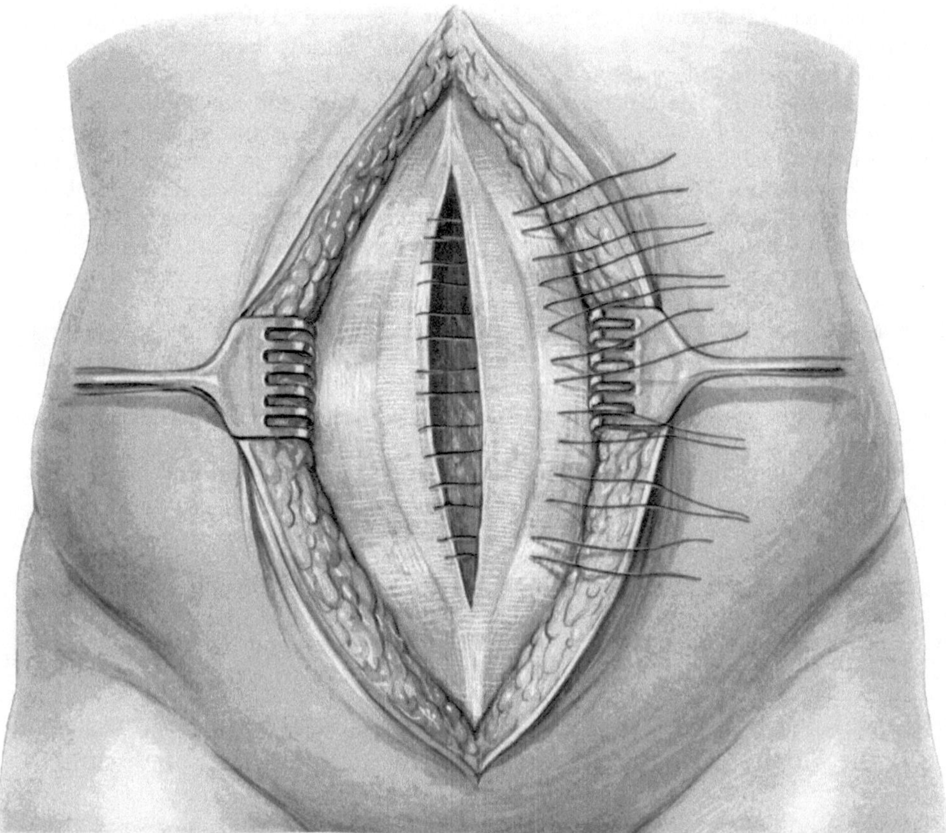

Abb. 52. *Beseitigung einer Rectusdiastase unter längs gerichteter Bauchdeckendoppelung vermittels U-Nähten.*

ränder des vorderen Blattes der Rectusscheide vernäht man mit Einzelfäden aus
nichtresorbierbarem Nahtmaterial (Zwirn, Seide).

Der schichtweise Längsverschluß der Bauchdecken läßt sich auch *ohne Eröffnung der Bauchhöhle* durchführen. In diesem Falle verlagert man den nach der
beidseitigen Durchtrennung des vorderen Blattes der Rectusscheide am hinteren
Blatt der Rectusscheide haftenden Kamm der Linea alba unter die Naht der
Rectusmuskulatur.

Die Längsnaht mit Bauchdeckendoppelung. Das bei den Nabelbrüchen geschilderte Verfahren der *Bauchdeckendoppelung* läßt sich auch bei der Beseitigung
der Rectusdiastase mit Vorteil verwenden, wobei die Doppelung jedoch nicht in
der *Querrichtung*, sondern in der *Längsrichtung* ausgeführt wird (Abb. 52). Nachdem die oben beschriebene seitliche Freilegung der mittleren Aponeurosenplatte
erfolgt ist, wird die Aponeurose mit dem ihr anhaftenden Peritoneum parietale

in der Medianlinie in der ganzen Länge der Diastase *durchtrennt*, wodurch die Bauchhöhle eröffnet ist. Die rechte und die linke Bauchdeckenseite werden nun so weit übereinandergelagert, daß die geraden Bauchmuskeln mindestens aneinander zu liegen kommen, sich womöglich aber noch ein Stück flächenhaft decken. Stört bei einer derartig weitgehenden Übereinanderlagerung ein Überfluß der mittleren Aponeurosenplatte, so wird von ihr ein Teil abgetragen. In der Regel eignet sie sich jedoch sehr gut zur Sicherung des Bauchdeckenverschlusses.

Die *Nähte* zur Doppelung der Bauchdecken werden entsprechend dem beim Verschluß der Nabelbruchpforte geschilderten Vorgehen (Abb 41) angelegt. Die Gesamtrichtung der Nähte erhält bogenförmigen Verlauf, indem die Doppelung in der Nabelgegend am breitesten, an den Enden des Längsschnittes am schmalsten gestaltet wird. Die eine Seite der Bauchdeckenwunde wird mit MUZEUX-Zangen in die Höhe gehoben. Die U-Nähte werden abwechselnd an dem caudalen und an dem kranialen Ende des Schnittes nach der Mitte zu fortschreitend angelegt. *Die einzelnen Zwirnsfäden der ersten Nahtreihe* werden durch die angehobene Bauchdeckenseite in entsprechender Entfernung vom Rande von außen nach innen, durch die andere Bauchdeckenseite hart am Rande von außen nach innen und in geringer Entfernung wieder von innen nach außen und durch die erste Bauchdeckenseite in gleicher Entfernung vom ersten Stich wieder von innen nach außen geführt (Abb. 52). Erst nachdem sämtliche Nähte gelegt sind, werden sie durch die Assistenten gemeinsam angezogen und vom Operateur einzeln abwechselnd caudal und kranial geknüpft. Hierauf wird die überstehende *Kante der vorn gelegenen Bauchdeckenschichten* auf die Oberfläche der hinteren Bauchdeckenschichten unter geringer Spannung aufgesteppt.

Allen zur Beseitigung der Rectusdiastase angegebenen Verfahren ist gemeinsam, daß sich der durch sie erzielte Verschluß durch Aufsteppen eines *frei verpflanzten Fascien-, Corium- oder Cutislappens* sichern läßt.

Nachdem der Verschluß der haltenden Bauchdecken mit einem der genannten Verfahren hergestellt ist, wird, sofern ein ausreichendes Fettpolster vorhanden ist, das *Subcutangewebe* mit Catgutnähten besonders vereinigt. Die *Hautwunde* wird primär geschlossen. Wurde der mittlere Hautabschnitt einschließlich des Nabels ausgeschnitten, so kann ein neuer *Hautnabel gebildet* werden, wie das oben beschrieben wurde (Abb. 43 und 44).

3. Die Cutisstreifenplastik zur Wiederherstellung der Bauchwand nach LEZIUS (1947).

Von dem Gedanken ausgehend, daß Rezidive nach der Beseitigung von Bauchbrüchen auf dem Boden einer Rectusdiastase oder einer Operationsnarbe darauf beruhen, daß der Zug der seitlichen Bauchmuskulatur auf den Verschluß der Bauchdecke in der Linea alba einwirkt, versucht LEZIUS durch Umschlingung der geraden Bauchmuskeln einschließlich des vorderen Blattes der Rectusscheide mit 2—3 Cutisstreifen die Mittellinie zu entspannen. Folgendes Vorgehen ist zu empfehlen.

Zur *Gewinnung der Cutisstreifen* von 2 cm Breite und 20 cm Länge bedient man sich am besten des auf S. 31 ff. beschriebenen Verfahrens von STENGEL. Dabei bestreicht man die Trommel des Dermatoms und die Haut an der Entnahmestelle nur in einer Breite von etwa 7 cm, aber in einer Länge von mehr als 20 cm mit der Klebemasse, um dann drei entsprechend breite und lange Streifen aus dem Corium schneiden zu können.

Die Bauchdeckenplastik beginnt mit der Excision der Hautnarbe des Bruches im Gesunden. Den Bruchsack beläßt man nach Möglichkeit am Bruchring. Es ist aber zweckmäßig, ihn zu eröffnen, um die bei jedem Narbenbruch im Bruch-

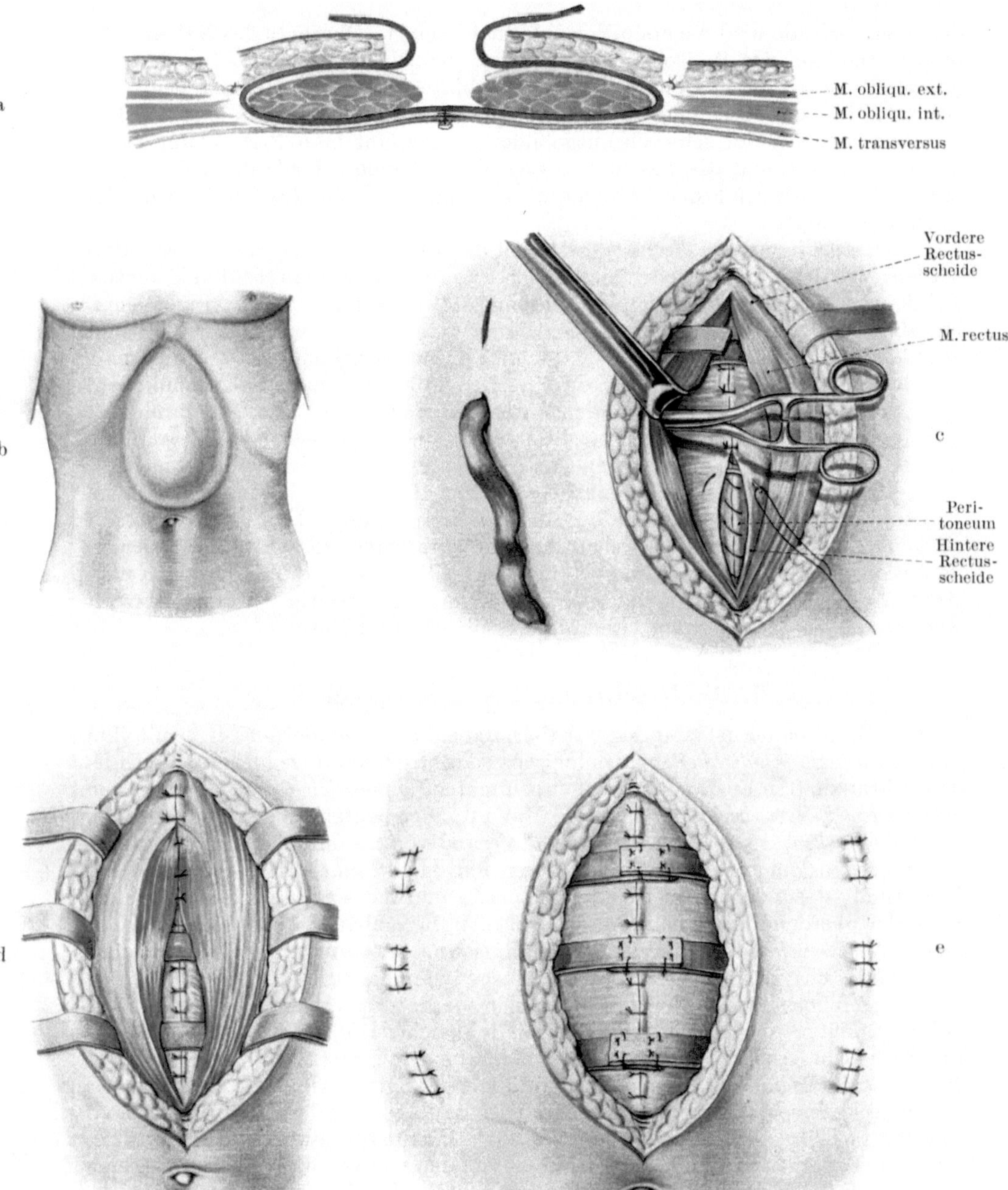

Abb 53a—e *Streifenplastik nach* LEZIUS a Schematische Darstellung der Lage der Cutisstreifen in den Bauchdecken. b Oberbauchbruch.   c Das Peritoneum wird mit einer fortlaufenden Catgutnaht und das hintere Blatt
der Rectusscheide mit Zwirnknopfnahten verschlossen. Der kraniale Cutisstreifen ist bereits gelegt, der mittlere
wird mit der *hinter* dem rechten M. rectus nach lateral gefuhrten Kornzange eingezogen. d Nach dem Einziehen
aller Cutisstreifen wird die Rectusmuskulatur durch Catgut-Knopfnahte und das vordere Blatt der Rectusscheide
durch Zwirnknopfnahte verschlossen. e Doppelung der Enden der Cutisstreifen. Subcutan-Hautnahte.

sack adhärenten Baucheingeweide zu lösen. Nun folgt auf beiden Seiten die
Längsspaltung der Rectusscheide etwa 3 mm entfernt von der Bruchpforte. Nach
Abpräparieren des medialen Randes der Rectusmuskulatur vom hinteren Blatt

der Rectusscheide wird die erste Verschlußnaht gelegt   Oberhalb des Nabels naht
man fortlaufend das Peritoneum mit Catgut, wobei die Reste des Bruchsackes
mitgefaßt werden und vereinigt darüber das hintere Blatt der Rectusscheide mit
Knopfnähten aus Zwirn oder Seide   Unterhalb des Nabels, wo das hintere Blatt
der Rectusscheide nur schwach ausgebildet ist, vernäht man Peritoneum, Reste
des Bruchsackes und die Fascia transversalis mit einem fortlaufenden Catgutfaden   Zur Entlastung der Naht kann man einige Knopfnähte aus Zwirn oder
Seide hinzufügen

Die *Umschlingung der Rectusmuskeln* mit den Cutisstreifen geschieht folgendermaßen: Von der Mitte aus leitet man eine Kornzange hinter dem rechten M. rectus,
auf dem hinteren Blatt seiner Scheide nach außen gleitend, bis zur Linea semilunaris. An dieser Stelle incidiert man die Haut in der Längsrichtung und dringt
auf die Spitze der Kornzange vor   Da sich die dreifache Schicht der Rectusscheide
mit der Kornzange nicht stumpf durchstoßen laßt, muß man sie einschneiden.
Mit der Kornzange zieht man einen Cutisstreifen ein (Abb 53), führt ihn hinter
dem linken M. rectus durch und leitet ihn durch eine Hautincision links pararectal
heraus. Nachdem man die weiteren Cutisstreifen in der gleichen Weise eingeführt
hat, leitet man die Enden der Cutisstreifen mit Hilfe einer Kornzange vor dem
vorderen Blatt der Rectusscheide subcutan nach medial. Dann fügt man mit
einigen Knopfnahten die Rectusmuskulatur zusammen, näht darüber das vordere Blatt der Rectusscheide und vereinigt unter Doppelung die Enden der Cutisstreifen mit U-Nahten, wobei die Rectusmuskeln kraftig zusammengerafft
werden mussen   Darüber verschließt man Subcutis und Haut

4. Die Beseitigung des Hängebauches.

Der Hangebauch ist kein eigentlicher Bauchbruch, sondern besitzt mit ihm
nur eine *außere Ähnlichkeit*. Pathologisch-anatomisch kann er auf zwei verschiedenen krankhaften Zuständen beruhen, einmal auf einem *Überschuß an Haut und
subcutanem Fettgewebe* und das andere Mal auf einer beutelförmigen *Ausbuchtung
der Bauchdecken*. In der Regel sind *beide* Veranderungen miteinander verbunden.

Die Beseitigung des Gesamtleidens verfolgt daher zumeist das *Doppelziel* der
Entfernung der uberschüssigen Hautfettmasse und der Verkleinerung und Stär-
kung der überdehnten Bauchwand. Oft ist der Hängebauch außerdem noch mit
einem *Nabelbruch* oder mit einer *Rectusdiastase* verknüpft, so daß gleichzeitig
noch die Beseitigung dieser Zustände in Frage kommen kann.

Im Hinblick auf die meist gewaltige Größe des Operationsgebietes, auf die
Schwierigkeiten der Blutstillung in dem fettreichen Subcutangewebe, auf die
durch örtliche Anaesthesie gesteigerte Neigung zur Entstehung postoperativer
Blut- und Lymphansammlungen und auf die Wichtigkeit der Vollständigkeit der
Bauchdeckenerschlaffung beim Verschluß des Bauches wird der Eingriff am besten
in intratrachealer Narkose, in einstellbarer Spinalanaesthesie oder in Periduralanaesthesie vorgenommen. Die Kranke — in den meisten Fällen handelt es sich
um Frauen — wird in TRENDELENBURGsche *Beckenhochlagerung* gebracht.

Die Keilexcision des Hautfettgewebes. Der Eingriff beginnt mit einem großen
Querschnitt über den Bauch, der in der Umschlagsfalte des Hängebauches oberhalb
der Symphyse von einer Flanke zur anderen geführt wird, also meist eine
gewaltige Ausdehnung hat. Der Schnitt wird durch die Haut und das Fettgewebe
bis auf die vordere Bauchdeckenaponeurose vertieft. Die kraniale Wundlippe
wird in Gestalt einer mächtigen Schürze kranialwärts bis zum Nabel oder bis
über den Nabel zurückpräpariert, so daß die *Vorderseite der Bauchdeckenaponeurose* in einem großen halbmondförmigen Abschnitt freigelegt wird (Abb. 54).

Handelt es sich im wesentlichen um einen *Fettbauch* und fehlt eine nennenswerte Ausbuchtung der tragenden Bauchdecken, so beschränkt man sich auf die Beseitigung des in dieser Weise abgelösten, schürzenförmigen Hautfettlappens. Seine Ablösung wird kranial so weit fortgeführt, daß sich die Wundrander der nach der Ausschneidung entstehenden Lücke gerade noch ohne erhebliche Spannung miteinander vereinigen lassen. Ist die Ablösung der Hautfettschürze so

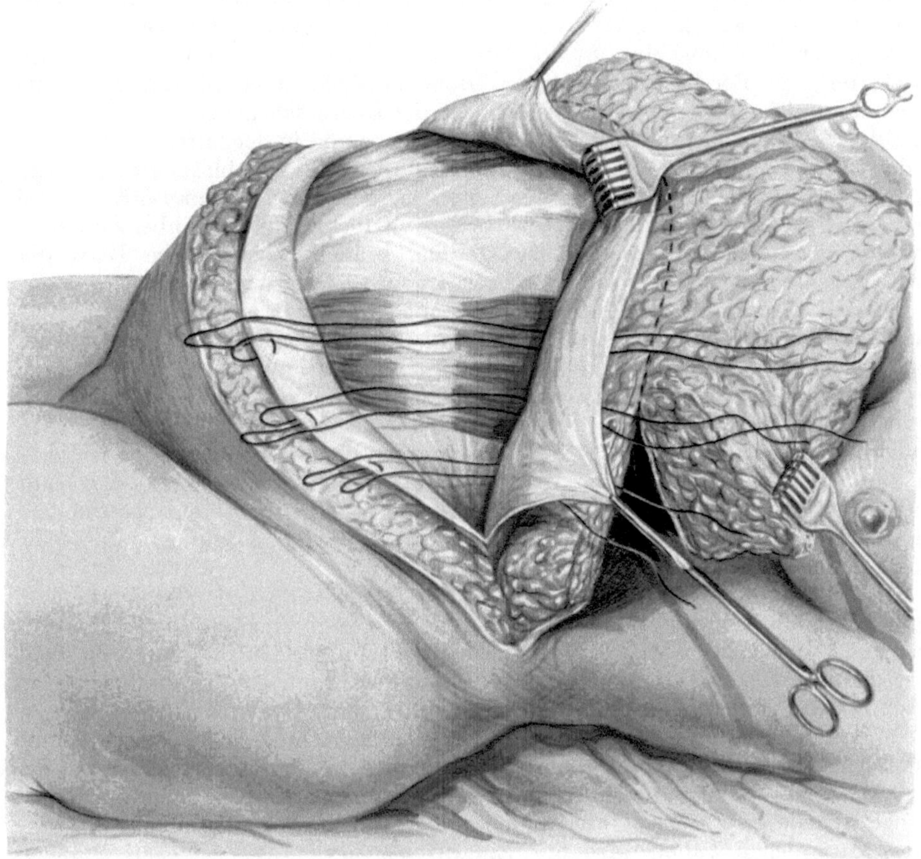

Abb. 54. *Beseitigung eines Hangebauches durch Keilausschneidung aus der Haut und dem Unterhautfettgewebe und durch Doppelung der Aponeurose des M. obliquus externus.* Der caudale Wundrand der Externusaponeurose wird durch U-Nähte unter die kraniale Wundlippe gezogen.

weit fortgeschritten, werden die beiden in den Flanken gelegenen Endpunkte des ersten, oberhalb der Symphyse vorbeiziehenden Querschnittes durch einen zweiten, dicht caudal oder kranial vom Nabel vorbeiziehenden *Querschnitt an der Basis des abgelosten Hautfettlappens* miteinander verbunden, so daß die umschnittene Hautfettmasse in Wegfall kommt. Nach sorgfältiger Blutstillung werden die quergestellten Wundrander des subcutanen Fettes durch Catgutnahte und die Wundränder der Haut durch Seidenknopfnahte miteinander vereinigt. Häufig ist es zweckmaßig, die fettreiche Haut mit Bleiplattennähten oder mit U-Nähten zusammenzuziehen, die mit Schaumgummi oder mit Gazetupfern gut unterlegt werden müssen, um Druckstellen in der Haut zu vermeiden.

Die Verkleinerung der Aponeurose des M. obliquus externus. Ist an dem Hängebauch gleichzeitig eine *Ausbuchtung der tragenden Bauchdecken* in starkerem

Grade beteiligt, muß man sich zu dem nicht ganz ungefährlichen Eingriff einer gleichzeitigen *Verkleinerung* oder *Zusammenraffung der Bauchdecken* entschließen. Nachdem die Schürze des Hautfettgewebes in der soeben beschriebenen Weise abgelöst und kranial abgetrennt wurde, spaltet man in der Mitte des sektorförmigen Operationsgebietes das vordere Blatt der Rectusscheide quer und verlängert den Schnitt nach Bedarf seitlich in die Aponeurose und die Fasern des M. obliquus externus (Abb. 54).   Der kraniale Wundrand dieses Schnittes wird in der Richtung auf den Nabel von der Unterlage abgelöst. Das geht seitlich, so lange der M. obliqu. abd. int. die Unterlage bildet, leicht und meist stumpf vonstatten; im Bereich der geraden Bauchmuskeln aber ist die Trennung schwierig und ist namentlich am Außenrand der Rectusscheide entlang der Linea semilunaris Spigeli, an den Inscriptiones tendineae und in der Mitte des Bauches in der Linea alba nur scharf möglich.   Die Ablösung des M. obliqu ext. und der Aponeurosenplatten soll auf beiden Seiten tunlichst im *Zusammenhang* und *lückenlos* erfolgen.   Sie wird kranialwärts so weit fortgeführt, wie überschüssiges Bauchdeckenmaterial vorhanden ist.   Caudal braucht das vordere Blatt der Rectusscheide nur in einer Breite von etwa 1 cm abgelöst zu werden.

Hierauf wird eine *quere Doppelung* des mit dem vorderen Blatt der Rectusscheide als eine zusammenhängende Platte *abgelösten M. obliqu. abd. ext.* mit der beim Nabelbruch beschriebenen Technik vorgenommen, indem der *caudale Rand* des Querschnittes *unter* die kraniale Aponeurosenmuskelschürze (d. h. dorsal) geschoben und an ihrer Basis durch U-Nähte befestigt wird (Abb. 54)   Nach Vollendung dieser Naht wird der freie *Rand der kranialen Muskelaponeurosenplatte* auf die Oberfläche der caudalen Wundseite unter Spannung aufgesteppt.   Haut und subcutanes Fettgewebe werden mit gewöhnlichen subcutanen Nahten und Hautnähten oder besser durch Bleiplatten- oder U-Nähte zusammengefügt, die durch einige Hautnähte ergänzt werden.

Die Verkleinerung aller Bauchschichten. Je stärker die *beutelartige Aussackung* der vorderen Bauchwand ist, je ähnlicher sie also in ihrer anatomischen Gestalt einem echten Bruche wird, desto näher liegt der Wunsch, die Verkleinerung nicht nur auf den *äußeren* Teil der tragenden Bauchwand, auf den M. obliqu. ext. zu beschränken, sondern sie auf *die ganze Dicke* der Bauchwand auszudehnen. Zu einem derartig eingreifenden Vorgehen, das in Anbetracht der meist vorhandenen erheblichen Körperfülle und der geringen konstitutionellen Widerstandskraft der Kranken nicht unbedenklich ist, wird man dann gezwungen, wenn mit dem Hängebauch ein *Nabelbruch* verbunden ist, der ebenfalls eine Beseitigung verlangt. In solchen Fällen wird der Eingriff als eine *großzügige quere Omphalektomie* durchgeführt (Abb. 55), wobei das in Wegfall kommende, den Nabel einschließende gewaltige Hautfettgewebsstück auf der kranialen Seite durch einen kranial vom Nabel, auf der caudalen Seite durch einen in der Umschlagsfalte des Hängebauches geführten Querschnitt begrenzt wird, der von einer Flanke des Körpers bis zur anderen reicht. Das in dieser Weise umgrenzte, *wetzsteinförmige Hautfettgewebsstück* löst man von der Bauchdeckenaponeurose bis an die Nabelbruchpforte und bis an den Hals des Bruchsackes ab.   Nach Eröffnung des Bruchsackes wird der Bruchinhalt versorgt und versenkt.

Von der Nabelbruchpforte aus werden *sämtliche Schichten der Bauchdecken* nach rechts und nach links bis weit in die Flanken *quer durchtrennt*. Läßt sich hierbei das Peritoneum parietale schonen, so wird man sich diesen Vorteil nicht entgehen lassen. Von dem Querschnitt werden auch die *geraden Bauchmuskeln* ganz oder teilweise betroffen. Nach sorgfältiger Blutstillung verschließt man die Bauchhöhle zunächst durch eine fortlaufende Peritonealnaht, die das hintere Blatt der Rectusscheide miterfaßt. Dann folgt die *breite Doppelung der Bauchdecken,* wie sie auf Abb. 41 dargestellt und auf S. 71 eingehend beschrieben ist. Die caudale Wundlippe wird hierbei stets *unter* die kraniale Wundlippe gezogen (d h. dorsal von der kranialen Wundlippe), um die Gefahr einer Verletzung der *Harnblase* durch die Nahte der ersten Verschlußnahtreihe zu vermeiden.

Die Vereinigung von Haut- und Subcutangewebe erfolgt in der Weise, wie sie in den vorhergehenden Abschnitten geschildert wurde.

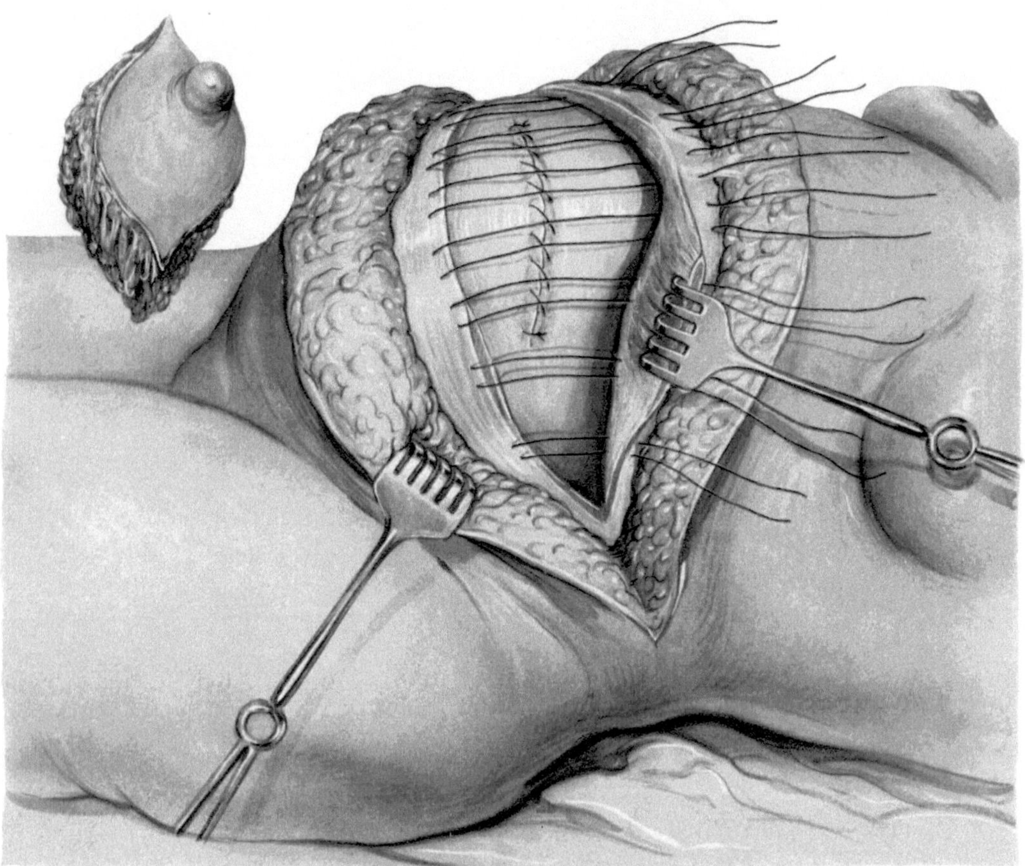

Abb 55 *Beseitigung eines Hangebauches und eines Nabelbruches durch Keilausschneidung des Nabels und großer Abschnitte des Unterhautfettgewebes und durch Verkleinerung aller Bauchwandschichten* Die quer durchtrennten Bauchwandschichten werden unter Doppelung mit U-Nahten wieder vereinigt. (Das in Wegfall kommende wetzsteinformige Gewebsstuck ist in *verkleinertem Maßstab* wiedergegeben)

5. Die Beseitigung der Narbenbrüche.

Die Narbenbrüche des Bauches entwickeln sich nach primarer, häufiger aber nach sekundarer Heilung einer *Laparotomiewunde* auf der Grundlage einer ungenügenden Festigung aller oder einzelner Bauchwandschichten. Hierbei kann die Bruchpforte verhaltnismäßig klein sein; die Bruchgeschwulst kann durch Ausbreitung zumeist im Unterhautzellgewebe erhebliche Größe erreichen. Die Weite der Bruchpforte läßt sich am besten nach Anspannung der Bauchdecken feststellen. Oft ist der „*Bruch*" nur eine durch Lahmung, Atrophie oder narbige Entartung der Bauchmuskeln bewirkte *Vorwölbung* der Bauchwand. Dann fehlen wichtige Bestandteile einer echten Hernie, wie eine scharf begrenzte *Bruchpforte*

und ein abgesetzter *Bruchsack* mit Bruchinhalt. Die an der Bruchbildung beteiligten Eingeweide, besonders das große Netz, sind zumeist nicht frei beweglich,
sondern im Bereich der Vorwölbung, im Bruchsack, am benachbarten Peri-

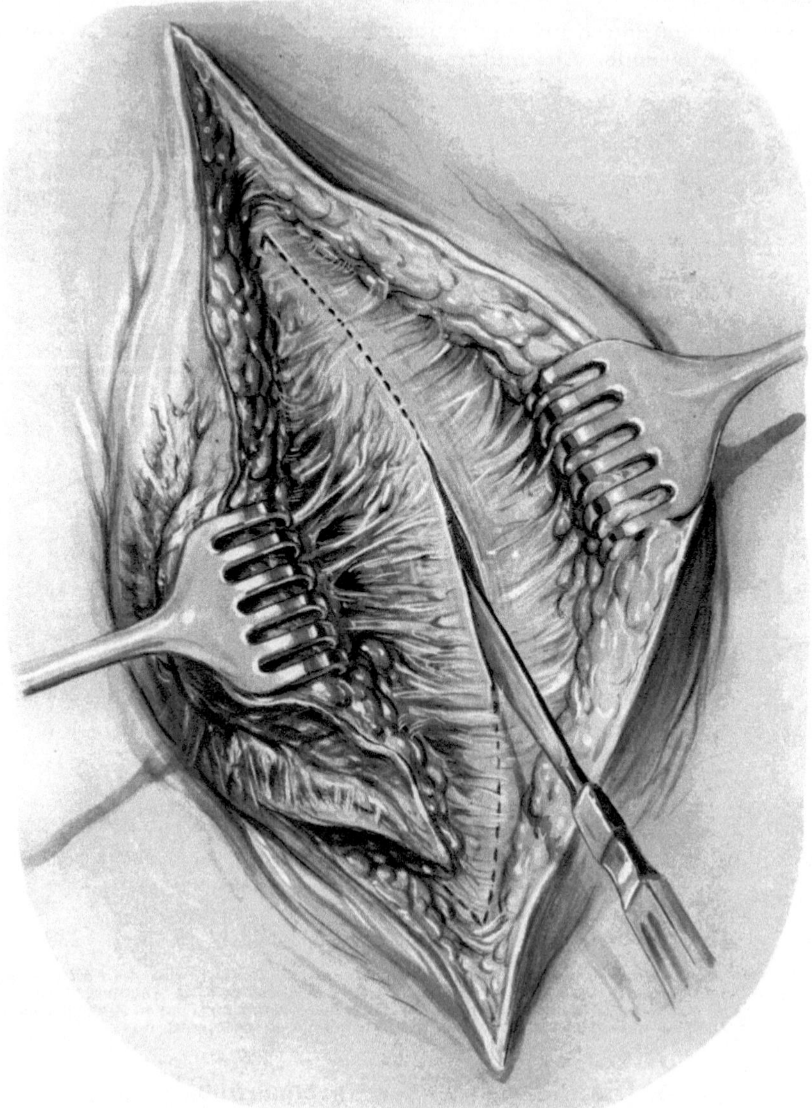

Abb 56 *Beseitigung eines Narbenbruches 1* Die einzelnen Bauchdeckenschichten werden in *unmittelbarer*
Nachbarschaft der Narbe wetzsteinformig umschnitten und dargestellt

toneum parietale und untereinander oft mehr oder weniger fest verwachsen Die
narbige Veranderung der Bauchdecken pflegt das Gebiet eines nachweisbaren
Bruches erheblich zu überschreiten

Schon mit Rücksicht auf die Gute des spateren Verschlusses der Operationswunde wird die *Hautnarbe* möglichst im Gesunden *wetzsteinformig umschnitten.*
Der Hautschnitt kann zur übersichtlichen Freilegung des Operationsgebietes noch

ein Stück über die beiden Spitzen verlangert werden. Der Schnitt wird allmählich überall durch das Fettgewebe bis auf die *Oberfläche* des Bruchsackes
vertieft (Abb. 56), der zumeist aus einer Verschmelzung des Peritoneum mit
minderwertigem Narbengewebe der einzelnen Bauchwandschichten besteht. Hier-

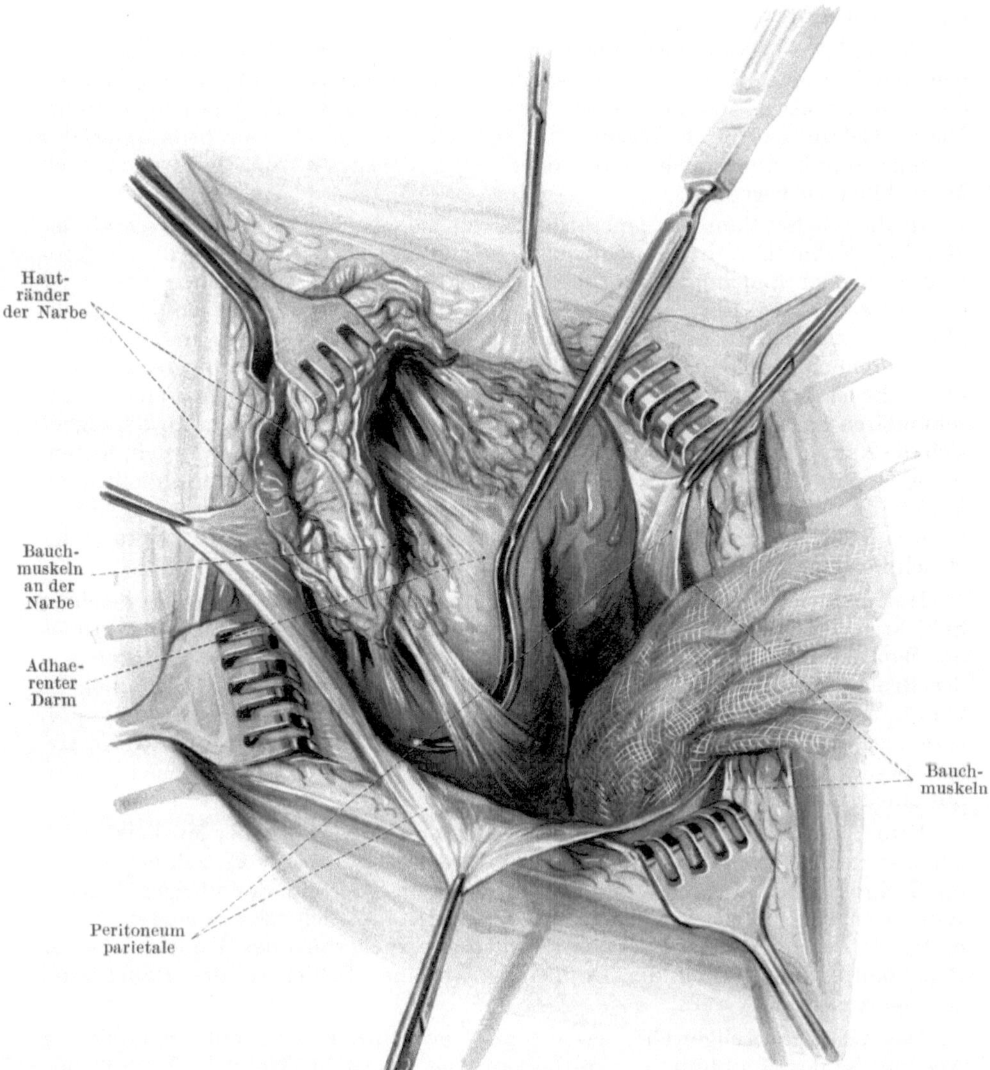

Abb 57. *Beseitigung eines Narbenbruches 2* Nach Eroffnung der Bauchhohle lost man die Verwachsungen
zwischen den Eingeweiden und der Bauchdeckennarbe, wobei gefaßhaltige Strange doppelt unterbunden und
durchschnitten werden.

bei ist große Vorsicht geboten, um nicht unversehens den Bruchsack zu eröffnen
und die Baucheingeweide zu verletzen. Hat man die Oberflache des Bruchsackes
erreicht, so laßt sich das Unterhautfettgewebe zumeist mühelos von ihm teils
stumpf, teils scharf bis an die Bruchpforte ablösen. Nun eröffnet man den Bruchsack entweder an seiner Kuppe oder an der Basis an einer Stelle, die voraussichtlich keine Verwachsungen aufweist. Von hier aus löst man schrittweise die

Verwachsungen der Baucheingeweide sowohl mit dem Bruchsack wie mit den Bauchdecken in der Umgebung der Bruchpforte (Abb. 57). Hierbei bewährt es sich, mit dem linken Zeigefinger Netz oder Darmschlingen emporzuheben, um die Adhäsionen anzuspannen und dann durchtrennen zu können. Ist der Bruchinhalt frei, so lagert man ihn in die Bauchhöhle zurück und bedeckt ihn mit einer feuchten Kompresse

Die im Bereiche des Operationsgebietes liegenden *Darmschlingen* werden einer genauen Prüfung unterzogen, ob bei ihnen durch Verwachsung, Strangbildung oder durch sonstige Veränderungen etwa für später die Gefahr eines *Ileus* droht Dieser Gefahr ist durch Lösung der Adhäsionen, durch Durchtrennung der Stränge, durch Enteroanastomose oder durch Resektion von Darmteilen nach Möglichkeit zu begegnen.

In diesem Stadium der Operation ist zu entscheiden, ob der *Verschluß der Bruchpforte* durch Naht der einzelnen Schichten der Bauchwand, durch Aponeurosen- oder Bauchdeckendoppelung oder durch einen plastischen Verschluß erfolgen soll. Diese Entscheidung hängt hauptsächlich von der Größe der Bruchpforte, von der Art des ursprünglichen Bauchdeckenschnittes und von der Beschaffenheit der Bauchdecke und der Umgebung der Bruchpforte ab. Für kleine Bruchpforten nach Wechsel- oder Kulissenschnitt und beim Fehlen einer sekundären Schadigung der Bauchdecken infolge Nervenlasion oder Druck eignet sich die Naht der einzelnen Bauchwandschichten am besten. Große Bruchpforten, besonders in der Mittellinie oder nach Rippenrandschnitten, verschließt man besser durch Aponeurosen- oder Bauchdeckendoppelung Fascien-, Cutis-, Corium- oder Fremdkörperplastiken sollten nur der zusätzlichen Verstärkung der Bruchpfortennaht dienen.

Hat man sich für einen Verschluß der Bruchpforte durch Naht der einzelnen Schichten der Bauchwand, also für eine Wiederherstellung des normalen Aufbaus der Bauchdecken, entschlossen, so stellt man sich die Bauchdeckenschichten von der Bruchpforte aus dar. Dabei wird das Peritoneum grundsätzlich niemals vom hinteren Blatt der Rectusscheide oder bei seitlichen Bauchschnitten vom M. transvers. abd. getrennt, da seine alleinige Naht nicht die gewünschte Festigkeit besitzt. Das Peritoneum mit dem hinteren Blatt der Rectusscheide wird mit einem fortlaufenden Catgutfaden vernäht.

Erfolgt die Naht des Peritoneum im Zusammenhang mit einer Muskelschicht, zumeist des M. transv. abd , so verwendet man vorteilhafter Einzelknopfnähte, um Nekrosen der Muskulatur zu verhüten. Für die Naht der übrigen inneren Bauchwandschichten bewahren sich *dünne* Fäden aus nichtresorbierbarem Nahtmaterial (Zwirn, Seide) besser als Catgut Die Sicherheit des Verschlusses der Bruchpforte kann durch die Doppelung einzelner Schichten der Bauchwand gesteigert werden.

Das Unterhautzellgewebe vernäht man mit einzelnen Catgutfaden, die die Aponeurose des M. obliqu. ext. mitfassen. Die Hautnaht erfolgt in der üblichen Weise. Wurde wahrend des Eingriffes eine Darmschlinge eröffnet, wurden Darmteile reseziert oder besteht nur die geringste Möglichkeit der Verunreinigung der Bauchwunde, so ist es ratsam, auf den primären Verschluß der Haut und des Subcutangewebes zu verzichten und die „verzögerte primäre Naht" (s. S. 20) zu wählen, die mit größter Sicherheit eine Wundeiterung verhütet, die Wundheilung jedoch nicht oder zum mindesten nicht nennenswert verzögert.

Erscheint nach der Größe der Bruchpforte und ihrer Lage und nach der Beschaffenheit der Bauchdecken in der Umgebung der Bruchpforte eine *Doppelung der Bauchdecken* vorteilhaft, so wird sie in der auf S. 71 beschriebenen und in

Abb. 41 dargestellten Weise durchgeführt. Für die Naht der Haut und des Unterhautfettgewebes gilt das im vorhergehenden Gesagte.

Der auf eine dieser Weisen erzielte Verschluß kann durch das Aufsteppen von *frei verpflanzter Fascie*, Cutis oder Corium oder von künstlichen Geweben (Tantalum-, Nylon-, Perlon-Netze) gesichert werden. *Man sei aber mit der Verwendung von körperfremden Geweben zurückhaltend.* Sie stören nicht selten die Wundheilung, geben Anlaß zu Beschwerden, tragen oft nicht in dem erwarteten Maße zur Festigung der Bauchdecken bei und sind bei der Entstehung von Fisteln äußerst schwierig zu entfernen.

Unter der Entspannung der Bauchmuskulatur in intratrachealer Narkose bei Verwendung von curarisierenden Drogen oder in Spinal- oder Periduralanaesthesie ist es eine Ausnahme, daß sich die Lücke in den Bauchdecken nicht durch unmittelbare Vereinigung der Ränder verschließen läßt. Ist dies gelegentlich einmal der Fall, so gehe man folgendermaßen vor.

Wenn irgend möglich, ist die Bauchhöhle zum mindesten durch eine Naht direkt zu verschließen. Gelingt die Naht des Peritoneum zusammen mit dem hinteren Blatt der Rectusscheide nicht, so versuche man eine einfache oder doppelte Türflügelplastik aus dem vorderen Blatt der Rectusscheide. Die Lücke in den inneren Schichten der Bauchwand überbrückt man mit einer frei verpflanzten Fascie oder Cutis, ausnahmsweise mit einem Kunstgewebe.

Ungünstiger ist es, die Bauchhöhle durch eine Peritonealnaht von den Wundwinkeln aus soweit wie möglich zu verschließen und über die restliche Lücke und über das nur unsicher verschlossene Gebiet eine frei verpflanzte Fascie oder Cutis zu steppen.

III. Die Beseitigung der Leistenbrüche.

1. Anatomische Vorbemerkungen.

Die äußeren Leistenbrüche. Die meisten Leistenbrüche des Kindes- und Mannesalters folgen in ihrem Verlaufe dem *Samenstrang* (Abb. 58), indem sie gemeinsam mit ihm im Bereich der lateral von der *Plica epigastrica* gelegenen *Fovea ing. lat.* in den *Anulus ing. abdominalis (internus)* eintreten, neben ihm — zumeist medial — im Leistenkanal die Bauchwand in schräger Richtung von lateral-kranial nach medial-caudal durchsetzen, zu dem oberhalb des Leistenbandes gelegenen *Anulus ing. subcutaneus (externus)* ziehen und, von der *Tunica vaginalis communis* umschlossen, unter Umstanden in den Hodensack hinabsteigen. Diese Brüche werden als *außere, indirekte* oder *laterale* Leistenhernien bezeichnet, im Gegensatz zu den *inneren, direkten* oder *medialen* Leistenhernien, die *medial* von der Plica epigastrica durch die Bauchwand treten (Abb. 58 und 80).

Da der Leistenkanal von *lateral-kranial* nach *medial-caudal* verläuft, so muß man in seiner Längsrichtung einen *lateral-kranialen* und einen *medial-caudalen Pol*, und in seiner Querrichtung eine *kranial-mediale* und eine *caudal-laterale* Seite unterscheiden. Lediglich zur Vereinfachung des Ausdruckes sollen im folgenden diese Richtungen in der Regel jedoch derartig bezeichnet werden, als wenn der Leistenkanal senkrecht zur Körperlängsachse von *lateral nach medial* verliefe, so daß von seinem *lateralen* und von seinem *medialen* Pol und von seiner *kranialen* und von seiner *caudalen* Seite gesprochen wird.

Der Samenstrang und somit auch der ihn begleitende Bruchsack eines *außeren* Leistenbruches werden am Anulus ing. abdomin. bei ihrem Eintritt in die Bauchwand im Bereich der Fovea ing. lat. von verstarkten Fasern der *Fascia transversalis* caudal und medial in Gestalt eines nach lateral und kranial offenen C umrandet,

die von der Gegend der Spina ilica ventr. über die Plica epigastrica nach der
Hinterseite des M. rectus in die Gegend der Plica semicircularis Douglasi ausstrahlen. Der caudale Schenkel dieser als *Lig. interfoveolare Hesselbachi* bezeich-
neten, d. h. zwischen der Fovea ing. lat. und der Fovea ing. med liegenden Faser-

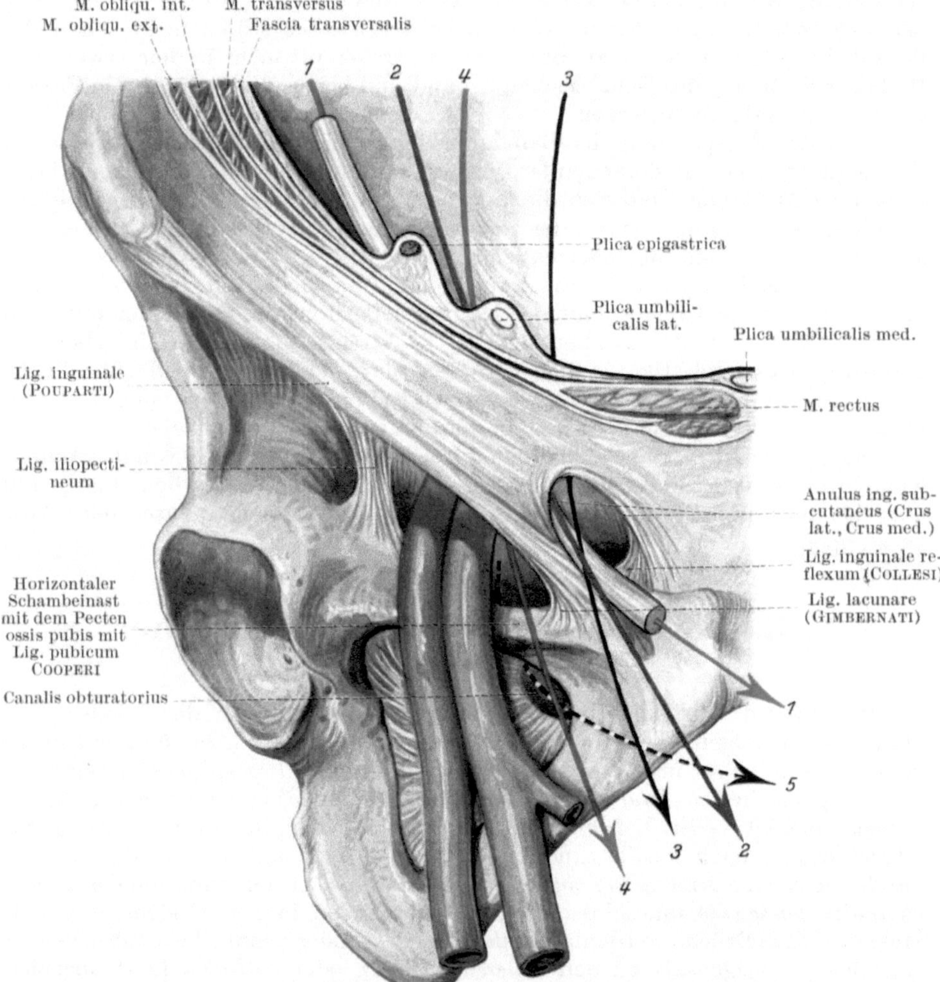

Abb. 58. *Topographie der verschiedenen Brucharten in der Gegend der Leisten- und Schenkelbeuge. 1. Der außere
Leistenbruch* Eintrittsstelle lateral der Plica epigastrica im Anulus ing. abdominalis, Austrittsstelle im Anulus ing.
subcutaneus; der Bruch geht also durch den Leistenkanal. *2. Der innere Leistenbruch* Eintrittsstelle medial
von der Plica epigastrica in der Fovea ing. med , Austrittsstelle im Anulus ing subcutaneus. *3. Der supravesicale
Leistenbruch* Eintrittsstelle medial von der Plica umbilicalis lat in der Fovea supravesicalis, Austrittsstelle im
Anulus ing subcutaneus *4 Der Schenkelbruch* geht durch den Schenkelkanal medial von der V. femoralis
5. Die Hernia obturatoria geht durch den Canalis obturatorius.

züge, auf dem der Samenstrang und der etwaige Bruchsack gleichsam wie auf
einer Sichel reiten (Abb. 59) wird als *Crus horizontale*, der laterale Schenkel als
Crus verticale unterschieden. Dorsal und lateral von dem Crus verticale verlaufen
in der Plica epigastrica die aus den Vasa ilica ext. stammenden *Vasa epigastr.
inferiora* (Abb. 59). Die epigastrischen Gefäße liegen von ihrem Ursprung
bis zur Kreuzung mit dem äußeren Rectusrande im *präperitonealen Fettgewebe
zwischen der Fascia transversalis* und dem *Peritoneum*. Man muß also, um sie von

außen freizulegen, die Fascia transversalis durchtrennen (Abb 59 und 60). Im Bereich der Mm. recti dringen die Gefäße jedoch ins Innere der Rectusscheide

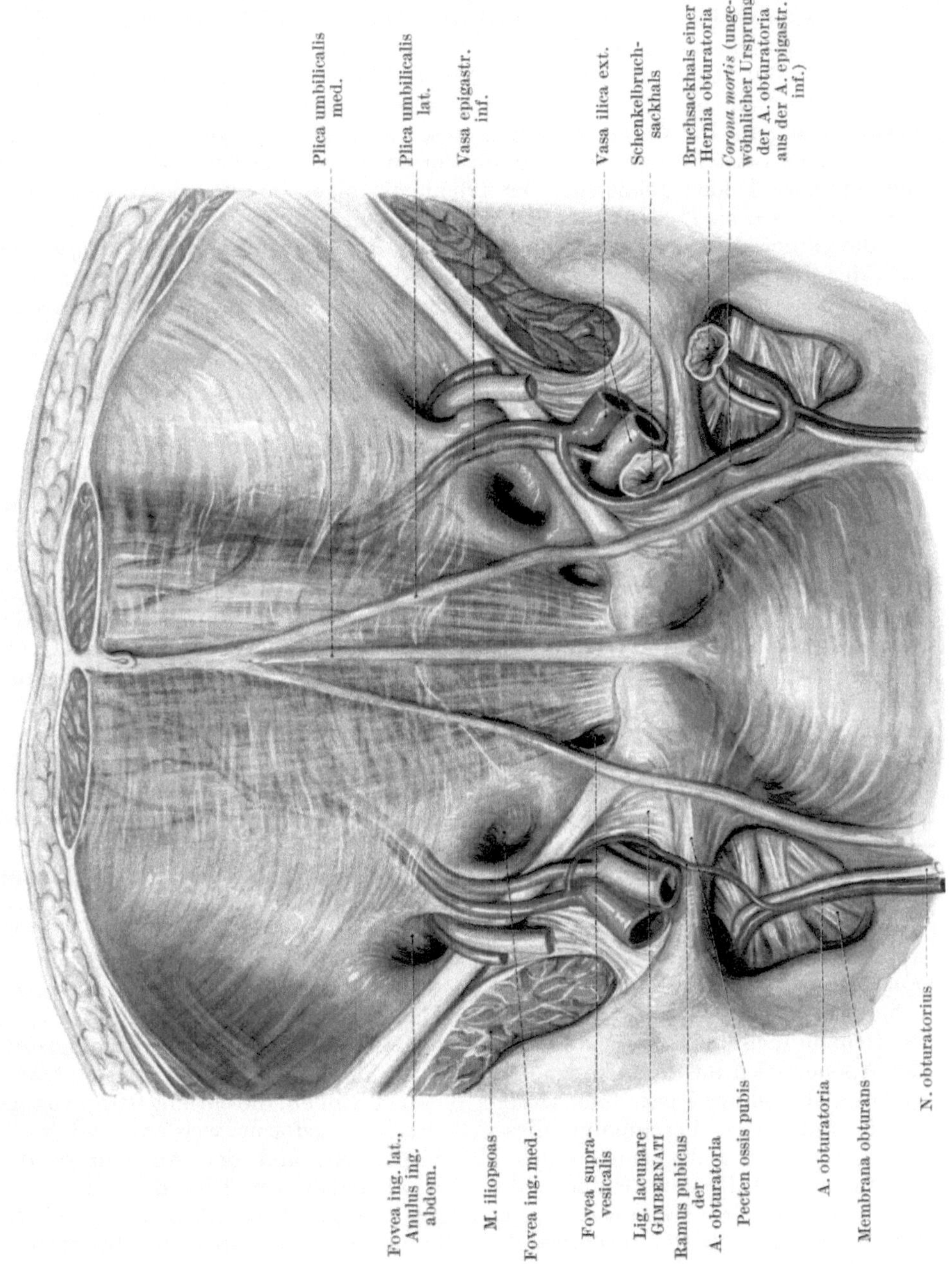

ein, so daß sie durch das hintere Blatt der Rectusscheide und durch die Fascia transversalis vom *Bauchfell getrennt sind.* Man gelangt daher im Bereich der Mm. recti von außen an die epigastrischen Gefäße, ohne die Fascia transversalis zu durchtrennen.

Die Fascia transversalis wird am Anulus ing. abdom. durch den Leistenkanal nicht unterbrochen, sondern sie setzt sich, den Leistenkanal austapezierend und Samenstrang und Bruchsack eines schrägen Leistenbruches gemeinsam umhüllend, als *Processus vaginalis communis* und als *Tunica vaginalis communis* in Form eines geschlossenen Beutels bis in den Hodensack fort, in dem auch der Hoden liegt (Abb. 60). Ohne die Eröffnung dieser Fascie kann man von außen weder zum Samenstrang, noch zum Hoden oder zum Bruchsack einer schrägen Leistenhernie gelangen. Der festen Wandung dieses Fascienrohres ist es zu danken, daß die schragen Leistenbrüche im weiteren Verlauf stets zielsicher in den Hodensack und bis zum Hoden gelangen. Der trichterförmige Anfang der Tunica vagin communis wird als *Fascia infundibuliformis* bezeichnet.

Die vordere Wand des Leistenkanals bildet die Aponeurose des M. *obliqu. abd. ext.*, der sich als dreieckiger Spalt im *Anulus ing. subcutan.* öffnet, und dessen als *Crus mediale* und als *Crus laterale* bezeichnete Schenkel neben dem *Tuberculum pubicum* am horizontalen Schambeinast ansetzen (Abb. 58). Die lateral vom äußeren Leistenring quer zur Externusaponeurose verlaufenden Züge werden als *Fibrae collaterales* unterschieden. Andere Fasern des M. obliqu. abdom. ext., die *Fibrae intercrurales*, runden die Spitze des sehnigen Dreiecks des Anulus ing. subcutan. ab und setzen sich, den Samenstrang gleichsam fächerförmig aufhängend, als *Fascia cremasterica* auf den Samenstrang hodenwärts fort. Besonders nach langerem Tragen eines Bruchbandes können diese Fasern verdickt und mit den darunterliegenden Schichten verwachsen sein.

Der *M. obliqu. abd. int.* reicht mit seinem Ansatz nur bis zum lateralen Drittel des POUPARTschen Bandes, besitzt von hier bis zu seinem Übergang in die vordere Rectusscheide also eine Lücke (Abb. 83, 84), die bei der Radikaloperation der Leistenhernien gelegentlich schwer zu schließen ist. Ist die Lücke besonders groß, so spricht man von einem „*Internushochstand*". An sich hat der M. obliqu. internus, dessen freier Rand kranial vom Leistenkanal liegt, mit der Gestaltung des Leistenkanals nichts zu tun. Er spielt bei der Radikaloperation der äußeren Leistenbrüche aber dadurch eine wichtige positive Rolle, daß er von lateral Muskelbündel in einem mehr oder weniger geschlossenen Mantel als *M. cremaster* auf den Samenstrang hodenwärts sendet (Abb. 60), die hier zwischen der Fascia cremasterica und der Tunica vaginalis communis liegen.

Der *M. transversus abd.* reicht mit seinem *muskulären* Anteil bis zum inneren Leistenring, von da ab mit seinem schwachen aponeurotischen Anteil bis zum Tuberculum pubicum. Im Bereich des Leistenkanals bildet dieser schwache aponeurotische Anteil zusammen mit der ihm bauchwärts innen anliegenden *Fascia transversalis* die dorsale Wand des caudal durch das *Lig. Pouparti* abgeschlossenen Leistenkanals (Abb. 87—89). Das Leistenband, das *Lig. Pouparti*, ist im Grunde nichts anderes als die im Querschnitt dreistrahlige Vereinigungslinie der Aponeurosen des M. obliqu. abd. ext , des M. obliqu. abd. int., des M. transversus abd. und der Fascia lata. Die eine dieser 3 Rinnen, die entlang dem Leistenbande durch die Vereinigung dieser 3 Strahlen geformt werden, und zwar die zwischen der Aponeurose des M obliqu. ext. und der Aponeurose des M transv. abd. liegende Rinne bildet den Leistenkanal und hierdurch zugleich das Lager des Samenstranges und etwaiger schräger Leistenbrüche, wobei die Externusaponeurose die Vorderwand, die Transversusaponeurose die Hinterwand darstellen.

Ventral werden der Samenstrang und der Bruchsack eines äußeren Leistenbruches, abgesehen von der Haut, dem subcutanen Fettgewebe und der Fascia superficialis abd. demnach bedeckt von der Aponeurose des *M. obliqu. abd externus*, von der *Fascia cremasterica*, von dem *M. cremaster* und von der *Tunica vagi-*

nalis communis (Abb. 60 und 61). In dem geschlossenen Mantel der Tunica vagin. communis befinden sich, abgesehen von dem *Bruchsack* einer etwaigen äußeren Leistenhernie als Bestandteile des Samenstranges der *Ductus deferens*, die aus der Aorta, seltener aus der A. renalis stammende *A. spermatica interna*, die aus der

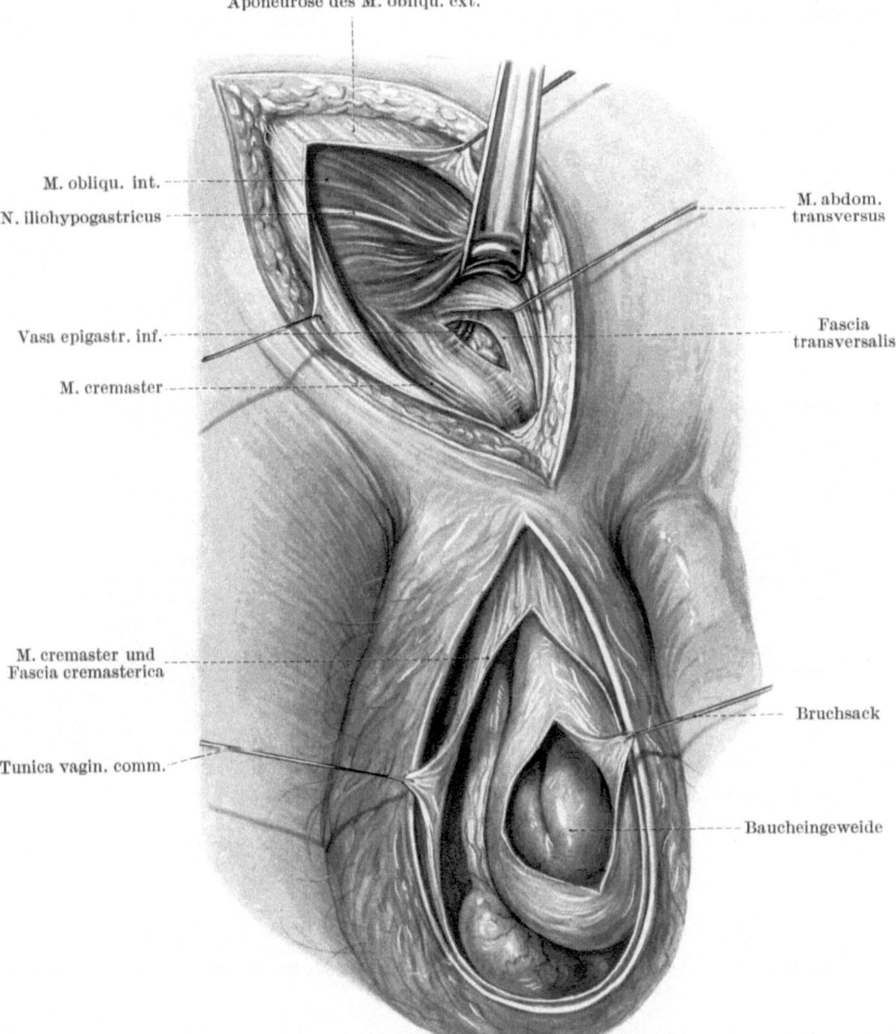

Abb. 60. *Topographie des äußeren Leistenbruches* (Scrotalbruch).

V. cava caud stammende, zum *Plexus pampiniformis* ausgebildete *V. spermatica interna* und der als Plexus oder als Einzelstrang geformte sympathische *N. spermaticus internus*. Durch den Leistenkanal ziehen außerdem, außerhalb der Tunica vag. comm., die aus der A. und V. epigastr inf. stammende *A. und V. spermatica ext.*, der *N. spermaticus ext.* und der *N. ilioinguinalis*.

Leistenbrüche und Hydrocelen. Der Umstand, daß der Bruchsack eines erworbenen äußeren Leistenbruches aus dem gleichen Gewebe, dem Peritoneum parietale, besteht wie der *Processus vaginalis*, und bei seiner Entwicklung den gleichen Weg einschlägt wie der Processus vaginalis und wie der Hoden bei seinem *Descensus* in embryonaler Zeit, daß weiterhin von diesem Processus vaginalis stets regelrechte und gelegentlich regelwidrige Gebilde zurückbleiben, und daß schließlich zuweilen embryonale Entwicklungszustande bestehenbleiben, ermöglicht die haufige Entstehung einer Anzahl krankhafter anatomischer Zustände, die teils selbstandig, teils mit Leistenbrüchen verbunden vorkommen. Bei dem im

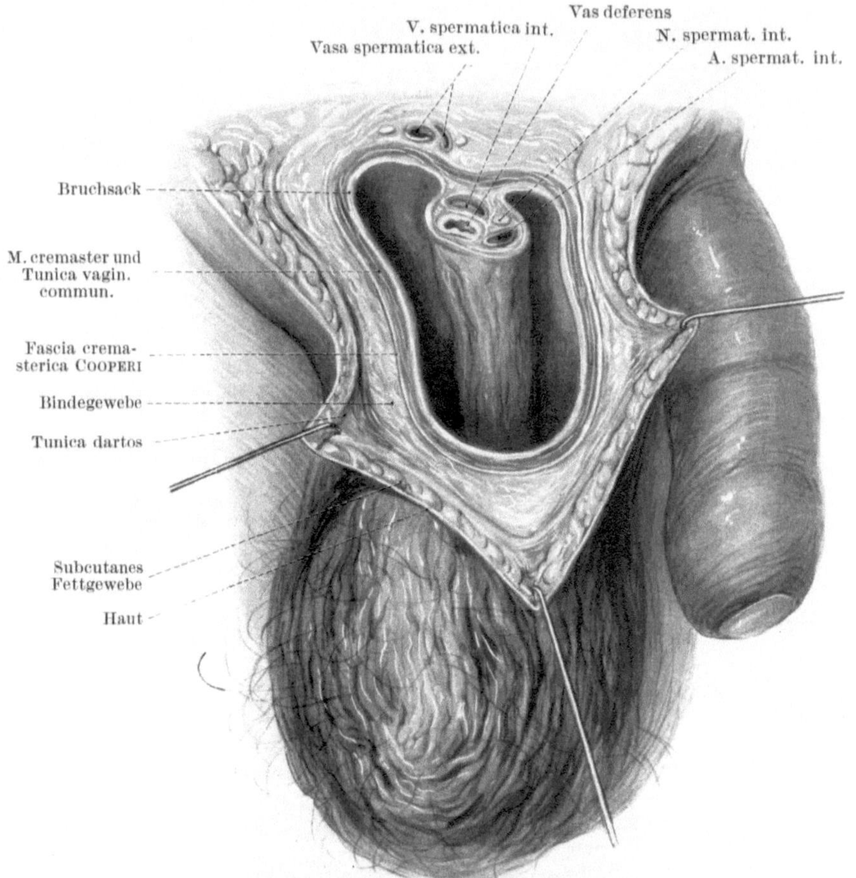

Abb. 61. Gewebsschichten, Nerven und Gefaße im Bereich des Hodensackes bei einem außeren angeborenen Leistenbruch.

7. Embryonalmonat beginnenden Descensus testis steigt der retroperitoneal gelegene Hoden durch den Leistenkanal in der Richtung des an seinem unteren Pol befestigten *Gubernaculum Hunteri* in den Hodensack, wobei ihm eine Ausstulpung des Peritoneum parietale in Gestalt des *Processus vaginalis* vorausgeht. Er schnürt sich schließlich gegen die Bauchhöhle ab, verwachst und bleibt nur noch als Hodenhülle in Gestalt der *Tunica vaginalis propr.* erhalten (Abb 62). Vor der Abschnürung besteht also eine offene Verbindung zwischen der Bauchhöhle und dieser den Hoden kapuzenartig deckenden Peritonealausstülpung. Bleiben diese Verhältnisse ganz oder teilweise dauernd erhalten, so besteht der Zustand eines „*offenen Processus vaginalis*" (Abb 63) Hierbei kann der Hoden noch an seiner ursprünglichen Stelle in der Bauchhöhle verharren *(Kryptorchismus)*, oder an

jeder Stelle auf seinem Wege stehenbleiben *(Leistenhoden, Hochstand des Hodens)*.
Sammelt sich in einem offenen Processus vaginalis mit *enger* Öffnung nach der
Bauchhöhle Flüssigkeit an, so entsteht eine *Hydrocele communicans* s. *profluens*.

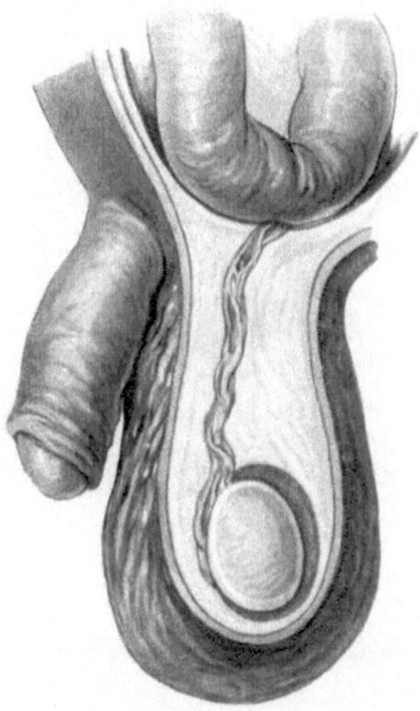

**Abb 62 Vollstandiger Abschluß des
Peritoneum parietale und der Tunica
vaginalis propria ohne Cystenbildung** *Normale Verhaltnisse*

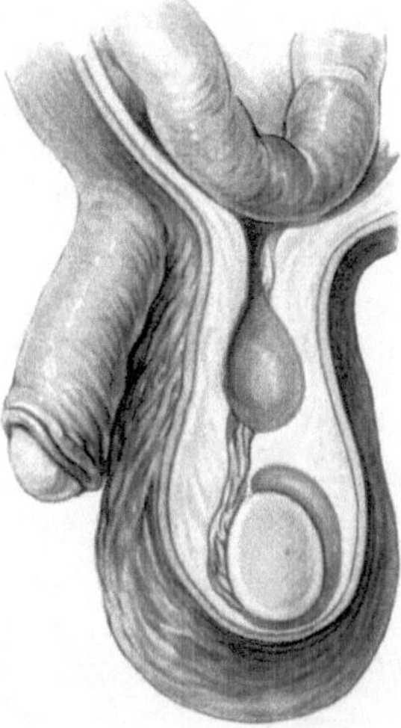

**Abb. 63 Offener Processus
vaginalis**

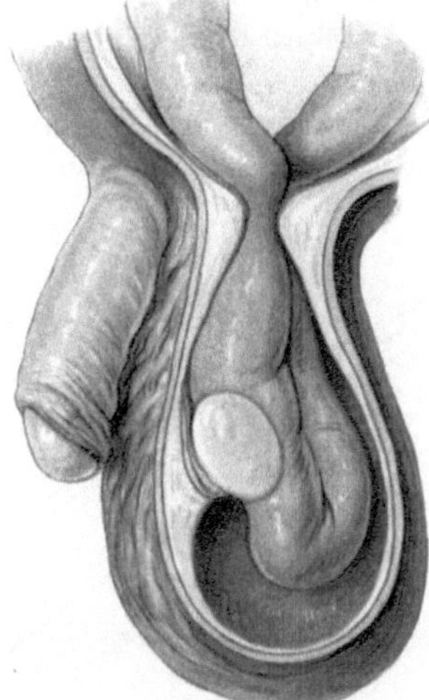

**Abb 64 Angeborener außerer
Leistenbruch (Scrotalbruch)**

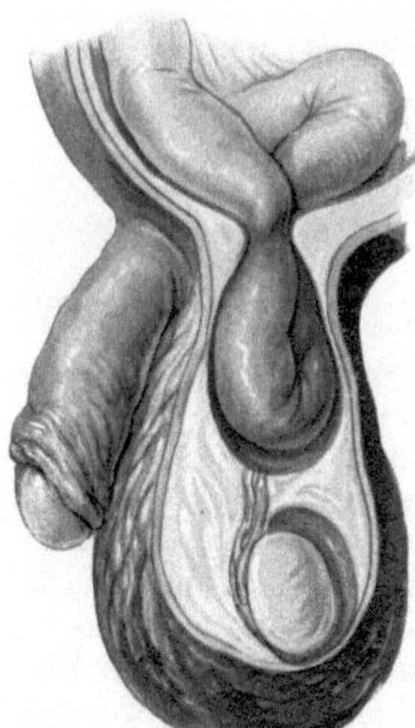

**Abb 65 Erworbener außerer
Leistenbruch oder angeborener
äußerer Leistenbruch (Hernia inguinalis congenita funicularis).**

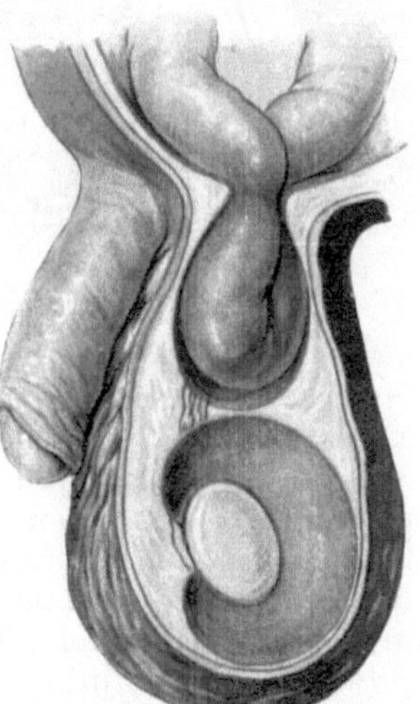

**Abb 66 Erworbener außerer Leistenbruch oder angeborener außerer Leistenbruch (Hernia inguinalis congenita
funicularis) mit Hydrocele testis**

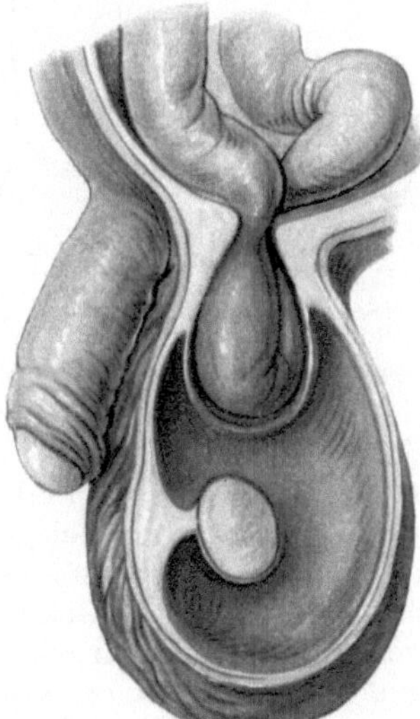

Abb 67. Hernia encystica falsa

Treten bei *weiter* Öffnung Baucheingeweide in ihn ein, so besteht eine *angeborene
äußere Leistenhernie* (Abb 64), wobei man, wenn der gesamte, bis zum Hoden
reichende Processus vaginalis offenbleibt, eine *Hernia ing. congenita testicularis*
s. *scrotalis* und wenn nur der kraniale, unmittelbar am Leistenkanal gelegene
Teil offenbleibt, der am Hoden gelegene Teil jedoch verödet, eine *Hernia congenita funicularis* unterscheidet. Der anatomische Unterschied zwischen einem

angeborenen und einem *erworbenen* scrotalen Leistenbruch (Abb. 64, 65 und 68) ist demnach der, daß im 1. Falle der Bruchsack gleichzeitig die Bekleidung des Hodens als Tunica vagin. propria bildet, wahrend im 2. Falle ein eigener geschlossener Bruchsack und neben ihm eine eigene geschlossene Tunica vagin. propria vorhanden sind (Abb. 68). Im 1. Falle findet man also nach der Eröffnung des Bruchsackes den Hoden an seinem Fundus, im 2. Falle endet der Bruchsack proximal des Hodens. Schließt sich der Processus vaginalis gegen die Bauchhöhle ab und bleiben jedoch seine einzelnen peripheren Abschnitte als cystische Gebilde erhalten, so entsteht die *Hydrocele funiculi spermatici* oder die *Hydrocele testis*.

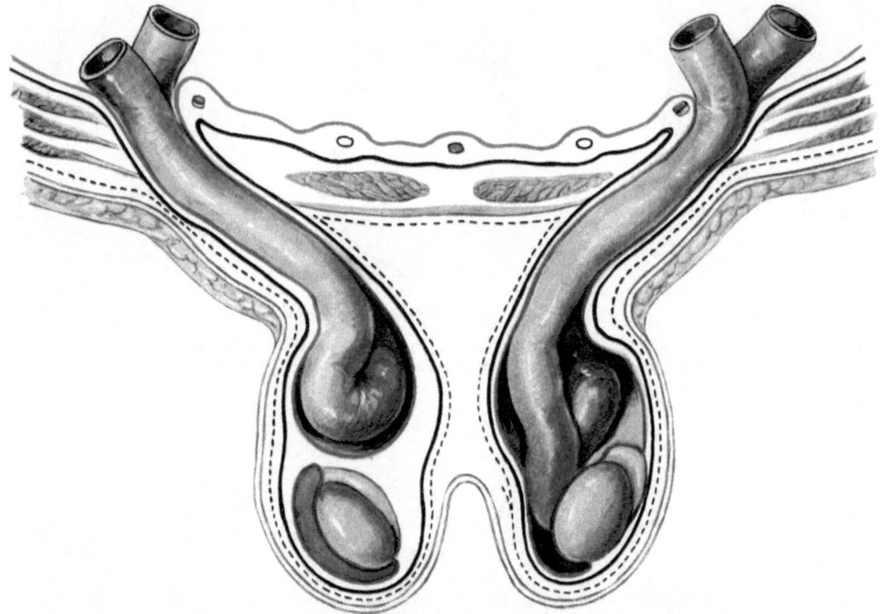

Abb 68. Lınke Bıldseıte· *Erworbener außerer Leıstenbruch.* Rechte Bıldseıte *Angeborener außerer Leıstenbruch* (Rote Lınıe· Perıtoneum, schwarze Lınıe Fascıa transversalıs, gestrıchelte Lınıe Fascıa superfıcıalıs)

Beide Zustände, Hernie und Hydrocele, können nebeneinander bestehen. Vergrößert sich eine Hydrocele testis derartig, daß sie sich mit einem geschlossenen Fortsatz durch den Leistenkanal bis in den Bauchraum erstreckt, so entsteht die *Hydrocele bilocularis.* Gelegentlich kommt eine erworbene äußere Leistenhernie mit einer Hydrocele, im besonderen mit einer Hydrocele testis zusammen vor (Abb. 66). Der Bruchsack kann, wenn er groß genug ist, alsdann *neben* dem Hydrocelensack liegen oder ihn wie einen Handschuhfinger *einstulpen,* ein Zustand, der als *Hernia encystica falsa* bezeichnet wird (Abb 67). Eine *Hernia encystica vera* ist der Zustand, bei dem sich der Bruchsack eines erworbenen Leistenbruches in einen offenen Processus vaginalis oder in eine Hydrocele communicans entwickelt, so daß die Brucheingeweide vom Hoden nur durch die Bruchsackwand getrennt werden, nicht aber wie bei der Hernia encystica falsa noch außerdem durch die Wand der Hydrocele testis.

Die interparietalen Leistenbrüche. Verwickelte, die Operation erschwerende anatomische Verhältnisse entstehen bei der indirekten Leistenhernie, wenn der Bruchsack und die Brucheingeweide nicht den normalen, durch den Leistenkanal und die Tunica vagin. communis vorgezeichneten Weg einschlagen (Abb. 69), sondern seitlich abirren: *Herniae interparietales.* Hierbei kann entweder der

gesamte Bruchsack als einheitliches Gebilde (Abb 70, 72 und 74) oder nur eine seitliche Ausstülpung (Abb. 71, 73 und 75) diesen ungewöhnlichen Weg einschlagen:
Unilokuläre und bilokuläre interparietale Hernien. In etwa 50% der Fälle ist mit
derartig ungewöhnlich gelagerten Hernien eine Lageanomalie des Hodens (Hodenektopie) verbunden, was die Operation noch weiter erschwert und auf die kongenitale Komponente dieser Bruchform hinweist.

Ein derartiges seitliches Abirren des Bruchsackes kann an *jeder* Stelle des
Durchtrittsweges durch die Bauchdecken erfolgen. So kann sich der Bruchsack

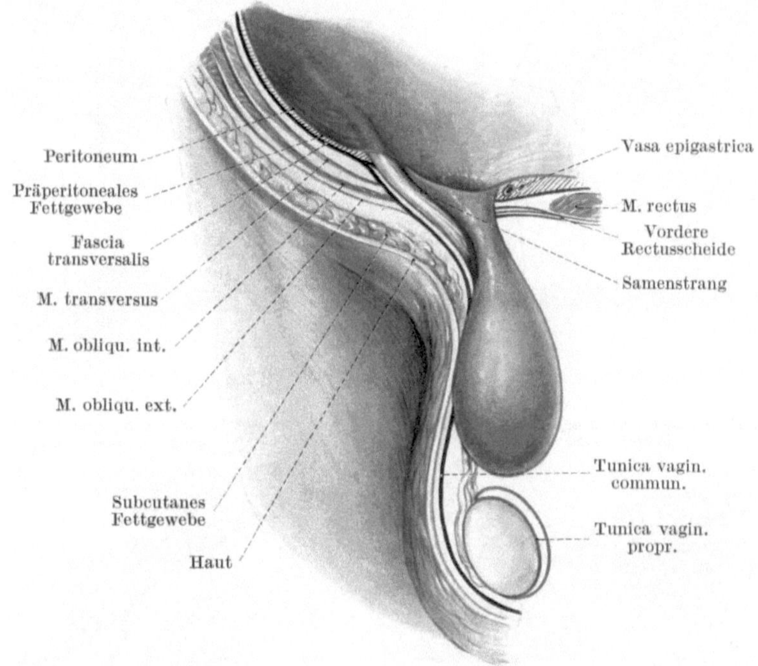

Abb. 69. *Hernia inguinalis lateralis*

vor dem Eintritt in den Anulus ing. abdominalis zwischen dem Peritoneum parietale und der Fascia transversalis in dem praeperitonealen Fettgewebe ausbreiten.
Hernia ing. praeperitonealis. Bei der unilokularen Form dieser Hernie enthalt
dann der Leistenkanal keinen Bruchsack (Abb. 70). Erfolgt die Ausbreitung
lateral, so entsteht die *laterale* oder *iliacale* Form (Abb. 70), erfolgt die Ausbreitung medial, so entsteht die *mediale* oder *prävesicale* Form (Abb. 71) der präperitonealen Inguinalhernie.

Ist der Bruchsack durch den Anulus ing. abdom. in den Leistenkanal eingetreten, so kann ein seitliches Abirren zwischen je zwei benachbarten Schichten
der Bauchdecken erfolgen: *Interstitielle Inguinalhernie.* Der Bruchsack kann hierbei zwischen der Fascia transversalis und der Aponeurose des M transversus abd.
(Abb. 72), zwischen der Aponeurose des M. transversus und der Aponeurose des
M. obliqu. int. (Abb. 73), er kann lateral zwischen den Muskelfasern des M obliqu.
int., er kann zwischen dem M obliqu. int. und dem M. obliqu. ext. (Abb. 74),
und er kann schließlich zwischen der Fascia transversalis und der Aponeurose des
M. obliqu. ext. liegen (Abb. 75). In allen diesen Fallen wird der *Anulus ing.
abdomin.* von dem Bruchsack durchzogen, der *Anulus ing. subcut.* ist aber bei der

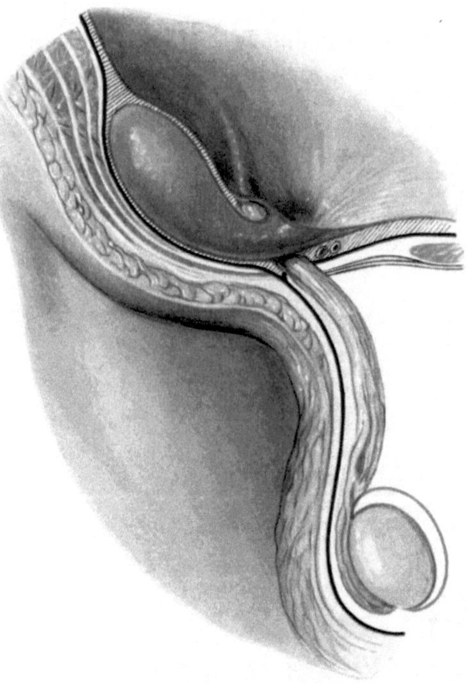

Abb. 70. *Hernia inguinalis praeperitonealis unilocularis lateralis (iliacis).*

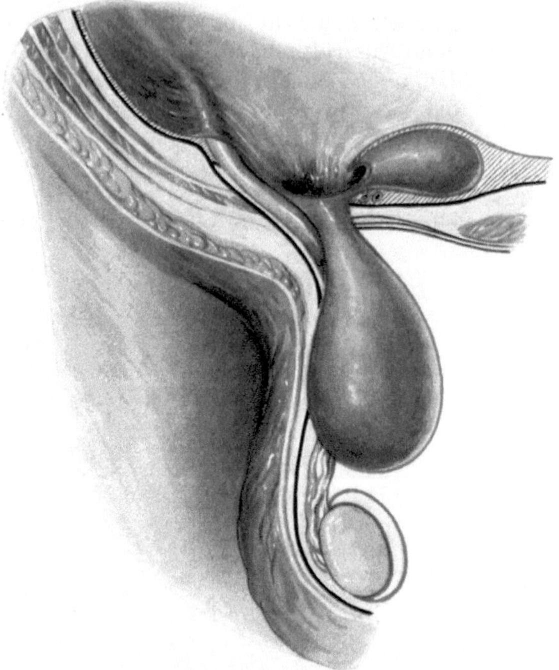

Abb. 71. *Hernia inguinalis praeperitonealis bilocularis medialis (praevesicalis).*

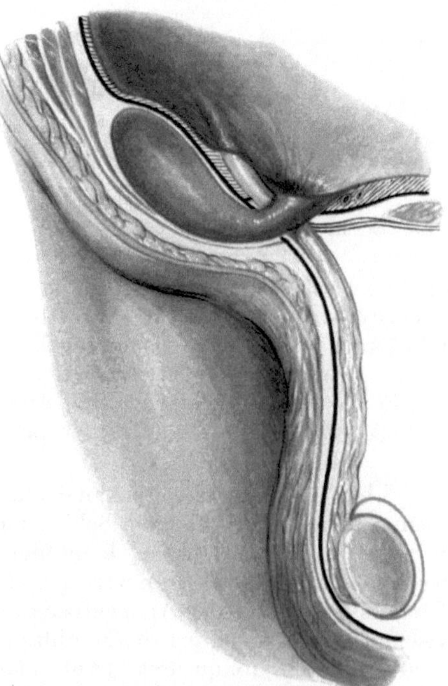

Abb. 72. *Hernia inguinalis interstitialis lateralis* Entwicklung des Bruchsackes zwischen Fascia transversalis und M. transversus.

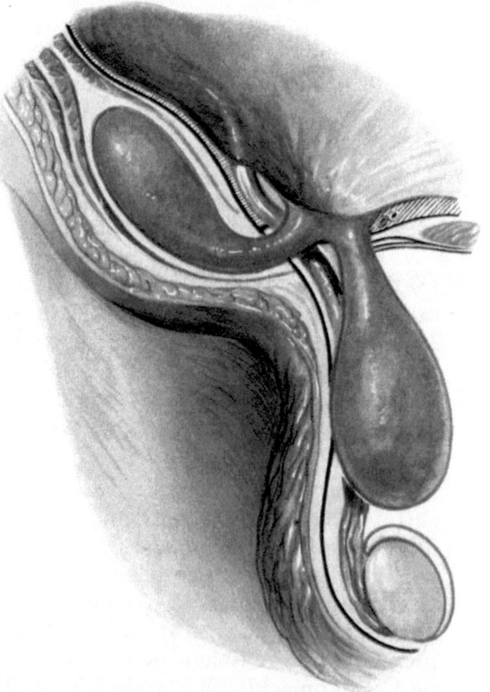

Abb 73 *Hernia inguinalis interstitialis lateralis bilocularis.* Entwicklung des interstitiellen Bruchsackes zwischen M. transversus abd. und M obliquus internus.

unilokularen Form dieser interstitiellen Hernien frei. *Am häufigsten breitet sich die interstitielle Hernie zwischen dem M. obliqu. externus und dem M. obliqu. internus aus.*

Schließlich kann sich der Bruchsack, nachdem er auch den Anulus ing. subcutan. richtig passiert hat, in seltenen Fällen statt in den Hodensack hinabzusteigen, auch lateral unter der Haut ausbreiten: *Hernia inguinosuperficialis* oder *inguinosubcutanea.* Dieses Leiden ist fast stets mit einer Hodenektopie verbunden.

Die in dem Allgemeinen Teil bereits erwähnten *Gleitbrüche* (S. 3 und Abb. 4) finden sich fast ausschließlich beim äußeren Leistenbruch und nur selten,

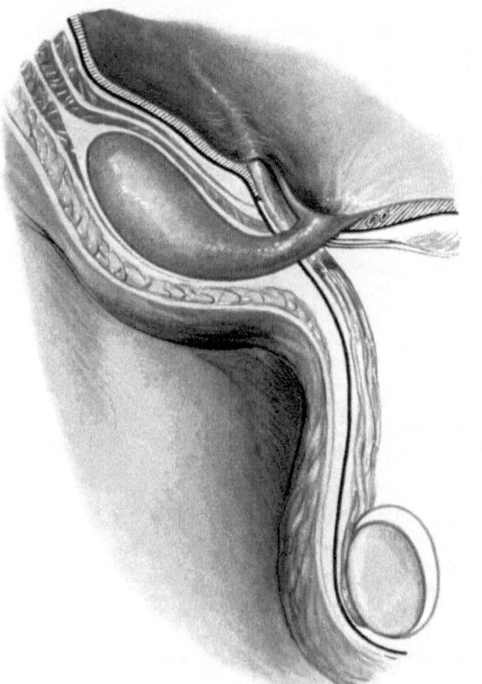

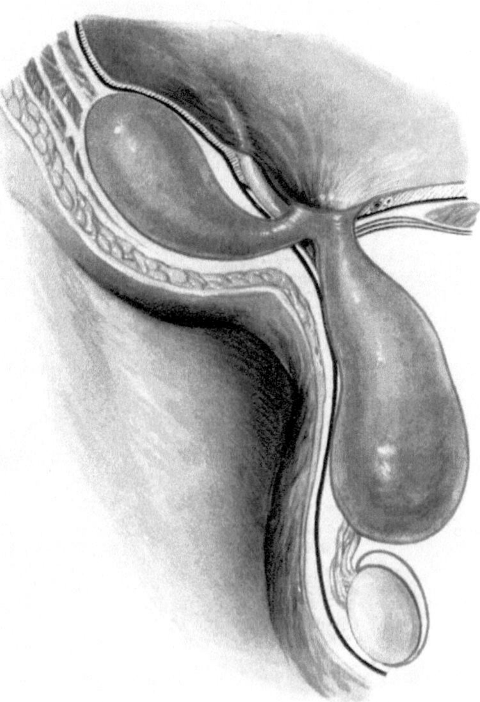

Abb. 74. *Hernia inguinalis interstitialis lateralis* Entwicklung des Bruchsackes zwischen M obliqu internus und M. obliqu. externus.

Abb 75 *Hernia inguinalis interstitialis lateralis bilocularis.* Entwicklung des interstitiellen Bruchsackes zwischen Fascia transversalis und M. obliquus externus.

unter 1% ihres Vorkommens, beim rechtsseitigen Schenkelbruch. Auch der *Schaukelbruch* (S. 8 und Abb. 7) wird fast ausschließlich bei der äußeren Leistenhernie angetroffen.

Die Beteiligung der Harnblase. Die *Harnblase* kann sich in mannigfacher Weise an einem Leistenbruch beteiligen (S. 3). Vor der Operation können, sofern ein Verdacht in dieser Richtung auftaucht, Störungen der Urinentleerung, die sorgfältige Palpation, die Auffüllung der Blase, die Untersuchung mit dem starren Katheter, die Cystoskopie und die röntgenologische Darstellung der kontrastgefüllten Blase oft eindeutige Aufschlüsse geben. Bei einer direkten Leistenhernie kann die teilweise von Peritoneum bekleidete Wand der Harnblase entsprechend dem Gleitbruch des Dickdarmes durch die Bruchpforte gleiten und mit zur Bildung des Bruchsackes beitragen (*intraperitoneale Blasenhernie,* Abb. 76). Gelegentlich wird dieser Zustand erst künstlich bei der Radikaloperation erzeugt, indem durch kräftigen Zug am Bruchsack zum Zwecke seiner hohen Freilegung ein ursprünglich noch in der Bauchhöhle gelegener Blasenzipfel vor die Bruchpforte gezerrt wird (*operative Blasenhernie*, Abb. 108).

Entsprechend dem extraperitonealen Schaukelbruch eines Darmabschnittes kann auch die extraperitoneale Vorderwand der *Harnblase* den alleinigen Inhalt einer direkten Leistenhernie oder einer supravesicalen Hernie bilden (*extraperitoneale Blasenhernie*, Abb. 77). Ein Bruchsack ist dann nicht vorhanden. Neben einer extraperitonealen Blasenhernie kann *gleichzeitig* ein lateraler oder ein medialer Leistenbruch mit besonderem Bruchsack und Bruchinhalt vorhanden sein.

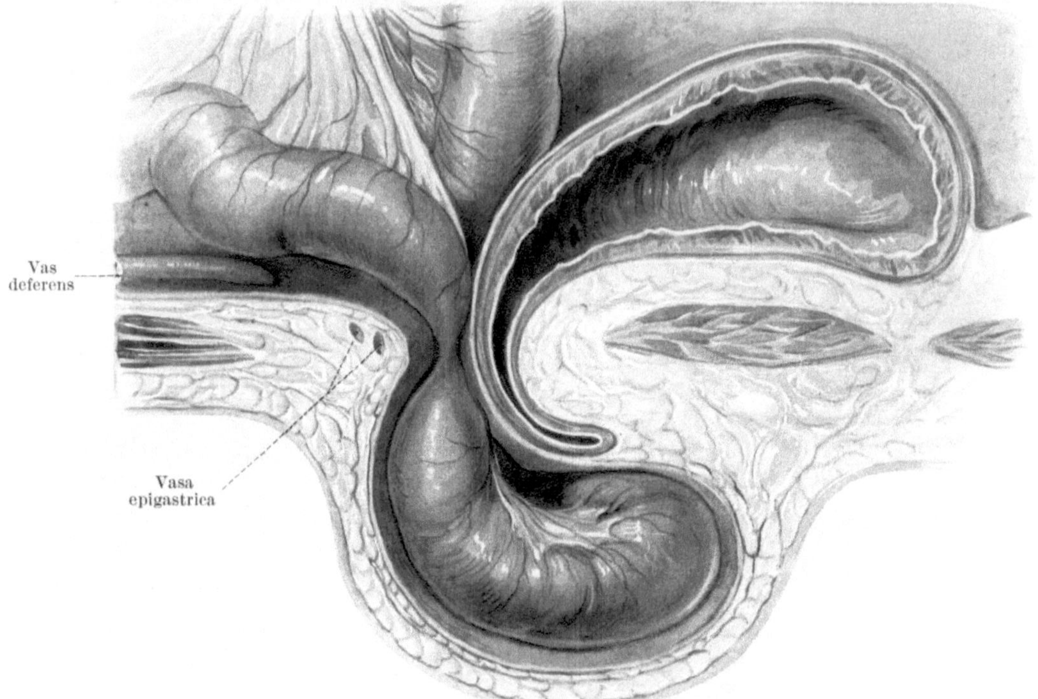

Abb. 76. *Intraperitonealer Blasenbruch*

Sehr selten gelangt einmal ein divertikelartig ausgezogener, *allseitig peritonealbekleideter* Abschnitt der Harnblase als freier Bruchinhalt in einen Leistenbruch (Abb. 78).

Die inneren Leistenbrüche (*mediale Leistenbrüche, direkte Leistenbrüche*, Abb. 58, 59 und 79). Zwischen der die hintere Auskleidung des Leistenkanals bildenden Aponeurose des M. transv. abd. und dem mit Fett bedeckten Peritoneum liegt nur noch die *Fascia transversalis* Diese schwachen Wandschichten erhalten in ihrem medialen Abschnitt dadurch eine Verstarkung, daß als Fortsetzung des am Tuberculum pubicum ansetzenden POUPARTschen Bandes Faserzüge zur hinteren Rectusscheide bis zur Linea alba in Gestalt des *Lig. reflexum* (COLLESI) *(Falx inguinalis)* ziehen, die den Samenstrang caudal und dorsal schalenartig umgreifen (Abb. 58). Ein entsprechender Faserzug geht als caudale Fortsetzung des *Lig. Pouparti* nach dem Oberschenkel und rundet als *Lig. lacunare* (GIMBERNATI) den medialen Winkel des Schenkelkanals ab Das Lig. Collesi und das Lig. Gimbernati sind also nichts anderes als die Fortsetzungen und die Ansatzstellen des Leistenbandes am Knochen Da im übrigen infolge des Auseinanderweichens der Aponeurose des

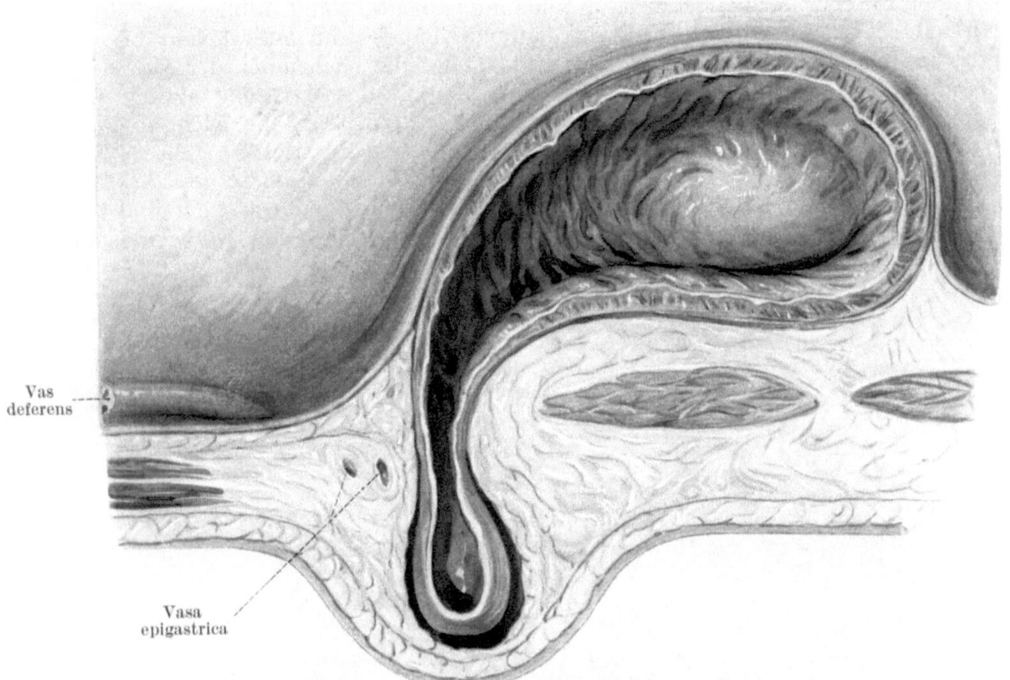

Abb 77. *Extraperitonealer Blasenbruch*

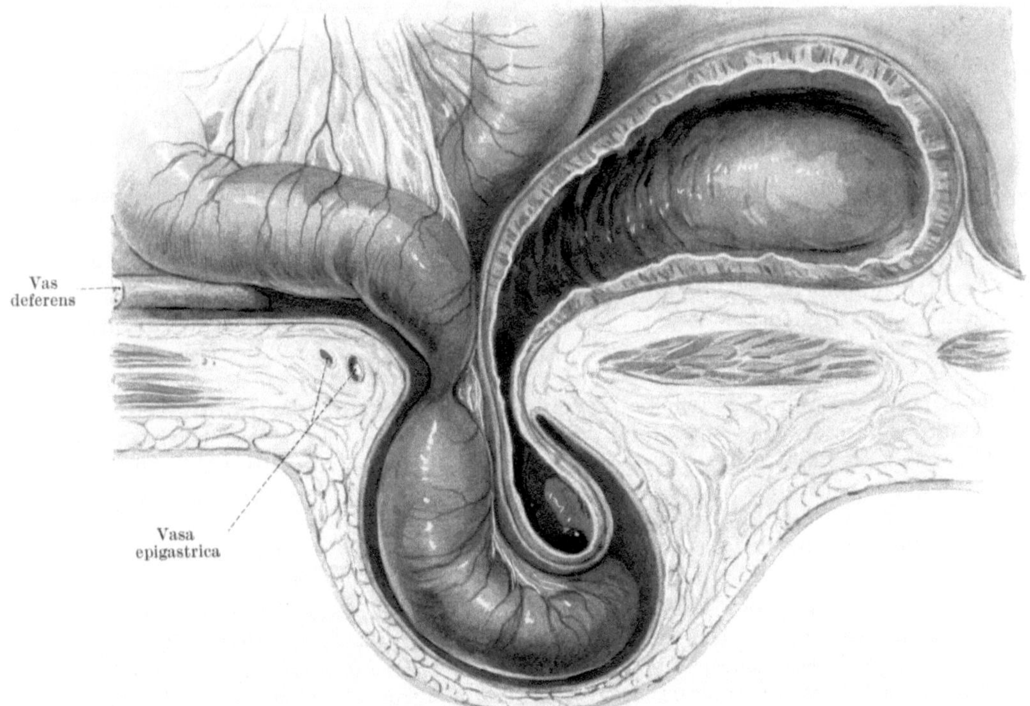

Abb. 78 *Innerer Leistenbruch mit einem allseitig vom Peritoneum bekleideten freien Zipfel der Harnblase als Bruchinhalt.*

M obliqu. externus in Gestalt des Anulus ing. subcutan. und infolge des Fehlens
des M. obliqu. internus die gesamte haltende Bauchwand lateral vom Lig. reflexum im Bereiche der Stelle des Leistenkanals, die nach innen der *Fovea ing.
med.* entspricht, nur aus der schwachen Aponeurose des M. transv. abdom. und
der schwachen Fascia transversalis besteht, wird diese Stelle leicht in Form
der *geraden, direkten* oder *medialen Leistenhernie* vorgetrieben Diese *innere*
Leistenhernie tritt also *medial von der Plica epigastrica* und *lateral von der Plica
umbilicalis lat.* im Bereiche der *Fovea ing. med.* in die Bauchwand ein und tritt
aus der Bauchwand gleich der lateralen Leistenhernie durch den *Anulus ing. sub-*

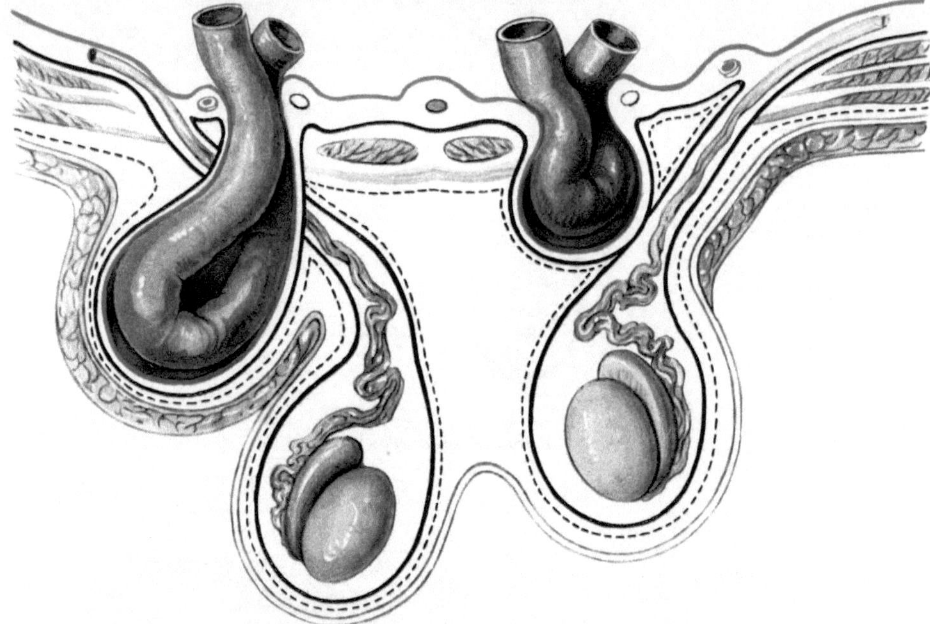

Abb. 79. Linke Bildseite *Innerer Leistenbruch.* Rechte Bildseite. *Supravesicalhernie* (Rote Linie: Peritoneum;
schwarze Linie· Fascia transversalis, gestrichelte Linie. Fascia superficialis)

cutan. aus (Abb. 58, 59 und 79). Sie liegt demnach *außerhalb* des Rohres der
Tunica vaginalis communis und wird infolgedessen — wenigstens in der Regel —
nicht in den Hodensack geleitet, sondern breitet sich im wesentlichen an ihrer
Austrittsstelle halbkugelförmig aus.

Die supravesicalen Brüche (Abb. 59, 79 und 80). Die drei an der Bauchwand
nach innen vorspringenden Falten, die *Plica epigastrica*, die *Plica umbilicalis
lateralis* und die *Plica umbilicalis medialis* begrenzen bekanntlich 3 Buchten, die
Fovea ing. lat , die *Fovea ing. med.* und die *Fovea supravesicalis* (Abb. 59). Die
erste dieser 3 Buchten wurde bereits als Eintrittsstelle der *äußeren* Leistenbrüche und die zweite als Eintrittsstelle der *inneren* Leistenbrüche erwähnt.
Auch im Bereiche der 3. Bucht, der *Fovea supravesicalis*, können Brüche, die
Herniae supravesicales, die Bauchwand durchsetzen (Abb. 79).

Der im Bereiche der Fovea supravesicalis gelegene, caudal von dem Schambein begrenzte Teil der Bauchwand, ist an sich durch das *Lig. reflexum* (COLLESI)
gesichert (Abb. 80). Dieses fächerförmige, auch *Falx inguinalis* genannte Band
kann jedoch eine angeborene *Lücke* aufweisen, durch die sich — wie bei einer
epigastrischen Hernie — ein kleines präperitoneales Lipom mit einem — stets

lecren! — kleinen Bruchsack durchpressen kann *(mediale supravesicale Hernie)*. Ja sogar im Bereiche des sehnigen Anteils des M. rectus unmittelbar oberhalb des Schambeins kann sich eine kleine Hernie durchdrängen, die dann als *transrectale supravesicale Hernie* bezeichnet wird.

Gegenüber diesen beiden *medialen* Formen der Supravesicalhernie können Brüche im Bereiche der Fovea supravesicalis auch dicht am *lateralen Rande* eines dann schwach entwickelten Lig. reflexum durchtreten. Sie sind in der Regel von

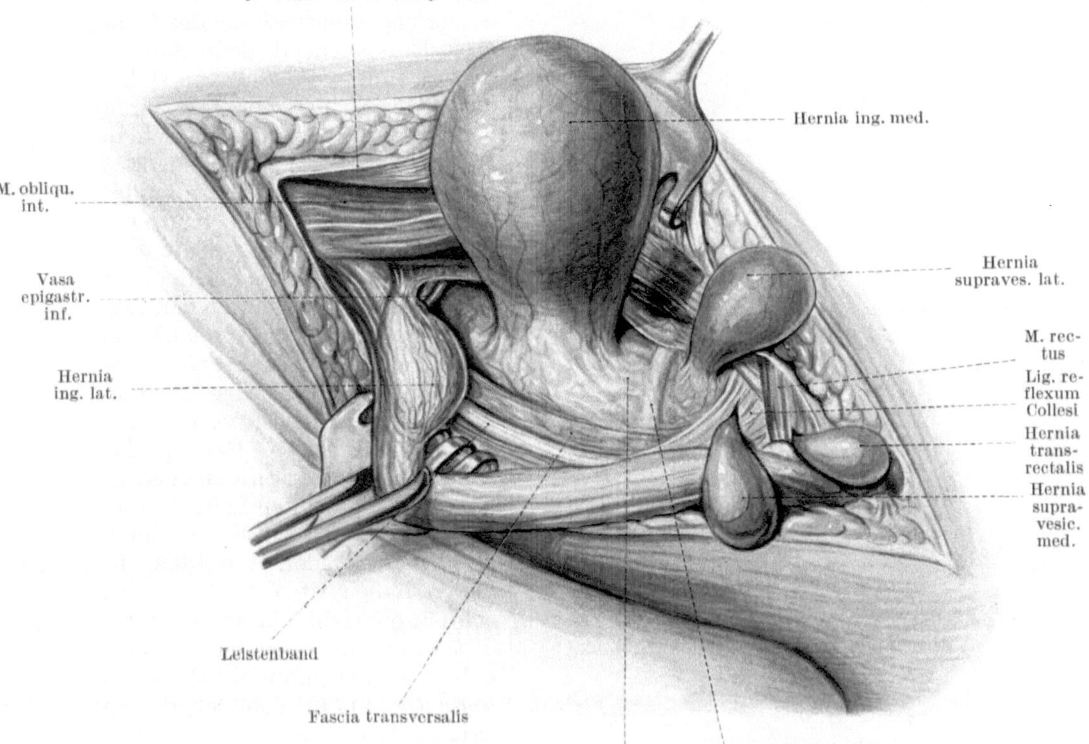

Abb. 80. *Die verschiedenen Formen der Leistenbruche und der Supravesicalhernien* (Hernia inguinalis lateralis, Hernia inguinalis medialis, Hernia supravesicalis lateralis, Hernia supravesicalis medialis und Hernia transrectalis).

betrachtlicher Größe, enthalten häufig Teile der Harnblase und unterscheiden sich von den geraden Leistenhernien, als die sie klinisch zunächst gedeutet werden, nur durch die in der Regel erst bei der Operation festgestellte anatomische Tatsache, daß sie *medial* von der Plica umbilicalis lat. liegen (Abb. 80). Sie werden als *laterale Supravesicalhernien* bezeichnet. Ja es kann eine hernienartige Vorwölbung im Bereiche sowohl der Fovea supravesicalis als auch der Fovea ing. med. liegen, so daß die Plica umbilicalis lat. mitten über die Bruchgeschwulst zieht. Ein derartiger Bruch ist entweder als eine *mediale Leistenhernie mit medialer Ausladung* oder als eine *laterale Supravesicalhernie mit lateraler Ausladung* oder als eine *Mischhernie* anzusprechen.

Alle diese Brucharten treten *durch den Anulus ing. subcutaneus hervor* (Abb. 80) und ihre abdominale Bruchpforte ist erst nach Spaltung der Aponeurose des M. obliqu abd. ext. und nach dem Herausheben des Samenstranges aus dem

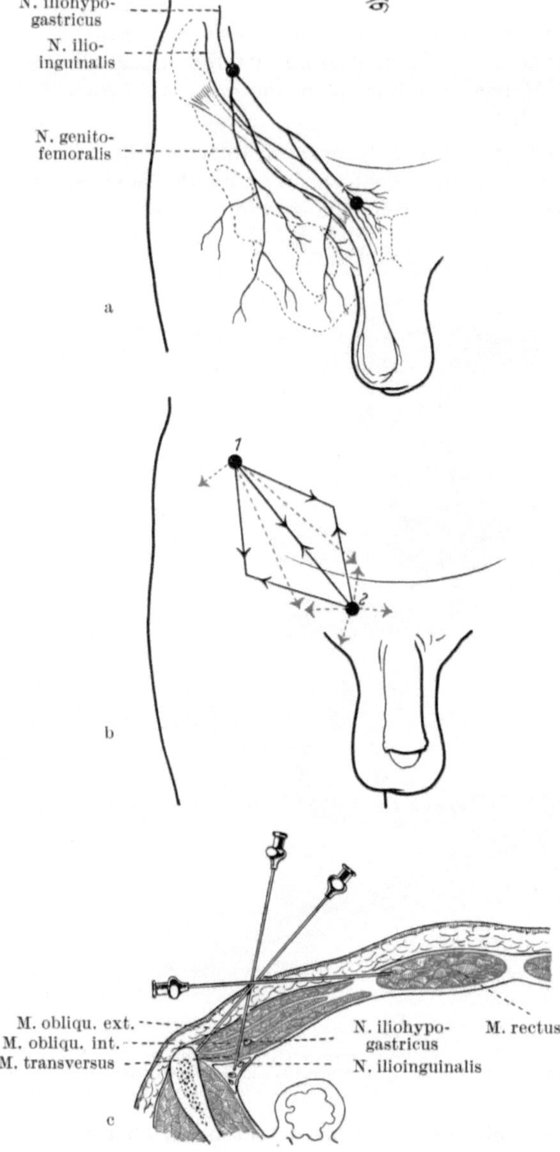

Leistenkanal zu erreichen. Nur die transrectalen Hernien treten medial vom Anulus ing. subcut unmittelbar durch die vordere Rectusscheide nach außen.

Die anatomischen Verhältnisse beim Weib. Ähnlich wie beim Manne liegen die Verhältnisse bei der *Frau* Die Anatomie des Leistenkanals entspricht sinngemaß der des Mannes. Entsprechend dem Samenstrang zieht vom Tubenwinkel das *Lig. teres* oder *rotundum* durch den Leistenkanal und teilt sich in der großen Schamlippe auf, was dem Endabschnitt dieses Bandes den Namen *Lig. labiale* verschafft hat. Da die Geschlechtsdrüse, hier das *Ovarium*, unter regelrechten Verhältnissen nicht durch den Leistenkanal nach außen tritt, so ziehen auch die *Vasa spermatica interna* nicht durch den Leistenkanal, sondern biegen vorher zum Lig. latum uteri ab. Gelangt das Ovarium regelwidrig in den Leistenkanal oder durch den Leistenkanal nach außen, so kann es falschlich als „*Hoden*" gedeutet werden In diesen Fallen ist aber darauf zu achten, ob nicht ein Hermaphroditismus vorliegt. In der Embryonalzeit wird ebenfalls ein *Processus vaginalis* (NUCKI) gebildet, dessen Offenbleiben eine *angeborene Hydrocele* oder eine *angeborene äußere Leistenhernie* bedingen kann, und dessen Abschnürung bei gleichzeitiger Flüssigkeitsansammlung zu der *Hydrocele muliebris* führt. Die Bildung der *erworbenen äußeren und inneren Leistenhernien* und der *Supravesicalhernien* entspricht den Verhältnissen beim Mann.

2. Die Schmerzausschaltung bei Leistenbruchoperationen.

Die Wahl der Schmerzausschaltung bei Eingriffen wegen Leistenbruches erfolgt nach den auf S. 10 aufgestellten Grundsätzen. Hat man sich für eine *örtliche Betäubung* entschieden, so führt man sie nach entsprechender Prämedikation nach den Angaben von H. BRAUN aus. Als Pramedikation verabreichen wir bei sonst gesunden Erwachsenen 1 Std vor Beginn der Lokalanaesthesie 100—200 mg Pentobarbital intramuskulär und gleichzeitig 10—15 mg *Morphium* oder die äquivalente Dosis anderer Opiate (Dilaudid, Dolantin). In der Prämedikation bei Säuglingen und Kindern halten wir uns an das Schema auf S. 11.

Die Technik der örtlichen Betäubung beim Leistenbruch nach H. BRAUN (Abb. 81) Zur Lokalanaesthesie wird die Haut in üblicher Weise vorbereitet, indem das Operationsfeld mit Äther und Alkohol abgewaschen und mit Jodtinktur oder Sepsotinktur bestrichen wird. Als Anaesthesielösung verwenden wir *1%ige Novocainlösung*, der auf 100,0 cm³ außerdem *1,0 cm³ (Sol. 1:1000) Suprarenin* sowie 1 Ampulle (10 Schering-Einheiten) *Kinetin* zugefügt sind Nach Anzeichnen des Hautschnittes mit der KIRSCHNERschen Hautfarbe (Zusammensetzung: Violett atherlöslich der Hoechster Farbwerke 2,0, Benzol 100,0, Benzylharz 10,0)

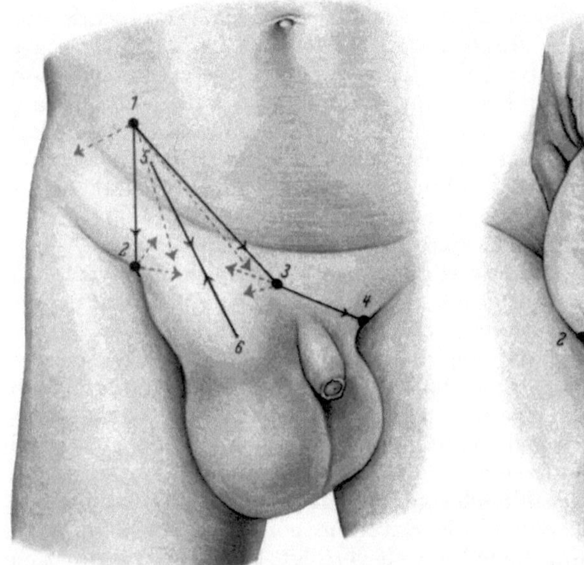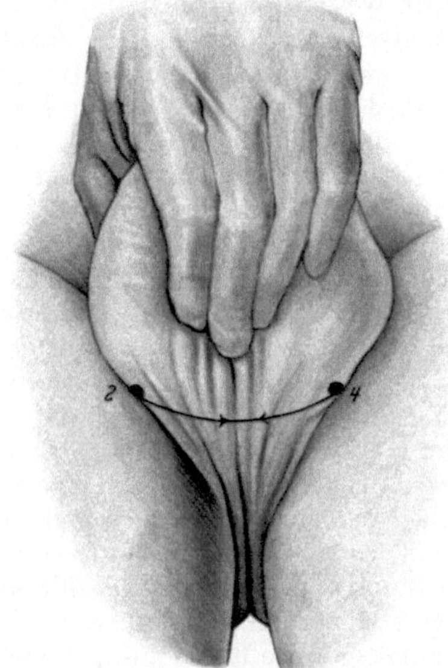

Abb 82. *Die Lokalanaesthesie bei der Scrotalhernie* Die schwarzen Pfeile zeigen die subcutanen, die roten Pfeile die subaponeurotischen Injektionen. Die Mittelpfeile 5 und 6 lassen die subcutanen Injektionen im Bereich des Hautschnittes erkennen. Besonders wichtig ist sowohl bei reponiblen wie eingeklemmten Hodenbruchen die subcutane Umspritzung des ganzen Scrotum.

werden durch Setzen von Hautquaddeln 2 Punkte markiert, von denen der erste 3 Querfinger medial von der Spina ilica ventralis und der zweite über dem horizontalen Schambeinast am äußeren Leistenring liegt. Von dem 1. Punkt wird eine mittelstarke lange Kanüle senkrecht durch die Haut, die Externusaponeurose und durch die Muskelschichten des M. obliqu. int. und des M. transversus abd. bis auf die Darmbeinschaufel gestochen und dabei 10,0 cm³ Anaesthesielösung injiziert. Wichtig ist die Einführung der Nadelspitze bis auf die Darmbeinschaufel. Von dem gleichen Einstichspunkt aus spritzt man weitere 10—20 cm³ der Anaesthesielösung in einem lateral offenen Fächer in die Muskelmasse der Mm. obliqu. ext., obliqu. int. und transversus (Abb. 81), so daß die zwischen ihnen verlaufenden Nn. genitofemoralis, ilioinguinalis und iliohypogastricus unterbrochen werden. Es folgt dann von dem 1. Punkt aus die Unterspritzung der Externusaponeurose und der Haut und die Infiltration des Unterhautfettgewebes.

Von dem 2. Punkt aus infiltriert man fächerförmig den Samenstrang, sticht mit der Nadel senkrecht in die Tiefe bis auf den Knochen, infiltriert und unterspritzt besonders bei eingeklemmtem Hodenbruch subcutan die Basis des Hodensackes (Abb. 82).

Nach Durchführung der Lokalanaesthesie wird das Operationsfeld nochmals jodiert. *Doppelseitige Hernien* werden zweckmäßigerweise gleichzeitig auf beiden Seiten injiziert.

3. Die Beseitigung der äußeren Leistenbrüche nach dem Verfahren von BASSINI.

Das *klassische Verfahren* für die Beseitigung der außeren Leistenbrüche ist das Verfahren nach BASSINI. Es hat seine Vorlaufer und ist im Laufe der Zeit vielfach abgeandert worden. Daß Fehlschläge mit dem BASSINIschen Verfahren in Gestalt von *Rezidiven* oft auf falscher Technik beruhen, ist sicher. Daher wird zunächst im wesentlichen das *ursprüngliche BASSINIsche Verfahren* beschrieben.

Der Hautschnitt. Die Lage des *Hautschnittes* richtet sich nach der Lage des *Anulus ing. subcutan.*, der dicht lateral und kranial vom Tuberculum pubicum gefunden wird (Abb. 58). Bei leerer Bruchpforte läßt sich der äußere Leistenring von außen unmittelbar oder durch Einstülpen des Hodensackes abtasten. Bei ausgetretener Hernie gibt die Bruchgeschwulst seine Lage an. Der Hautschnitt verläuft in Richtung der Fasern des M. obliqu. abd. ext., also etwas steiler als das Leistenband, und zwar in einer Gesamtlänge von etwa 8—15 cm. Man sei in seiner Längsausdehnung nach dem Scrotum hin nicht zu sparsam. Sein medialer Abschnitt zieht über die Mitte des äußeren Leistenringes und wird entsprechend dem Fettreichtum und der Größe des Bruches noch einige Zentimeter weiter in der Richtung nach dem Hodensack geführt, so daß sich der äußere Leistenring und seine Umgebung ausgiebig darstellen lassen. Das laterale Ende liegt in der Höhe und einige Zentimeter medial von der Spina ilica ventralis. Nach Durchtrennung der Haut und der Fascia superfic. abd. werden die beiden Hautränder mit je einem sechszinkigen Haken auseinander- und emporgehoben, so daß die in dem gespannten Unterhautzellgewebe quer verlaufenden *Gefäße*, die im medialen Wundwinkel besonders zahlreich sind, zumeist vor dem Durchschneiden doppelt gefaßt werden können. Sobald die Externusaponeurose erscheint, wird sie ohne unnötig weite Entblößung medial so weit verfolgt, bis die beiden *Schenkel des äußeren Leistenringes* und das aus ihm hervorkommende, den *Samenstrang umschließende Gewebsbündel* erscheinen (Abb. 83). Zumeist laßt sich der äußere Leistenring durch stumpfes Abschieben des Unterhautzellgewebes mit einem Präpariertupfer übersichtlich darstellen. Macht die Auffindung des Stranges in dem Fett des Schamberges Schwierigkeiten, so befindet man sich fast stets zu weit lateral. Die gefaßten Hautgefäße werden unterbunden. Die Oberfläche der Externusaponeurose darf deswegen *nur in beschränktem Ausmaß* von dem deckenden Gewebe entblößt werden, weil ihre Unterfläche später in großer Ausdehnung von der Unterlage abgelöst werden muß, so daß die künftige Ernährung der Aponeurose im wesentlichen von den Gewebsverbindungen *ihrer Oberfläche* abhängt.

Die Eröffnung des Leistenkanals (Abb. 83). Die *Externusaponeurose* wird in der Ausdehnung des Hautschnittes bis in den äußeren Leistenring parallel zum Faserverlauf *gespalten*. Die Spaltung soll nicht *genau entlang der Mitte* des Leistenkanals und des Anulus ing. subcutaneus vorgenommen werden, sondern kann etwas *weiter kranial* erfolgen, so daß der am POUPARTschen Bande verbleibende Rand etwas größer wird. Durch diese kraniale Verlagerung der Schnittlinie läßt sich später die Naht leichter ausführen und der empfindliche Samenstrang kommt nicht in den Bereich der Narbe, sondern der unversehrten Aponeurose zu liegen. Die Spaltung wird in der Regel in der Richtung von lateral nach dem Anulus ing. subcutaneus ausgeführt. Da die Aponeurose im Bereiche des Leistenringes jedoch häufig durch vorausgegangene Entzündungen oder durch das lange Tragen eines Bruchbandes verdickt und mit der Umgebung verwachsen ist, so kann der weniger Geübte die Spaltung auch so vornehmen, daß er die Aponeurose zunächst im äußeren Wundwinkel an einer kleinen Stelle einschneidet, sie von hier aus mit einer Hohlsonde unterfährt, die Spitze der Sonde zum äußeren Leistenring herausleitet und alsdann das auf die Hohlsonde geladene Gewebe in *einem Zuge* durchtrennt.

Zunächst wird der *caudale*, durch die Spaltung entstandene Aponeurosenlappen mit der Pinzette angehoben und von seiner Unterlage von lateral nach

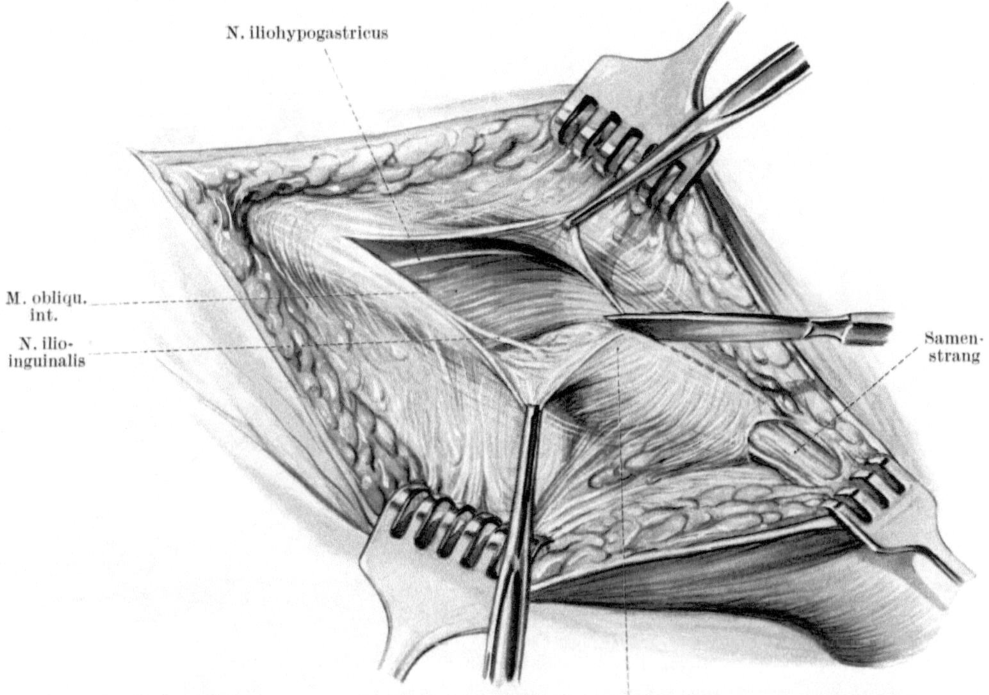

Abb. 83. *Beseitigung eines Leistenbruches nach* BASSINI *1.* Nach Anlegen des Leistenschnittes und Durchtrennung von Haut und Subcutis wird die Aponeurose des M. obliqu. externus gespalten

medial gelöst, was zumeist stumpf durch Abdrängen mit dem Präpariertupfer möglich ist. Sobald ein schmaler Streifen frei ist, kann man die Aponeurose mit einem scharfen Haken emporheben. Die Ablösung wird in der Richtung von lateral nach medial so weit getrieben, daß das *Leistenband*, in das die Aponeurose übergeht, *in der ganzen Ausdehnung* des Aponeurosenschnittes *bis zum Tuberculum pubicum* klar zutage liegt. Hierbei ist es in der Regel erforderlich, das den Anulus ing. subcutaneus begrenzende Crus laterale der Externusaponeurose *scharf* von der Unterlage abzupräparieren und durch einen Schnitt zu begrenzen. In ähnlicher Weise wird auch der *kraniale* Aponeurosenlappen in der Richtung von lateral nach medial von seiner Unterlage abgelöst, bis der Rand und die benachbarte Oberfläche des M. obliqu abd. internus übersichtlich freiliegen. Die Freilegung wird zunächst so weit fortgesetzt, daß ein für die spätere Naht genügend breiter kräftiger Rand des Muskels und besonders seiner Aponeurose verfügbar ist. Im medialen Abschnitt muß die Ablösung bis an den lateralen Rand des *M. rectus abdominis* erfolgen. Der M. rectus selbst wird ohne Eröffnung seiner

Scheide bis zu seinem Ansatz am Tuberculum pubicum festgelegt. Bei der Ablösung der Externusaponeurose kommt im oberen Wundwinkel, auf dem M. obl. int. verlaufend, der *N. iliohypogastricus* zum Vorschein (Abb. 83). Desgleichen tritt der mit dem Samenstrang in den Hodensack ziehende, oft in mehrere Äste geteilte *N. ilioinguinalis* immer deutlich hervor. Der N. iliohypogastricus wird in jedem Fall sorgfaltig geschont; vor allem darf er nicht in die BASSINI-Naht eingeknotet werden, da sonst Neuralgien entstehen Der N ilioinguinalis

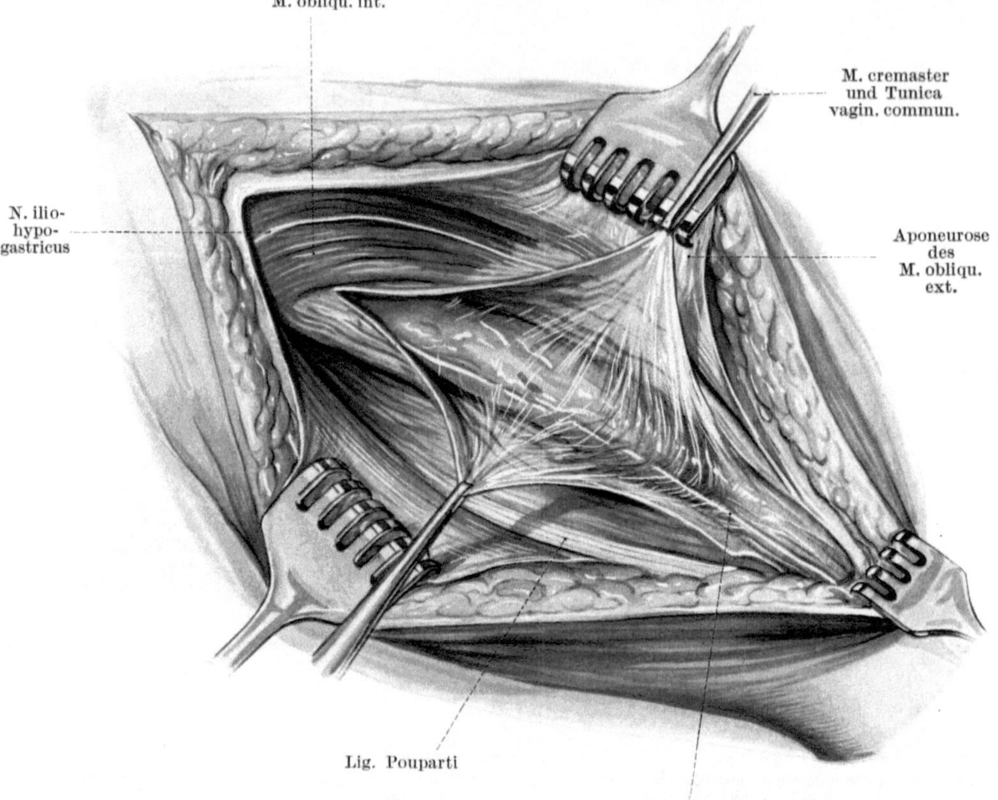

Abb. 84. *Beseitigung eines Leistenbruches nach* BASSINI *2.* Der Cremastermantel und die Tunica vagin. comm.
sind gespalten.

wird freipräpariert und zur Seite gehalten. Ist dies wegen seiner Verzweigung nicht möglich, so ist es besser, ihn zu resezieren.

Die Trennung des Bruchsackes und des Samenstranges. Durch die Spaltung und Ablösung der Externusaponeurose ist der Leistenkanal eröffnet und die von den *Cremasterfasern bekleidete Tunica vaginalis communis* freigelegt. Durch Einsetzen eines vierzinkigen Hakens in den scrotalen Wundwinkel wird ihre Freilegung in dieser Richtung vervollstandigt Um nun an den Samenstrang und an den Bruchsack zu gelangen, ist es *nicht* notwendig, den vom M. cremaster bekleideten geschlossenen Schlauch der Tunica vag. commun. zu umfahren und aus dem Leistenkanal herauszuheben — wie das BASSINI vorschreibt —, sondern *Cremastermantel und Tunica vagin. commun.* werden in situ belassen und in der Langsrichtung *gespalten.* Das geschieht zunachst an einer kleinen Stelle zwischen zwei das zarte Gewebe anhebenden chirurgischen Pinzetten (Abb. 84). Sobald die

Tunica vagin. commun. an einer Stelle vollkommen durchtrennt ist, was sich an der spiegelnden Oberfläche des darunter zum Vorschein kommenden Gewebes kenntlich macht, wird die Spaltung nach beiden Richtungen parallel dem Faserverlauf in beträchtlicher Ausdehnung fortgeführt. Von diesem Längsschnitte aus wird die Tunica nach beiden Seiten von dem *Inhalt,* das sind die Gebilde des Samenstranges und der Bruchsack, teils scharf getrennt, teils abgeschoben. Schließlich lassen sich Samenstrang und Bruchsack aus dem der Länge nach gespaltenen und dorsal gedrängten Tunicamantel zusammenhängend *herausheben* und auf einen Gummischlauch aufladen, dessen beide Enden mit einer KOCHER-Klemme gefaßt werden. Die Trennung der so unterfahrenen Gebilde von der Tunicahülle wird nach medial und nach lateral weitgehend vervollständigt. Folgt man der Vorschrift von BASSINI, Samenstrang und Bruchsack umhüllt vom M. cremaster und der Tunica vagin. commun. zu umfahren, so geht man mit dem rechten Zeigefinger oder mit einem gebogenen Präpariertupfer im medialen Wundwinkel ein, unterminiert den Samenstrang mit seinen Hüllen über dem Ansatz des Leistenbandes am Schambein und umschlingt ihn mit einem dünnen Gummischlauch. Mit diesem Zügel spannt man durch Zug nach medial den Samenstrang an, um nun die Hüllen des Samenstranges (Cremaster und Tunica vagin. commun.) durch Spreizen der gebogenen Schere an ihrer dünnsten Stelle zu durchtrennen und nach dem inneren Leistenring zu und in der Richtung nach dem Hoden stumpf zu spalten.

Nun erfolgt die *Trennung des Bruchsackes vom Samenstrang.* Unter Anspannen des Gewebes durch chirurgische Pinzetten oder KOCHER-Klemmen werden die oberflächlichen Bindegewebsschichten mit einem scharfen Messer vorsichtig durch feine Längsschnitte einige Zentimeter von der Bruchpforte entfernt eingeritzt, bis entweder der Rand des *Bruchsackes* oder Bestandteile des *Samenstranges* hervorschimmern. Sobald eine derartige Grenze kenntlich wird (Abb. 86), wird sie vorsichtig scharf und stumpf herauspräpariert und nach oben und unten verfolgt, bis der Rand des Bruchsackes deutlich hervortritt. Er wird mit KOCHER-Klemmen gefaßt und stark angezogen. Es gelingt dann meist leicht, ihn vom Samenstrang und dem begleitenden Bindegewebe weitgehend mit Messer und Präpariertupfer oder auch mit der Schere zu trennen und abzuziehen. Einige kleine Gefäße müssen hierbei in der Regel durchtrennt und versorgt werden. Reißt der Bruchsack ein, so wird der Rand mit einer KOCHER-Klemme gefaßt. Bei der Darstellung des Samenstranges ist daran zu denken, daß das *Vas deferens* häufig getrennt von den Gefäßen verlauft. Es ist an seiner spulwurmförmigen Gestalt, an seiner weißen Farbe und an seiner stricknadelartigen Harte kenntlich. Auch wenn der Samenleiter den Blutgefäßen zunächst unmittelbar angelagert ist, schlägt er oft kurz vor dem Hoden einen getrennten Weg ein und zieht unter abirrender Schlingenbildung zum Testikel. Man muß sich also vor der Durchtrennung eines jeden Stranges eindeutig von der Lage des Vas deferens überzeugen. Leider kommen immer wieder *Verletzungen des Samenleiters* vor. Wird er durchschnitten, so ist er wie ein Nerv zu nahen. Sehr bewahrt sich auch die Naht über einer in das Lumen des Samenleiters eingeführten Prothese. Dies kann auf zweierlei Weise geschehen. Bei der 1. Methode fuhrt man das eine Ende eines eben zugespitzten Silberdrahtes in das Lumen des peripheren Endes des Samenleiters und durchsticht nach einer Strecke von 2 cm die Wand; das andere Ende des Silberdrahtes wird in der gleichen Weise in das zentrale Ende des Samenleiters und durch seine Wand geführt. Nun nahert man die Schnittflachen des Samenleiters einander und vereinigt sie durch 4—5 Nahte aus feinster Seide, mit denen nur die Adventitia des Samenstranges gefaßt wird. Die beiden Enden des Silberdrahtes leitet man nach Vollendung der Bruchoperation durch die Wunde nach außen. Der Silberdraht wird nach 8 Tagen entfernt. Die 2. Methode der Naht eines Samenleiters über einer Prothese besteht darin, daß man entweder einen möglichst dicken und starren Catgutfaden in die Lumina der beiden Enden der Samenleiter versenkt oder mit den Enden des Catgutfadens die Wand des Samenleiters durchsticht und diese außerhalb knotet (Abb. 85). Will man auf die Auflösung und Abstoßung des Catgutfadens im Lumen des Samenleiters nicht vertrauen, so kann man die Fadenenden mit Hilfe einer geraden Nadel wie den Silberdraht einseitig oder doppelseitig durch die Wand des Samenleiters führen und durch die Wunde herausleiten. Zur Unterbindung des durchtrennten Samenleiters sollte man sich nur bei Erwachsenen in vorgeschrittenem Alter entschließen. Die Verletzung des Samenleiters macht niemals die Entfernung des Hodens erforderlich.

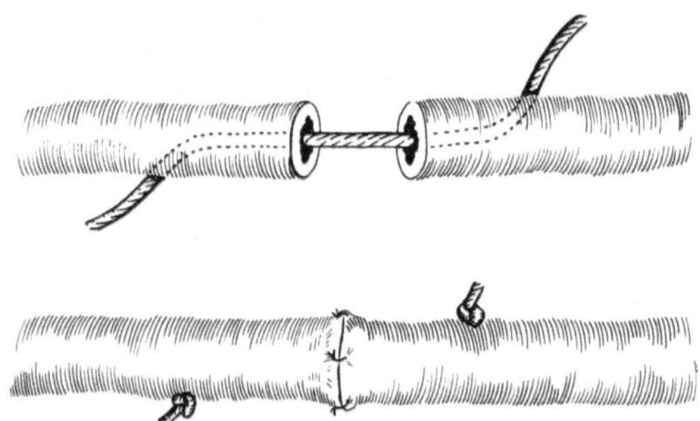

Abb 85. Naht des Samenleiters uber einem Catgutfaden als Prothese Der Faden wird auf beiden Seiten durch die Wand herausgeleitet Naht der Adventitia der Schnittrander mit feinsten Seidennahten

Für seine Exstirpation sind bei einer Leistenbruchoperation die auf S. 142 angeführten Gründe maßgebend.

Beim Erwachsenen kann die Darstellung des Bruchsackes durch *bindegewebige Verwachsungen und Schwielen* infolge vorausgegangener Entzündungen oder infolge mechanischer Reizungen durch das lange Tragen eines Bruchbandes erschwert werden. Man beginnt die Auslösung dann am besten in der Gegend des *Bruchsackhalses* und kann sich die weitere Entwicklung des Sackes dadurch erleichtern, daß man den Bruchsack an einer kleinen Stelle eröffnet und seine Ausdehnung und Lage *durch Einführen eines Fingers oder eines Präpariertupfers feststellt.* Des öfteren befindet sich zwischen einer ringförmigen Verdickung am Bruchsackhals und der Abgangsstelle am Peritoneum parietale noch eine beträchtliche Strecke dünnwandigen Bruchsackes, die freigelegt und vorgezogen werden muß. Erst in ihrem Bereiche darf die Abtragung erfolgen.

Die Trennung des Samenstranges von dem Bruchsack ist namentlich bei *kindlichen* und bei *angeborenen Hernien* schwierig, da der aufgefaserte Samenstrang den Bruchsack hier geradezu netzartig umklammern kann; beim Kind ist der Bruchsack zudem in der Regel *spinngewebsdünn.* Bei systematischem Vorgehen kommt man aber stets zum Ziele.

Beim *erworbenen* Leistenbruch, bei dem der Bruchsack gegen den Hoden in einem geschlossenen Sack abgegrenzt ist, kann er von diesem uneröffnet abgelöst werden. Beim *angeborenen* scrotalen Leistenbruch aber, bei dem er gleichzeitig die den Hoden bekleidende Tunica vaginalis propria bildet, läßt er sich vom Hoden nicht uneröffnet ablösen. Er muß daher zwischen Bruchpforte und Hoden *quer durchtrennt* werden, wobei die Trennungslinie zur Minderung der Gefahr einer später entstehenden Hydrocele testis möglichst nahe an den Hoden gelegt und der am Hoden verbleibende Bruchsackrest nicht geschlossen, sondern möglichst ausgekrempelt wird Der Rand des zentralen Bruchsackanteiles wird mit Kocher-Klemmen gefaßt und nach der üblichen Methode weiter behandelt.

In ähnlicher Weise kann man bei sehr *großen Brüchen* vorgehen. Es ist dann nicht unbedingt erforderlich, den Bruchsack stets in seiner Gesamtheit auszulösen, sondern es genügt, den Bruchsackhals zu umgehen und *quer zu durchtrennen* Der periphere Anteil des Sackes bleibt alsdann im *Körper zuruck* und wird der

Verödung uberlassen, während der zentrale Anteil in der üblichen Weise geschlossen und versenkt wird. Dieses Vorgehen soll man aber nur ausnahmsweise wählen. *Als Grundsatz bleibt die Entfernung des gesamten Bruchsackes.*

Die Versorgung des Bruchsackes. Die nächste Aufgabe besteht darin, die Darstellung des Bruchsackes in der Richtung nach der Bauchhöhle *möglichst weit fortzusetzen,* so daß der Samenstrang vom Bruchsack weit getrennt wird und schließlich der trichterförmige *Übergang in das Peritoneum parietale* und die an

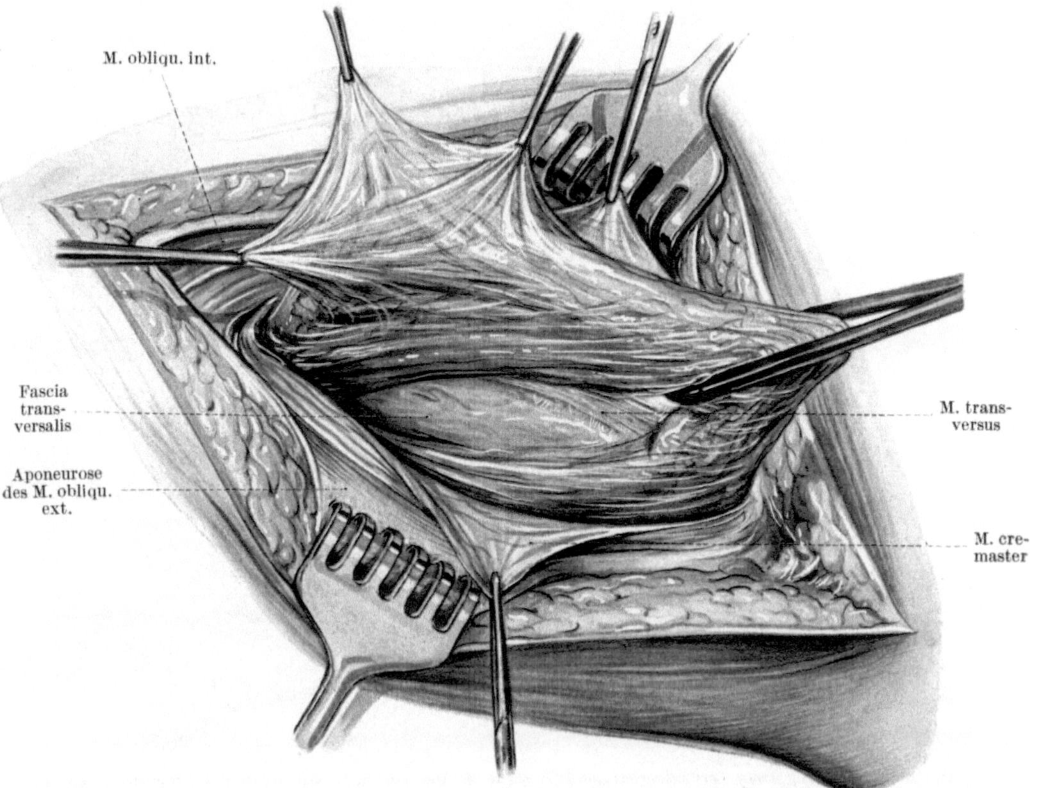

Abb. 86. *Beseitigung eines Leistenbruches nach* Bassini *3* Der Bruchsack wird von den Samenstranggebilden getrennt.

der Innenseite des Bruchsackhalses im praeperitonealen Fettgewebe liegenden *Vasa epigastrica inf.* erscheinen. Zu diesem Zweck wird der Rand des M. obliqu. abd. int. mit einem Venenhaken oder einem Langenbeck-Haken kranialwärts gezogen und der Bruchsack und der lateral liegende Samenstrang werden sinngemäß nach den verschiedenen Richtungen angespannt. Vor allem ist hierzu aber erforderlich, die *Fascia transversalis,* die am medialen Rande des Bruchsackhalses in Gestalt einer verdickten Falte in die gespaltene Tunica vagin. commun. übergeht, *scharf zu durchtrennen.* Dieser Schnitt durch die Fascia transversalis wird bis zum Tuberculum pubicum fortgesetzt, wobei man sich die Spaltung durch Unterschieben einer Hohlsonde erleichtern kann. Erst nach der Spaltung der Fascia transversalis kommt man auf die im praeperitonealen Fettgewebe dorsal von der Fascia transversalis verlaufenden *epigastrischen Gefäße* (Abb. 87). Die Feststellung der Lage der epigastrischen Gefäße zum Bruchsack bildet das sicherste anatomische Unterscheidungsmerkmal zwischen einem *äußeren* und einem *inneren*

Leistenbruch. *Die Spaltung der Fascia transversalis nach* BASSINI *wird von den meisten Operateuren unterlassen.* Auch ich halte sie, nachdem ich sie lange Zeit durchgeführt habe, für überflüssig, ja sogar für nachteilig Heilt nämlich die Fascie nicht wieder lückenlos zusammen, so wird der Entstehung eines direkten Leistenbruches oder einer sog. *weichen Leiste* Vorschub geleistet. Fur eine hohe Deckung und Abtragung des Bruchsackes ebenso wie für die Identifizierung der epigastrischen Gefäße ist die Spaltung der *Fascia transversalis* auch nicht er-

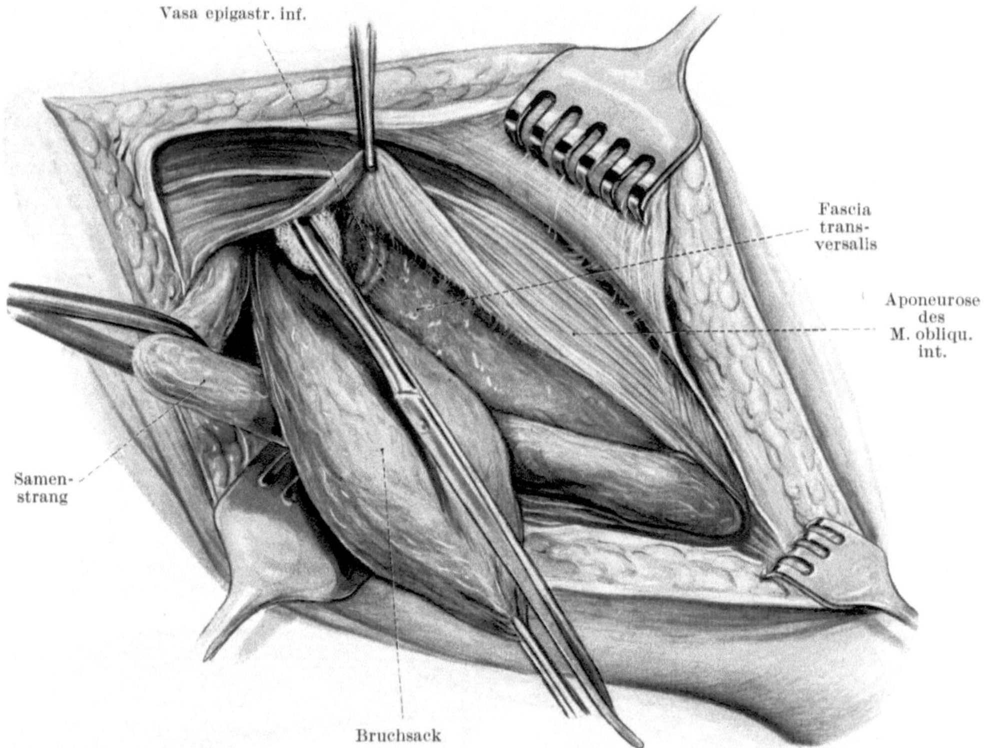

Abb. 87. *Beseitigung eines Leistenbruches nach* BASSINI *4* Der von dem Samenstrang abpraparierte und an seiner Kuppe mit einer Klemme gefaßte Bruchsack wird nach Anheben des M. obliqu int. und M transversus bis weit nach der Bauchhohle hin freipraparıert, so daß der innere Leistenring deutlich zu erkennen ist.

forderlich. Die folgende Beschreibung der BASSINIschen Operation laßt die von BASSINI geforderte Durchtrennung der Fascia transversalis im wesentlichen unberücksichtigt und weist nur nebenbei auf das Vorgehen hin, wenn man sich dem BASSINIschen Grundsatz anschließen will.

Setzt man lateral in den Rand des M. obliqu. int und des M. transversus einen kurzen LANGENBECK-Haken ein, so läßt sich der Bruchsackhals weit hinauf, dorsal von den epigastrischen Gefäßen, bis zu dem durch die Fascia transversalis gebildeten inneren Leistenring abpräparieren.

Entsprechend der Originalvorschrift von BASSINI, die ich aber nicht befolge, werden die *kranialen Ränder* 1. der eingeschnittenen Fascia transversalis, 2. des M. transversus und 3. des M. obliquus internus gemeinsam *mit einer* KOCHER-*Klemme gefaßt* und stark emporgehoben. Der Operateur geht mit seinem Zeigefinger oder mit einem Prapariertupfer in den hierdurch klaffenden präperitonealen Fettgewebsraum und löst den Bruchsackhals zunächst in *der Richtung auf die*

Fossa ilica möglichst weit aus, die Fascia transversalis in der Schicht des präperitonealen Fettgewebes unterminierend, so daß zwischen Bruchsackhals und
der Fascia transversalis ein beträchtlicher Spalt klafft. In gleicher Weise wird die
Ablösung in dieser Gewebsschicht *in medialer Richtung bis zum lateralen* Rande
des M. rectus und zum Tuberculum pubicum vollzogen, so daß auch hier die Fascia
transversalis in breiter Flache von dem Peritoneum parietale getrennt ist.

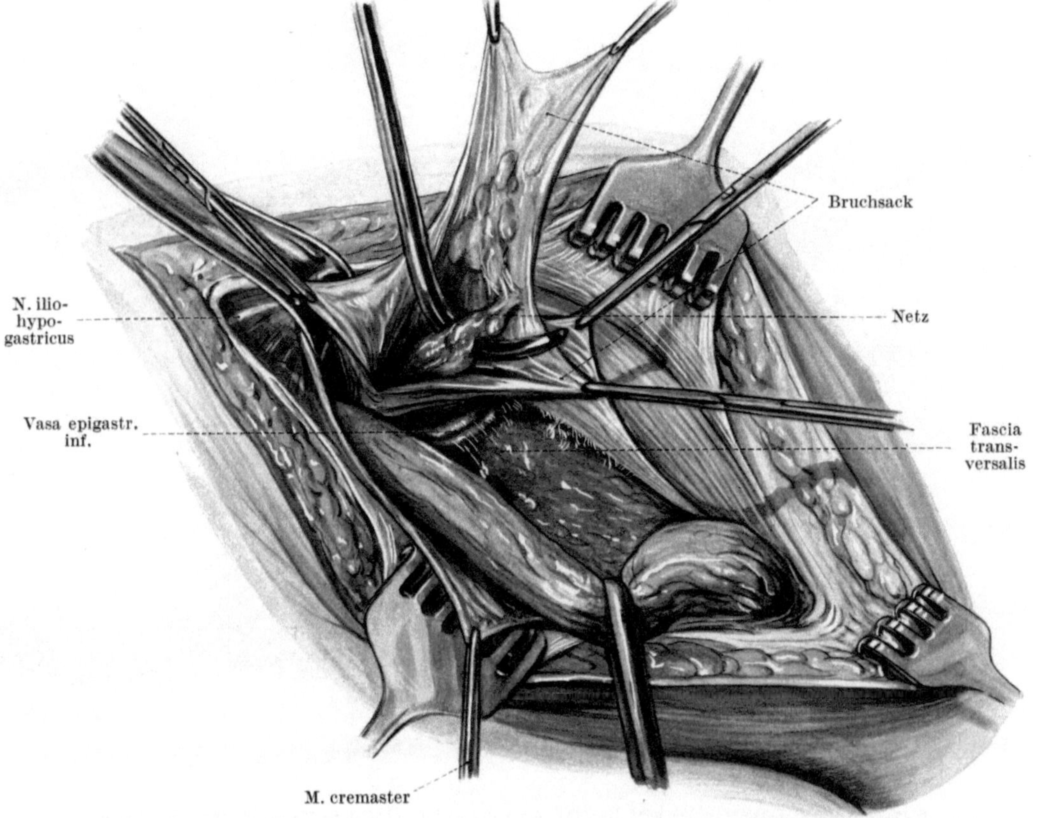

Abb. 88. *Beseitigung eines Leistenbruches nach* Bassini *5.* Nach Eroffnung und Entfaltung des Bruchsackes
wird der Bruchinhalt versorgt, wobei man das adharente Netz abbindet und abtragt.

Der nunmehr hoch hinauf vollstandig freigelegte Bruchsack wird, sofern das
nicht bereits geschehen ist, im Bereiche des Fundus eröffnet und der Schnitt
bis in die Gegend des Halses fortgesetzt Der Bruchsack ist so weit zu spalten
und durch den Zug angelegter Kocher-Klemmen zu entfalten, daß sein Übergang
in das Peritoneum parietale *auch im Innern* zu erkennen ist (Abb. 88). Der
Inhalt des Bruchsackes wird nach den allgemeinen Regeln versorgt, sein Übergang
in das Peritoneum parietale ringförmig mit dem Finger umfahren. Durch Emporheben der mit der Kocher-Klemme oder dem Langenbeck-Haken gefaßten
3 Gewebsrander wird die Bruchpforte erweitert, der Bruchsack weit *zentral* durchstochen (Abb. 16), unter Leitung des Auges nach beiden Seiten abgebunden und
abgetragen. Den Stumpf laßt man durch den Anulus ing. abdom. in die Tiefe
zurückgleiten. Er muß sich, wurde der Bruchsack richtig mobilisiert, spontan
mehrere Zentimeter hinter die Bauchdecken zurückziehen.

Der dorsale Verschluß des Leistenkanals (die tiefe BASSINI-Naht). Die durch
den Lcistenkanal gebildete Bruchpforte darf mit Rücksicht auf den Durchtritt
des Samenstranges nicht *vollkommen verschlossen* werden, sondern sie darf nur
eine *Verengerung* erfahren. Um aber trotzdem der Wiederausbildung eines Bruches
nach Kräften vorzubeugen, wird der Verlauf des Leistenkanals und des Samenstranges derart geandert, daß sie die Bauchdecken unter *Bildung eines rechten
Winkels* und geradlinig, nicht jedoch schrag durchsetzen.

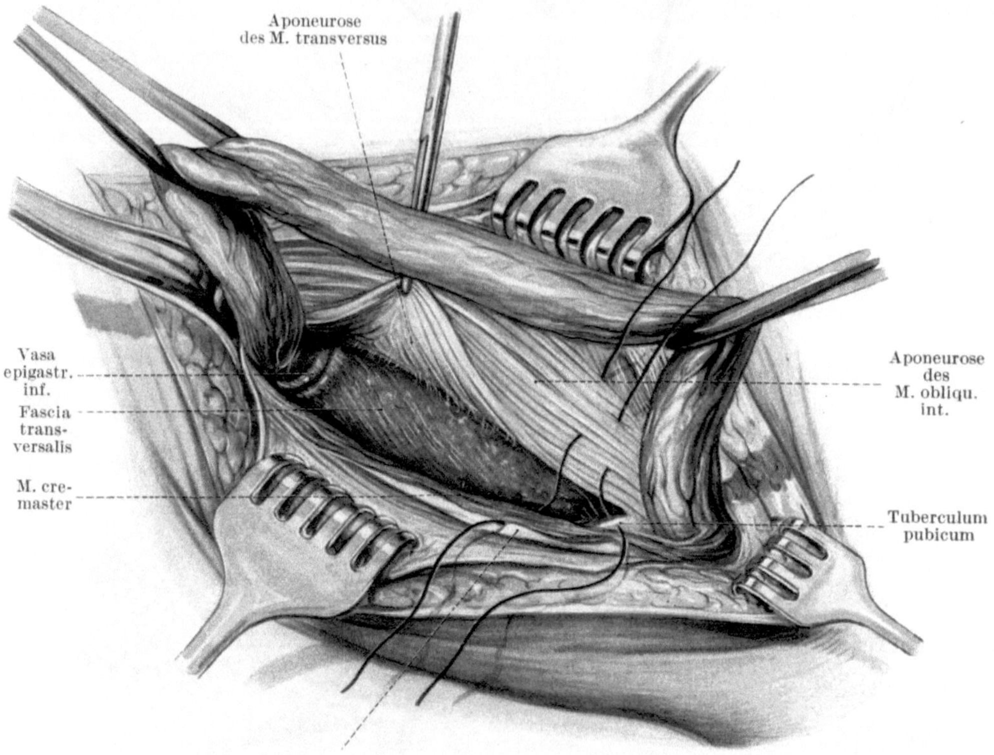

Abb. 89. *Beseitigung eines Leistenbruches nach* BASSINI. *6* Anlegen der tiefen BASSINI-Nahte *unter* dem Samenstrang zwischen dem Rand des M rectus, dem M obliqu int und M. transversus und der Fascia transversalis
einerseits und dem Lig POUPARTI andererseits

Die *Hinterwand* des neuen Kanales wird dadurch gebildet, daß die *Muskelbündel und die Aponeurose des M. obliqu. internus* und die *Aponeurose des
M. transversus* — nach BASSINI auch die *Fascia transversalis* — in breiter Fläche
an das Leistenband genaht werden. Zur sorgfältigen Ausführung und zur Vermeidung einer übermaßigen Spannung dieser Naht müssen diese Gebilde zuvor
von der Unterlage, nämlich der Fascia transversalis, beim Spalten der Fascia
transversalis von dem präperitonealen Fett gelöst werden. Im Bedarfsfalle wird
diese Ablösung jetzt vervollständigt, wobei auch der laterale Rectusrand bis an
das Tuberculum pubicum ohne Eröffnung der Rectusscheide freigelegt wird. Die
beiden Lappen der Externusaponeurose werden mit scharfen Haken auseinander-
gehalten, so daß unter dem *kranialen* Lappen ein breiter Streifen der freigelegten
Gebilde und der M. rectus, unter dem *caudalen* Lappen das Leistenband erscheinen.
Man kann, was jedoch unnötig ist, das Leistenband dadurch besonders stark
hervortreten lassen, daß es mit je einer KOCHER-Klemme neben dem Tuberculum

pubicum und im Bereiche des lateralen Wundwinkels gefaßt wird. Der *Samenstrang* wird durch Anziehen zweier untergeschobener Gummischlauche in Form eines Rechteckes nach ventral und kranial gezogen, so daß der an der Außenseite des Kranken stehende Operateur unter ihm an den Rand der kranialen Gewebsplatte gelangen kann (Abb. 89).

Zum Anlegen der *hinteren* BASSINI-Nähte wird der Rand der gewöhnlich zweischichtigen, bei Befolgung der Originalvorschrift von BASSINI dreischichtigen kranialen Gewebsplatte mit einer Hohlsonde oder einem schmalen Elevatorium unterfahren und aufgeladen, indem das Instrument zwischen die Muskelplatte, bestehend aus M. obliqu. int. und M. transversus und die Fascia transversalis bzw. nach BASSINI zwischen die Fascia transversalis und das Peritoneum parietale von lateral nach medial geschoben wird. Das Legen der Faden beginnt man im *medialen* Wundwinkel mittels einer feinen, mit dünnem aber haltbarem Zwirn oder mit Seide bewaffneten Nadel. Bei der *ersten Naht* wird der Faden durch die angehobene Gewebsplatte, namlich den M. rectus und den M. obliqu. int. und M. transversus geführt (Abb. 89). Hierauf werden Nadel und Faden unter dem emporgehaltenen Samenstrang durchgeleitet, durch das Leistenband und durch das Periost des Tuberculum pubicum gestochen. Die beiden Enden des Fadens werden *unter* dem Samenstrang mit einer Klemme zusammengefaßt, ohne zunächst geknüpft zu werden. Der *zweite Faden* wird in gleicher Weise etwas weiter lateral angelegt. Vom *dritten Faden ab* wird der M. rectus *nicht* mehr unterstochen, und das Leistenband ist beim Durchführen der Nadel mit einer chirurgischen Pinzette anzuheben, um einer Verletzung der unmittelbar darunterliegenden *Vasa femoralia* vorzubeugen (s. S. 36). Trotz der in dieser Richtung gebotenen Vorsicht muß der durchstochene Abschnitt des Leistenbandes dick genug sein, um ein Auffasern beim Knüpfen der Fäden zu verhindern. Eine Umstechung des *N. ilioinguinalis* ist zu vermeiden. Im ganzen sind 5—7 hintere BASSINI-Nähte erforderlich. Der letzte Faden wird so dicht an den Samenstrang gelegt, daß er ihn später beim Knüpfen ein Stück nach lateral drängt. Auf diese Weise überdeckt man auch den inneren Leistenring.

BASSINI kann in diese Naht den *M. cremaster* nicht einbeziehen, da er ihn zuvor grundsätzlich im Bereiche des freigelegten Samenstranges reseziert. Diese Resektion erscheint jedoch unnötig. Bleibt der Muskel erhalten, so wird sein caudaler Anteil bei der tiefen BASSINI-Naht oberflachlich mitgefaßt. Der einzelne Faden wird alsdann durch die kraniale Gewebsplatte, durch den M. cremaster und dann durch das Leistenband geführt.

Hat man den Samenstrang im Zusammenhang mit seiner Umhüllung, nämlich dem M. cremaster und der Tunica vagin. commun. ausgelöst und ihn erst anschließend von seiner Umhüllung befreit, so kann man die tiefe BASSINI-Naht auch unter den M. cremaster legen. Dies hat den Vorteil, daß der M. cremaster am Os pubis nicht gefesselt wird, aber auch den großen Nachteil, daß der Leistenkanal lateral weniger verengt werden kann. Unter diesen Umständen halte ich es für zweckmaßiger, den M. cremaster nahe dem inneren Leistenring zwischen 2 Klemmen zu durchtrennen und abzubinden.

Es wird empfohlen, bei beträchtlichem *Internushochstand* eine Naht zwischen der Muskulatur und dem Leistenband auch *lateral* vom Samenstrang zu legen, so daß der Samenstrang *zwischen 2 Nähten* hindurchtritt. Die beiden Nähte müssen voneinander einen ausreichenden Abstand haben, damit der Samenstrang nicht übermäßig geschnürt und die Ernährung des Hodens nicht gestört wird. Bei richtiger Mobilisierung der Muskelplatte und richtiger Anlegung der letzten inneren Naht ist diese immer gefährlich bleibende äußere Naht neben dem Samenstrange jedoch entbehrlich.

Erst nachdem die Faden samtlicher „hinterer BASSINI-Nahte" in dieser Weise
gelegt sind, werden sie in der Reihenfolge vom inneren Leistenring nach dem
Tuberculum pubicum mit chirurgischem Knoten unter dem Samenstrang ge-
knüpft, wobei die lückenlose Anlagerung der Muskel-Aponeurosenplatte an das
Leistenband mit dem Auge überwacht wird. Bei stärkerer Spannung der Nahte
empfiehlt es sich, die Hüftgelenke des Kranken etwas zu beugen. Infolge der
Art der Stichführung legt sich die dreischichtige Gewebsplatte mit ihrer ventralen
Oberfläche breit gegen das *Lig. Pouparti* und ihr Rand wird in die Tiefe gedrängt.

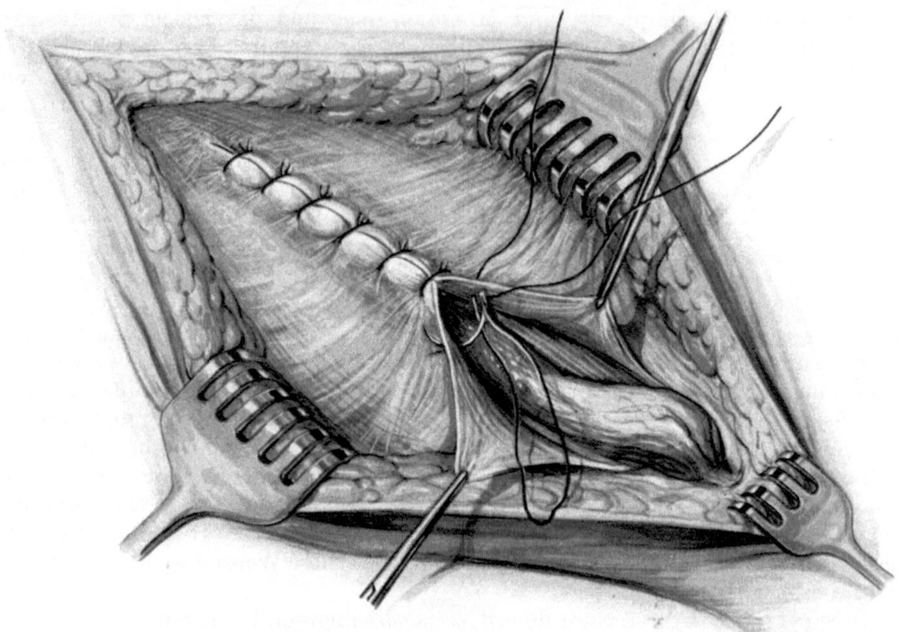

Abb. 90. *Beseitigung eines Leistenbruches nach* BASSINI   *7.* Naht der Aponeurose des M. obliqu. externus *uber* dem
Samenstrang.

Um laterale Rezidive nach Möglichkeit zu verhüten, scheint uns wichtig, daß
vor dem Legen der tiefen BASSINI-Naht die beiden Schenkel des inneren Leistenringes im Sinne von ZIMMERMAN (s. S. 130, Abb. 100d und e) durch 2—3 Nähte
aneinandergefügt werden. Dabei darf der Samenstrang nicht stranguliert werden.

Der ventrale Verschluß des Leistenkanals (die Naht der Externusaponeurose).
Diese Naht hat zahlreiche Abwandlungen erfahren in dem Bestreben, den Verschluß der Bruchpforte sicherer zu gestalten. Zunächst sei das Originalverfahren
von BASSINI beschrieben. Hinsichtlich der Variationen sei auf die folgenden
Kapitel verwiesen.

Der Samenstrang wird von den untergeschobenen Gummischlauchen befreit
und auf das neugebildete Muskellager gelegt. Durch Einsetzen eines stumpfen
Hakens in den medialen Wundwinkel werden Hoden und Samenstrang möglichst
tief in den Hodensack versenkt und der Samenstrang wird angespannt. Über
ihm wird die gespaltene *Externusaponeurose* durch Knopfnahte aus Catgut von
lateral nach medial in Gestalt der „*vorderen* BASSINI-Naht" vereinigt (Abb. 90).
Manche Chirurgen verwenden hierzu auch dünnes, nichtresorbierbares Nahtmaterial (Zwirn, Seide). Der den Samenstrang einschließende Kanal soll so eng
geformt werden, daß er den Samenstrang fest umschließt, ohne ihn jedoch ein-

zuengen. Der *Eingang zum Hodensack*, der durch einen in den medialen Wundwinkel der Haut eingesetzten scharfen Haken entfaltet wird, wird durch einige zusätzliche quere, subcutane Catgutnähte geschlossen, um das Heraufsteigen des Hodens zu verhindern.

Der Verschluß der Hautwunde. Auf das Vernähen des Subcutangewebes mit dünnen Catguteinzelfaden, die auch die Fascia superficialis mitfassen, sollte man im Hinblick auf die Verhütung von Seromen nicht verzichten. Die Haut verschließt man in der üblichen Weise durch Knopfnähte.

Die Wunde wird mit einem Gazestreifen bedeckt, den man entweder mit Mastisol oder mit Heftpflaster befestigt. Zur Verhütung eines postoperativen Seroms und zur Stütze der Bauchwand hat sich eine spicaartige Bandage mit einer 10 oder 12 cm breiten elastischen Binde bewährt (Abb. 12).

Über die Operation des Leistenbruches im Säuglings- und Kindesalter s. S. 132.

4. Die Beseitigung der äußeren Leistenbrüche nach anderen Verfahren.

Auf der einen Seite hat die Bassinische Operation *Vorläufer* in Form einfacherer Verfahren, die auch heute noch praktische Wichtigkeit besitzen, obwohl sie den ausgezeichneten Bassinischen Gedanken der Eröffnung des Leistenkanals und der Verstärkung seiner Hinterwand noch nicht in die Tat umgesetzt haben. Auf der anderen Seite hat die Erfahrung, daß die Bassinische Radikaloperation nicht jeden Leistenbruch auf die Dauer zu beseitigen vermag, zu zahlreichen neuen Vorschlagen geführt, um die Sicherheit des Bruchpfortenverschlusses zu steigern. Es sollen nur die Verfahren beschrieben werden, die Verbesserungen der Bassini-Methode darstellen oder sich unter bestimmten Umstanden bewähren.

a) Die Pfeilernaht von Czerny (1877).

Einfach, beim Erwachsenen jedoch zu wenig zuverlässig, ist das Czernysche Verfahren, bei dem der Leistenkanal überhaupt nicht eröffnet wird. Es kann höchstens noch für Sauglinge und Kleinkinder (S. 134) empfohlen werden. *Ohne* Spaltung der Externusaponeurose wird der *Bruchsack* isoliert und nach seiner Entleerung und Zusammendrehung so hoch, wie das ohne Eröffnung des Leistenkanals möglich ist, umstochen, *abgetragen* und *versenkt*, so daß der Stumpf hinter dem äußeren Leistenring verschwindet. Die beiden Sehnenpfeiler des Anulus ing. subcutaneus werden so weit zusammengenäht *(„Pfeilernaht")*, daß der Samenstrang noch gerade ohne Einschnurung durch den Ring hindurchgeht. Auch die Vorderwand des Leistenkanals, die Externusaponeurose, kann durch einige Raffnähte verkleinert werden (Abb. 91). Im ganzen sind 3—5 Nähte erforderlich, für die man zumeist dünnes, nichtresorbierbares Nahtmaterial (Zwirn oder Seide) verwendet.

b) Das Verfahren von Kocher (1892) in der Modifikation von Macewen.

Das Prinzip des Vorgehens von Kocher besteht in der *Invagination des Bruchsackes.* Das Kochersche Verfahren in seiner ursprünglichen Form wird heute nicht mehr angewendet. In der Modifikation von Macewen wird es besonders für Leistenbrüche im Säuglings- und Kleinkindesalter empfohlen (Drachter und Gossmann, Oberniedermayr)

Das Grundsätzliche dieser Methode besteht darin, daß der freipraparierte Bruchsack zu einem Knäuel aufgerollt und am Eingang zum inneren Leistenring fixiert wird (Drachter). Hierdurch wird die nach ventral gerichtete Ausstülpung des Bruchsackes durch eine nach dorsal gerichtete kompakte Vorwölbung ersetzt.

In der üblichen Weise (s. S. 108ff.), aber ohne Spaltung der Externusaponeurose, wird der Bruchsack freigelegt und vom Samenstrang gelöst (Abb. 92).

Nach Ausbreiten des mit 2 Gefäßklemmen gefaßten Bruchsackes legt man entlang seinem Rand eine fortlaufende Matratzen- bzw. Tabaksbeutelnaht aus Zwirn oder Seide (Abb. 92a). Die freien Enden werden dann mit der DESCHAMPSschen Nadel in den Leistenkanal bis zur Höhe des inneren Leistenrings geführt und getrennt voneinander durch die Aponeurose des M. obliqu. ext. gestoßen (Abb. 92b). Beim Knüpfen der Fadenenden faltet sich der Bruchsack und tam-

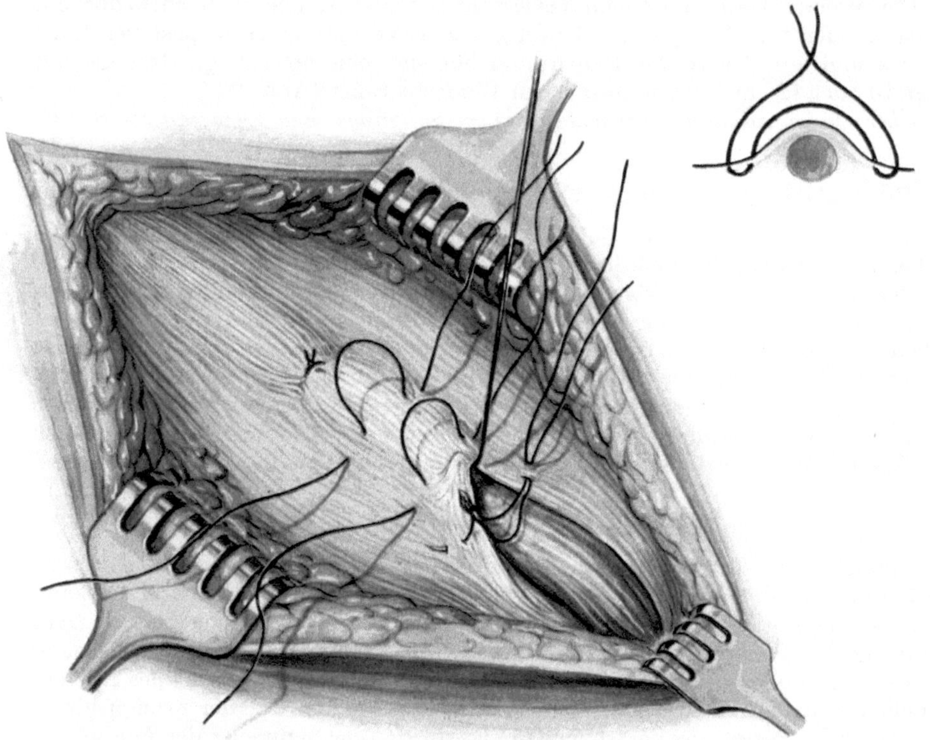

Abb 91   CZERNY*sche Pfeilernaht*. Raffung der Aponeurose des M. obliqu. externus und Verengerung des Anulus ing subcutaneus.

poniert den inneren Leistenring. Den äußeren Leistenring kann man durch Pfeilernähte verengen.

Das Verfahren von MACEWEN wird auch in Deutschland bei Kindern noch häufig angewendet. Seine Gefahr scheint nur darin zu liegen, daß durch das Zusammenraffen des Bruchsackes der Samenstrang mit seinen zarten Gefäßen komprimiert werden kann. Die Methode bietet keine Vorteile gegenüber der hohen Umstechung und Abtragung des Bruchsackes mit dem entsprechenden Verschluß der Bruchpforte (s. S. 136ff.).

c) Das Verfahren von HACKENBRUCH.

HACKENBRUCH verzichtet bei der hinteren BASSINI-Naht auf den M. obliqu. internus und den M. transversus und verwendet an ihrer Stelle die kraniale Hälfte der gespaltenen *Externusaponeurose* (Abb. 93a). Die Spaltung der Externusaponeurose erfolgt ziemlich weit kranial, so daß am *Lig. Pouparti* ein mindestens fingerbreiter Streifen verbleibt. Nachdem die weitere Operation im Sinne von BASSINI fortgeführt ist, wird als dorsales Lager des Samenstranges lediglich der *kraniale Lappen der Externusaponeurose an das Leistenband* genäht. Auf dieses

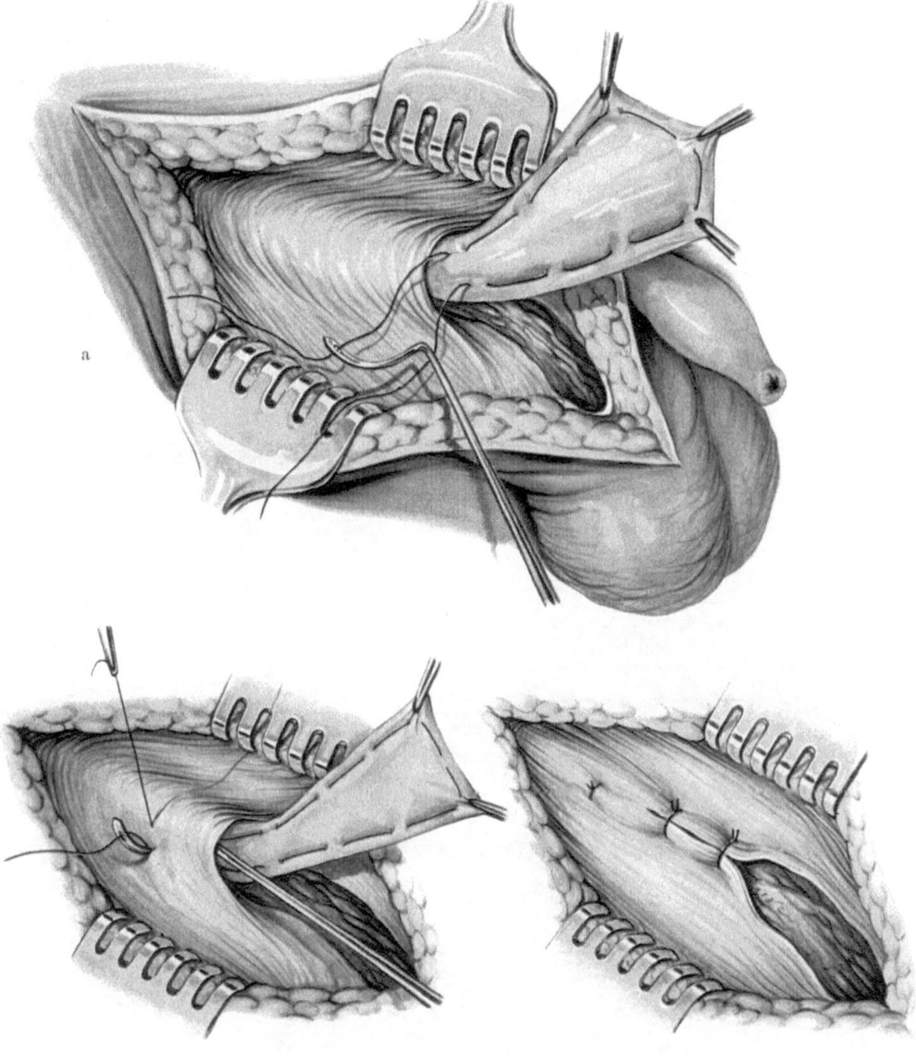

Abb. 92 a—c *Beseitigung eines Leistenbruches nach* KOCHER *in der Modifikation nach* MACEWEN. a Nach Frei-präparieren des Bruchsackes und Ausbreiten durch Anlegen von 3 Gefäßklemmen wird entlang des Randes eine Tabaksbeutelnaht gelegt b Die freien Fadenenden werden mit der DESCHAMPSschen Nadel entlang des Leisten-kanals durchgeführt und in Höhe des inneren Leistenringes durch die Externusaponeurose gestochen c Die Externusaponeurose rafft man durch 2 Pfeilernähte nach CZERNY

Lager legt man den Samenstrang, schlagt den *caudalen Lappen* der Externus-aponeurose über den Samenstrang nach kranial und naht seinen Rand auf der Oberfläche des andersseitigen Aponeuroselappens fest. Der BASSINIsche Grund-gedanke der Verlagerung des Samenstranges ist bei dem HACKENBRUCHschen Verfahren also beibehalten, nur wird die Wandung des Leistenkanals auf andere Weise gebildet. Der Eingriff läßt sich auch so durchführen, daß man den caudalen

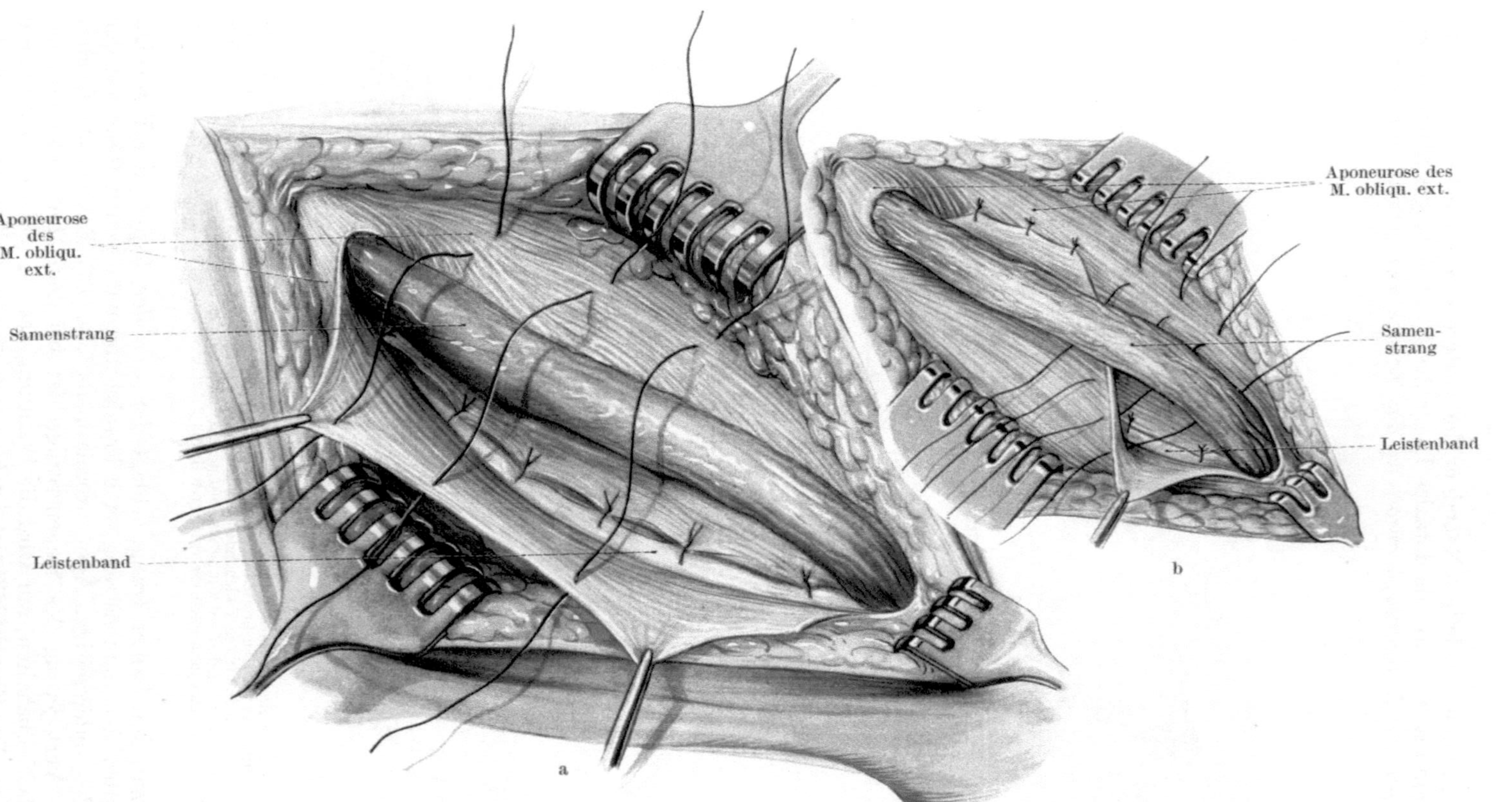

Abb. 93a u b *Beseitigung eines Leistenbruches nach* HACKENBRUCH a Der kraniale Rand der gespaltenen Externusaponeurose wird *unter* dem Samenstrang an das Leistenband, der caudale Rand wird *uber* dem Samenstrang auf die Oberflache des kranialen Lappens genaht b Der caudale Lappen der Externusaponeurose kann im Sinne des Vorgehens nach KIRSCHNER ebenfalls unter dem Samenstrang auf die Oberflache des kranialen Lappens genaht werden.

Lappen der Externusaponeurose statt über dem Samenstrang, wodurch er stranguliert werden kann, im Sinne des Kirschnerschen Verfahrens (Abb. 93b) *unter* dem Samenstrang vernäht. Durch diese Aponeurosendoppelung wird die Bruchpforte doppelt gesichert; der Samenstrang liegt in dem weichen Unterhautfettgewebe.

d) Das Verfahren von Girard (1898).

Girard verlegt die „hintere" Bassini-Naht *vor* den Samenstrang (Abb. 94). Auch hier wird bei der Spaltung der Externusaponeurose auf eine ausreichende

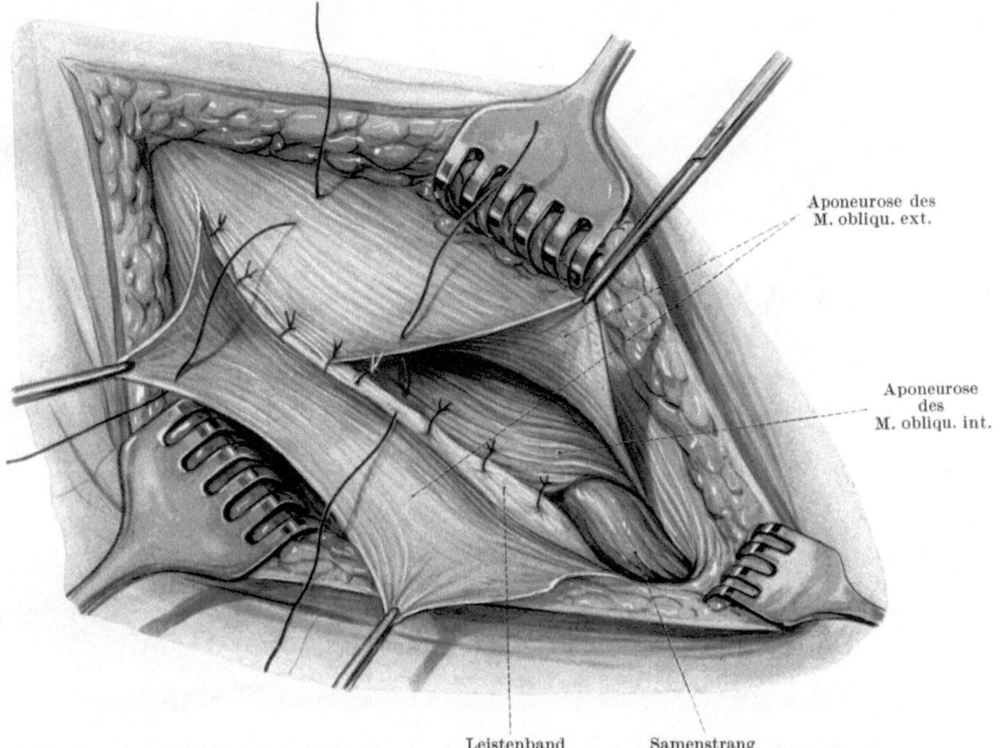

Abb. 94 *Beseitigung eines Leistenbruches nach* Girard Die Muskelplatte des M. obliqu. int. und der kraniale Lappen der gespalteten Externusaponeurose werden uber dem Samenstrang an das Leistenband genaht. Den caudalen Lappen der Externusaponeurose heftet man auf die Oberflache des kranialen Lappens, so daß sich eine Aponeurosendoppelung ergibt.

Breite des am Leistenband verbleibenden Anteils gesehen. Nachdem die Operation nach den Bassinischen Vorschriften einschließlich der Versorgung des Bruchsackes, jedoch ohne Spaltung der Fascia transversalis, vollendet ist, wird der Samenstrang in die Tiefe der Wunde versenkt. Als *erste* Naht werden der M. obliqu. internus und der M. transversus *ventral über dem Samenstrang* an das Leistenband genaht. Als *zweite*, der ersten unmittelbar aufliegende Schicht der Vorderwand wird der Rand des kranialen *Externusaponeurosenlappens* an das Leistenband geheftet und als *dritte* Schicht wird der caudale Lappen auf die Oberfläche des kranialen Teiles im Sinne einer Aponeurosendoppelung gesteppt.

e) Das Verfahren von Brenner (1898).

Unter den Änderungen der Bassinischen Operation hat die meisten Anhänger das von Brenner angegebene Verfahren gefunden. Brenner näht nach der üblichen Voroperation aber ohne Herauslösung des Samenstranges im Zusammenhang mit dem M. cremaster und ohne Spaltung der Fascia transversalis als hintere BASSINIsche Naht den M. obliqu. int. und den M. transversus nicht an das POUPARTsche Band, sondern an den caudalen Rand des gespaltenen M. cremaster und der Tunica vagin. commun. (Abb. 95). Die Externusaponeurose wird derartig gespalten, daß der Schnitt nicht durch die Mitte des äußeren Leistenringes geht, sondern im Bereiche des kranialen Anteils des Crus mediale ausmündet, so daß der am POUPARTschen Bande verbleibende Anteil mindestens eine Finger-

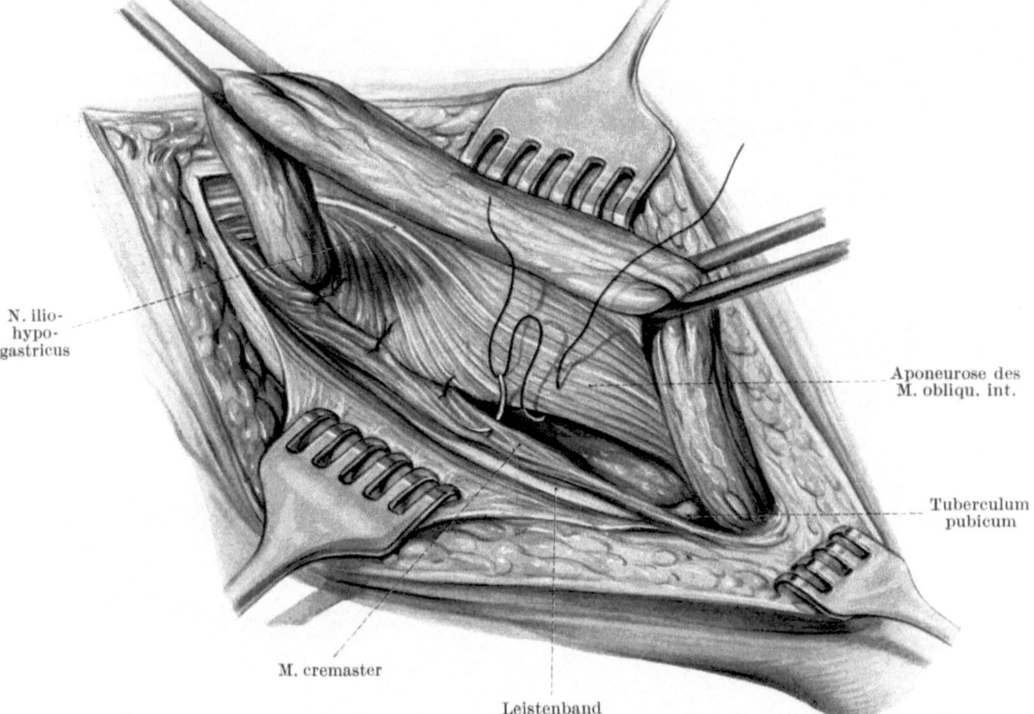

Abb 95. *Beseitigung eines Leistenbruches nach* BRENNER Die Rander des M transversus abd und des M obliqu. internus werden unter dem Samenstrang an den M. cremaster genaht

breite besitzt. Nach Ablösung der beiden Lappen wird im Hinblick auf die spätere bedeutungsvolle Verwendung der caudalen Cremasterhälfte der Längsschnitt durch den Muskelmantel nicht durch die Mitte, sondern an seine *kraniale* Seite gelegt, so daß der caudale Anteil größer als der kraniale wird. Der *M. cremaster und die Tunica vagin. communis* werden vom Samenstrang und vom Bruchsack in besonders sorgfaltiger Weise getrennt, so daß sie nicht zerfasert, sondern als zusammenhängende kräftige Schicht dargestellt werden. Auch ist bei der Ablösung des Cremastermantels darauf zu achten, daß die Verbindung seines caudalen Anteils mit dem Leistenbande nicht gelockert wird. Nach der *Versorgung des Bruchsackes* werden die Rander des M. obliqu. internus und M. transversus hinter dem angehobenen Samenstrange *mit dem Wundrande der caudalen Cremasterhalfte* sorgfältig vereinigt (Abb. 95), was um so leichter ist, als bei der Schmiegsamkeit des Cremastermantels jede Spannung fehlt. Auf diese Naht wird der Samenstrang gelegt. Über ihm wird die caudale, am *Lig. Pouparti* hängende Wundlippe der Externusaponeurose mit der Oberfläche des M. obliquus internus vernäht. Der kraniale Rand der Externusaponeurose wird wie bei dem Verfahren von GIRARD (Abb. 94) auf die Oberfläche des caudalen Aponeurosenlappens aufgesteppt, so daß die Vorderwand des neuen Leistenkanals durch eine gedoppelte Aponeurose gebildet wird. Zweckmäßiger erscheint es, die Aponeurose des M. obliqu. ext. im Sinne von KIRSCHNER *unter* dem Samenstrang entweder einfach oder gedoppelt zu vernahen.

HALSTED (1889) doppelt *uber* dem Samenstrang den M. obliqu. int. und den M. cremaster und vernaht darüber ebenfalls gedoppelt die Aponeurose des M. obliqu. externus.

f) Das Verfahren von M. Kirschner.

KIRSCHNER hat seit 1918 das BASSINIsche Verfahren mit der Abart angewendet, daß er den Samenstrang nach mehrfachen Windungen in Form zweier Haarnadel-

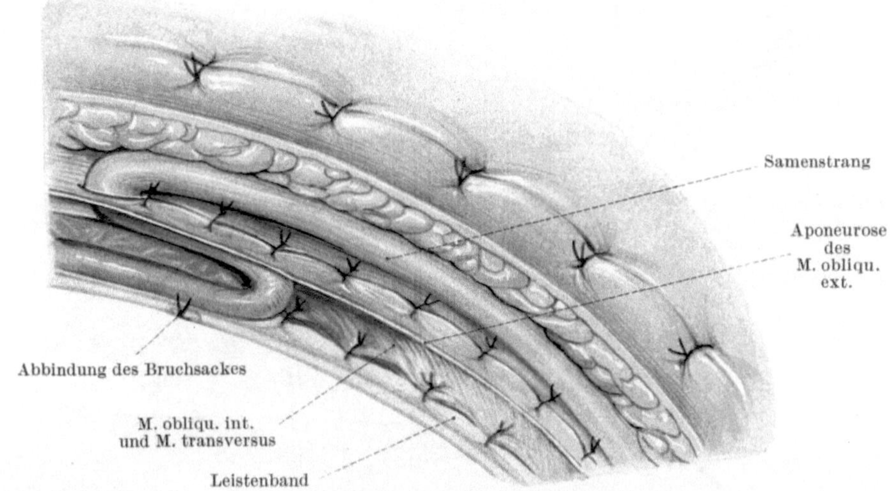

Abb. 96. *Schematische Darstellung der Leistenbruchoperation nach* KIRSCHNER. Der Samenstrang wird in der Nähe des inneren Leistenrings in 2 Haarnadelkurven durch die Bauchdecken in das Subcutangewebe verlagert. Dabei darf zur Vermeidung einer Schädigung des Samenstranges der Zug nach kranial nicht zu stark erfolgen.

kurven im Bereiche des Anulus ing. abdominalis *in das Subcutangewebe verlagert* (Abb. 96). Dadurch gewinnt das BASSINIsche Verfahren zweifellos an Zuverlässigkeit. Die Operation wird zunächst nach den Vorschriften BASSINIs durchgeführt, wobei jedoch die Fascia transversalis nicht gespalten wird. In die hintere BASSINI-Naht bezieht man auch den caudalen Rand des Cremastermantels, indem die Nadel durch die Internus- und Transversusmuskel- bzw. Aponeurosenplatte, den Cremasterrand und das POUPARTsche Band geführt wird. Die Naht der Externusaponeurose wird jedoch nicht *über*, sondern ebenfalls *unter* dem in Form einer Schlinge emporgehaltenen Samenstrang (*dorsal* vom Samenstrang, Abb. 97) gelegt, so daß der Samenstrang durch den *lateralen* Wundwinkel der Externusaponeurose tritt, in das *Subcutangewebe* verlagert wird und der Anulus ing. subcut. *vollständig* geschlossen werden kann. Auf diese Weise läßt sich die gefährdete Austrittsstelle des Samenstranges im Bereiche der „*medialen*" Rezidive nicht allein durch die *hintere*, sondern auch durch die *vordere* BASSINI-Naht *lückenlos* verschließen. Um aber auch gegen die „*lateralen*" Rezidive eine vermehrte Sicherheit zu geben, wird der Samenstrang durch die Externusaponeurose nicht in der geradlinigen Fortsetzung seiner Austrittsrichtung aus der hinteren BASSINI-Naht geleitet, sondern unter Bildung einer *lateral gerichteten rückläufigen Schlinge* nach lateral gedrangt, dadurch, daß die Externusaponeurose *unter* dem Samenstrang noch eine Strecke in lateraler Richtung vernäht wird (Abb. 97).

Hierdurch wird der Samenstrang zu Windungen gezwungen, die ein ihn begleitendes „laterales" Rezidiv mitmachen müßte (Abb. 96). Nach dem Durchtritt durch die hintere Bassini-Naht biegt der Samenstrang unter der vernahten Externusaponeurose nach lateral um, bildet beim Durchtritt durch den Externusschlitz eine Haarnadelkurve, um dann, auf der Oberfläche der Externusaponeurose vom Unterhautzellgewebe bedeckt, nach dem Hodensack zu ziehen.

Die Vernahung der Externusaponeurose nach Kirschner unter dem Samenstrang, die auch in Form einer Doppelung ausgeführt werden kann, hat sicher die

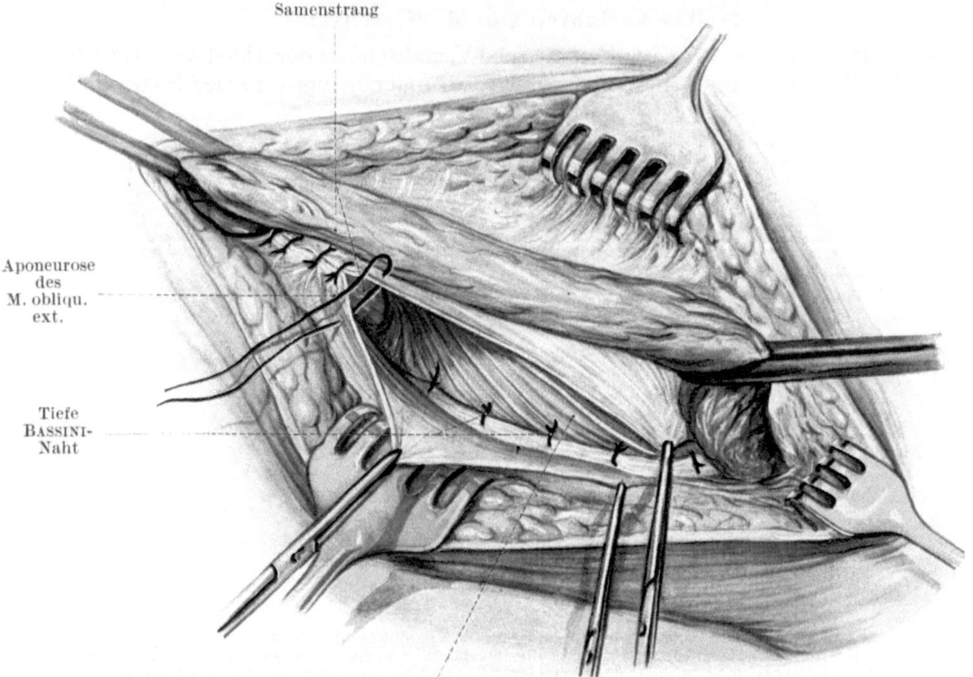

Abb. 97. *Beseitigung eines Leistenbruches nach* Kirschner Die gespaltene Aponeurose des M. obliqu. externus wird *unter* dem Samenstrang vernaht, der nach lateral gezogen wird.

erheblichen Vorteile, daß die Stelle des früheren äußeren Leistenringes besonders gesichert wird, daß man den Durchtritt des Samenstranges zusatzlich einengt und daß der Samenstrang bedeckt von der zarten Fascia superficialis im weichen Unterhautfettgewebe liegt. Die in Abb. 97 dargestellte laterale Verlagerung des Samenstranges bei der Naht der Externusaponeurose soll man aber nicht übertreiben, da eine mehrmalige Knickung des Samenstranges seine Gefaße komprimiert und damit die Blutzirkulation des Hodens behindert, was entweder ein Ödem des Hodens oder eine Hodenatrophie zur Folge haben kann.

In den USA wird die Naht der Externusaponeurose unter dem Samenstrang in Form der Doppelung E. W. Andrews (1895) zugeschrieben.

g) Die Coopersche Ligament-Operation.

(G. Lotheissen 1898, A. Narath 1899, Babcock 1927, C. B. McVay und B. J. Anson 1938 und 1949, H. Neuhof 1942, H. N. Harkins und S. A. Swenson jr. 1943.)

In den USA hat die Coopersche *Ligament-Operation* seit der ersten Veröffentlichung von McVay und Anson (1938) große Verbreitung gefunden. In der Dar-

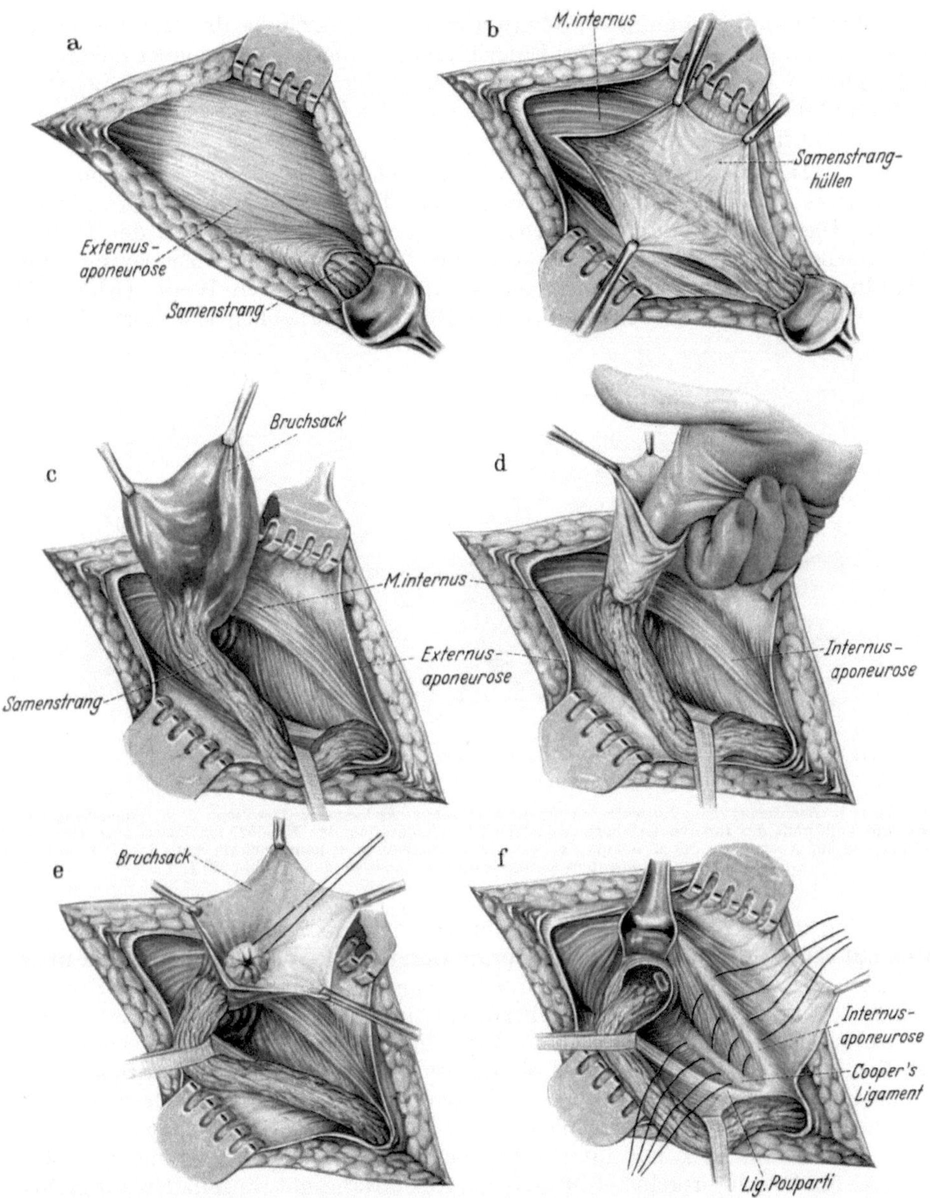

Abb 98 a—f *Beseitigung eines Leistenbruches durch die* Coopersche *Ligament-Operation 1* a Nach Anlegung des Hautschnittes wird die Externusaponeurose in der Mitte des kranialen Randes des Anulus ing subcut. gespalten b Spaltung und Abpräparieren der Hüllen des Samenstranges c Isolierung des Bruchsackes. d Eröffnung des Bruchsackes und Reposition der prolabierten Eingeweide e Hoher Verschluß des Bruchsackes durch Anlegung einer inneren Tabaksbeutelnaht f Darstellung des inneren Leistenringes und Verlagerung des Bruchsackstumpfes hinter die Fascia transversalis Freilegung des Cooperschen Ligamentes und Naht der Aponeurose des M. obliqu. int und M transversus an dieses Ligament.

stellung der anatomischen und funktionellen Grundlagen und der Technik dieser Operation folge ich den Beschreibungen von McVay und Anson (1949) und von Watson (1948).

Als Coopersches Ligament (Lig. pubicum superius) bezeichnet man einen derben Bindegewebsstrang, der am medialen Drittel des Pecten ossis pubis ansetzt. An ihm und nicht am Lig. inguinale POUPARTI wird die Aponeurose des M. transversus und M. obliqu. int. verankert. Der Eingriff erstrebt die Erhaltung einer möglichst ungehinderten Funktion der einzelnen Schichten der Bauchwand in der Leistengegend und die Verstärkung besonders des medialen Teiles des Leistenkanals, der Stelle der häufigsten Hernienrezidive.

Der *Hautschnitt* entspricht dem bei der üblichen Leistenbruchoperation, soll jedoch etwas weiter nach dem Scrotum zu über das Tuberculum pubicum hinaus reichen. Die Spaltung der Aponeurose des M. obliqu. externus und der Hüllen des Samenstranges, die Isolierung des Bruchsackes, seine Umstechung und Abbindung möglichst zentral erfolgen in der gewöhnlichen Weise (Abb. 98). Dann wird zunächst der beim indirekten Bruch oft erheblich erweiterte *innere*

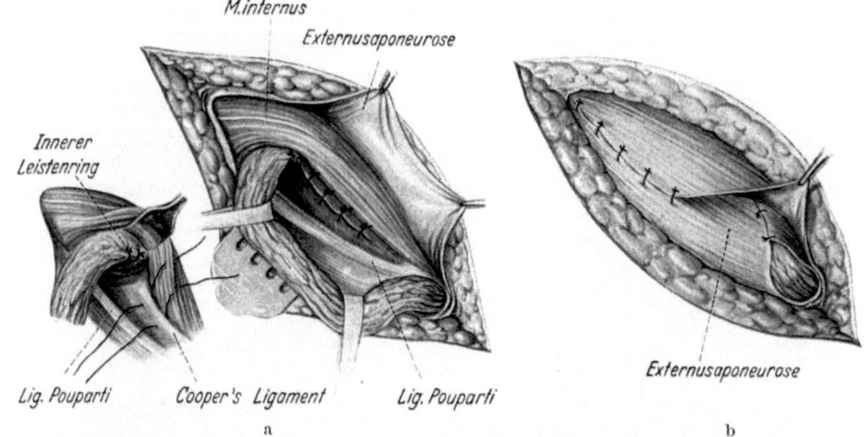

Abb 99 a u b *Beseitigung eines Leistenbruches durch die* COOPERsche *Ligament-Operation. 2.* a Vollendung der Naht und Verschluß des inneren Leistenringes durch Zusammenraffen der Rander der Fascia transversalis. b Doppelung der Aponeurose des M obliqu. ext. [Die Externusaponeurose kann auch im Sinne der Modifikation von KIRSCHNER *unter* dem Samenstrang gedoppelt werden (s. Abb. 97)]

Leistenring durch eine gewöhnliche Naht oder eine Tabaksbeutelnaht verengt. (Abb. 99). Durch Fortsetzung des Abpräparierens der Fascia transversalis über das Leistenband hinaus legt man das COOPERsche Ligament am Kamm des Schambeins frei. Dabei ist man anfangs überrascht, in welche Tiefe man vorzudringen hat, bis man das Ligament erreicht. Auch die Iliacalgefäße versucht man darzustellen. Um die Aponeurose des M. obliqu. int. und M. transversus ohne Spannung an das COOPERsche Band zu nähen, incidiert man die Rectusscheide möglichst weit medial etwa in der Richtung der Muskelfasern. Nach Abpräparieren der Rectusscheide und der mit ihr im Zusammenhang stehenden Aponeurose der beiden tiefen Bauchmuskeln heftet man den freien Rand mit Einzelfäden aus nichtresorbierbarem Nahtmaterial an das COOPERsche Ligament und lateral an den Anulus femoralis an die Fascia lata (Abb. 99). Den lateralen Rand des nun winklig verzogenen Entlastungsschnittes in der Rectusscheide fixiert man mit einigen oberflächlichen Knopfnähten an den darüberliegenden M. rectus. Nach Rückverlegung des Samenstranges wird die Aponeurose des M. obliqu. ext. darüber verschlossen. Subcutannaht und Hautnaht beenden den Eingriff.

Die COOPERsche Ligament-Operation behält das BASSINIsche Prinzip der Verlagerung des Samenstranges und der Verstärkung der hinteren Wand des Leistenkanals bei, vermeidet aber die Verwendung von Muskulatur und Benutzung des Leistenbandes als Verankerungspunkt. Der Eingriff ist technisch wesentlich schwieriger als die BASSINISche Operation mit ihren verschiedenen Abwandlungen und birgt in sich in erheblicherem Maße die Gefahr der direkten oder indirekten Verletzung der Femoralgefäße besonders der V. femoralis. Er verschließt nicht zuverlässiger die schwache Stelle am inneren Leistenring. Ich kann deshalb die COOPERsche Ligament-Operation als Standardoperation zur Behandlung eines indirekten Leistenbruches nicht empfehlen. Sie scheint zweckmäßig bei gleichzeitigem Bestehen eines Leistenbruches und eines Schenkelbruches (s. S. 156).

h) Der Verschluß des inneren Leistenringes.
(L. M. ZIMMERMAN 1939 und 1952.)

Unter Berücksichtigung der funktionellen Anatomie des Leistenkanals (B. J. ANSON und L. M. ZIMMERMAN, s. S. 151 und Abb. 100) verwirft ZIMMERMAN die Anheftung der Muskulatur oder der Aponeurose, die den Leistenkanal bzw. die Bruchpforte bilden, an das Leistenband oder das COOPERsche Ligament. Die von BASSINI für die Operation eines Leistenbruches aufgestellten Grundsätze werden also bewußt vernachlässigt.

Hautschnitt, Spaltung der Externusaponeurose und Freilegung des Bruchsackes erfolgen in der üblichen Weise. Hierbei wird der Samenstrang mit seinen Hüllen am Tuberculum pubicum umfahren und mit einem dünnen Gummischlauch umschlungen, um bei der Spaltung der Bruchhüllen und der Isolierung des Bruchsackes eine feste Handhabe zu besitzen. Für die Freilegung des Halses des Bruchsackes bewährt es sich, seine Kuppe zu eröffnen, den Bruchinhalt zu reponieren und mit dem linken Zeigefinger von innen den Bruchsack anzuspannen. Nachdem man sich überzeugt hat, daß der Bruchsack leer ist, wird er möglichst zentral umstochen, wobei der Rand des M. obliqu. int. mit einem schmalen LANGENBECK-Haken und der Samenstrang und seine Hüllen mit einem flachen Spatel zurückgehalten werden. Nach Abtragen des Bruchsackes wird der Stumpf bewußt nicht an der Muskulatur befestigt. Man läßt ihn zurückgleiten (Abb. 100).

Es folgt nun der genaue Verschluß des erweiterten inneren Leistenringes, den man sich übersichtlich darstellen muß. Hierzu ist es zweckmäßig, möglichst nahe am inneren Leistenring den M. cremaster vom Samenstrang zu isolieren und ihn zwischen 2 Klemmen zu unterbinden und zu durchtrennen, nachdem man sich aber nochmals überzeugt hat, daß der N. ilioinguinalis abgeschoben ist (Abb. 100). Nach unseren Erfahrungen gewinnt man den gleichen Zugang zum inneren Leistenring, wenn man die Samenstranghüllen längsspaltet. Indem man nun den Samenstrang nach außen und oben zieht und den von der Fascia transversalis gebildeten inneren Leistenring mit 2 LANGENBECK-Haken einstellt, verschließt man seinen unteren Teil mit einigen Zwirn-Knopfnähten durch Annähen des medialen Randes der Öffnung an das Leistenband (Abb. 100d). Der innere Leistenring soll auf etwa die Hälfte der Dicke des Samenstranges verengert werden, wobei seine Strangulation zu vermeiden ist. Hierauf bringt man den Samenstrang in seine ursprüngliche Lage zurück und vernaht darüber lediglich die Externusaponeurose. Es unterbleibt also jede Fixation der Mm. obliqu. int. und transversus, deren Beweglichkeit unbehindert sein soll. Subcutannaht, Hautnaht und eine Kompressionsbandage beenden den Eingriff.

Bei diesem Vorgehen ist besonders darauf zu achten, ob neben dem indirekten noch ein direkter Leistenbruch oder eine Schwäche der Bauchwand an dieser Stelle vorliegt. Ist das der Fall, so muß der auf S. 144ff. beschriebene Eingriff hinzugefügt werden.

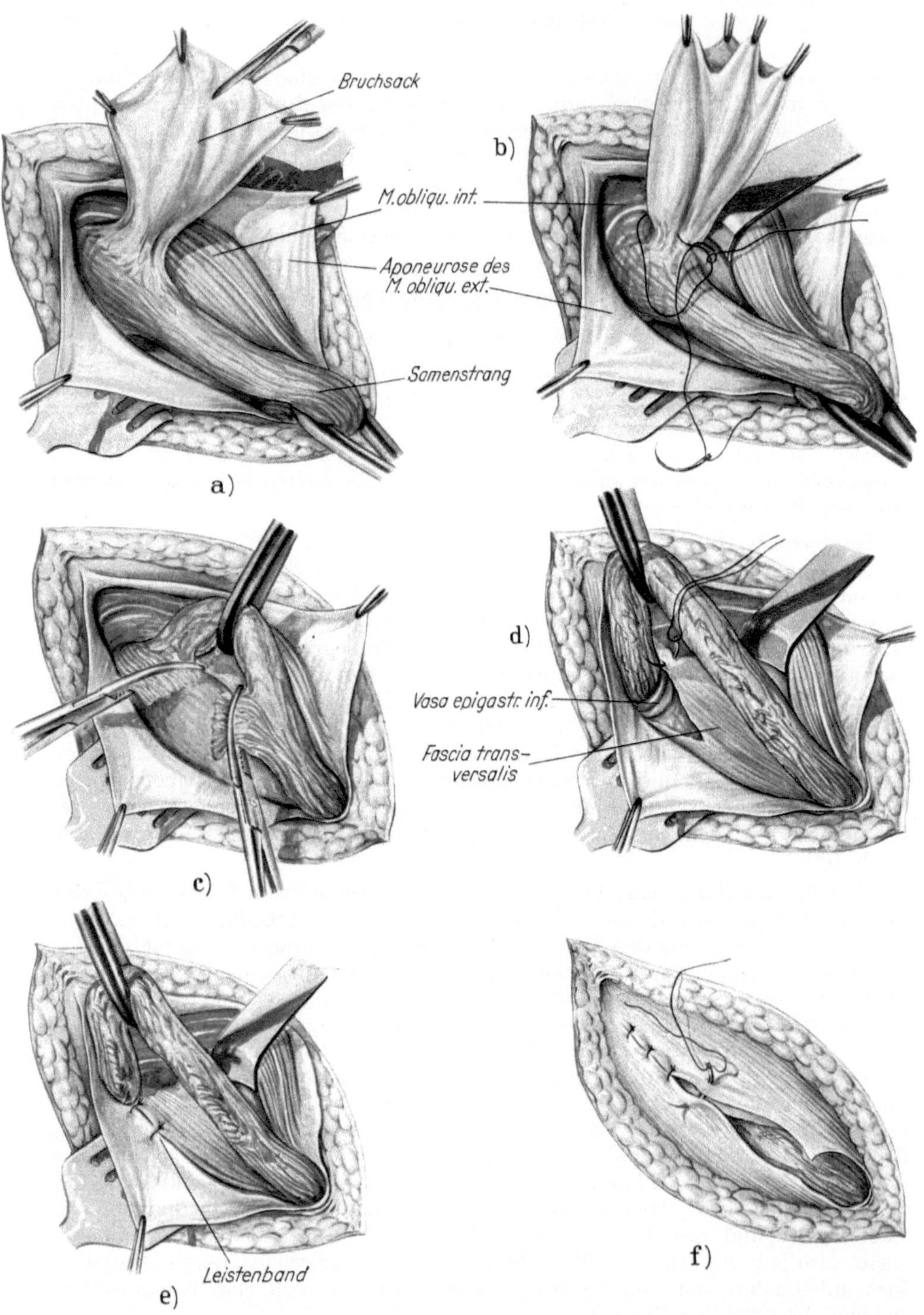

Abb 100a—f *Der Verschluß des inneren Leistenringes nach* L. M ZIMMERMAN. a Nach Durchfuhrung des Hautschnittes und Spaltung der Externusaponeurose wird der Bruchsack in ublicher Weise freigelegt b Eroffnung des Bruchsackes, Reposition der prolabierten Bauchorgane, moglichst zentrale Umstechung und Abtragung des Bruchsackes. c Isolierung und Durchtrennung des M cremaster nahe am inneren Leistenring d Einstellung und Verschluß des inneren Leistenringes mit Zwirn-Knopfnahten. e Der innere Leistenring ist verschlossen f Naht der Externusaponeurose *uber* dem Samenstrang

i) Die freie Fascienplastik nach M. Kirschner (1908)
und die freie Cutisplastik nach E. Rehn (1914).

Beide Verfahren werden hier gemeinsam beschrieben, da die spezielle Technik die gleiche ist. Die allgemeine Technik der Fascien- und Cutisplastik ist auf S 28 bis 31 beschrieben.

Von der *freien Fascien- oder Cutisplastik* wird man Gebrauch machen, wenn der Verschluß der Bruchpforte wegen der Minderwertigkeit oder der Geringfügig-

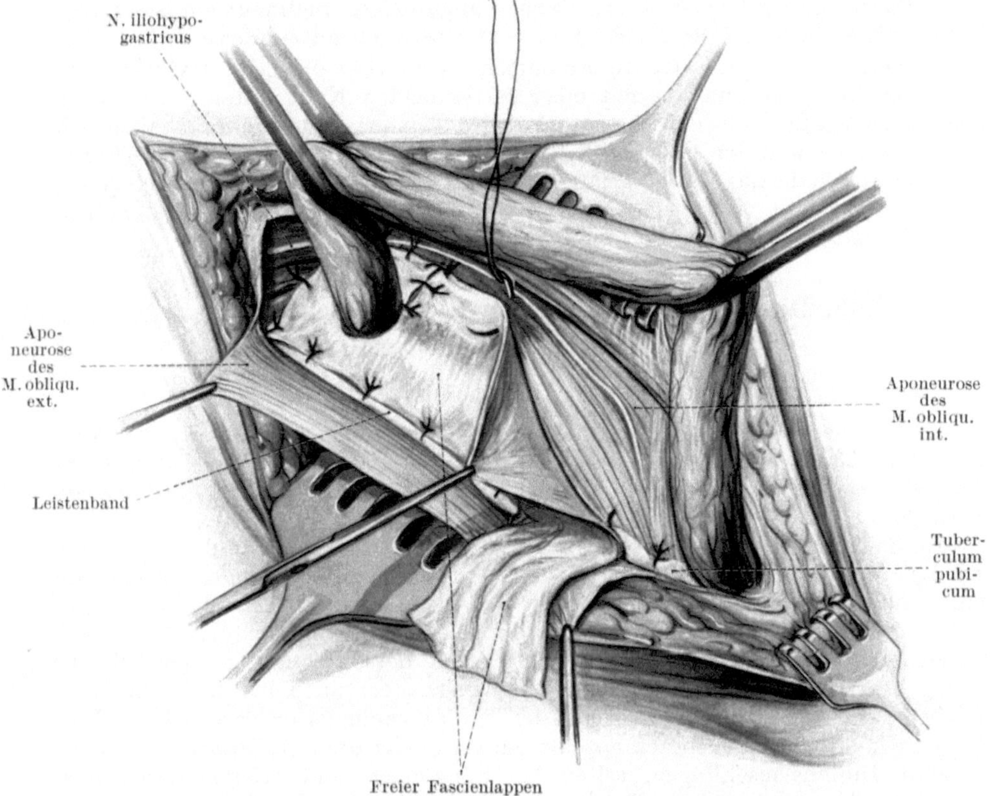

Abb. 101 *Verstarkung der hinteren* Bassini-*Naht durch einen frei verpflanzten Fascienlappen nach* M Kirschner Der Fascienlappen wird mit der einen Seite an das Leistenband, mit der anderen Seite auf die Muskulatur bzw die Aponeurose genaht. Den Einschnitt zur Durchleitung des Samenstranges fugt man mit einigen Nahten zusammen.

keit des vorhandenen Verschlußmaterials unzuverlassig erscheint oder nicht gelingt, Verhaltnisse, die bei *Rezidivoperationen,* namentlich bei wiederholten Rezidiven, vorliegen. Die Technik der Fascien- oder Cutisplastik an dieser Stelle bietet keine Besonderheiten. Der Verschluß der Bauchwandlücke wird ohne Rücksicht auf die zusatzliche Plastik so sorgfaltig wie möglich vorgenommen. Ein der *Fascia lata* frisch entnommener rechteckiger Lappen von geeigneter Größe oder ein entsprechendes Cutis- bzw. Coriumstück wird unter Spannung auf die tiefe Bassini-Naht gesteppt (Abb. 101). Das geschieht in der Weise, daß der eine Längsrand des Fascienrechteckes unter der angehobenen Externusaponeurose am Leistenbande befestigt, die anderen Rander auf den M. obliqu. internus und unter Umständen auch auf den M. rectus geheftet werden. Durch einen *seitlichen Einschnitt* wird ein Durchgang für den Samenstrang geschaffen. Der Schlitz wird bis auf diese Durchtrittsstelle vernäht. Hierüber werden, wenn dies möglich ist, die Externusaponeurose und die Haut in der üblichen Weise verschlossen.

Gelingt der Verschluß der Bruchpforte durch das an Ort und Stelle angetroffene Material überhaupt nicht, so wird die Fascie, das Corium oder die Cutis *wie ein Trommelfell uber die Lucke gespannt*, wobei auf eine *reichliche flachenhafte Berührung* mit der Nachbarschaft zu achten ist. Man kann in einem solchen Falle auch 2 Fascienlappen übereinander verwenden, wobei der Samenstrang zwischen beide Blätter gelagert wird. Unter solchen ungunstigen Bedingungen ist es aber besser, die einfachere COOPERsche Ligament-Operation auszuführen.

Frühere von KIRSCHNER unternommene Versuche, die tiefe BASSINI-Naht statt mit Zwirnknopfnahten mit einer fortlaufenden Naht unter Verwendung eines schmalen Streifens der *Fascia lata* als Nahtmaterial auszuführen, haben sich nicht bewährt, weil der Fascienstreifen eine Nadel von einer erheblichen Breite verlangt, durch die das Gewebe, namentlich das *Lig. Pouparti*, unverhältnismäßig stark verletzt wird. Das Verfahren wurde aber von anderer Seite aufgenommen und teils gelobt, teils kritisiert.

5. Die Beseitigung des indirekten Leistenbruches im Säuglings- und Kindesalter.

Allgemeine Vorbemerkungen.

Es bestehen heute keine verschiedenen Meinungen mehr darüber, daß *beim indirekten Leistenbruch im Sauglings- und Kleinkindesalter im Hinblick auf den Zeitpunkt und die Art der Durchführung eines Eingriffes* besondere Verhaltnisse vorliegen.

Im Sauglings- und Kindesalter findet sich ein Leistenbruch in 90% der Falle bei Knaben und nur in 10% bei Mädchen. Nahezu immer handelt es sich um einen indirekten lateralen Bruch, der in 60% der Falle auf der rechten Seite, in 25% auf der linken Seite und in 15% doppelseitig vorkommt. Den Bruchsack bildet der nicht obliterierte Processus vaginalis, dessen Kuppe gelegentlich nur wenig über den äußeren Leistenring hinausragt, aber auch bis in das Scrotum reichen kann, wo er gelegentlich mit der Tunica vaginalis propria testis in Verbindung steht. Der Bruchsack enthält zeitweise oder dauernd Baucheingeweide, zumeist Dünndarmschlingen, selten bei Säuglingen und Kleinkindern Netz, manchmal bei rechtsseitigen Hernien die Appendix oder das Coecum als Gleitbruch, nur ausnahmsweise bei Madchen die Tube und das Ovar. Die *Kombination eines Leistenbruches mit* einer *Hydrocele testis* oder *funiculi spermatici* wird etwa in 15% der Fälle beobachtet. Nicht ungewöhnlich ist auch das Zusammentreffen von Leistenbruch mit *Kryptorchismus* oder *Leistenhoden*.

Die Einklemmung eines angeborenen Leistenbruches ist kein seltenes Ereignis. Sie tritt am häufigsten in den ersten beiden Lebensjahren und besonders in den ersten 6 Lebensmonaten auf. Die Häufigkeit der Einklemmung nimmt nach dem 2. Lebensjahr ab und ist nach dem 7. Lebensjahr außerst selten. Etwa 80% der Einklemmungen kommen auf der rechten Seite vor. In etwa $^1/_3$ der Fälle ist die Einklemmung der erste Hinweis auf das Vorliegen eines Leistenbruches.

Zeitpunkt des Eingriffes. Früher war man allgemein der Ansicht, mit der Operation eines im Säuglingsalter festgestellten Leistenbruches möglichst bis zum 4. Lebensmonat, besser noch bis zum Beginn des 2. Lebensjahres zu warten. In den ersten Lebensmonaten, aber auch im ersten Jahr, hat man sich nur zur Operation entschlossen, wenn eine nicht zu beseitigende Einklemmung eines

Leistenbruches vorlag. Heute gilt weitgehend die Auffassung, daß ein angeborener Leistenbruch operiert werden soll, sobald er festgestellt wird, es sei denn, daß es sich um Frühgeburten handelt, oder daß der Allgemeinzustand oder schwere Krankheiten jeden Eingriff verbieten.

Wir schränken die Indikation so weit ein, daß wir in jedem Fall und ohne Rücksicht auf das Alter operieren, wenn der Bruch häufig austritt, irreponibel ist oder sich einklemmt. Anderenfalls warten wir das Ende des 1. Lebensjahres ab.

Da die Leistenhernien im Säuglings- und Kindesalter vorwiegend auf der rechten Seite vorkommen, sind verschiedene Operateure dazu übergegangen, beim Vorliegen eines linksseitigen Leistenbruches grundsätzlich in der gleichen Sitzung, auch ohne klinische Erscheinungen, die rechte Seite zu revidieren. Wir halten dieses Vorgehen für nicht empfehlenswert.

Bei einer *Brucheinklemmung* sind zunächst Taxisversuche, am besten im warmen Bad, erlaubt. Mißlingt der Versuch der Reposition, was selten ist, so wird die Operation sofort vorgenommen. Konnte der Bruchinhalt reponiert werden, so wartet man mit der Operation 1—2 Tage, behält aber das Kind in der Klinik.

Hinsichtlich der Frage, ob man beim Saugling und Kleinkind doppelseitige Leistenbrüche in einer oder in zwei Sitzungen beseitigen soll, besteht keine einheitliche Auffassung. Auf Grund der Erfahrungen des Children-Hospital von Boston an mehr als 8000 Leistenbruchoperationen zögert R. E. GROSS nicht, doppelseitige Hernien in einer Sitzung auf beiden Seiten zu operieren, unabhängig vom Lebensalter der Säuglinge und Kinder. Wer weniger Erfahrungen hat, handelt besser, zumindest im 1. Lebensjahr in zwei Sitzungen vorzugehen, wobei man zunächst auf der Seite des größeren Bruches operiert, um dann etwa nach 8 Tagen den 2. Eingriff hinzuzufügen. Ebenfalls sollte man in zwei Sitzungen operieren, wenn der 1. Eingriff sich langer hinzieht und der Allgemeinzustand des Kindes schlecht ist.

Geht ein *Leistenbruch mit einer Hydrocele* einher, so wird diese *mitbeseitigt*. Hierzu zieht man die Hydrocele aus dem Scrotum in die Wunde, schiebt den M. cremaster und das umgebende Bindegewebe ab, bis man den dünnen und gefäßlosen Hydrocelensack erkennt. Diese Freilegung der Hydrocele ist nur auf der Vorderseite notwendig; dagegen durchtrennt man nicht die dorsalen Verbindungen des Hodens. Ist die Vorderfläche der Hydrocele freigelegt, so reseziert man je nach der Größe der Hydrocele ein kleinfinger- oder daumenendgliedgroßes Stück. Das Umschlagen des Restes des Hydrocelensackes und das dorsale Vernähen im Sinne der Operation nach WINKELMANN erübrigen sich.

Besteht gleichzeitig *mit der Leistenhernie ein Kryptorchismus oder ein Leistenhoden*, so wird der Eingriff in der auf S. 138 beschriebenen Weise durchgeführt.

Die Wahl der Schmerzbetäubung. Grundsätzlich kann man Leistenhernien bei Säuglingen und Kindern nach entsprechender Prämedikation in örtlicher Betäubung operieren. Wir haben die Lokalanaesthesie jedoch in diesem Alter vollkommen aufgegeben und wenden sie höchstens noch in den ersten Lebenswochen an. In allen anderen Fallen bevorzugen wir die einfache Äthertropfnarkose mit O_2-Insufflation unter die Maske, die Kinder bekanntlich ohne wesentliche Nacherscheinungen vertragen.

Die Wahl des Operationsverfahrens. Das Ziel jeder Leistenbruchoperation beim Kind ist es ebenso wie beim Erwachsenen, den Bruch dauerhaft und ohne Schädigung des Hodens und des Samenleiters zu beseitigen. Während beim Kind die Verhütung eines Rezidivs leichter ist als beim Erwachsenen, ist die Gefahr der Verletzung des Samenstranges und damit die Schädigung auch des Hodens wesentlich größer. Zahlreiche Beobachtungen haben gezeigt, daß die Leistenbruchoperation nach dem Verfahren von BASSINI in einem hohen Prozentsatz eine Atrophie des Hodens zur Folge hat. *Die* BASSINI*sche Operation ist beim Säugling und beim Kind bis zur Pubertät überflüssig und gefahrlich.* Wir haben sie vollkommen verlassen.

Das einfachste Verfahren ist die *Isolierung, hohe Abbindung und Abtragung des Bruchsackes ohne Spaltung der Externusaponeurose.* Diese zuerst von SOCIN (1879) angegebene, von KAREWSKI für das Säuglings- und Kleinkindesalter und ebenfalls von H. SALZER, Wien (1929) nachdrücklich empfohlene Operation ist im englischen Sprachgebiet unter dem Namen MITCHELL-BANKS-*Operation* weit verbreitet. Nach dieser einfachen Methode hat SALZER, Wien bei 100 Eingriffen keine Schädigung des Hodens und kein Rezidiv beobachtet. Der Erfolg dieses Vorgehens beruht darauf, daß die wichtigste Maßnahme zur dauerhaften Beseitigung eines Leistenbruches die hohe Unterbindung und Abtragung des Bruchsackes zu sein scheint. Gegen dieses Verfahren kann man einwenden, daß die Präparation oft nicht übersichtlich möglich ist und daß es nicht immer befriedigend gelingt, den Bruchsack nahe genug am inneren Bruchring zu unterbinden. Der Unterbindung und Abtragung des Bruchsackes kann man bei *weitem* äußeren Leistenring die *Pfeilernaht nach* CZERNY (Abb. 91) hinzufügen. Hierbei ist aber sorgfältig darauf zu achten, daß der Samenstrang nicht eingeschnürt wird. Ein weiter äußerer Leistenring birgt weniger Gefahren als ein zu enger. Abpraparieren und Abtragen des Bruchsackes von den Gebilden des Samenstranges und seine hohe Unterbindung und Abtragung gelingen übersichtlicher, wenn man die Externusaponeurose vom äußeren Leistenring nach außen bis in die Höhe des inneren Leistenringes spaltet, was R. JONAS, ein Schüler von H. SALZER, zumindest bei Kindern nach dem 1. Lebensjahr empfiehlt. Zeigt sich bei der Präparation, daß keine nennenswerte Lücke zwischen dem unteren Rand des M. obliqu. internus, des M. transversus und dem Leistenband besteht, so genügt es, den Schnitt in der Externusaponeurose mit dünnen Seidenknopfnähten wieder zu verschließen, wobei man, wenn erforderlich, den äußeren Leistenring mit CZERNYschen Pfeilernähten verengen kann. Auch ist eine *Aponeurosendoppelung* möglich, indem man den kranialen Lappen der Externusaponeurose über dem Samenstrang an das Leistenband näht und darüber den caudalen Lappen schlägt. Hierbei muß man aber auch darauf achten, daß der Samenstrang im neugebildeten äußeren Leistenring weder durch die Naht der Externusaponeurose an das Leistenband noch durch die darübergelegte Naht des unteren Lappens der Externusaponeurose eingeschnürt wird. Auf entsprechende Hinweise auf S. 137 sei verwiesen.

Noch mehr als die Doppelung der Externusaponeurose trägt die *Herniorrhaphie nach* FERGUSON der Verstärkung des Leistenkanals Rechnung. Dieses Vorgehen empfiehlt R. E. GROSS auf Grund der Erfahrungen des Kinderhospitals in Boston an über 8000 Operationen in den Jahren 1915—1951. Wir wenden das im folgenden beschriebene Verfahren seit einigen Jahren bei Säuglingen und Kindern bis zum Alter von 10—12 Jahren regelmäßig an.

Die Herniorrhaphie nach FERGUSON und R. E. GROSS (Abb. 102).

Der Eingriff wird in *Äthertropfnarkose* nach entsprechender Prämedikation ausgeführt.

Die *Lagerung* auf dem Operationstisch erfolgt mit einer geringen Erhöhung des Gesäßes durch ein Schwammgummikissen. Ein schräger Hautschnitt parallel und etwas oberhalb des Leistenkanals gibt den besten Zugang. R. E. GROSS zieht es jedoch vor, die Haut im Verlauf der unteren Unterbauchfalte quer zu spalten,

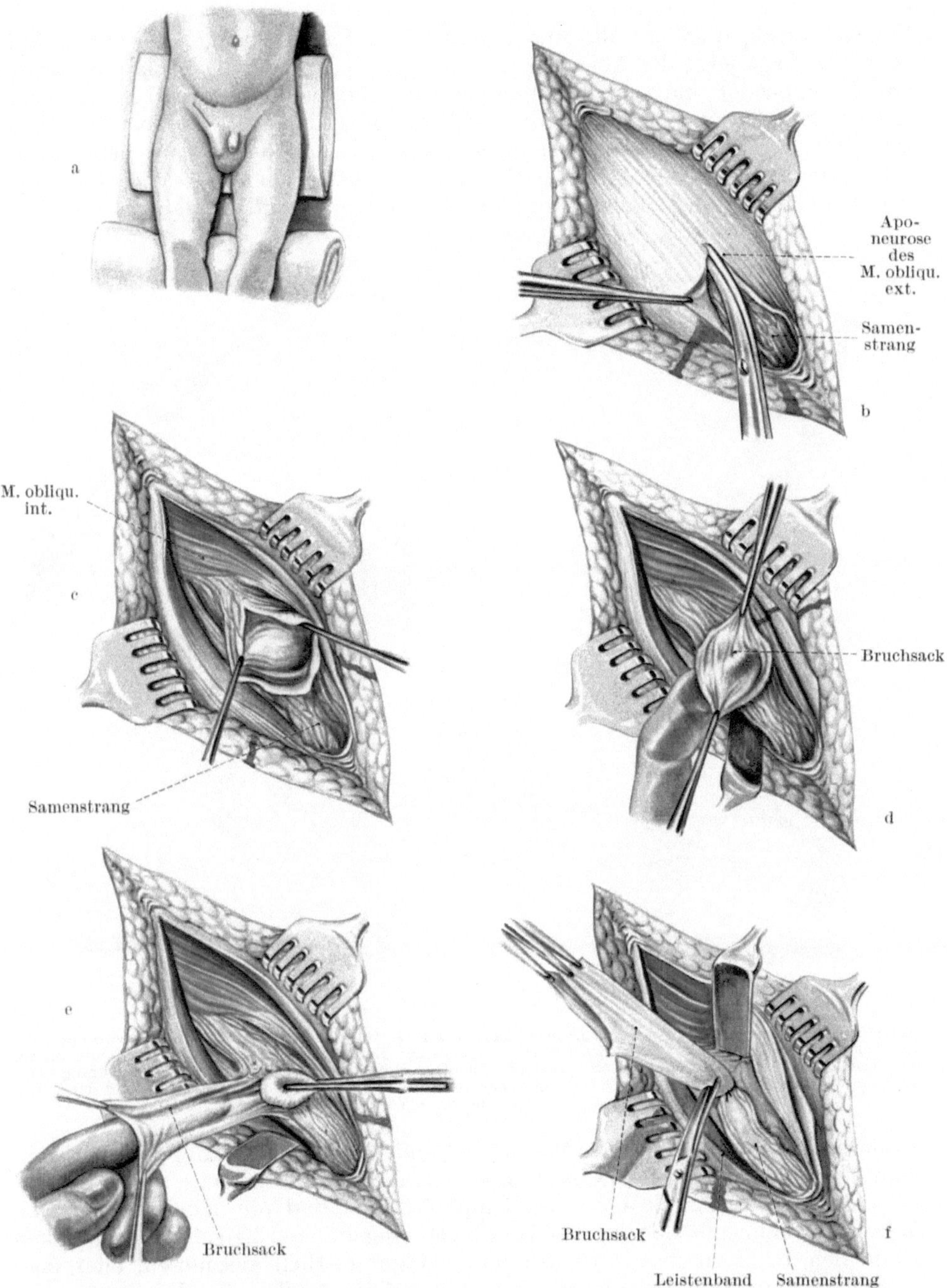

Abb. 102 a—f *Operation eines kindlichen Leistenbruches nach* R E Gross *1* a Lageskizze mit Hautschnitt b Freilegung und Spaltung der Aponeurose des M obliqu ext c Spaltung des Cremastermantels und der Tunica vagin. commun d Isolierung des Bruchsackes von den Samenstranggebilden e Der Bruchsack ist mit Klemmen fixiert, eroffnet und bis zum inneren Leistenring freigelegt f Umstechung und Abtragung des Bruchsackes.

um eine spàter nahezu unsichtbare Hautnarbe zu erzielen, wenn auch die Operationsübersicht weniger gut ist. Nach Durchtrennung der Fascia superficialis legt man die Aponeurose des M. obliqu. externus und den àußeren Leistenring frei.

Von ihm aus spaltet man die Aponeurose in der Faserrichtung nach außen und oben. Es folgt jetzt die Ablösung des oberen Lappens der Externusaponeurose vom M. cremaster und vom M. obliqu. internus und die des unteren Lappens vom Samenstrang bis zum Sichtbarwerden des Leistenbandes. Mit zwei anatomischen Pinzetten zerteilt man stumpf den M. cremaster, bis der Bruchsack sichtbar wird. Reicht der Bruchsack nicht in das Scrotum, so beginnt man mit seiner Ablösung von den Gebilden des Samenstranges an seiner Kuppe, indem man sie mit einer

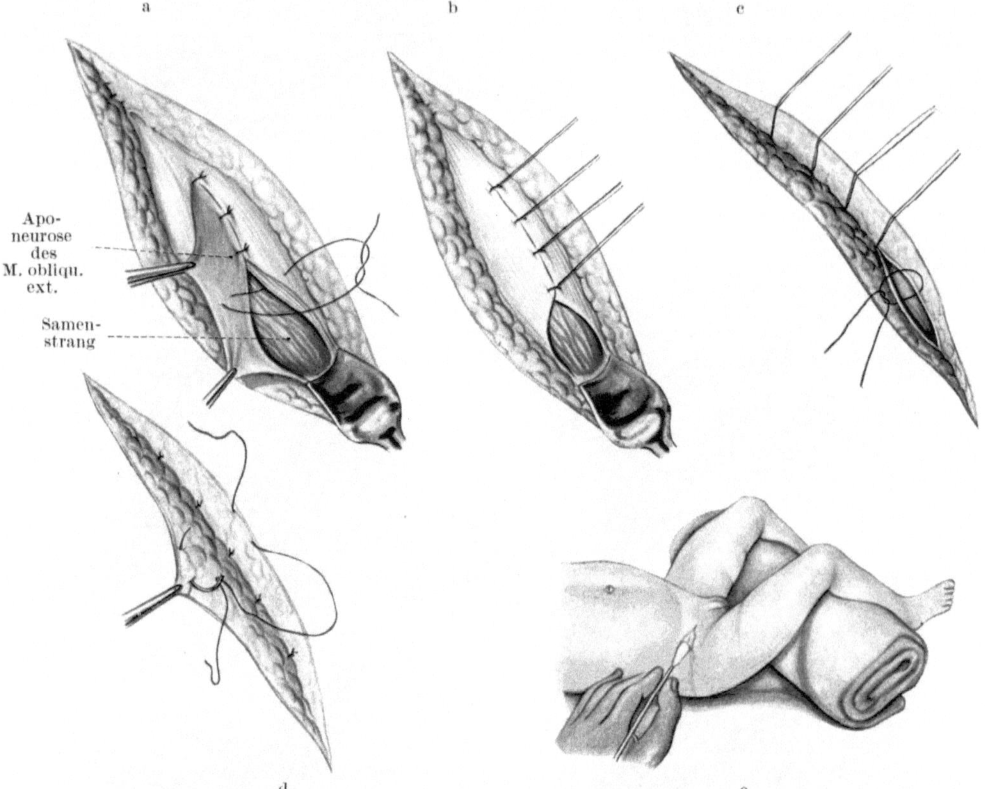

Abb 103a—e *Operation eines kindlichen Leistenbruches nach* R E Gross 2 a Der Samenstrang wird unter die Externusaponeurose verlagert Naht des kranialen Randes der Externusaponeurose und des M obliqu. int an das Leistenband. Hierbei darf der äußere Leistenring nicht zu sehr verengt werden, um den Samenstrang nicht zu drosseln. b Der caudale Lappen der Externusaponeurose wird auf den kranialen genaht c Naht der Fascia superficialis d Subcuticularnahte e Verband und Lagerung

Kocher-Klemme faßt und das Vas deferens mit den Samenstranggefäßen stumpf vom Bruchsack abstreift. Nahert man sich dem Bruchsackhals, so kann man entweder den Bruchsack an seiner Kuppe eröffnen und mit Kocher-Klemmen fassen, um dann mit dem in den Bruchsack eingeführten Zeigefinger der linken Hand den Bruchsackhals anzuspannen und ihn restlich auszulösen, oder man dreht den vom Samenstrang schon befreiten Teil des Bruchsackes zusammen, zieht ihn noch weiter hervor und vollendet seine Ablösung vom Samenstrang bis zum inneren Bruchring. Besteht eine feste Verbindung des Bruchsackes mit den Gebilden des Samenstranges, so ist es zweckmaßiger, mit der Isolierung am Bruchsackhals zu beginnen, von wo aus sie leichter gelingt (R. Jonas). Der Bruchsack wird an seinem Hals unter Sicht mit einer Umstechungsnaht abgebunden; den überschüssigen Bruchsack tragt man ab. Der Bruchsackhals gleitet dann zumeist in die Tiefe hinter den inneren Bruchring zurück. In einem Teil der Fälle findet sich an der Basis des Bruchsackes ein kleines Lipom, das mit ihm so fest verbunden ist, daß sich jeder Versuch, es abzupräparieren erübrigt (DRUNER, SIEVERS, JONAS).

Handelt es sich um einen in ganzer Länge offenen Processus vaginalis, so wird der Bruchsack vom Hals aus in einer Länge von etwa 4—5 cm gegen den außeren Leistenring zu stumpf freipräpariert und dann quer durchtrennt. Wahrend man den proximalen Bruchsack in üblicher Weise versorgt, kann der distale Teil unversorgt belassen werden.

Es folgt jetzt der *Verschluß der Bruchpforte*, indem man zunächst den kranialen Lappen der Externusaponeurose *zusammen* mit dem M. obliqu. internus mit Einzelknopfnahten aus Zwirn oder Seide an das Leistenband fixiert. Die Nahte werden von außen nach innen gelegt und sofort geknotet. Zumeist genügen 3—4 Knopfnähte. Mit der letzten 4. Naht faßt man nicht das Leistenband, sondern die Unterflache des caudalen Lappens der Externusaponeurose, um auf keinen Fall den Samenstrang einzuschnüren. Über diese 1. Nahtreihe schlagt man den caudalen Lappen der Externusaponeurose und fixiert ihn wieder mit etwa 4 Knopfnähten aus Zwirn oder Seide kranial an der Externusaponeurose. Auch hierbei hat man darauf zu achten, daß der neugebildete außere Leistenring nicht zu eng wird und den Samenstrang stranguliert. Um postoperative Schwellungen des Hodens mit nachfolgender Atrophie zu vermeiden, kann man nur den Rat geben, den medialen Teil des neugebildeten Leistenkanals genugend weit zu lassen. Es folgt die Naht der Fascia superficialis, wozu GROSS auch Seide verwendet, die man aber ebensogut mit dünnem Catgut ausfuhren kann. Die Hautwunde verschließt GROSS durch subcuticulare Einzelnähte aus 6—0-Deknatel-Seide, die unter dem Niveau der Haut dicht am Knoten abgeschnitten werden. Wahrend des Knüpfens der Faden wird das subcutane Fettgewebe mit einer feinen etwas gebogenen Gefaßklemme zurückgehalten. Über die Wunde wird dickflüssiges Collodium gestrichen, das innerhalb 1 Woche von selbst abfällt. Ein Entfernen von Faden erübrigt sich bei der subcuticularen Naht nach R. E. GROSS.

Uns hat sich eine fortlaufende intracutane Naht mit einem dünnen Catgutfaden bewährt, dessen Enden an beiden Wundwinkeln herausgeleitet werden. Die Wunde wird mit Collodium bedeckt und der Faden am 3. Tag nach der Operation an einem Ende herausgezogen.

6. Die Operation des Leistenbruches bei Kryptorchismus.

Allgemeine Vorbemerkungen und Zeitpunkt der Operation.

Beim Leistenhoden findet sich nahezu immer (90%) ein indirekter Leistenbruch. In diesen Fällen kann der Processus vaginalis peritonei mit der Tunica vaginalis testis kommunizieren oder es besteht nur eine mehr oder minder große Ausstulpung des Peritoneum durch den inneren Leistenring. Im allgemeinen wurde der Standpunkt vertreten, mit der Hernienoperation und der Orchidopexie bis zum 10.—12. Lebensjahr zu warten. Nach neueren Anschauungen (J. N. ROBINSON und E. T. ENGLE, J. S. GROVE 1954 u. a.), die sich besonders auf histologische Untersuchungen stützen, scheint der Hoden bei bestehendem Kryptorchismus in seiner Entwicklung jedoch schon ab dem 5.—6. Lebensjahr zurückzubleiben, weshalb von diesen Autoren die Beseitigung vor dem 6. Lebensjahr gefordert wird. Gelegentlich verursacht der Leistenbruch infolge seiner Größe frühzeitig stärkere Beschwerden, so daß ein Eingriff schon in den ersten Lebensjahren notwendig wird. Mit der Beseitigung des Leistenbruches soll man dann stets die Orchidopexie anstreben. Ist es zu diesem frühen Zeitpunkt nicht möglich, den Hoden vollständig in den Hodensack zu versenken, so muß man sich mit einem Teilerfolg begnügen und zu einem spateren Zeitpunkt versuchen, die Orchidopexie zu vervollstandigen.

Die Technik der Leistenbruchoperation und der Orchidopexie bei Kryptorchismus.

Die Technik der Operation eines indirekten Leistenbruches als Begleiterscheinung eines Kryptorchismus weicht in einigen Punkten von der einer gewöhnlichen Leistenbruchoperation ab.

Die Freilegung des Hodens und des Leistenbruches erfolgt durch einen genügend langen Hautschnitt über dem Leistenkanal, der in der Faserrichtung der Aponeurose des M. obliqu. ext. verlauft. Nach Durchtrennung der Haut, des Unterhautzellgewebes und der Fascia superficialis spaltet man die Aponeurose des M. obliqu. ext. vom außeren Leistenring bis zum lateralen Wundwinkel (Abb. 104). Die Schnittränder des äußeren Leistenringes markiert man sich zweckmäßig durch 2 Haltefaden. Unter dem M. obliqu. int. fühlt oder sieht man dann zumeist den Hoden. Zunachst isoliert man das Gubernaculum HUNTERI, faßt es etwa $1—1^1/_2$ cm entfernt vom Hoden mit einer Arterienklemme und durchtrennt es möglichst peripher. Es folgt jetzt das Ablosen des unteren Randes des M. obliqu. int. vom Leistenband, das Abpräparieren des Hodens und des Samenstranges von der Fascia transversalis, die Spaltung der Fascia transversalis und die Unterbindung und Durchtrennung der epigastrischen Gefäße (Abb. 104c). Das Spalten der Fascia transversalis und die Unterbindung der epigastrischen Gefäße ist erforderlich, um den Weg zum Scrotum für den Hoden und den Samenstrang möglichst zu verkürzen und um die Ruckwand des Leistenkanals übersichtlich freizulegen.

Man stellt jetzt fest, ob ein mit der Tunica vaginalis testis kommunizierender Proc. vaginalis vorliegt oder nur eine handschuhfingerförmige Ausstülpung des Peritoneum. Ist ersteres der Fall, so wird der Proc. vaginalis etwa in der Höhe des oberen Pols des Hodens zunächst vorne, dann aber auch dorsal über dem Samenstrang gespalten und vorsichtig von ihm abprapariert (Abb. 104d). Das Vas deferens haftet erfahrungsgemaß besonders fest am Proc. vaginalis. Der Proc. vaginalis wird möglichst weit kranial verfolgt; vorquellende Eingeweide werden reponiert. Dann wird nach Abtragen des überschüssigen Peritoneum die Öffnung durch fortlaufende Naht verschlossen (Abb. 104d). Indem man sich jetzt mit einem LANGENBECKschen Haken das Peritoneum zuruckhalt, löst man stumpf und mit der Schere die Gefaße und das Vas deferens soweit wie möglich ab, um den Samenstrang zu verlangern. Hat man den Eindruck, daß das Vas deferens das Herabziehen des Hodens verhindert, so prapariert man es sorgfaltig von den Vasa spermatica ab.

Jetzt bildet man das Bett für den Hoden im Scrotum, indem man in den unteren Winkel einen LANGENBECKschen Haken einsetzt, den Weg zum Scrotum mit einigen Scherenschlägen öffnet und dann das Scrotum von innen mit 2 Fingern weitet (Abb. 104e). Nun durchsticht man den Hoden am unteren Ende mit einer geraden Nadel und führt einen kräftigen Faden durch, fädelt beide Enden dieser Zugnaht in das Öhr der geraden Nadel und sticht die Nadel durch den Boden der Tunica vaginalis dicht am Ansatz des Gubernaculum heraus. Nach Zug an den Fäden schlüpft der Hoden wieder in die Tunica vaginalis testis, die nach dem Samenstrang zu geöffnet bleibt. Zur Verlagerung des Hodens in den Hodensack spreizt man sich die Innenfläche des Hodensackes mit zwei schmalen LANGEN-BECK-Haken, faßt die Spitze der Nadel mit zwei dicht aneinanderliegenden gebogenen Arterienklemmen und führt sie auf den Grund des Hodensackes

(Abb. 105a). Entfernt man nun die distale Klemme, so kann man die Spitze der geraden Nadel durch das Scrotum stechen und durch Zug an dem Faden den Hoden bis auf den Grund des Hodensackes ziehen.

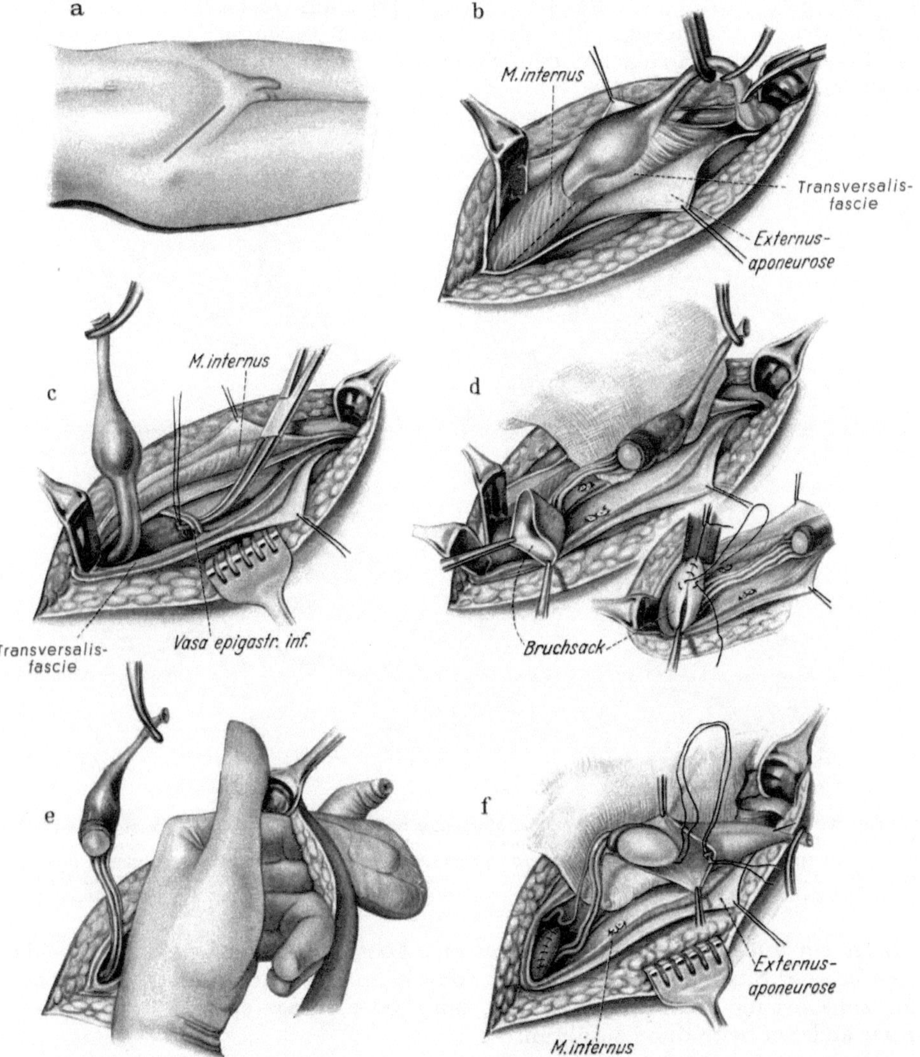

Abb. 104 a—f *Beseitigung eines Leistenbruches bei gleichzeitig vorliegendem Kryptorchismus beim Kind* (nach R. E Gross) *1*   a Lageskizze mit Hautschnitt. b Die Externusaponeurose ist gespalten; der Hoden mit seinen Hullen ist ausgelost, das Gubernaculum wird mit einer Klemme gefaßt und distal durchtrennt. c Auslosung des Samenstranges nach Spaltung des M obliqu. internus und der Transversalisfascie Ligatur der Vasa epigastrica inf. d Abpraparieren des Bruchsackes unter Belassung der Tunica vaginalis im Hodenbereich und Verschluß des Bruchsackes nach seiner Kurzung mit fortlaufender Naht. e Dehnung des Scrotum mit linkem Zeige- und Mittel-finger nach genugender Mobilisierung von Samenstrang und Gefaßen f Fixation des Testikels mit einem Zwirnsfaden, der durch die Spitze der Tunica vaginalis gelegt wird

Hierauf wendet man sich dem *Verschluß des Leistenkanals* zu, indem man zuerst die Fascia transversalis über dem Samenstrang mit Einzelknopfnahten aus Seide vernäht. Besonders ist darauf zu achten, daß der laterale Winkel dicht ver-schlossen wird. Darüber heftet man den M. obliqu. int. an das Leistenband und

führt noch eine Doppelung der Aponeurose des M. obliqu. ext. durch (Abb. 105 c).
Der äußere Leistenring darf nicht zu eng gestaltet werden, um eine Einengung
des Samenstranges zu vermeiden. Es folgt jetzt die Verankerung des Hodens,
indem man an die am Hoden befestigte Zugnaht ein Gummiband knüpft, das
man unter geringem Zug mittels eines Heftpflasters am Oberschenkel der gegenüberliegenden Seite befestigt. Der Zug kann nach 8 Tagen entfernt werden, da
nach dieser Zeit der Hoden mit dem Scrotum verwachsen ist und dadurch am
Zurückgleiten gehindert wird.

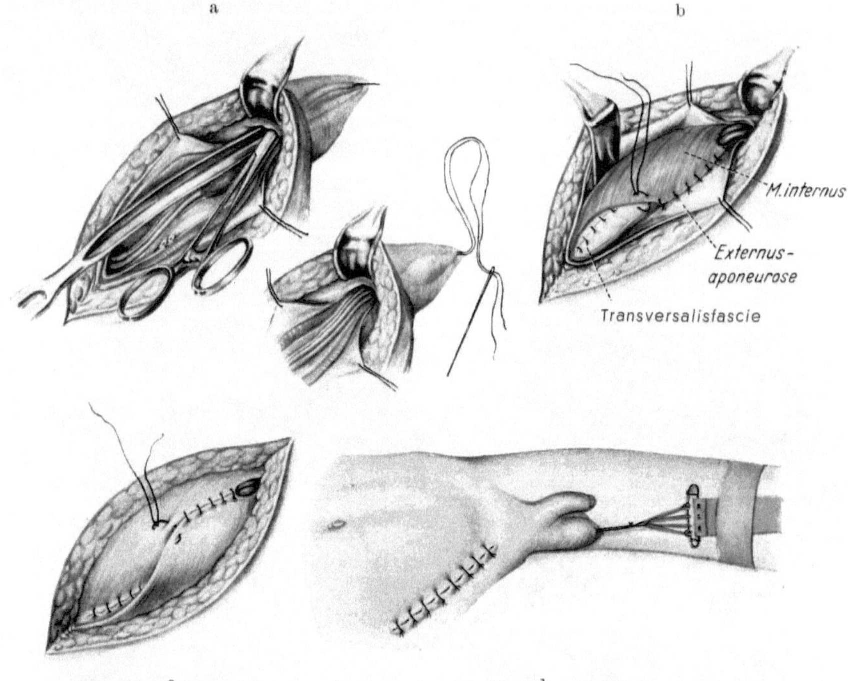

Abb. 105 a—d   *Beseitigung eines Leistenbruches bei gleichzeitig vorliegendem Kryptorchismus beim Kinde* (nach
R. E. GROSS). *2.* a Durchstechen des Scrotum von innen nach außen auf der langen Rillensonde mit einer geraden
Nadel, die mit einer gebogenen Klemme gefaßt wird   b Schichtweiser Verschluß der Transversalisfascie und des
M. obliqu. int durch Einzelnahte aus dunner Seide   c Doppelung der Externusaponeurose, Subcutan-Hautnahte.
d Fixation des Fadens an der Innenseite des gegenuberliegenden Oberschenkels mit Gummibandzugen.

Liegt ein *beidseitiger Kryptorchismus mit Leistenbruch* vor, so können beide
Seiten in einer Sitzung operiert werden. Man kann aber auch, was GROSS bevorzugt, zunächst die eine Seite operieren, um 4 oder 5 Tage später die Operation
auf der anderen Seite durchzuführen.

7. Die Beseitigung der äußeren Leistenbrüche beim Weib.

Das Vorgehen bei der Beseitigung des weiblichen Leistenbruches schließt sich
eng an das beim Mann geübte Verfahren an. Der Eingriff ist einfacher als beim
Mann. Nach Freilegung der *Externusaponeurose* und ihres meist gut ausgebildeten
Anulus ing. subcut. wird die Aponeurose in der üblichen Weise gespalten und ihre
beiden Seiten werden von der Unterlage abgelöst. Die Tunica vag. comm. wird mit
ihren begleitenden Muskelfasern in der Längsrichtung eingeschnitten und nach
beiden Seiten abgelöst. Die nächste Aufgabe ist, den Bruchsack und das Lig.
rotundum darzustellen. Die *getrennte* Darstellung beider Gebilde ist bei den

selteneren *erworbenen* Brüchen leichter möglich als bei den häufigeren *angeborenen* Brüchen Die Isolierung des Bruchsackes vollzieht sich in der üblichen Weise. Ist der Bruchsack mit dem Lig. rotundum innig verbunden, so laßt er sich mit der nur an der Spitze gespreizten Schere oder mit dem Skalpell scharf abschälen (Abb. 106). Eine vorzeitige Eröffnung des Bruchsackes ist dabei oft unvermeidlich. Zweck-

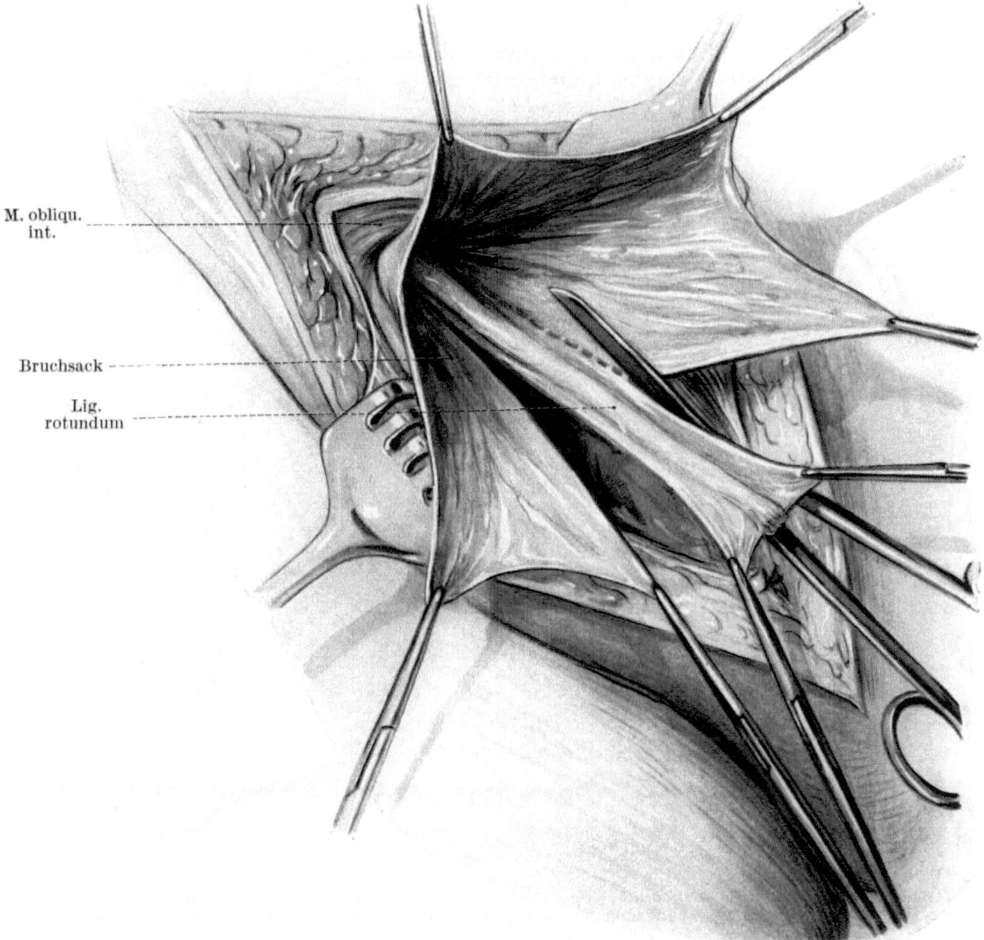

Abb. 106. *Beseilugung eines Leislenbruches beim Weib. 1.* Das Lig rotundum und der ihm bei der angeborenen Hernie fest anhaftende Bruchsackanteil werden durch zwei Parallelschnitte von dem ubrigen Bruchsack getrennt.

mäßig ist es, den Bruchsack möglichst bald an seiner Kuppe einzuschneiden und seine Wand mit dem linken Zeigefinger von innen im Bereich der Adhäsion mit dem Lig. rotundum anzuspannen Man verfolgt den Bruchsack weit zentral bis über den inneren Leistenring hinaus, indem man seine Verbindungen mit ihm durchtrennt Nach der Umstechung, Abbindung und Abtragung des Bruchsackes verengert man zunächst den inneren Leistenring bis auf die knapp zu bemessende Durchtrittsstelle des Lig. rotundum Nach ZIMMERMAN genügt dieser Verschluß, wenn nicht gleichzeitig ein direkter, medialer Leistenbruch vorliegt. ZIMMERMAN hält einen Verschluß der Bruchpforte nach BASSINI oder ähnliche Verfahren nicht nur fur überflüssig, sondern sogar für nachteilig. Ich selbst verstarke die Leistengegend

stets durch Naht des M. obliqu int. und M transversus und ihrer Aponeurosen
an das Leistenband im Sinne von BASSINI, wobei das Lig. rotundum mitgefaßt
wird (Abb. 107). Die Externusaponeurose vernaht man in der üblichen Weise.
man kann sie auch doppeln.

Hat die gynäkologische Untersuchung eine Retroflexio uteri ergeben, so ver-
kürzt man das Lig. rotundum (Abb. 107). Das gleiche muß dann auch auf der
anderen Seite erfolgen

Auch bei der Frau kann mit dem Leistenbruch eine *Hydrocele* verbunden sein
Die *Cyste* wird alsdann in der üblichen Weise entfernt.

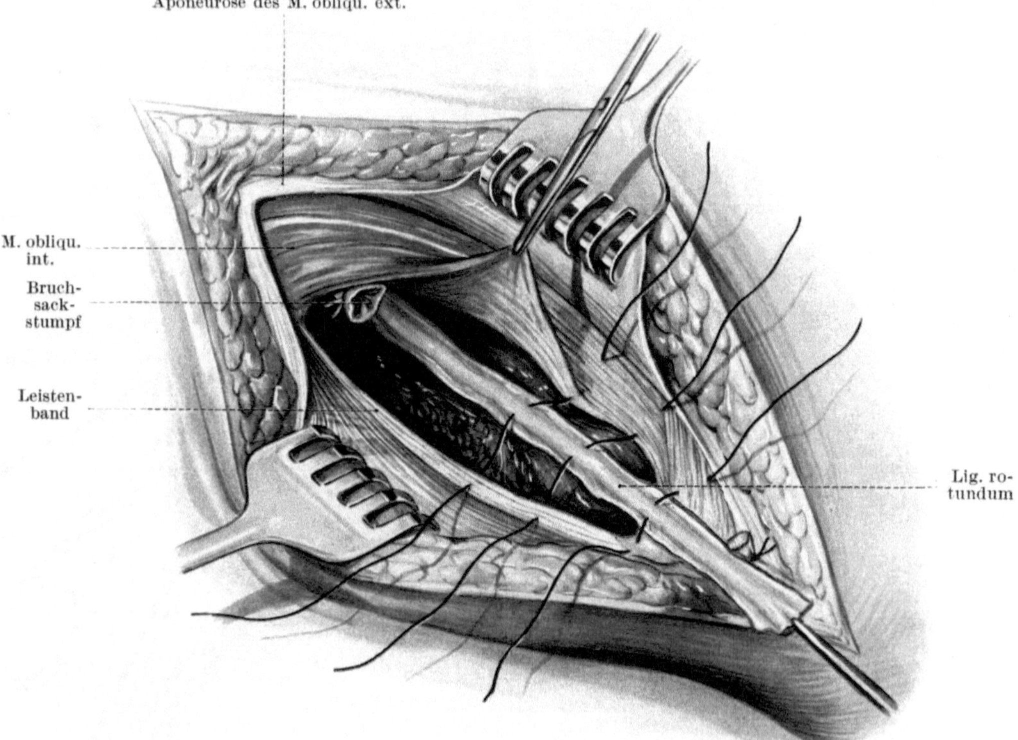

Abb 107 *Beseitigung eines Leistenbruches beim Weib.* *2.* Das Lig rotundum wird in die hintere BASSINI-Naht
einbezogen. Das Lig rotundum kann dabei wie in diesem Fall abgetrennt und verkurzt werden, was jedoch nicht
grundsatzlich erforderlich ist (s S 141).

8. Besonderheiten bei der Beseitigung der äußeren Leistenbrüche.

Der Einfluß des Lebensalters. Die Besonderheiten bei der Planung und Durchführung der Operation im Sauglings- und Kindesalter wurden im vorhergehenden
Abschnitt dargelegt. Aber auch im höheren Lebensalter und vor allem im Greisen-
alter sind gelegentlich besondere Entscheidungen zu treffen. Schädigungen des
Herzens, vor allem chronische Herzinsuffizienz, Kreislaufstorungen, ausgeprägte
Formen der Hypertonie, Diabetes mellitus, Adipositas, Thrombophlebitis und
geschwächter Allgemeinzustand sollten im höheren Alter zur Zuruckhaltung in
der Durchführung auch einer Leistenbruchoperation mahnen.

Der gelegentlich gegebene Rat, bei *Mannern nach dem 60. Lebensjahre* stets
den beteiligten Hoden und Samenstrang zu entfernen, kann jedoch nicht gut-

geheißen werden. Er gründet sich auf die Vorstellung, daß bei Greisen zum mindesten der eine Hoden überflüssig sei, und daß die Bruchpforte, wenn eine Lücke für den Durchtritt des Samenstranges nicht ausgespart wird, zuverlässiger und schneller zu verschließen sei. Abgesehen davon, daß die *äußere Sekretion* des Hodens bei manchen Männern bis ins hohe Alter fortdauert, kann die Bedeutung auch der *inneren Sekretion* nicht ohne weiteres vernachlässigt werden, und man möchte diese Funktionen durch eine *Semikastration* ohne zwingenden Grund nicht schmälern. Die Beseitigung des Hodens ist daher auch im Alter *nur unter besonders schwierigen Verhältnissen* berechtigt, so bei erheblichem Mangel an Verschlußmaterial für die Bruchpforte, bei ungewöhnlichen Schwierigkeiten der Trennung von Samenstrang und Bruchsack, bei Darmgangrän infolge Einklemmung und ähnlichen Zustanden.

Bei *jüngeren* Menschen wird man sich nur im äußersten Notfalle zu einem derartig verstümmelnden Eingriff entschließen. Bei älteren Kranken ist es unter solchen Umständen vorzuziehen, den distalen Teil des Bruchsackes zu belassen und anstatt der Semikastration den Samenstrang zu unterbinden und zu durchtrennen, was einen wesentlich kleineren Eingriff darstellt. Im Anschluß an die Durchtrennung des Samenstranges tritt häufig zunachst ein Scrotalödem auf, das aber bedeutungslos ist und sich mit Hochlagern und feuchten Verbänden nach kurzer Zeit zurückbildet. Auch können sich Schmerzen einstellen, die nach etwa 4 Wochen abklingen.

Die Beseitigung der Hernia inguinalis permagna.

Die Sonderbehandlung der Hernia permagna (Abb. 9), die fast ausschließlich beim *äußeren* Leistenbruch zu beobachten ist, wurde bereits im Allgemeinen Abschnitt besprochen (S. 20).

In intratrachealer Narkose unter Verwendung von curarisierenden Drogen hat sich die Zahl der Fälle, in denen die Reposition des großen Bruchinhaltes in die Bauchhohle nicht oder nur sehr schwierig gelingt, erheblich vermindert.

Häufig kann man dem Kranken die *Ausschälung und die Beseitigung des gesamten Bruchsackes ersparen.* Nachdem der Bruchsack im Bereich des Halses umgangen und vom Samenstrange getrennt ist, wird er — ähnlich wie beim *angeborenen* Bruch — quer durchtrennt. Nur der zentrale Teil wird ordnungsmäßig versorgt, während der periphere Fundusteil im Körper zurückbleibt und seinem Schicksal, der Verödung, überlassen werden kann. Durch dieses Vorgehen werden nicht allein Zeit und Blut gespart, sondern es wird vor allem die Bildung einer übermäßig großen Wundfläche in dem lockeren Gewebe des Hodensackes verhindert, wodurch dem gefürchteten *Hodensackhämatom* begegnet wird.

Die Vergesellschaftung der Leistenbrüche mit Hydrocelen. Eine bei der Operation eines äußeren Leistenbruches angetroffene *Hydrocele testis* oder *funiculi spermatici* wird selbstverstandlich gleichzeitig in der üblichen Weise beseitigt. Für die Operation der Hydrocele testis luxiert man den Hoden aus dem Hodensack, so daß sich eine Verlangerung des Schnittes scrotumwärts erübrigt. Die Leistenbruchoperation selbst wird durch die Hydrocelenbeseitigung nicht beeinflußt.

Die Beseitigung besonderer Bruchformen. Die Behandlung der fast ausschließlich beim äußeren Leistenbruch angetroffenen *Gleitbrüche* und *Schaukelbrüche* wurde bereits im Allgemeinen Abschnitt geschildert (S. 20 ff.). Der Verschluß der Bruchpforte selbst bietet, nachdem der Bruchsack in der früher besprochenen Weise versorgt ist, nichts Besonderes.

Die *Schwierigkeiten* bei der Behandlung der *interparietalen und der präperitonealen Hernien* (S. 98 ff.) liegen weniger in der *Technik* der Operation als in der *Erkennung und Klarstellung* der anatomischen Verhältnisse. Wenn man, was bei *allen* Brucharten als unumstößliche Regel zu gelten hat, auch hier auf der vollständigen und klaren Darstellung des Bruchsackes besteht, wird die anatomische Lage auch bei anfänglich verwickelten Verhältnissen schließlich erkannt werden. Besteht nach der Eröffnung eines Bruchsackes der Verdacht einer *bilokulären* Hernie, so schafft die umkreisende Abtastung des durch den Bruchsack in die Bauchhöhle eingeführten Fingers zumeist Klarheit. Im übrigen darf man vor einer weitgehenden, das übliche Maß überschreitenden Spaltung der den Bruchsack deckenden Schichten nicht zurückschrecken. In vielen Fällen wird diese meist in der Richtung nach der Spina ilica ventralis fortgeführte Spaltung auf eine *Herniolaparotomie* hinauslaufen. Bei sehr ausgedehnten präperitonealen Hernien ist zur restlosen Klärung der Verhältnisse gelegentlich sogar die zusätzliche *mediane, paramediane* oder *pararectale Laparotomie* das beste Mittel. Nach der umfangreichen Durchtrennung der Bauchdecken ergibt sich die Notwendigkeit, die auf diese Weise stark erweiterte oder in eine Laparotomiewunde umgewandelte Bruchpforte unter Wiederherstellung der durchschnittenen Bauchwandschichten sorgfältig zu schließen. Zur Starkung derartig umfangreicher Verschlußnähte kann die freie Fascien-, Corium- oder Cutisverpflanzung bisweilen mit Vorteil herangezogen werden.

Trifft man bei der Freilegung der Bruchpforte sowohl auf *einen äußeren als auch auf einen inneren Leistenbruch,* so werden die Bruchsäcke einzeln versorgt, sofern sie auch an der Basis *voneinander getrennt* sind. Häufiger handelt es sich aber um einen *einheitlichen* Bruchsack, der sich sowohl lateral als auch medial von den epigastrischen Gefäßen vorstülpt. Zumeist genügt es in solchen Fällen, nur den größeren, haufig den lateralen Bruchsack abzutragen, den kleineren Bruchsack dagegen nur mit einer Tabaksbeutelnaht zu raffen. Ist dies wegen der erheblichen Größe der beiden Bruchsäcke nicht möglich, so muß man sich gelegentlich dazu entschließen, die *epigastrischen Gefäße* zwischen 2 Unterbindungen zu durchtrennen, wodurch der Bruchsack in ein einheitliches Gebilde verwandelt und als solches bei der Abtragung und bei dem Verschluß behandelt wird.

Die Behandlung des eingeklemmten Leistenbruches. Die Operation des *eingeklemmten* oder des *irreponiblen* außeren Leistenbruches wird nach den allgemeinen Grundsätzen der Herniotomie begonnen (S. 108ff.) und, wenn es die Kräfte des Kranken, die Sauberkeit des Operationsfeldes und der Zustand der eingeklemmten Eingeweide gestatten, als Radikaloperation beendet. Der Hautschnitt wird zuerst vornehmlich über die Höhe der Bruchgeschwulst, also wesentlich weiter nach dem Hodensack als bei der *freien* Hernie geführt, um zunachst den *Bruchsack* freizulegen. Erst nach der Eröffnung des Bruchsackes, nach der Beseitigung des oft infizierten Bruchwassers und nach der Besichtigung der eingeklemmten Eingeweide wird die Einklemmung unter Eröffnung des Leistenkanals und unter Durchtrennung weiterer einschnürender Stränge beseitigt. Ist nach dem Vorziehen und der Versorgung der eingeklemmten Eingeweide die Radikaloperation angängig, so weicht ihre Durchführung nicht von der einer im freien Intervall operierten Leistenhernie ab.

Zur Klarlegung der Verhaltnisse des eingeklemmten Leistenbruches ist gelegentlich die Erweiterung der Bruchpforte in Form einer *Herniolaparotomie* erforderlich. Hierbei wird ein Schnitt senkrecht durch den kranialen Teil der Externusaponeurose in der Richtung und bis zum Außenrande des M rectus geführt. Auch der M. obliqu. internus und M. transversus werden, wenn sie sich nicht ausreichend zur Seite ziehen lassen, in der Richtung dieses Schnittes bis zur Linea semilunaris gespalten. Bevor das Peritoneum ebenfalls durchtrennt wird, müssen die im präperitonealen Fett verlaufenden *Vasa epigastrica inf.* doppelt unterbunden und durchschnitten werden. Ist eine weitere Vergrößerung der auf diese

Weise geschaffenen Bauchöffnung erforderlich, so wird der Schnitt in kranialer Richtung als *pararectaler Kulissenschnitt* fortgeführt. Vermutet man nach Freilegung und Eröffnung des Bruchsackes, daß ein größerer Eingriff an den Eingeweiden (Enteroanastomose, Darmresektion) erforderlich wird, so ist es häufig zweckmäßiger, statt der Erweiterung des Schnittes in der Leistengegend die Bauchhöhle durch einen zusätzlichen medianen, paramedianen oder auch pararectalen Schnitt zu eröffnen.

Die Beseitigung der Bruchrezidive. Die *Rezidive*, namentlich nach der BASSINI-schen Radikaloperation, entwickeln sich entweder im *äußeren* Winkel der hinteren BASSINI-Naht, also an der Durchtrittsstelle des Samenstranges durch den inneren Leistenring und entlang des neugebildeten Leistenkanals, der die Bauchwand ziemlich gerade durchsetzt, wobei dann der neue Bruchsack in seiner Fortentwicklung mit dem Samenstrang unter der Aponeurose des M. obliqu. externus entlang geht und durch den Anulus ing. subcutan. austritt („*laterales*" oder „*oberes*" Rezidiv), also wieder als ein indirekter Bruch. Oder sie entwickeln sich im *inneren* Winkel der hinteren BASSINI-Naht dicht lateral vom Tuberculum pubicum („*mediales*" oder „*unteres*" Rezidiv) in Form eines direkten Bruches. Als 3. Möglichkeit kann sich die Bauchwand im Bereiche der *gesamten* Bauchnarbe hernienartig vorwölben *(Gesamtrezidive)*. In der Regel läßt sich vor der Operation feststellen, ob es sich um ein „*laterales*" oder „*mediales*" Rezidiv oder um ein „*Gesamtrezidiv*" handelt.

In zunächst *ungeklarten Fällen*, bei einem *Gesamtrezidiv* und dann, wenn sich bei einem *lateralen Rezidiv* der Bruchsack entlang dem Samenstrang unter der Externusaponeurose entwickelt hat, verfolgt die Operation den *gleichen Weg wie die Erstoperation* des Leistenbruches, d. h. man versucht, die einzelnen Schichten der Bauchwand, das Leistenband, den Samenstrang und den Bruchsack voneinander zu trennen und einzeln darzustellen. Da man häufig zunächst nicht weiß, in welcher Schicht sich der Samenstrang befindet, so sind Haut und Subcutangewebe *vorsichtig* zu durchtrennen. Die Freilegung des Samenstranges und des Bruchsackes kann manchmal überraschend leicht gelingen, bietet aber oft auch sehr große Schwierigkeiten, und nicht immer läßt sich die Verletzung der in Narben eingebetteten strangartigen Gebilde vermeiden. Namentlich der Samenstrang ist gefährdet. Seine vollständige Durchtrennung erfordert aber nicht die Semikastratio. Ein regelrecht abgesetzter *Bruchsack* wird bis zu seinem Durchtritt durch den inneren Leistenring sorgfältig freigelegt, wobei sich die Eröffnung an der Kuppe und die Anspannung von innen mit dem linken Zeigefinger bewährt, und wird dann in der üblichen Weise versorgt und abgetragen. Auch bei Rezidivoperationen verzichte ich auf die Fixierung des Unterbindungsstumpfes, der sich möglichst weit hinter den inneren Leistenring zurückziehen soll. Bestehen Adhäsionen zwischen dem Unterbindungsstumpf und der Fascia transversalis am inneren Leistenring, so sind sie zu lösen, was zumeist stumpf oder mit einigen Scherenschlagen gelingt.

Hinsichtlich des *Verschlusses der Bruchpforte* sind verschiedene Möglichkeiten gegeben. Welche man auch wählt, so soll zu allen tiefen Nähten dünnes, nichtresorbierbares Nahtmaterial (Zwirn, Seide) verwendet werden.

Die Ansichten über das Vorgehen beim Leistenbruchrezidiv sind geteilt. Beim *lateralen indirekten (echten) Rezidiv* ist zumeist der isolierte Verschluß des inneren Leistenringes (s. S. 129ff. und Abb. 100) sehr wichtig. Dieser Maßnahme füge ich zumeist als Standardoperation das Verfahren von BASSINI mit der KIRSCHNER-schen Modifikation (S. 125ff. und Abb. 97) hinzu.

Gelegentlich kann man beim lateralen indirekten Rezidiv einen zuverlässigen Verschluß der Bruchpforte nur erreichen, wenn man den Samenstrang durchtrennt und das zentrale Ende bauchhöhlenwärts hinter die Fascia transversalis verlagert, wie dies BURDICK und HIGINBOTHAM (1937) besonders empfohlen haben. Die postoperativen Störungen der Durchtrennung des gesamten Samenstranges sind sehr gering. Eine Nekrose des Hodens stellt sich nur äußerst selten ein, da die Scrotalgefäße für die Vascularisation des Hodens sorgen. Gewöhnlich schwillt der Hoden etwas an, was aber keine nennenswerten Schmerzen verursacht. Zumeist bleibt er dauernd vergrößert; er kann aber auch zur normalen Größe abschwellen oder atrophieren. Zur Durchtrennung des Samenstranges wird man sich trotz der Geringfügigkeit der Beschwerden, die zurückbleiben, nur zögernd entschließen. Man soll sie niemals doppelseitig oder bei jungen Menschen ausführen. Bei älteren Kranken jedoch ist sie von großem Wert, wenn der Verschluß der Bruchpforte Schwierigkeiten bereitet.

Handelt es sich um ein mediales Rezidiv oder um eine Lücke in der BASSINI-Naht, also um die Form eines direkten Leistenbruches, so ist die Bruchpforte zu erweitern und die Fascia transversalis zu spalten. Liegt ein breitbasiger Bruchsack vor, so kann er ohne Eröffnung durch eine Tabaksbeutelnaht oder durch einige quere Nähte gerafft werden (Abb. 109). Darüber verschließt man die Fascia transversalis und die Lücke in der BASSINI-Naht. Bei einer großen Öffnung in der Fascia transversalis und bei erheblicher Dehnung der Fascie verbindet man mit dem Verschluß die Raffung und Fixation an das Leistenband (Abb. 110). Eine erhebliche Verstärkung der Bruchpforte bedeutet es, wenn man nach dem Vorschlag von KIRSCHNER den Samenstrang subcutan verlagert und unter ihm die Externusaponeurose vernäht. Am besten doppelt man sie, indem man den kranialen Schnittrand an das Leistenband näht und den caudalen Lappen darüberschlägt, was ich bevorzuge, oder indem man den caudalen Lappen an die Fascia transversalis, an den M. obliqu. int. oder an die Unterfläche der Externusaponeurose heftet und den kranialen Lappen darüberschlägt.

In den USA wird die COOPERsche *Ligament-Operation* bevorzugt (s. S. 126ff. und Abb. 98).

Bei Mangel an haltbarem Verschlußmaterial aus der Umgebung der Bruchpforte oder zur Verstärkung der Bruchpfortennaht kann man mit Vorteil Fascie (KIRSCHNER), Cutis (E. REHN) oder Corium (STENGEL) frei verpflanzen (s. S. 28 bis 31). Von der Verwendung alloplastischen Materials zur Deckung ist abzuraten.

9. Die Beseitigung der inneren Leistenbrüche und der supravesicalen Brüche.

Die *Ursache des inneren* (direkten, medialen) *Leistenbruches* wird in einer angeborenen oder erworbenen Schwäche der Fascie im medialen Teil des Leistenkanals gesehen. ZIMMERMAN hebt hervor, daß sich der innere Leistenbruch vom äußeren vollständig unterscheidet. Seine Ursache erblickt er in einem Defekt in der hinteren, aus der Fascia transversalis bestehenden Wand des Leistenkanals infolge Fehlens der darüberliegenden natürlichen Stütze durch die Muskulatur.

a) Die Freilegung und Versorgung des Bruchsackes.

Die Operation kann man in weitgehender Anlehnung an das Vorgehen beim *äußeren* Leistenbruch durchführen. Nach der Spaltung der Externusaponeurose werden ihre beiden Wundlippen von der Unterlage so weit abgelöst, daß caudal das *Leistenband* und kranial der Rand des *M. obliqu. internus* freiliegen. Hierbei erscheint bereits der außerhalb des M. cremaster und der Tunica vag. comm. liegende *Bruchsack*, so daß die bei der Operation des *äußeren* Leistenbruches

erforderliche Spaltung des Cremastermantels nicht erforderlich ist. Die weitere
Isolierung des Bruchsackes von dem lateral gelegenen und von dem Cremastermantel umschlossenen Samenstrang pflegt daher leicht zu gelingen. Der Bruchsack ist entweder von der *Fascia transversalis* bedeckt oder ausnahmsweise durch
eine Lücke dieser Fascie hindurchgetreten *In jedem Fall wird die Fascie gespalten*,
lateral jedoch nur bis zu den epigastrischen Gefaßen, die zwischen dem Bruchsack
und dem Samenstrang im praperitonealen Fett verlaufen (Abb 108) Ihre Lage

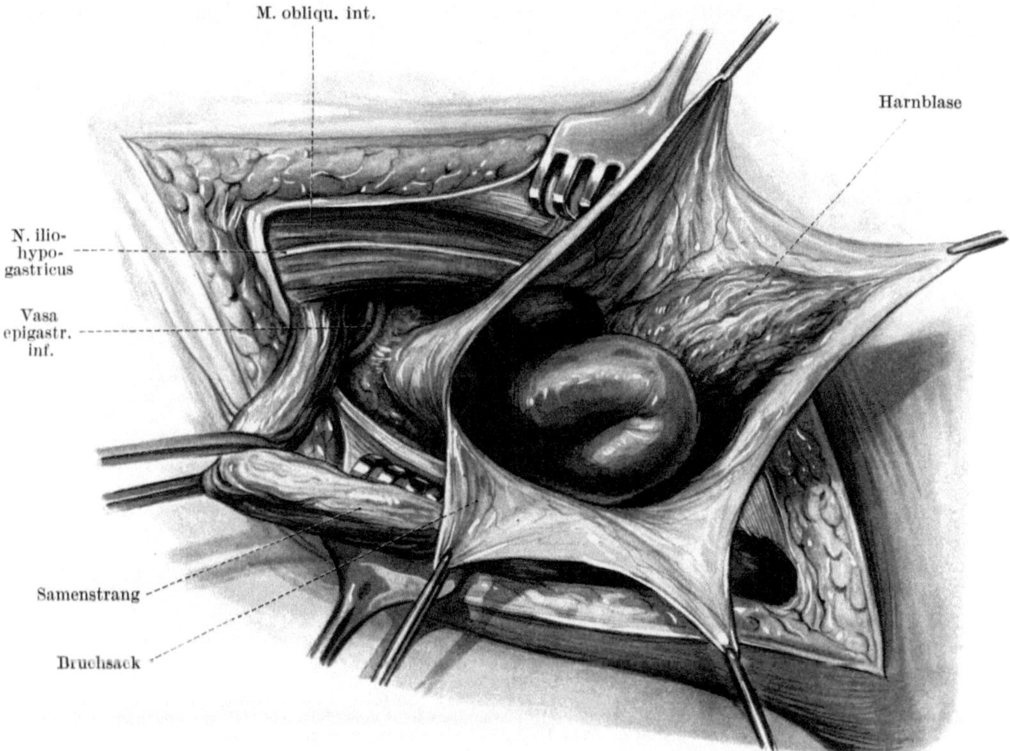

Abb 108 *Beseitigung eines inneren Leistenbruches.* Der Bruchsack ist allseitig freigelegt und eroffnet Die Bruchpforte liegt *medial* von den Vasa epigastrica inf. Durch den starken Zug wird die an der Basis des Bruchsackes
befindliche Harnblase vorgezogen

lateral vom Bruchsackhals ist das sinnfalligste Unterscheidungsmerkmal zwischen
einem *inneren* und einem *äußeren* Leistenbruch.

Der Bruchsack des inneren Leistenbruches, zumeist auch der der supravesicalen Hernie bildet haufig nur eine *schalenformige*, von der verdünnten Fascia
transversalis bedeckte *Vorwölbung* und geht dann breitbasig und ohne scharfe
Grenze in das Peritoneum parietale über Nur ausnahmsweise ist er sackförmig
und besitzt einen engen Hals (Abb. 109). Im ersteren Fall wird, auch wenn die
Vorwölbung des Bruches sehr groß ist, auf die *Eröffnung* des Bruchsackes *verzichtet*. Er wird in geschlossenem Zustande hinter die Bruchpforte zurückgedrangt
oder durch quere Knopfnähte gerafft oder mit einer Tabaksbeutelnaht eingestülpt
(Abb. 109). Ein sackförmiger Bruchsack wird dagegen meist abgetragen, eine Maßnahme, der im Hinblick auf die Möglichkeit der Beteiligung der *Harnblase* und
die Schwierigkeit, diese Beteiligung ohne weiteres festzustellen, seine *Eröffnung*
und seine Besichtigung von *innen* unbedingt vorauszugehen hat (Abb. 108). Die

Wand wird an einer dünnen und lateral gelegenen Stelle vorsichtig eingeschnitten
Sobald man sich davon überzeugt hat, daß man in der Bauchhöhle ist, und daß
für die Harnblase keine Gefahr besteht, wird die Öffnung unter Leitung des
Auges so ausgiebig erweitert, daß sich die Verhältnisse gut übersehen lassen. Es
ist besonders darauf zu achten, daß beim Entwickeln des Bruchsackes nicht etwa
die Harnblase kunstlich vorgezogen wird (*operative Blasenhernie*, S. 4ff., 20ff.
und Abb. 108). Aber auch ohne Zug kann eine *intraperitoneale Blasenhernie* an
der Bildung des Bruchsackes beteiligt sein (Abb 76). Wird die Anwesenheit der
Blasenwand festgestellt, so trägt man den Bruchsack wie bei einer Gleithernic

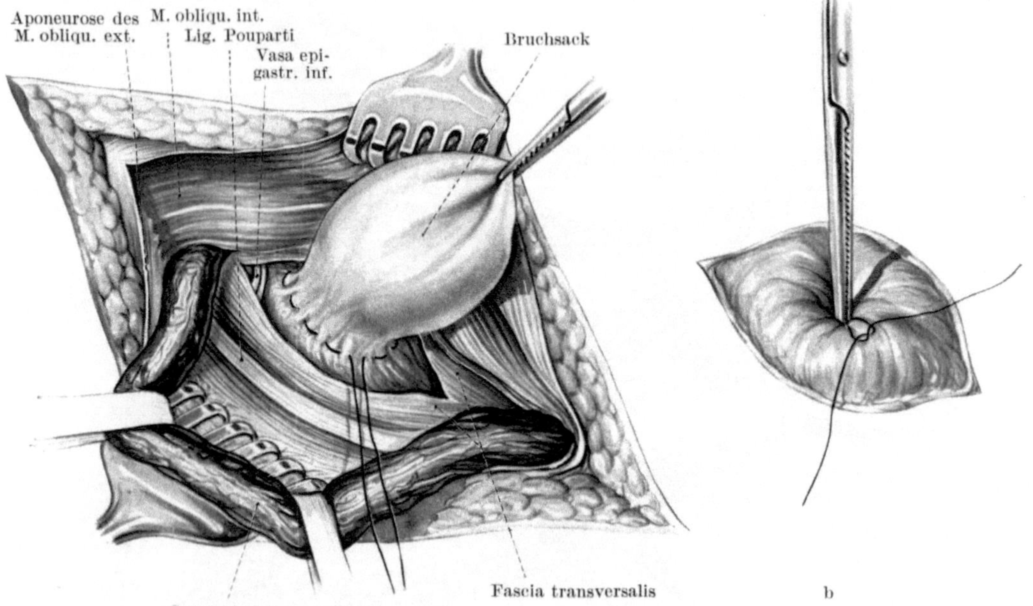

Abb 109a u b. *Beseitigung des inneren Leistenbruches durch Einstulpung des Bruchsackes 1* a Der innere
Leistenbruch ist in typischer Weise isoliert Am Bruchsackhals wird eine Tabaksbeutelnaht angelegt. b Nach
Reposition des Bruchsackes wird die Tabaksbeutelnaht zugezogen und verknotet

peripher von der Blasenwand ab und verschließt ihn durch eine innere Tabaksbeutelnaht. Mit Rücksicht auf die Breite des Überganges des Bruchsackes in das
Peritoneum parietale wird die Beseitigung des überschussigen Bruchsackes am
besten durch regelrechtes Umschneiden unter Leitung des Auges ausgeführt.
    Stets ist, auch wenn die Harnblase bei der Operation nicht gesichtet wird, der
abgetragene Bruchsack auf etwaige *Harnblasenbestandteile* genau zu untersuchen.
wobei sich Zweifel durch eine mikroskopische Untersuchung klären lassen
Nach Abschluß der Operation weist das Auftreten von Blut im Urin auf eine
Blasenverletzung hin Im Zweifelsfalle deckt die Cystoskopie den Sachverhalt auf.
Die Wunde ist bei der nachträglichen Feststellung einer Blasenverletzung sofort
wieder zu eröffnen, die Blasenverletzung ist aufzusuchen und durch eine breit-
fassende Tabaksbeutelnaht und durch eine zweite einstülpende Z-Naht zu versorgen, worauf der Bruchsack bzw. das Peritoneum distal von der Blase verschlossen wird Das Einlegen eines Dauerkatheters mit angeschlossener Saug-
leitung für 4 Tage darf nicht versäumt werden.
    Schwieriger liegen die Verhältnisse, wenn die Bruchgeschwulst *lediglich* aus
der vorgebuckelten Harnblasenwand besteht, wenn also ein *extraperitonealer*

Harnblasenbruch vorliegt (Abb. 77) und ein mit der freien Bauchhöhle in Verbindung stehender peritonealer Bruchsack fehlt. Hier ist die Gefahr groß, daß beim Einschneiden in das vorliegende, irrtumlich als Bruchsack angesprochene Gewebe, die *Harnblase eröffnet* wird. Sie ist an der Dicke ihrer Wandung, an der Auskleidung mit Schleimhaut, an der Begrenztheit des Hohlraumes, an dem als Urin erkennbaren Inhalt und im Notfalle an dem Erscheinen eines in die Urethra eingeführten Katheters zu erkennen. Ist die Harnblase angeschnitten, so wird die Öffnung sofort durch doppelte Naht in der oben beschriebenen Art geschlossen. Der vor der Bruchpforte liegende Anteil der Harnblase wird später durch den Verschluß der Bruchpforte in die Bauchhöhle zurückgedrängt.

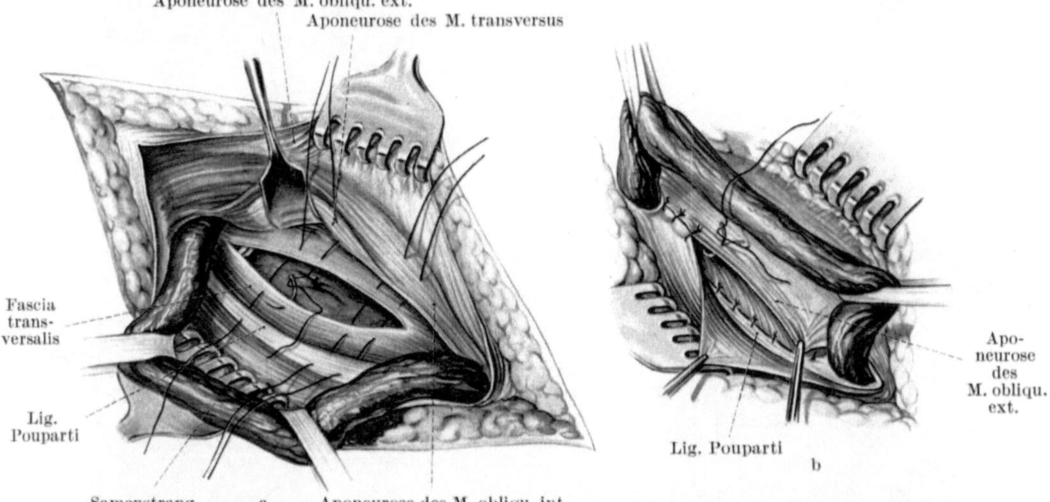

Abb. 110 a u b. *Beseitigung des inneren Leistenbruches durch Einstulpung des Bruchsackes 2* a Naht der Aponeurose des M obliqu internus und des M transversus sowie der Fascia transversalis an das Leistenband b Subcutanverlagerung des Samenstranges durch Naht der Aponeurose des M obliqu ext *unter* dem Samenstrang entsprechend der Modifikation von KIRSCHNER

Wenn neben einem medialen oder einem lateralen Leistenbruch mit besonderem Bruchsack und Bruchinhalt gleichzeitig *eine extraperitoneale Blasenhernie* besteht, so liegt der Schwerpunkt der operativen Behandlung dieser Doppelerkrankungen darin, neben dem die Aufmerksamkeit zunächst auf sich ziehenden gewöhnlichen Bruch auch den Blasenvorfall zu erkennen. Ist er erst festgestellt, so ist er nach den obigen Gesichtspunkten ohne nennenswerte Schwierigkeiten zu beseitigen.

Da beim direkten Leistenbruch die Eröffnung und Abtragung des Bruchsackes nur selten erforderlich ist und heute allgemein nicht mehr durchgeführt wird, so sind auch *Verletzungen der Harnblase äußerst seltene Ereignisse.*

Der Verschluß der Bruchpforte eines *inneren* Leistenbruches und einer Supravesicalhernie kann im wesentlichen wie beim *äußeren* Leistenbruch erfolgen. Auch hier ist das BASSINIsche Verfahren richtunggebend

Die Öffnung in der Fascia transversalis verschließe ich zumeist mit Knopfnahten, wozu selbstverstandlich nur nichtresorbierbares Nahtmaterial (Zwirn, Seide) verwendet wird.

Die Ränder des *M. obliqu. internus* und *M transversus* werden in der beim äußeren Leistenbruch beschriebenen Weise nach BASSINI unter dem emporgehobenen Samenstrang mit dem *Leistenbande* vernaht. Um den medialen Teil

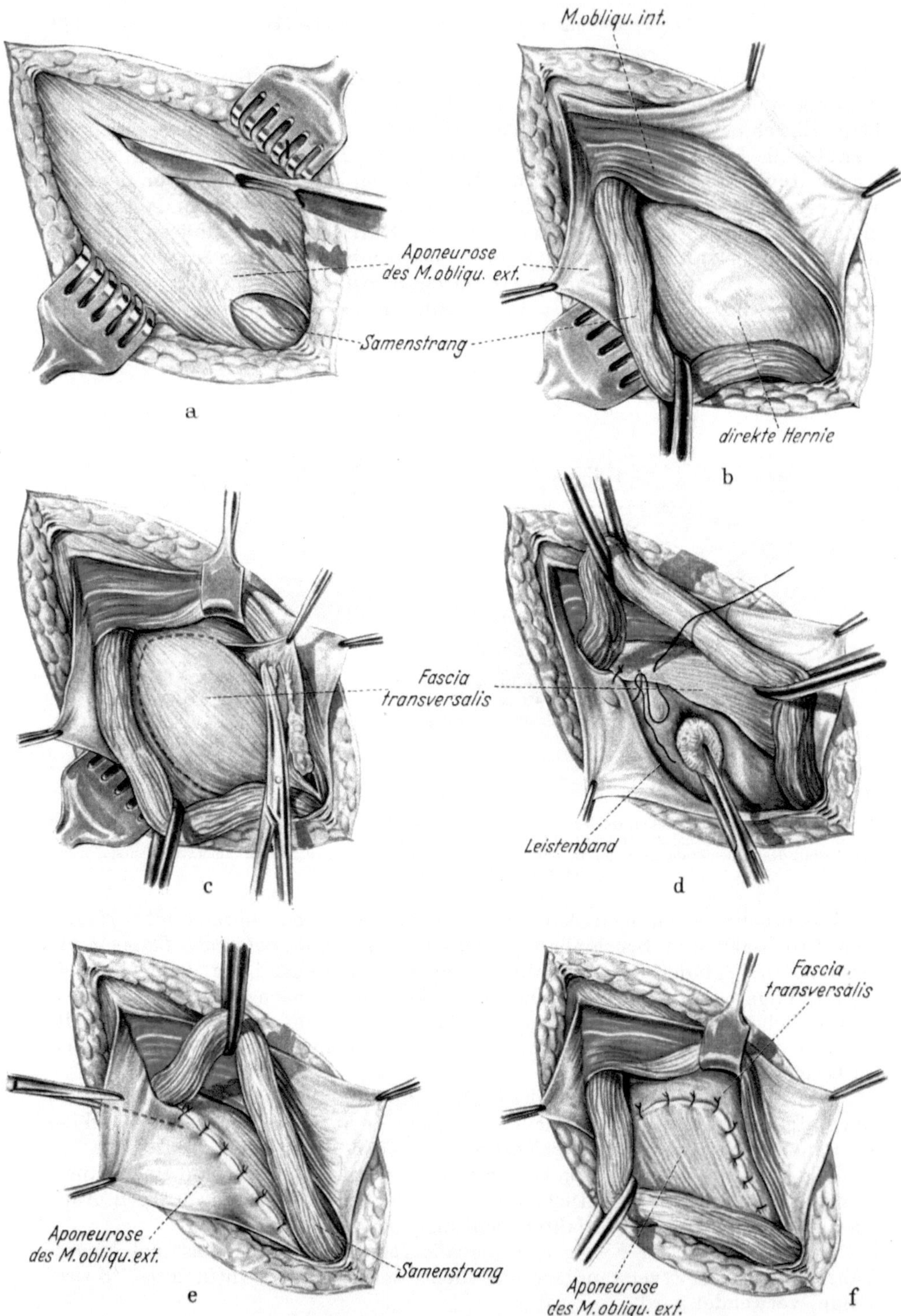

Abb 111a—f *Der Verschluß der Bruchpforte beim inneren Leistenbruch nach* L M ZIMMERMAN *1* a Der Samenstrang wird nach Spaltung der Externusaponeurose etwas kranial der Mitte des äußeren Leistenringes in typischer Weise freigelegt b Abpräparieren des Samenstranges vom inneren Leistenbruch und Freilegung der Fascia transversalis c Entnahme eines ovalaren Fensters aus der Transversalisfascie d Naht des kranialen Schnittrandes der Transversalisfascie an das Leistenband e Bildung eines Lappens aus dem caudalen Teil der Externusaponeurose f Naht des caudalen Externusaponeurosenlappens auf die Transversalisfascie.

des Leistenkanals besonders zu verstarken, vernähe ich die Externusaponeurose stets nach dem KIRSCHNERschen Vorschlag unmittelbar uber der BASSINI-Naht unter dem Samenstrang (Abb. 110), der somit in das Subcutangewebe verlagert wird. Bei besonderer Schwäche der Leistengegend ist es vorteilhaft, die Externusaponeurose unter dem Samenstrang zu doppeln, wobei man den oberen Rand an das Leistenband naht und den unteren Lappen nach oben schlägt.

Die Festigkeit des Bruchpfortenverschlusses wird gerade beim direkten Leistenbruch durch diese unmittelbare Auflagerung und durch das lückenlose Verwachsen der Externusaponeurose mit der tiefen Verschlußnaht offensichtlich gesteigert.

Rezidive nach einer derartigen mehrfachen Verstarkung des Leistenkanals ereignen sich kaum jemals

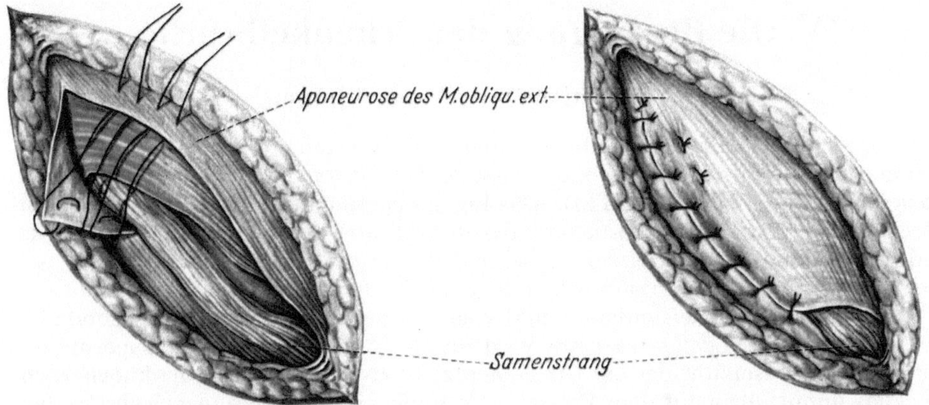

Abb. 112. *Der Verschluß der Bruchpforte beim inneren Leistenbruch nach* L M ZIMMERMAN. *2* Naht des ubriggebliebenen Zipfels der caudalen Externusaponeurose unter den kranialen Teil der Externusaponeurose und Naht des oberen Schnittrandes der Externusaponeurose an die Umschlagfalte des caudalen Lappens.

Die freie Verpflanzung von Fascie nach KIRSCHNER, von Cutis nach E. REHN oder Corium nach STENGEL erübrigt sich beim inneren direkten Leistenbruch zumeist.

b) Der Verschluß der Bruchpforte beim inneren (direkten) Leistenbruch nach L. M. ZIMMERMAN (1952).

Entsprechend seiner Auffassung von dem Zustandekommen des direkten Leistenbruches fordert ZIMMERMAN für die Operation zur Beseitigung dieses Bruches neben dem Verschluß der Lücke in der Fascia transversalis die Verstärkung des medialen Teils des Leistenkanals, ohne die Funktion des M. obliqu. int und auch des M. transversus zu stören.

Nach der Durchtrennung der Haut und des Unterhautfettgewebes spaltet man die Externusaponeurose etwas kranial von der Mitte des äußeren Leistenringes, um einen großen caudalen Lappen zu gewinnen. Der Samenstrang mit seinen Hüllen wird von der sich vorwölbenden Bruchgeschwulst abgelöst, mit einem Gummizügel umschlungen und nach caudal gezogen (Abb. 111 b). Es liegt jetzt die Fascia transversalis frei, aus der man ein der Größe des Bruches entsprechendes ovaläres Fenster herausschneidet, wobei eine Eröffnung des Bruchsackes und eine Verletzung der epigastrischen Gefäße zu vermeiden sind. Unter Zuruckdrangen der Bruchgeschwulst näht man den kranialen Schnittrand der Fascia transversalis an das Leistenband. Damit ist die Fascie gespannt (Abb 111 d). Es folgt nun ihre Verstärkung, indem man einen Lappen aus dem caudalen Teil der

Externusaponeurose bildet (Abb. 111e) und ihn unter dem Rand des M. obliqu. int.
und M. transversus auf die Fascia transversalis steppt (Abb. 111f). Auf die so
verstarkte hintere Wand des Leistenkanals legt man den Samenstrang, ohne den
M. obliqu internus und M. transversus irgendwie durch Nähte zu fixieren. Den
am unteren Teil der Externusaponeurose übriggebliebenen dreieckigen Zipfel befestigt man mit 2 U-Nahten an der Unterfläche des oberen Lappens der Externusaponeurose (Abb. 112). Zuletzt vernaht man den oberen Schnittrand der Externusaponeurose über dem Samenstrang an die Umschlagsfalte des unteren Lappens
der Aponeurose (Abb 112) und verknotet den Faden, nachdem man am neugebildeten außeren Leistenring das Unterhautfettgewebe durch eine Tabaksbeutelnaht
zusammengerafft hat Subcutannaht und Hautnaht beschließen den Eingriff

IV. Die Beseitigung der Schenkelbrüche.

1. Anatomische Vorbemerkungen.

Der zwischen dem Leistenbande und dem Becken gelegene bogenförmige
Raum wird durch das *Lig iliopectineum* in die *Lacuna musculorum* und in die
Lacuna vasorum geteilt (Abb. 114). Das Lig. iliopectineum stellt einen verstärkten
Streifen der *Fascia iliopectinea* dar, die den M iliopsoas und den M. pectineus
bedeckt und mit dem lateralen Abschnitt des *Lig. Pouparti* innig verwebt ist
Der M iliopsoas füllt zusammen mit dem N femoralis die *Lacuna muscu-
lorum* aus. Der vom Leistenbande und vom horizontalen Schambeinast gebildete
spitze Winkel der *Lacuna vasorum* wird durch das *Lig Gimbernati* abgerundet
Als eine Art Fortsetzung des *Lig Gimbernati* zieht an der Innenseite des knöchernen
Beckens unmittelbar auf dem Pecten ossis pubis ein dicker Bindegewebsstreifen
zu der Eminentia iliopectinea und zum Lig. iliopectineum, das *Lig. pubicum sup.
Cooperi* (Abb 58). Es ist gleichsam der stark verdickte Rand der Fascia pectinea
und des Periostes des Schambeins und bildet hierdurch den hinteren (dorsalen)
Rand der Eingangspforte der Lacuna vasorum und des Schenkelkanals. Durch
die Lacuna vasorum gelangen die im präperitonealen Bindegewebe gelegenen *Vasa
ilica ext.* — lateral die Arterie, medial die Vene (Abb. 113) — als *Vasa femoralia*
in den Oberschenkel. Die im medialen Abschnitt der Lacuna vasorum zwischen
V. femoralis, *Lig. lacunare Gimbernati*, *Lig. pubicum Cooperi*, horizontalem
Schambeinast und Leistenband verbleibende, mit lockerem, als Septum crurale
bezeichnetem Bindegewebe, mit Fett und oft mit dem ROSENMULLERschen Lymphknoten gefullte Lücke bildet den inneren Schenkelring *(Anulus femoralis abdominalis oder internus)*. Er ist dorsal von dem Peritoneum bedeckt, das sich als
Bruchsack in den Schenkelkanal ausstülpen kann (Abb. 113). Vor ihm breitet
sich das präperitoneale Fettgewebe aus, das nach außen von der Fascia transversalis umschlungen wird. Beim weiteren Vordringen durch den Schenkelkanal
gelangt der Bruchsack im Bereiche des Oberschenkels in einen allseitig von
Muskelfascien umschlossenen Raum. Die Hinterwand (dorsale Wand) bildet die
Fascia iliopectinea (Abb. 114), die hier den am horizontalen Schambeinast ent-
springenden *M. pectineus* deckt, die Vorderwand (ventrale Wand) bildet die in
ganzer Länge des Leistenbandes entspringende *Fascia lata*. Beide Fascien hängen
sowohl medial wie auch lateral miteinander zusammen, so daß sie geradezu als
2 Blätter einer einzigen Fascie, als *oberflächliches* und als *tiefes Blatt der Fascia
lata*, bezeichnet werden können. Der *mediale Vereinigungsstreifen* liegt dicht medial
vom Schenkelkanal. Der *laterale Vereinigungsstreifen* liegt am medialen Rand des
M. sartorius, wohin das tiefe Blatt der Fascia lata, die Fascia iliopectinea *hinter*,

das vordere Blatt der Fascia lata *vor* den Schenkelgefäßen zieht, so daß die großen
Gefäße und ein etwaiger Bruchsack zwischen den beiden Fascienblättern liegen
Dieser geschlossene Fascienraum hat in seiner durch die Fascia lata gebildeten
Vorderwand im Bereiche der *Fossa ovalis* die als *Fascia cribrosa* bezeichnete, ver-

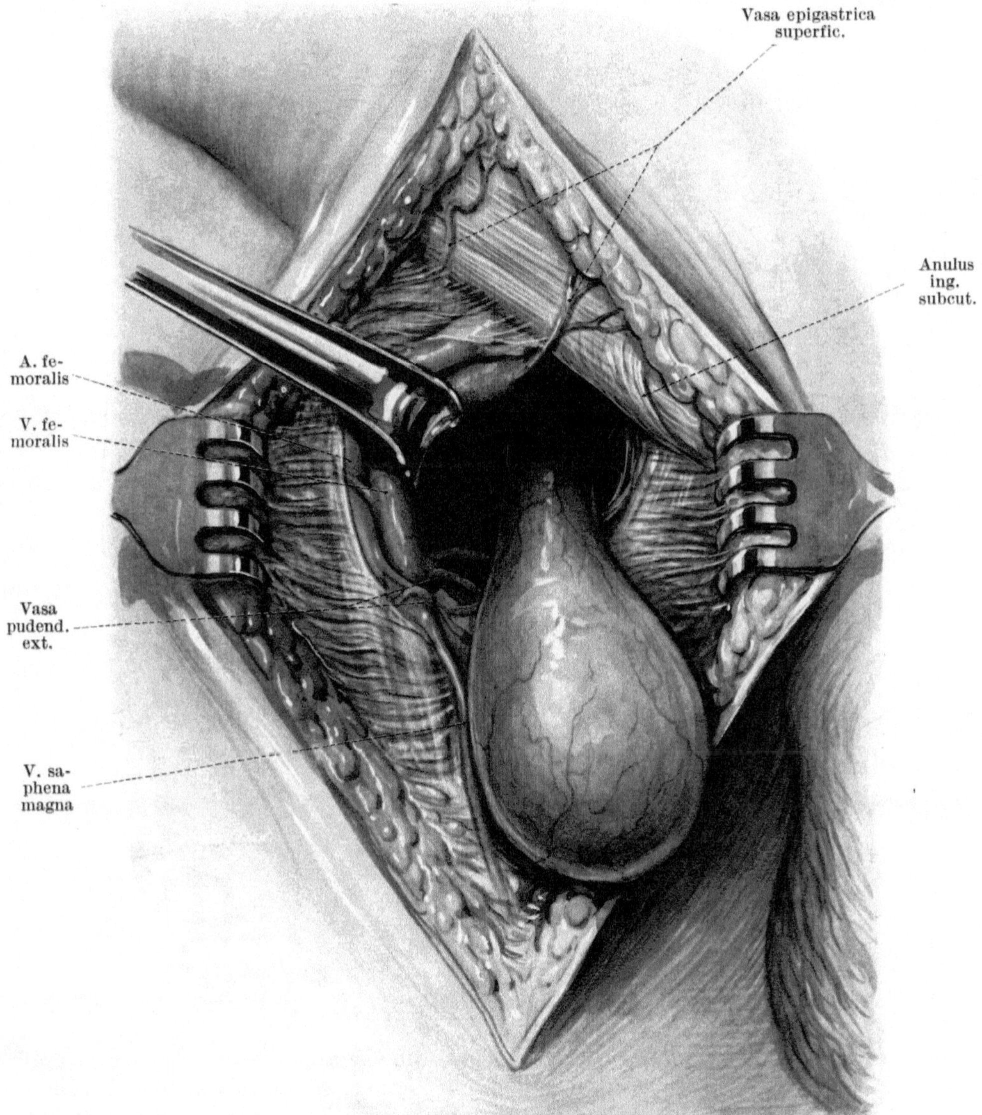

Abb. 113. *Topographie des Schenkelbruches.* (Die V femoralis darf wahrend der Operation nicht so stark nach
lateral gezogen werden)

dünnte und gegitterte Stelle, die schließlich zur Austrittsstelle der Schenkelbrüche,
zum *Anulus femoralis subcutaneus oder externus* wird. An dem sichelförmigen,
lateral scharf begrenzten Rande der Fossa ovalis wird das *Crus superius* und das
Crus inferius unterschieden Die die Fossa ovalis ausfüllende Lamina cribrosa

oder ihre nächste Umgebung dient mehreren *Gefäßen* zum Durchtritt, die samtlich
Äste der A. und V. femoralis sind. Von distal kommt die *V. saphena*, kranial
liegen die *A. und V. epigastr. superficialis*, medial die *A. und V. pudenda ext.*
und lateral die *A. und V. circumflexa femoris ext.* Die Anwesenheit dieser zahlreichen Gefäße kann die operative Darstellung des Bruchsackes einer Schenkel-

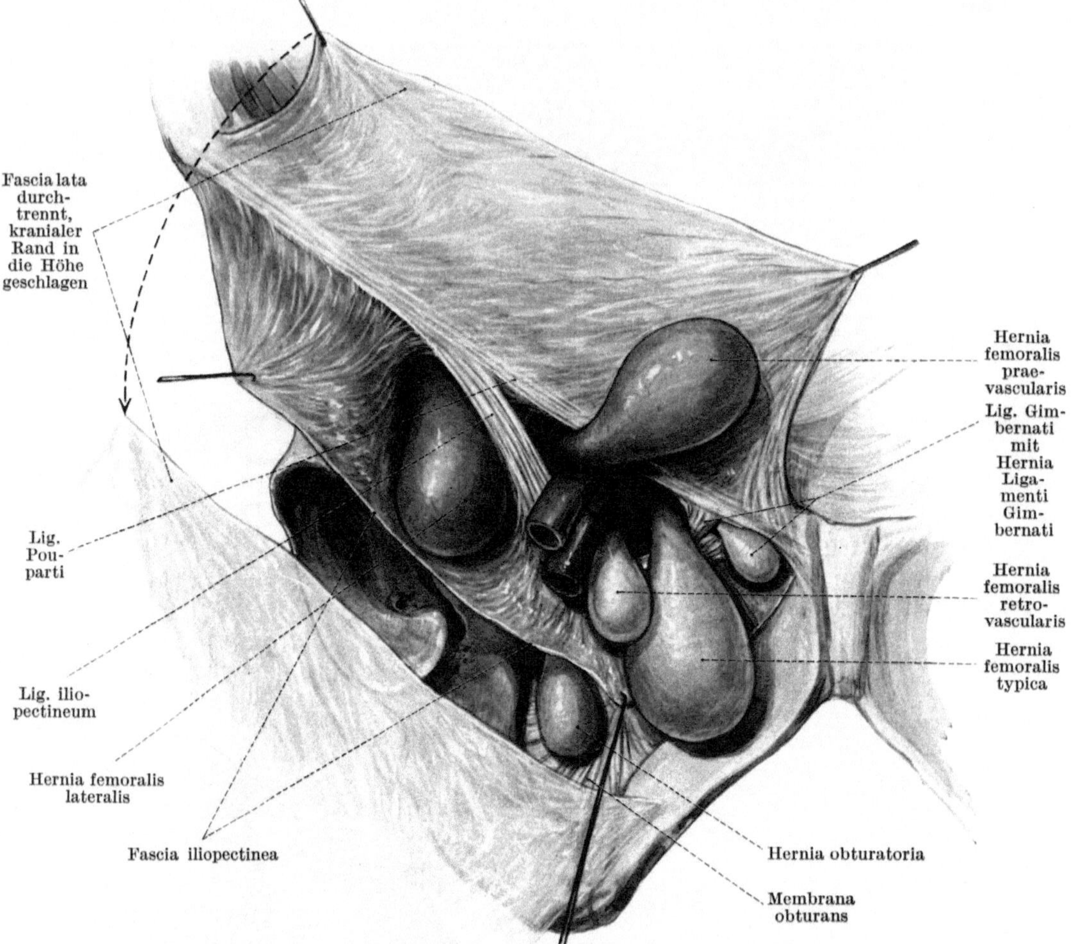

Abb 114   *Dıe verschıedenen Abarten des Schenkelbruches*   Zur besseren Veranschaulıchung sınd dıe Fascıen
und Bander ın der Schenkelbeuge dargestellt.

hernie erschweren   Glücklicherweise liegen die Gefaße jedoch zumeist lateral
vom Làngsschnitt. Praktisch wichtig ist ein kleiner, als *Ramus pubicus* bezeich-
neter Ast der aus der A ilica int. stammenden *A. obturatoria* (Abb. 59). Er zieht
am kranialen ventralen Rande des *Lig. Gimbernati* von medial nach lateral und
anastomosiert mit dem *Ramus pubicus* der aus der A. ilica ext. stammenden
A. epigastrica inferior. Die Anastomose liegt also medial und ventral vom
Halse des Bruchsackes einer Schenkelhernie und kann bei gründlicher Einkerbung des den Bruchsackhals umschnürenden Bruchringes verletzt werden.
Dieser Ramus pubicus kann schwach oder stark entwickelt sein, ja er kann im
äußersten Fall den *alleinigen Ursprung der A. obturatoria bilden*, die dann nicht aus

der A. ilica int , sondern aus der A. epigastr. inf kommt (Abb. 59). Diese in
etwa 10% der Falle angetroffene Anomalie wird im Hinblick auf die verhängnisvollen Folgen, die eine ohne Leitung des Auges vorgenommene, das Gefäß durchtrennende Erweiterung der Bruchpforte haben kann, als *Corona mortis* bezeichnet

Der Bruchsack eines Schenkelbruches wird entsprechend den bisherigen Aus-
fuhrungen von folgenden Schichten bedeckt: 1. Haut, 2. Unterhautzellgewebe mit
Fascia superficialis, 3 Lamina cribrosa oder Fascia lata oder *Lig. Pouparti*,
4. Fascia transversalis und 5. präperitoneales Fett Die Umhüllung des Bruchsackes mit Fett aus dem praperitonealen Raum oder aus dem Schenkelkanal ist
oft sehr erheblich Der *Inhalt einer Schenkel-*
hernie besteht in der Regel aus Dünndarm oder
Netz oder aus Dünndarm und Netz.

Abarten der Schenkelbrüche. Außer an der
beschriebenen, medial von den großen Schenkelgefaßen gelegenen *klassischen Stelle* kann
sich ein Schenkelbruch zwischen dem Leistenbande und dem köchernen Becken ausnahmsweise noch an mehreren *anderen Stellen* nach dem
Oberschenkel begeben oder eine andere Lage
zu den Schenkelgefäßen einnehmen (Abb. 114):

1. Der Bruchsack geht wie gewöhnlich durch
den Anulus femoralis abdominalis hindurch,
gelangt dann aber statt vor (ventral), *unter*
die Fascia pectinea (dorsal von ihr) zwischen
diese und den Muskel oder sogar in das Muskel-
fleisch des M. pectineus: *Hernia femoralis*
pectinea Cloqueti.

2 Der Bruchsack ist *gegabelt.* Der eine Teil
nimmt den vorgezeichneten Weg durch den
Schenkelkanal, wahrend der andere oft größere
Abschnitt sich zwischen der Fascia transversalis

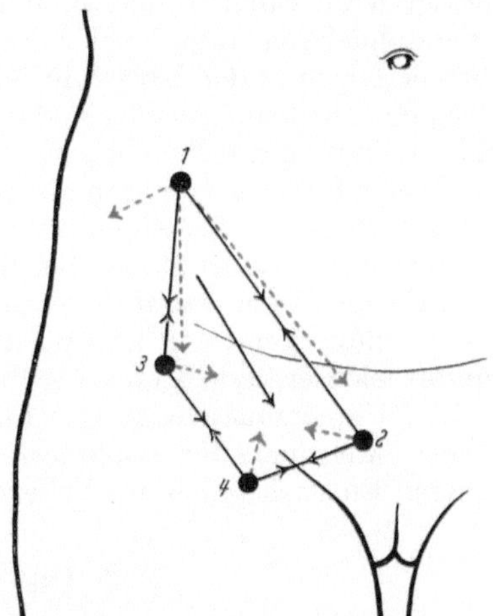

Abb 115 *Lokalanaesthesie beim Schenkel-*
bruch nach H BRAUN Die schwarzen Pfeile
zeigen die subcutanen, die roten die subaponeurotischen Injektionen Der Mittelpfeil
zeigt die subcutane Injektion der
Schnittstelle.

und dem Peritoneum im präperitonealen Fett in dorsaler Richtung nach der
Gegend des Foramen obturatum ausbreitet: *Hernia femoralis praeperitonealis*

3. Der Bruchsack geht durch den Schenkelkanal, lagert sich jedoch ventral
von den Schenkelgefäßen. *Hernia femoralis praevascularis.*

4. Der Bruchsack geht durch den Schenkelkanal, lagert sich jedoch dorsal
von den Schenkelgefaßen: *Hernia femoralis retrovascularis.*

5. Der Bruchsack geht durch den Schenkelkanal, lagert sich jedoch unmittelbar lateral neben die Schenkelgefaße: *Hernia femoralis laterovascularis.*

6. Der Bruchsack tritt nicht durch den Schenkelkanal, sondern durch einen
Spalt im Lig Gimbernati · *Hernia Lig Gimbernati*

7. Der Bruchsack kann sogar durch die *Lacuna musculorum* gehen und sich
auf der Oberflache des M iliopsoas ausbreiten: *Hernia femoralis lateralis oder*
externa.

Die verschiedenen Operationsverfahren. Die operative Beseitigung der Schenkelbrüche erfolgt entweder auf dem *cruralen* (femoralen) oder auf dem *inguinalen*
Wege. Jedes dieser beiden Verfahren hat seine Vor- und seine Nachteile. Die
Schwierigkeiten bei der Radikaloperation liegen erstens darin, den *Bruchsack*
genügend hoch abzubinden und keinen, einem Rückfall die Wege ebnenden Peritonealtrichter zurückzulassen Die Beseitigung dieser Schwierigkeit ist auf dem
inguinalen Wege ohne weiteres, auf dem *femoralen* Wege aber nur unter Durchtrennung des Lig Pouparti durchführbar, was möglichst zu vermeiden ist, da

hierdurch eine Schwächung der vorderen Bauchwand bewirkt wird. Die zweite Schwierigkeit besteht in dem zuverlässigen *Verschluß der Bruchpforte*, wobei es weniger auf den Verschluß des *Ausganges* als auf den des *Einganges* des Schenkelkanals ankommt. Die Unnachgiebigkeit des horizontalen Schambeinastes und des Leistenbandes, die Unzugänglichkeit, der Mangel an plastischem Material im Bereich des abdominalen Schenkelringes und schließlich die Notwendigkeit, den großen Schenkelgefäßen ausreichenden Platz zu lassen, bilden hierbei erhebliche Hindernisse, die besser auf dem *inguinalen* als auf dem cruralen Weg überwunden werden. Der Nachteil des inguinalen Verfahrens besteht in dem größeren, technisch schwierigeren Eingriff und in der Schwachung einer an sich schon nicht sehr widerstandsfahigen Stelle der Bauchdecken, nämlich des Leistenkanals. Seine Vorteile liegen in der Übersichtlichkeit des Operationsgebietes, dessen Tiefe man allerdings nicht unterschätzen darf, in der Möglichkeit der zentralen Umstechung und Abbindung des Bruchsackhalses und in dem anatomisch genauen Verschluß der Bruchpforte. Der inguinale Weg gestattet zudem, von dem gleichen Operationsgebiete aus außer einem Schenkelbruch gleichzeitig auch einen *Leistenbruch* zu beseitigen. Er ist daher bei dem gleichzeitigen Bestehen beider Brucharten vorzuziehen. Dem *cruralen* (femoralen) Verfahren muß man zuerkennen, daß es weniger eingreifend und leichter durchführbar ist. Auch laßt sich eine Incarceration oft leichter beseitigen.

Die Schmerzausschaltung erfolgt nach den auf S. 10ff aufgestellten Grundsatzen. Mit der *Lokalanaesthesie* laßt sich das gesamte Operationsgebiet von wenigen Einstichstellen aus beherrschen (Abb. 115).

2. Das crurale Verfahren.

Die Freilegung und die Versorgung des Bruchsackes.

Die Lage des *Hautschnittes* richtet sich nach der Schenkelbruchpforte (Abb. 114). Die Lage des Schenkelkanals entspricht einer Linie, die über die Höhe der Bruchgeschwulst parallel zur Längsachse des Oberschenkels nach dem Leistenband zieht Bei fehlender Bruchgeschwulst findet man den Schenkelkanal im Bereich des Leistenbandes $1^1/_2$—2 cm medial von der Stelle, wo der Puls der Arterie zu fuhlen ist

Der *Hautschnitt* zur Freilegung des Schenkelbruches kann verschieden verlaufen. Entweder zieht er *parallel* zum POUPARTschen Band und zwar etwa einen Finger breit distal von ihm, wobei die Mitte des Schnittes über dem Schenkelkanal zu liegen kommt, oder man legt einen Schnitt in der *Längsrichtung des Oberschenkels*, der mitten über die Bruchgeschwulst verläuft und zunächst 1—2 cm kranial vom Leistenband endet. Beim Fehlen einer Bruchgeschwulst verlauft der Langsschnitt in entsprechender Länge über den Schenkelkanal. Ich bevorzuge den Schragschnitt etwa parallel zum Leistenband aus kosmetischen Gründen, aber auch, weil er die gleiche Übersicht bietet wie der Langsschnitt und bei unklarer Diagnose auch die Beseitigung eines Leistenbruches gestattet. Die Hautrander werden mit Haken stark angehoben, damit das fettreiche Unterhautzellgewebe mit seinen zumeist quer verlaufenden Gefaßen, namentlich den Venen, angespannt wird. Man dringt nach sorgfältiger Unterbindung aller quer verlaufenden Gefäße auf den *Bruchsack* vor, der gelegentlich unmittelbar unter der Haut im Fettgewebe liegt. Zumeist sind Reste der siebartig durchlöcherten *Fascia cribrosa* zu durchtrennen, oder es erscheint das *Foramen ovale*. Sobald der von der Fascia transversalis und häufig von einer dicken präperitonealen Fettschicht bekleidete Bruchsack an einer Stelle erreicht ist, wird er zusammen mit diesen Bruchhüllen zunächst *medial* und später — *wegen der Nachbarschaft der V femo-*

ralis mit besonderer Vorsicht! — auch *lateral freigelegt*, so daß er mit Ausnahme seines unter dem Leistenbande verschwindenden Stieles vollstandig umfahren werden kann. Oft kann der Bruchsack in der richtigen Schicht mit dem Finger stumpf in *einem* Zuge ausgelöst werden. Der kraniale Abschnitt des Hautschnittes wird durch das Fettgewebe und durch die meist erkennbare Fascia lata so weit vertieft, daß der *Hals des Bruchsackes, das Leistenband* und die angrenzende *Externusaponeurose* klar zutage treten und sauber dargestellt werden können Im besonderen muß man den Hals des Bruchsackes deutlich unter dem Leisten- band verschwinden sehen. Die nun anzustrebende Eröffnung des Bruchsackes beginnt mit der Spaltung der Bruchhüllen, nämlich der Fascia transversalis und des praeperitonealen Fettgewebes, das verschieden dick sein kann. In ihm ver- laufen Gefaße, die zu fassen und zu unterbinden sind. So arbeitet man sich schrittweise zum Bruchsack vor. Ist er leer, so erkennt man ihn wegen seiner zarten Beschaffenheit oft schwer. Ist er gefüllt, so schimmern durch ihn Netz, Darmschlingen oder verschieden gefarbtes Bruchwasser hindurch Der Bruchsack wird vorsichtig an einer kleinen Stelle *eroffnet* (Abb 26) Unter Fixierung der Ränder wird der Schnitt nach dem Halse zu so weit fortgeführt, daß der *Bruch- inhalt* sachgemäß versorgt werden kann. Der entleerte Bruchsack wird kraftig vorgezogen, sein Hals unter dem mit einem LANGENBECK-Haken empor- gehobenen POUPARTschen Bande soweit wie möglich aus der Umgebung gelöst, durchstochen, *abgebunden* und *abgeschnitten* Der zentrale Stumpf wird *versenkt* und mit einem Prapariertupfer unter dem Leistenband möglichst weit in die Bauchhöhle zurückgedrängt.

Der Verschluß der Bruchpforte. Bevor der *Verschluß der Bruchpforte* in Angriff genommen wird, muß die *V. femoralis* im Bereich der Lacuna vasorum freigelegt werden. Falls die Vene nicht bereits bei der Freilegung des Bruchsackes an einer Stelle zum Vorschein gekommen ist, wird das Fettgewebe auf der lateralen Seite der durch die Beseitigung des Bruchsackes entstandenen Gewebslücken vorsichtig zwischen 2 Pinzetten durchtrennt, bis die durch ihre Hülle dunkelblau hindurch- schimmernde Vene erscheint. Etwa angetroffene venöse Seitenaste, besonders die im Subcutangewebe liegende V. saphena magna, weisen den Weg zum Haupt- gefäß. Operiert man, was als Regel zu gelten hat, in Beckenhochlagerung, so kann die Vene vollstandig leer sein; sie ist dann schwer zu finden. Es empfiehlt sich daher, mit einem Stieltupfer das Gewebe, in dem die Vene ihrer Lage nach enthalten sein muß, von Zeit zu Zeit gegen das Pecten ossis pubis pressen zu lassen, wodurch die Vene gestaut wird und dann hervortritt Erst wenn die V. fe- moralis unter dem Leistenband deutlich erkennbar ist, wird mit dem Verschluß der Bruchpforte begonnen Hierbei wird die Vene, um sie vor Verletzungen zu schützen, mit einem Venenhaken oder mit einem LANGENBECKschen Haken lateral gezogen (Abb. 116).

Der *Verschluß der Bruchpforte* erfolgt in einfachster Weise dadurch, daß der dreieckige Spaltraum zwischen dem Leistenband und dem Pecten ossis pubis vom *Lig. Gimbernati* bis an die V. femoralis durch Nahte geschlossen wird, die das Leistenband an den periostalen und bindegewebigen Überzug des Pecten ossis pubis, das COOPERsche Lig. pubicum, heften. Die Anlegung dieser Nähte geschieht am besten mit Hilfe der PAYRschen Griffnadel (Abb. 116) oder einer entsprechend gekrümmten REVERDIN-Nadel. Die mit einem nicht zu dünnen Zwirnsfaden ver- sehene Nadel wird dicht neben dem GIMBERNATISchen Band von ventral nach dorsal durch das Leistenband geführt. Die Nadelspitze gleitet ins Innere des Beckens, und ihre Spitze sucht, sich dicht am Knochen wieder nach außen be- wegend, den bindegewebigen und periostalen *Überzug des Pecten ossis pubis*, das Lig pubicum, zu unterfahren, wobei sie schließlich auch durch den Ursprung des

M. pectineus und die ihn überziehende *Fascia pectinea* nach caudal und ventral dringt. Der Griff der Nadel beschreibt hierbei fast einen Halbkreis und

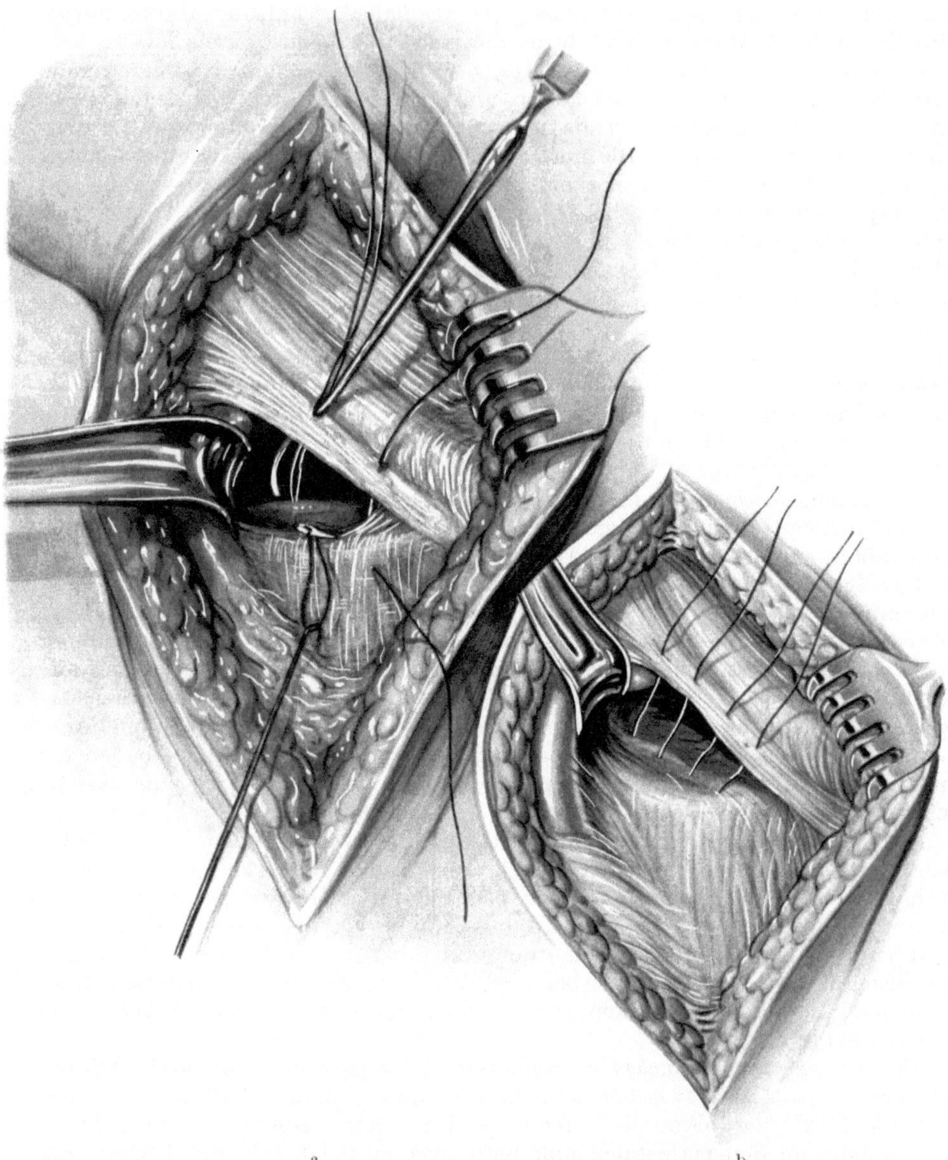

a   b

Abb 116a u b. *Beseitigung eines Schenkelbruches auf dem cruralen Weg* a Verschluß der Bruchpforte durch
Annahen des Leistenbandes an das dem horizontalen Schambeinast anhaftende Bindegewebe (Lig COOPERI)
mit einfachen Einzelnahten Die V femoralis wird durch einen stumpfen Haken vorsichtig zur Seite gehalten.
b Annahen des Leistenbandes an das COOPERsche Ligament durch U-Nahte

liegt schließlich, mit dem Handgriff kopfwarts zeigend, der Bauchoberflache an.
Sobald die Nadelspitze vor der Fascia pectinea erscheint, wird der Faden mit
einer anatomischen Pinzette oder einem Nervenhakchen gefischt und festgehalten,
worauf die Nadel zurückgezogen wird. Der Faden wird zunachst nicht geknupft,

seine beiden Enden werden vielmehr durch eine Gefäßklemme zusammengehalten. Hierauf werden die lateral anschließenden Fäden in gleicher Weise gelegt. Zum Verschluß der Bruchpforte sind je nach ihrer Größe 2, 3 oder auch 4 Fäden erforderlich. Der letzte, am weitesten lateral gelegene Faden wird *dicht neben* die durch den Haken geschutzte *V. femoralis* gelegt. Er muß von ihr so weit entfernt bleiben, daß die Vene beim Knüpfen nicht stärker eingeengt wird, was durch versuchsweises Anziehen des ungeknüpften Fadens zu prüfen ist. Sobald alle Fäden liegen, werden sie nacheinander in der Reihenfolge von medial nach lateral geknüpft, wobei es zur Entspannung der Naht zweckmäßig ist, den nächstfolgenden Faden während des Knüpfens des vorhergehenden Fadens zu kreuzen und zusammenzuziehen. Das Leistenband wird durch diese Nähte dem Pecten ossis pubis unmittelbar angelagert. Statt mit gewöhnlichen Nähten kann man das Leistenband auch mit U-Nähten in der beschriebenen Weise am Schambein fixieren. Zum Schluß wird noch einmal nachgeprüft, ob die V. femoralis nicht etwa eingeengt ist.

Wurde bei der Freilegung des Bruchsackes ein *gesondertes Blatt der Fascia lata* angetroffen, so kann sein Rand auf die Fascia pectinea gesteppt werden, um die Festigkeit des Verschlusses zu steigern. Das *Fettgewebe* vereinigt man mit subcutanen Catgutnähten und vernäht darüber die Haut.

Abarten des einfachen cruralen Verfahrens. Bisweilen treten schon während der Operation technische Unzulanglichkeiten des geschilderten einfachen femoralen Verfahrens hervor, bisweilen aber zeigen sich seine Unvollkommenheiten erst nach der Operation in Form eines Rezidivs. Es gibt daher zahlreiche *Verbesserungsvorschläge* des cruralen Vorgehens. Oft sind derartige Abänderungen jedoch mehr gelegentlich Notbehelfe besonderer Fälle als von vornherein planmäßig angewendete Operationsverfahren.

In dem Bestreben, den Bruchsackstumpf möglichst *weit kranial* zu verlagern und der Neubildung eines Peritonealtrichters vorzubeugen, empfahl KOCHER seine bereits bei der Leistenbruchoperation geschilderte *Bruchsackverlagerung* auch für die Schenkelbruchoperation. Nach der Unterbindung und Durchtrennung des Bruchsackhalses werden die beiden Enden des Verschlußfadens nicht abgeschnitten, sondern sie werden einzeln mit einer gewöhnlichen großen Nadel oder mit der REVERDIN-Nadel durch den Schenkelkanal unter Schonung des Peritoneum in die Bauchhöhle und von innen durch die vorderen Bauchdecken nach außen geleitet, wo sie dicht nebeneinander aus der freigelegten Externusaponeurose hervorkommen. Werden sie jetzt unter Spannung geknüpft, so wird der Stumpf des Bruchsackes weit in die Bauchhöhle gezogen und an der vorderen Bauchwand befestigt. Dieser Maßnahme kommt keine große Bedeutung zu, da sich der Bruchsackstumpf auch auf die gewöhnliche Weise genügend weit in die Bauchhöhle verlagern läßt, seine Fixation aber nicht den Stumpftrichter beseitigt.

Die meisten Verbesserungsvorschläge des einfachen femoralen Verfahrens laufen auf eine *Verstärkung des Verschlusses der Bruchpforte* hinaus. Eine nicht empfehlenswerte Maßnahme ist in dieser Richtung das *Einschneiden des Lig. Pouparti* an seinen beiden Haltepunkten, um die Anlagerung des hierdurch entspannten Bandes an das Pecten ossis pubis zu erleichtern, denn durch derartige Einschnitte wird die hauptsachlichste Stütze der vorderen unteren Bauchwand empfindlich geschwächt. Es wurde hierbei das Leistenband im *Bereiche des Lig. Gimbernati* am Tuberculum pubicum, oder der Ansatz der Fascia lata am *Leistenband* vom Schenkelkanal bis zum Tractus iliotibialis, oder *beide* Ansätze durchschnitten bzw. eingekerbt (FABRICIUS).

Der Operation nach KUMMER (1912) liegt das Bestreben zugrunde, den Schenkelkanal *möglichst weit kranial* zu verschließen. Nach der üblichen Versorgung

des Bruchsackes, seinem Versenken in die Tiefe des Schenkelkanals und der
Freilegung der V. femoralis wird die Externusaponeurose im Bereich des äußeren
Leistenringes und seiner näheren Umgebung übersichtlich freigelegt. Die Kuppe
des unter dem Leistenband durch den leeren Schenkelkanal geführten linken
Zeigefingers wird von innen nach außen etwas medial und kranial vom Anulus ing.

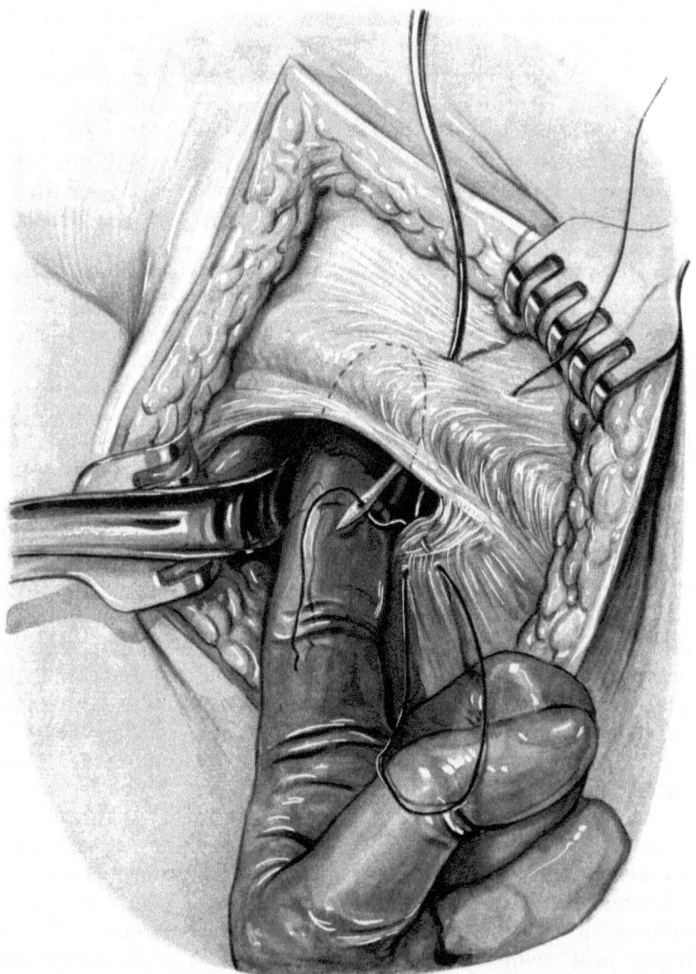

Abb. 117 *Beseitigung eines Schenkelbruches auf dem cruralen Weg nach* KUMMER. *1.* Die vorderen Bauchdecken
werden durch U-Nähte an das dem horizontalen Schambeinast anhaftenden Bindegewebe (Lig COOPERI) befestigt.

abdominalis *gegen die vordere Bauchwand* gedrängt (Abb. 117). Nachdem man
sich davon überzeugt hat, daß im Bereiche der Fingerkuppe an der vorderen
Bauchwand keine Gefäßpulsation zu fühlen ist — besonders gefährdet ist die
A. epigastr. inf. —, wird eine REVERDINsche, mit einem Faden bewaffnete
Nadel von außen nach innen *durch die Bauchdecken* gegen die Fingerkuppe gestochen, wobei die Fingerspitze darüber wacht, daß die Nadelspitze das Peritoneum nicht durchdringt, sondern nach dem Durchstoßen des M. obliqu. internus
und des M. transversus im präperitonealen Raum verbleibt. Der Zeigefinger leitet
die Nadelspitze in diesem Raum zur *Innenseite des horizontalen Schambeinastes,*

wo die Nadel das Lig. pubicum, das Periost, das bandartige Bindegewebe und weiter nach vorn den Musculus pectineus und seine Fascie dicht medial von der V. femoralis durchsticht   Sobald die Nadelspitze im Schenkelkanal erscheint, wird der Faden gefaßt und aus dem Öhr hervorgezogen   Die zurückgezogene

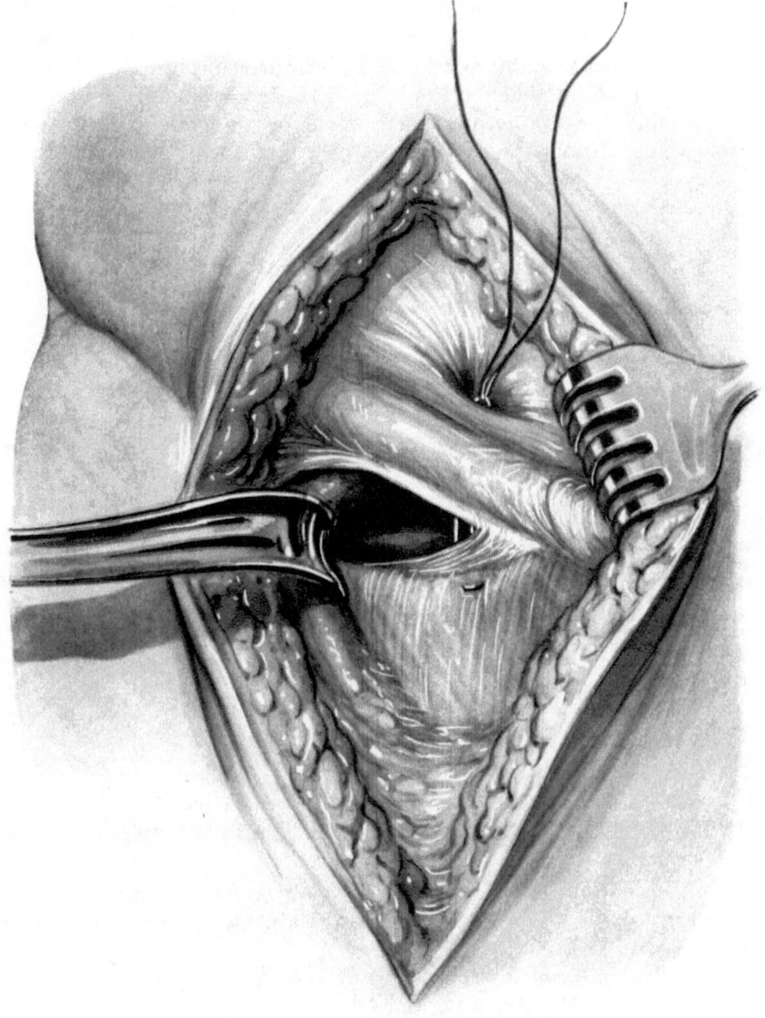

Abb 118 *Beseitigung eines Schenkelbruches auf dem cruralen Weg nach* KUMMER *2* Die U-Naht ist geknüpft, wodurch die Bauchdecken trichterförmig an den horizontalen Schambeinast gezogen werden

leere REVERDIN-Nadel wird ein zweites Mal etwa 1 cm weiter medial und etwas caudal vom 1. Einstich in der gleichen Weise durch das Gewebe geführt und, sobald sie durch den Schenkelkanal hervortritt, mit dem anderen Ende des 1. Fadens bewaffnet und zurückgezogen. Werden jetzt die beiden Faden auf der Oberfläche der Externusaponeurose fest miteinander verknüpft (Abb. 118), so wird die vordere Bauchwand unter nabelförmiger Einziehung gegen das Pecten ossis pubis gezogen und der Eingang in den Schenkelkanal in wirkungsvoller Weise verlegt.

Die Operation nach KUMMER birgt beim Mann die *Gefahr der Verletzung und Strangulation des Samenstranges* in sich. Sie ist nur bei *alteren Frauen* angezeigt, denen das wesentlich sicherere Vorgehen auf inguinalem Wege nicht zuzumuten ist.

Zum *plastischen Verschluß* des Ausganges des Schenkelkanals läßt sich ein am POUPARTschen Band gestielter *Lappen der Externusaponeurose* verwenden, der uber das Leistenband nach abwarts geschlagen und mit dem Lig. GIMBERNATI und der Fascia pectinea vernaht wird. Das Verfahren besitzt den Nachteil, die vordere Bauchwand zu schwachen und die Bruchpforte nicht an ihrem *Eingang*, sondern an ihrem *Ausgang*, und auch dort nur mangelhaft zu verschließen Immerhin ist es zur Verstarkung der Bruchpfortennaht oft wertvoll

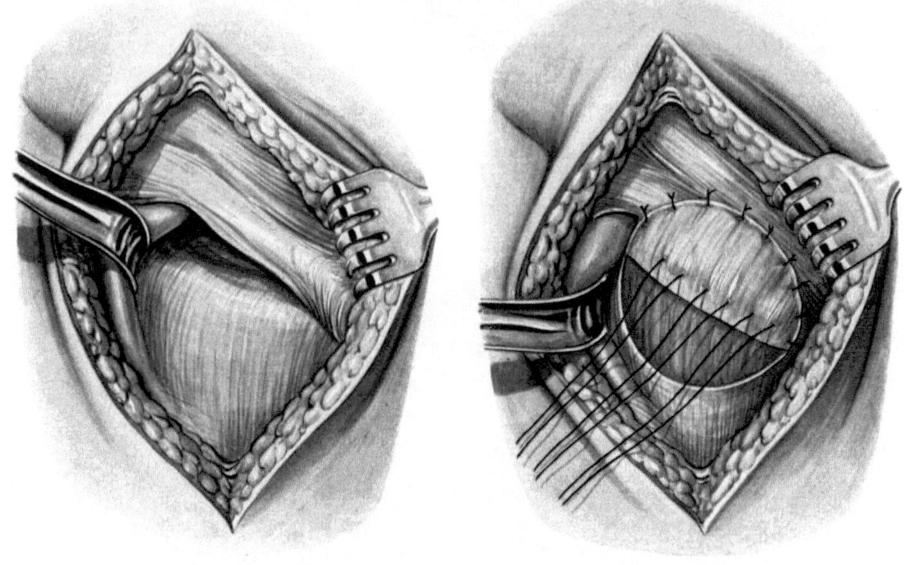

a   b

Abb 119a u. b. a *Bildung eines gestielten Lappens aus der Fascia pectinea* b Die Basis des Lappens wird mit U-Nahten wie in Abb 116 b am COOPERschen Ligament befestigt Der nach oben geschlagene Fascienlappen wird spannungsfrei am Leistenband fixiert

Einfacher und nicht mit dem Nachteil der Schwachung der Bauchdecke behaftet ist die Verwendung eines am Pecten ossis pubis gestielten Lappens aus der Fascia pectinea (Abb. 119)

Die *freie Verpflanzung von Fascie* kann auf verschiedene Weise erfolgen. Man entnimmt sie auf die übliche Art aus dem Oberschenkel und naht sie am besten am Leistenband, am Lig. GIMBERNATI und an der Fascia pectinea unter Spannung fest. Will man den Fehler, den Schenkelkanal nur an seinem *Ausgang* zu verschließen, vermeiden, so kann man nach dem *Vorschlag von* KIRSCHNER einen langen Fascienstreifen *wie einen Tampon* in den Schenkelkanal *stopfen,* so daß der Fascienpfropfen den Bruchsack bauchwarts vor sich herdrangt und mit seiner Spitze innerhalb des Beckens zu liegen kommt. Das periphere Ende des Fascienknäuels wird in die das Lig. POUPARTI und GIMBERNATI mit der Fascia pectinea verbindenden Nahte einbezogen und befestigt. Die Fascie wirkt so wie eine lebende Tamponade.

Frei verpflanzte Fascienlappen können in der geschilderten Weise auch mit Vorteil als zusatzliche Sicherung eines auf dem gewöhnlichen Wege hergestellten Bruchpfortenverschlusses Verwendung finden.

3. Die inguinalen Operationsverfahren.

LOTHEISSEN (1898), REICH, A. v. MOSCHCOWITZ (1908), L. M. ZIMMERMAN
und B. J. ANSON (1938).

Die Freilegung und die Versorgung des Bruchsackes. Die Operation beginnt
wie die BASSINIsche Operation der Leistenbrüche. Der *Hautschnitt* zieht *in der
Faserrichtung der Externusaponeurose* über die Mitte des äußeren Leistenrings.
Der äußere Leistenring wird freigelegt. Die Externusaponeurose wird über
dem Leistenkanal gespalten und die beiden Aponeurosenblätter werden von
der Unterlage abgelöst, so daß auf der einen Seite der Rand der *Muskulatur*
und der Aponeurose *des M. obliqu. internus* und auf der anderen Seite das
POUPARTsche Band, und zwar bis ans Tuberculum pubicum freiliegen. Beim Mann
hebt man den *Samenstrang*, ohne ihn aus seinem Cremaster-Tunica-vaginalis-
Mantel zu befreien, von der Unterlage ab, so daß er sich wie bei der BASSINIschen
Operation in Form einer langen Schlinge weit kranial verlagern läßt. Bei der
Frau wird das *Lig. rotundum* ausgelöst. Indem man den caudalen Rand der
Externusaponeurose stark in die Höhe hebt, wird die *Fascia transversalis* am
dorsalen Rand des Leistenbandes vorsichtig in der Richtung des Leistenbandes
eingeschnitten, so daß der präperitoneale Raum und die hier unter dem Leisten-
band schenkelwärts ziehenden großen Gefäße zugänglich werden (Abb. 121).
Man unterrichtet sich über die Lage der *V. ilica ext.* durch Feststellung der
Pulsationsstelle der *A. ilica ext.* Mit Rücksicht auf die leichte Verletzlichkeit der
Vene beginnt die Präparation der unter dem Leistenband nach dem Oberschenkel
ziehenden Gebilde am *Lig. GIMBERNATI.* Sobald hier der *Hals des Bruchsackes* festgestellt ist, wird er halb scharf und halb stumpf umgangen. An seinem lateralen
Rand wird vorsichtig die V. ilica ext. freigelegt. Nachdem die Bruchpforte
durch Eingehen mit dem Zeigefinger neben dem Bruchsack vorsichtig stumpf
erweitert ist, versucht man durch gleichzeitigen Zug am Bruchsackhals und durch
Druck auf die Bruchgeschwulst am Oberschenkel den Bruchsack aus seiner Umgebung auszulösen, unter dem Leistenband hervorzuziehen und in das Operationsfeld *zu verlagern* (Abb. 120), was in den meisten Fällen ohne Schwierigkeiten gelingt.
Der vor die Wunde gelagerte Bruchsack wird in der üblichen Weise eröffnet,
die Eingeweide werden versorgt und reponiert. Der entleerte Bruchsack wird
möglichst hoch umstochen, zugebunden und *abgeschnitten*, sein zentraler Stumpf
versenkt.

Gelingt die *stumpfe* Vorlagerung des Bruchsackes nicht, so stehen zwei weitere
Möglichkeiten offen. *Der erste Weg* besteht darin, den *Bruchsack* von außen *freizulegen* und unter Leitung des Auges scharf auszulösen (*inguino-crurales* Verfahren),
worauf sich der Bruchsack zumeist bimanuell durch den Schenkelkanal in das
kraniale Operationsgebiet bringen läßt. Zu einer derartigen Freilegung des Bruchsackes wird entweder der caudale Wundrand des bisherigen Hautschnittes taschen-
förmig bis über die Bruchgeschwulst abgelöst, oder es wird an dem medialen
Ende des 1. Hautschnittes ein 2. Schnitt in der Richtung der Bruchgeschwulst
winklig angesetzt, oder man legt einen von dem 1. Hautschnitt getrennten
Schnitt am Oberschenkel an. Diese beiden letzten Verfahren sind im allgemeinen
nicht zu empfehlen und auch zumeist nicht notwendig, da die Freilegung des
Bruchsackes durch einfaches Ablösen der Haut und des Unterhautzellgewebes vom
Leistenband und der Fascia lata immer leicht gelingt.

Beim Beschreiten *des zweiten Weges* verzichtet man zunächst auf die Luxation
des Bruchsackes und *eröffnet* ihn im Bereich seines freigelegten Halses (Abb. 121).
Die im Bruchsack liegenden *Eingeweide* werden vorgezogen und versorgt, zumeist
also in die Bauchhöhle zurückverlagert; vom Netz werden häufig Teile abgetragen.

Der auf diese Weise *entleerte* Bruchsack läßt sich nunmehr zumeist leicht stumpf auslösen, hervorholen und versorgen. Man kann jedoch auf seine *Auslösung überhaupt verzichten*, indem man den Bruchsackhals vollständig durchtrennt, den

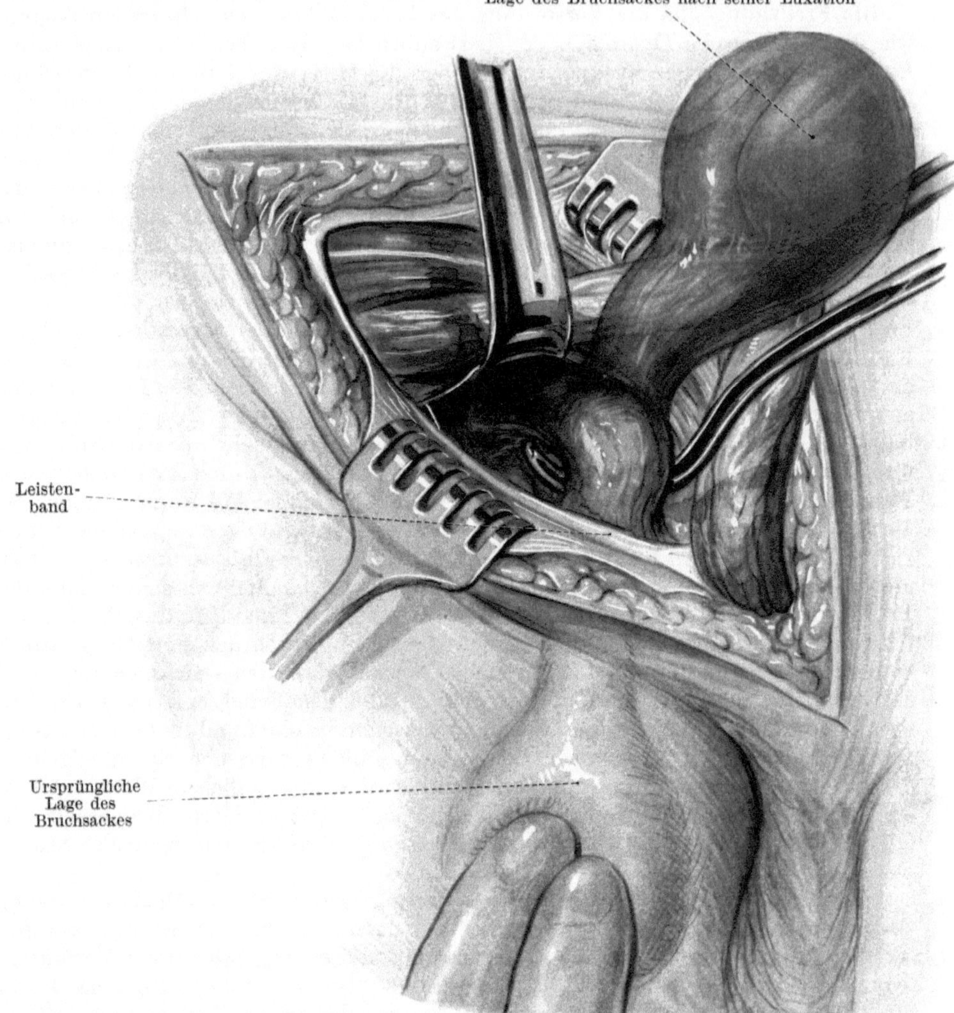

Abb. 120 *Beseitigung eines Schenkelbruches auf inguinalem Weg nach* LOTHEISSEN-REICH. Im Bereich des Leistenkanals ist der praperitoneale Raum eroffnet. Der Hals des in der ursprunglichen Lage unter dem Leisten-band verschwindenden Bruchsackes ist freigelegt und umgangen Durch Druck und Zug wird der Bruchsack luxiert und in die neue Lage gebracht.

zentralen Stumpf verschließt, versenkt und den peripheren Anteil des Sackes im Körper zurückläßt.

Der Verschluß der Bruchpforte. Auf die Versorgung des Bruchsackes folgt der *Verschluß der Bruchpforte,* der sich beim *inguinalen* erheblich besser als bei dem *femoralen* Vorgehen ausführen läßt. Drei verschiedene Verfahren sollen be-schrieben werden.

Der Verschluß der Schenkelbruchpforte auf inguinalem Wege nach LOTHEISSEN-REICH-MOSCHCOWITZ (Abb. 122). Indem beim Mann der Samenstrang, bei der

Frau das runde Mutterband mit einem Gummizügel nach kranial gehalten wird, durchsticht man erstens den Rand des M. obliqu. internus und des M. transversus und den kranialen Schnittrand der Fascia transversalis wie bei der BASSINIschen Operation. Dann führt man die Nadel *durch das Lig. pubicum* und die übrige bandartige und *periostale Bekleidung des horizontalen Schambeinastes*, wobei die Nadelspitze auf dem Knochen schleifen soll, und schließlich, was allerdings nicht unbedingt erforderlich und unter bestimmten Umständen zu unterlassen ist, wie beim BASSINIschen Verfahren *durch das Leistenband.*

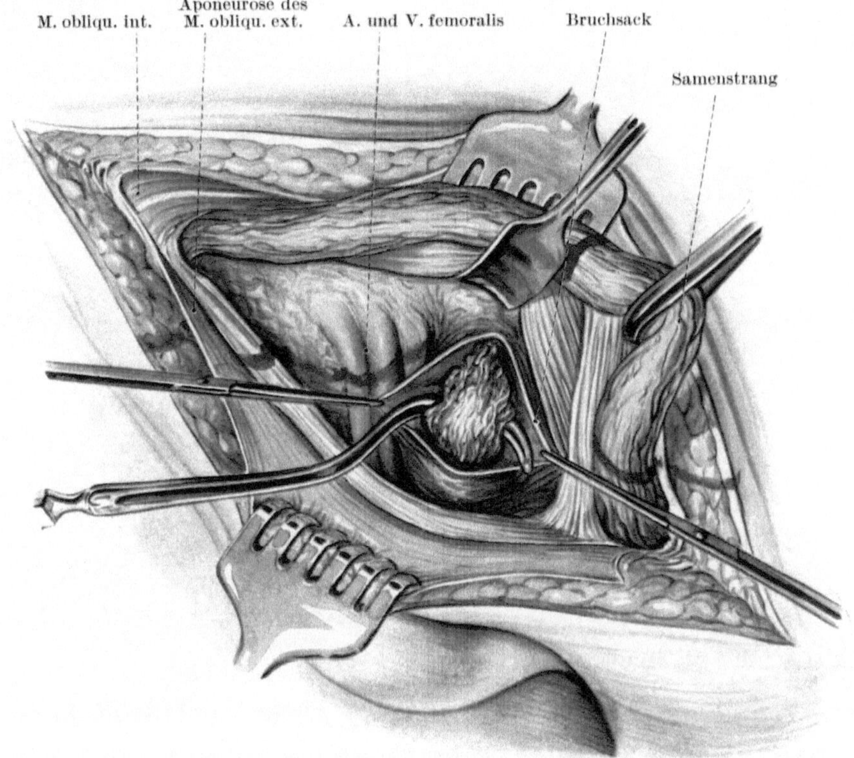

Abb. 121 *Beseitigung eines Schenkelbruches auf inguinalem Weg nach* LOTHEISSEN-REICH *1* Der Hals des unter dem Leistenband verschwindenden Bruchsackes ist freigelegt und eröffnet Das den Inhalt des Bruches bildende Netz wird abgetragen

Der Verschluß der Schenkelbruchpforte auf inguinalem Weg nach HACKEN-BRUCH. Die 1. Naht wird unmittelbar neben der mit einem LANGENBECKschen Haken nach lateral gehaltenen und geschützten V. femoralis gelegt. Es folgen nach medial noch ein oder zwei gleichartige Nähte, so daß der Anulus fem. abdom. bis an das Lig. GIMBERNATI vollständig überbrückt wird. Die Nähte werden in der Reihenfolge von medial nach lateral geknüpft, wobei darauf zu achten ist, daß sich die Muskulatur und das Leistenband an den horizontalen Schambein-ast innig anlagern, und daß die V. ilica ext. nicht eingeengt wird. Nach Rück-lagerung des Samenstranges oder des Lig. rotundum werden die *Aponeurose des M. obliqu. externus* und die *Haut* in der beim BASSINIschen Verfahren üblichen Weise vernäht. Ist das Leistenband zu starr, was leicht zu erkennen ist, wenn man versucht, es gegen das Schambein zu drücken, werden die Mm. obliqu. internus und transversus und die Fascia transversalis nur an den horizontalen

Schambeinast und das *Lig. pubicum Cooperi* genaht, wodurch die Bruchpforte ebenfalls vollständig verschlossen wird.

Sind der *M. obliqu. internus und der M. transversus nur schwach entwickelt*, so daß sie für die Herstellung eines sicheren Verschlusses der Schenkelbruchpforte offensichtlich allein nicht genügen, kann hierzu die *kraniale* Seite der gespaltenen *Externusaponeurose* verwendet werden, indem ihr Rand — entsprechend der Leistenbruchoperation nach HACKENBRUCH — ebenfalls *unter* dem Samenstrang

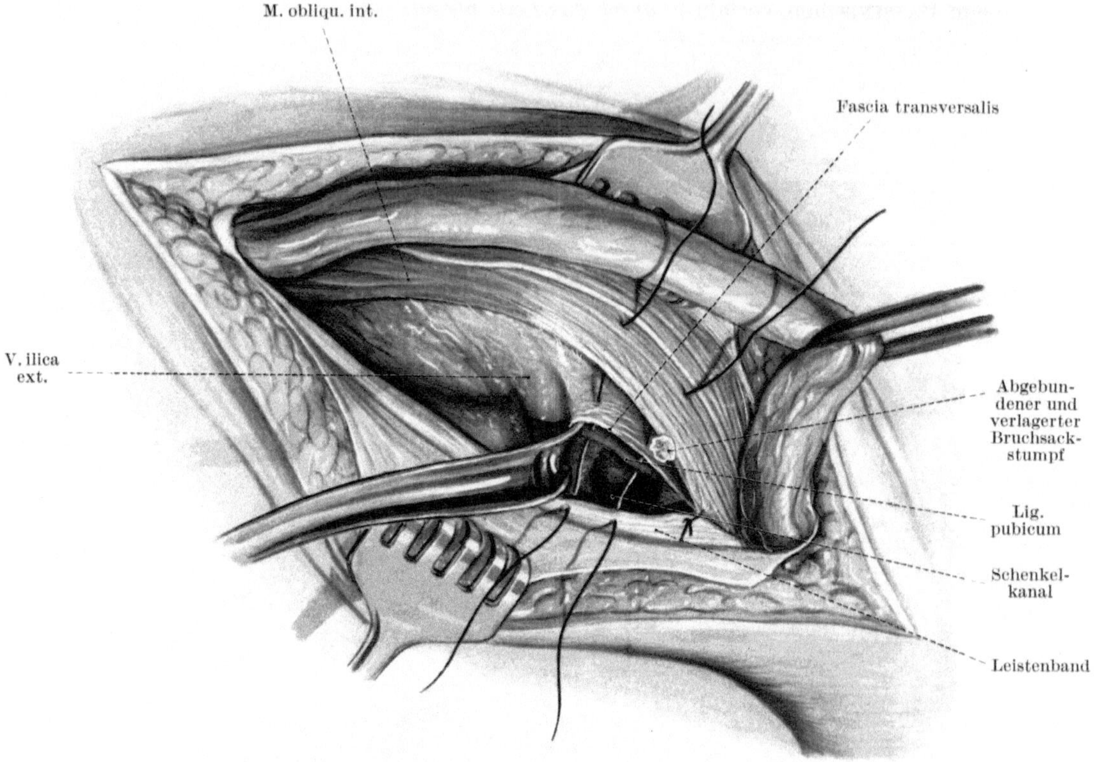

M. obliqu. int.

Fascia transversalis

V. ilica ext.

Abgebundener und verlagerter Bruchsackstumpf

Lig. pubicum

Schenkelkanal

Leistenband

Abb. 122. *Beseitigung eines Schenkelbruches auf inguinalem Weg nach* LOTHEISSEN-REICH. *2.* Nach Abtragen des Bruchsackes wird die Bruchpforte durch Nahte verschlossen, die das Leistenband, das Lig. pubicum, die Fascia transversalis und die Bauchmuskeln fassen.

oder dem Lig. rotundum an die innere Bekleidung des horizontalen Schambeinastes genaht wird. Das Mitfassen des Leistenbandes ist auch hierbei nicht notwendig. Hierauf schlagt man den *caudalen* Lappen der Externusaponeurose unter den Samenstrang oder unter das Lig. rotundum und heftet ihn auf die Oberfläche des kranialen Aponeurosenanteils. Samenstrang bzw. Lig. rotundum werden auf diese Weise in das Unterhautfettgewebe verlagert.

Der Verschluß der Schenkelbruchpforte auf inguinalem Weg nach L. M. ZIMMERMAN. Der Schenkelbruch wird in der üblichen Weise durch einen Schnitt etwas oberhalb des Leistenbandes freigelegt. Dabei ist darauf zu achten, daß der caudale Lappen der Externusaponeurose nicht zu schmal ausfallt. Die Fascia transversalis muß man dicht oberhalb des Leistenbandes durchtrennen.

Das Prinzip des Verfahrens von ZIMMERMAN besteht nun darin, mit einem caudalen medialen Lappen aus der Externusaponeurose die Schenkelbruchpforte zu verschließen, die Fascia transversalis an das Leistenband zu heften und die

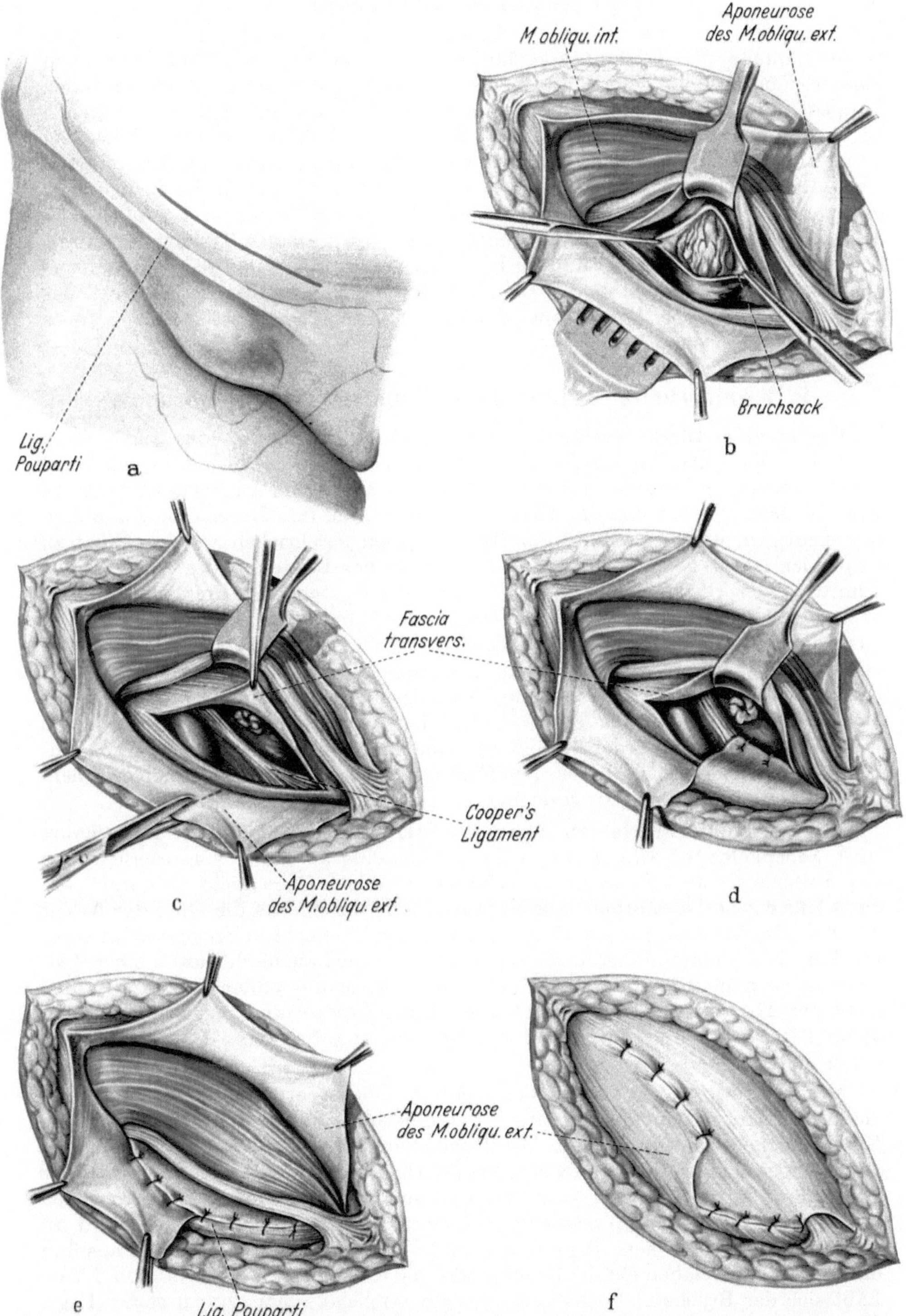

Abb. 123a—f. *Der Verschluß der Schenkelbruchpforte auf inguinalem Weg nach* L. M. ZIMMERMAN. a Lageskizze mit Hautschnitt b Der Schenkelbruch ist durch den Schnitt etwas oberhalb des Leistenbandes freigelegt, die Transversalisfascie dicht oberhalb des Leistenbandes durchtrennt und der Bruchsack eröffnet. c Der Bruchsack ist abgetragen und der Bruchsackstumpf zurückgelagert. d Aus dem caudalen medialen Teil der Externusaponeurose ist ein Lappen gebildet, der mit dem COOPERschen Ligament am Pecten ossis pubis vernaht ist. e Der Schnittrand der Fascia transversalis ist *unter* dem Lig. rotundum am Leistenband fixiert. f Der kraniale Teil der Externusaponeurose wird *über* dem Lig rotundum ebenfalls an den Rand des Leistenbandes genaht. Darüber wird der laterale Rest des caudalen Teiles der Externusaponeurose an die Außenfläche ihres kranialen Teiles geheftet.

beiden Anteile der Externusaponeurose über dem Lig. rotundum bzw. dem Samenstrang zu doppeln. Hierzu bildet man zunächst einen caudalen medialen Lappen aus der Externusaponeurose und vernäht ihn mit dem COOPERschen Ligament am Pecten ossis pubis (Abb. 123d). Unter dem Lig. rotundum bzw. dem Samenstrang fixiert man den Schnittrand der Fascia transversalis am Leistenband (Abb. 123e). Der mediale Teil der Fascie bedeckt dabei den in die Bruchpforte geschlagenen Lappen der Externusaponeurose und wird somit an die Außenseite des Leistenbandes geheftet. Dann schlägt man den kranialen Teil der Externusaponeurose über das Lig. rotundum bzw. den Samenstrang und näht ihren Rand ebenfalls an das Leistenband. Darüber fixiert man den lateralen Rest des caudalen Teiles der Externusaponeurose an die Außenfläche ihres kranialen Teiles (Abb. 123f).

4. Besonderheiten bei der Beseitigung der Schenkelbrüche.

Das inguino-crurale Verfahren. Das *inguinale* Verfahren, das 'im vorhergehenden schon erwähnt wurde, läßt sich mit dem *cruralen* Verfahren von vornherein *planmäßig* dadurch verbinden, daß man Haut und Unterhautfettgewebe vom Leistenband und von der Fascia lata ablöst, um den Bruchsack von außen so freizulegen, wie dies beim femoralen Vorgehen beschrieben wurde. Nicht zu empfehlen ist es, dem queren Schnitt oberhalb des Leistenbandes einen Langsschnitt in der Oberschenkelachse über der Bruchgeschwulst hinzuzufugen. In typischer Weise wird im *kranialen* Bereich der Wunde das inguinale Verfahren ausgeführt, während im *caudalen* Wundanteil die Oberfläche des *Lig. Pouparti* und der Bruchsack freigelegt werden. Auf diese Weise kann im caudalen Wundbereich der Bruchsack unter Leitung des Auges vollständig ausgelöst und unter dem Leistenband hindurch ohne sonderliche Schwierigkeiten in den kranialen Wundbereich luxiert werden. Auch ist es möglich, bei Vorliegen einer Einklemmung den Bruchsack im Bereiche des Fundus vor der Luxation in situ zu eröffnen. Das Verfahren gibt einen ausgezeichneten Überblick und Zugang.

Das abdominale Verfahren (LAWSON-TAIT). Die planmäßige Beseitigung einer Schenkelhernie vom Inneren der Bauchhöhle aus nach vorausgeschickter Laparotomie ist als *selbständiges* Verfahren im allgemeinen nicht zu empfehlen, da es eine eigene Laparotomie zur Voraussetzung hat und da die Güte der Arbeit durch die Beeinträchtigung des Zuganges und der Übersicht in Frage gestellt wird. Das Verfahren kommt daher nur in Betracht, wenn die Bauchhöhle unter einer *Fehldiagnose* eröffnet wird, oder wenn gelegentlich einer aus anderen Ursachen ausgeführten Laparotomie eine Schenkelhernie als *Nebenbefund* gesichtet wird. In dieser Richtung sollte man möglichst bei *jeder* Laparotomie im Unterbauch Ausschau halten.

Nach der etwa notwendigen Verlangerung des Laparotomieschnittes werden die benachbarten Bauchdecken stark emporgezogen, um das Arbeiten „um die Ecke" möglichst zu vermeiden. Die *Bruchpforte* wird von innen aufgesucht, die Brucheingeweide werden — wenn erforderlich, nach stumpfer Dehnung der Bruchpforte mit den Fingern — vorgezogen und versorgt. Man versucht nun, den mit Klemmen gefaßten *Bruchsack* vorzuziehen und umzukrempeln. Er wird an seiner Basis durchstochen, abgebunden und abgetragen, oder man bildet aus ihm durch Zusammennahen ein die Bruchpforte verschließendes Polster (s. Abb. 125c). Läßt sich der Bruchsack nicht hervorziehen, so beläßt man ihn in seiner Lage. Die leere *Bruchpforte* wird von innen durch Nahte geschlossen, indem das innen besonders deutlich hervortretende *Lig. pubicum* mit dem *Lig. inguinale* vereinigt wird. Eine Verletzung der *V. ilica ext.* ist bei der Naht sorgfaltig zu vermeiden.

Läßt sie sich durch das Peritoneum nicht erkennen, so ist sie freizulegen. Die Nahte werden entweder durch das die Bruchpforte bekleidende Peritoneum hindurchgelegt, oder das die Bruchpforte umgebende Peritoneum parietale wird — was empfehlenswerter ist — vorher durchtrennt, und es werden die freipräparierten Ränder des Bruchringes vernaht. In diesem Fall ist die Lücke im Peritoneum nachträglich zu schließen.

Die Beseitigung des Rezidivs eines Schenkelbruches. Einem Rezidiv eines Schenkelbruches ist zumeist eine Operation auf *femoralem* Weg vorangegangen. Um der bei Rezidivoperationen besonders wichtigen Forderung der *übersichtlichen Darstellung der anatomischen Verhältnisse und des sicheren Verschlusses* der Bruchpforte zu entsprechen, wählt man zweckmäßig stets den *inguinalen* oder den *kombinierten inguino-cruralen Zugang.* Ist es erforderlich, das Leistenband einzukerben und zu durchtrennen, so schneide man es nicht quer, sondern schräg oder Z-förmig ein (Abb. 27). Vor dem Verschluß der Bruchpforte ist die *V. ilica ext.* freizulegen, was in Anbetracht des meist reichlich vorhandenen Narbengewebes schwierig sein kann.

Zum *Verschluß der Bruchpforte* eignet sich am besten das Verfahren nach ZIMMERMAN und das nach HACKENBRUCH. Dem Vorgehen nach ZIMMERMAN gebührt wegen des zuverlässigen Verschlusses der Bruchpforte der Vorzug, wenn es auch etwas komplizierter als das nach HACKENBRUCH ist.

Die Behandlung des eingeklemmten Schenkelbruches. Im allgemeinen wird bei der Operation des eingeklemmten Schenkelbruches der *crurale* Weg bevorzugt, obwohl es auch hier Verfechter des *inguinalen* Vorgehens gibt.

Das *crurale Vorgehen* unterscheidet sich beim *eingeklemmten* Bruch bis zu der Eröffnung des Bruchsackes, die *vor* Lösung der Einklemmung vorzunehmen ist, nicht von dem Verfahren bei der *freien* Schenkelhernie. Das häufig trübe Bruchwasser, das nur ausnahmsweise, nämlich infolge Perforation einer eingeklemmten Darmschlinge infiziert ist, wird sorgfältig aufgetupft. Die eingeklemmten Eingeweide sind unter allen Umständen so weit vorzuziehen, daß auch der *Schnurring besichtigt* werden kann (Abb. 27), weil die scharfen Rander gerade der Schenkelbruchpforte oft eine eng begrenzte Drucknekrose herbeifuhren, ohne daß die Peripherie des eingeklemmten Teiles schwerere Ernahrungsstorungen aufweisen muß. In der Regel ist das Vorziehen der eingeklemmten Eingeweide ohne *Erweiterung der Bruchpforte nicht* moglich. Jedenfalls hüte man sich vor jedem *gewaltsamen* Versuch, da der eingeklemmte Darm an dem ernahrungsgestörten Schnürring leicht einreißt und dann seinen Inhalt in die Bauchhöhle entleert. Die *Erweiterung der Bruchpforte* erfolgt in Anbetracht der im anatomischen Teil beschriebenen Gefaßverteilung (S. 154) ausschließlich durch *Spaltung des Schnurringes von außen nach innen* unter Leitung des Auges, und zwar mit Rücksicht auf die Lage der V. femoralis stets mehr an der *medialen* Seite. Zunächst versucht man hierbei ohne Spaltung des Leistenbandes auszukommen und richtet seine Schnitte *gegen das Tuberculum pubicum,* wobei die Fasern des *Lig.* GIMBERNATI eingeschnitten werden. Das Leistenband wird hierbei mit einem kleinen scharfen Doppelhaken in die Höhe und bauchwärts gezogen, so daß die Gewebsteile bei der Durchtrennung dem Blick zuganglich werden. Oft beruht die Einklemmung nicht auf einer übermaßigen Enge der Bruchpforte, sondern auf einer strangartigen Verdickung des *Bruchsackhalses,* die dann durchtrennt wird. Genügt jedoch die Durchschneidung des *Lig.* GIMBERNATI und des unter dem Leistenband vorgezogenen Bruchsackhalses nicht, so wird das *Leistenband* Schicht für Schicht von außen nach innen vorsichtig *schräg oder Z-förmig,* niemals jedoch quer, durchtrennt (Abb. 27), wobei jedes quer verlaufende Gefaß sorgfaltig versorgt wird. Oft ist die Durchtrennung noch ein Stück auf die *Externusaponeurose* fortzusetzen.

Der Hals des Bruchsackes wird in entsprechender Ausdehnung ebenfalls eingeschnitten, bis der Bruchinhalt von der Einklemmung befreit ist, wobei ein vor-
zeitiges Zurückschlüpfen durch Festhalten zu verhindern ist. Die *Eingeweide*
werden vorgezogen, besichtigt und nach den allgemein gültigen Regeln versorgt
(S. 44ff.).

Der *Verschluß des Bruchsackes*, der *Bruchpforte* und der *Haut* bieten gegenüber
dem Vorgehen bei der *freien* Schenkelhernie keine Besonderheiten.

Gelingt die Klarstellung der angetroffenen Verhaltnisse und die restlose Auf-
hebung der Einklemmung auf diese Weise nicht, so wird der Schnitt durch die
Haut und durch die Externusaponeurose bauchwärts entsprechend verlängert,
bis die Gegend des *äußeren Leistenringes* erreicht ist. Hierdurch findet das Operationsgebiet seinen Anschluß an das einer *Leistenbruchoperation* und kann durch
die beim BASSINIschen Verfahren geübte Eröffnung des Leistenkanals erweitert
werden. Eine noch umfangreichere. Durchtrennung der Bauchdecken erfolgt in
der bei dieser Operation angegebenen *Herniolaparotomie.*

Wird ein eingeklemmter Schenkelbruch auf dem *inguinalen Weg* angegangen,
so wird am besten von vornherein das oben beschriebene kombinierte inguino-
crurale Vorgehen gewählt, wobei man auch zumeist mit dem Abpräparieren der
Haut und des Unterhautfettgewebes vom Leistenband und von der Fascia lata
auskommt, ohne den Schnitt über die Bruchgeschwulst nach dem Oberschenkel
zu verlängern. Nachdem der Bruchsackhals kranial und der übrige Bruchsack
caudal vom Leistenband in der oben geschilderten Weise freigelegt und ausgelöst
sind, wird der Bruchsackhals zentral von der Einklemmung eröffnet. Die Bauchhöhle wird vorsichtshalber in der Umgebung abgestopft, um das etwa austretende
und infizierte Bruchwasser aufzufangen.

Sind die eingeklemmten Eingeweide *sicher gangränös*, so kann ihre Resektion
und der Verschluß des Peritoneum parietale beim inguinalen Vorgehen vor der
Lösung der Einklemmung vorgenommen werden, was die Gefahr der Infektion
der Bauchhöhle herabsetzt. In den meisten Fällen wird man aber zunachst die
Einklemmung lösen müssen, um sich von dem Zustand der eingeklemmten Teile
durch Augenschein zu überzeugen und hiernach seine Entscheidung zu treffen.
Hierbei ist es ratsam, den *Bruchsack vor* der Lösung der Einklemmung *zu eröffnen*,
um das Bruchwasser abfließen zu lassen. Erst dann wird der Schnürring entweder
von der inguinalen oder von der femoralen Seite aus schrittweise unter Leitung
des Auges durchtrennt. Die weitere *Behandlung der Eingeweide* erfolgt nach den
allgemeinen Vorschriften für die Versorgung eingeklemmter Brüche und die
Durchführung der Radikaloperation weicht grundsätzlich nicht von der bei den
freien Schenkelhernien ab.

Auch bei *schwerer Infektion* im Bruchsack, wie sie nur durch Gangran und
Perforation von Darmschlingen verursacht wird, empfiehlt es sich, den Hauptteil
der Operation schulmaßig durchzuführen. Die aus der Umklammerung befreite
Darmschlinge wird entweder übernäht oder reseziert und in die Bauchhöhle
zurückverlagert. Dann verschließt man das Peritoneum und die Bruchpforte.
Für den Bruchpfortenverschluß wählt man bei *cruralem* Vorgehen die einfache
Naht des Leistenbandes an den M. pectineus und das COOPERsche Ligament
(Abb. 116), bei *inguinalem* Vorgehen wegen seiner Einfachheit das Verfahren
nach HACKENBRUCH (S. 165). Für sämtliche Nähte verwendet man nichtresorbierbares Material (Zwirn, Seide). War die Darmschlinge gangränös und
perforiert, so verschließt man Haut und Subcutangewebe nicht primär, sondern
wendet die *verzögerte primäre Wundnaht* an (S. 20), die eine Wundinfektion mit
großer Sicherheit verhütet. Zur Verhinderung der Ausbreitung einer Infektion in
der Tiefe des Operationsgebietes und einer Peritonitis verabreicht man Antibiotica.

V. Die Beseitigung seltener Brüche.

1. Die Beseitigung der Hernia obturatoria.

Anatomische Vorbemerkungen (Abb. 124). Die Hernia obturatoria verläßt
die Bauchhöhle durch den *Canalis obturatorius,* der im kranialen Abschnitt des
im übrigen von der Membrana obturans verschlossenen Foramen obturatum liegt.

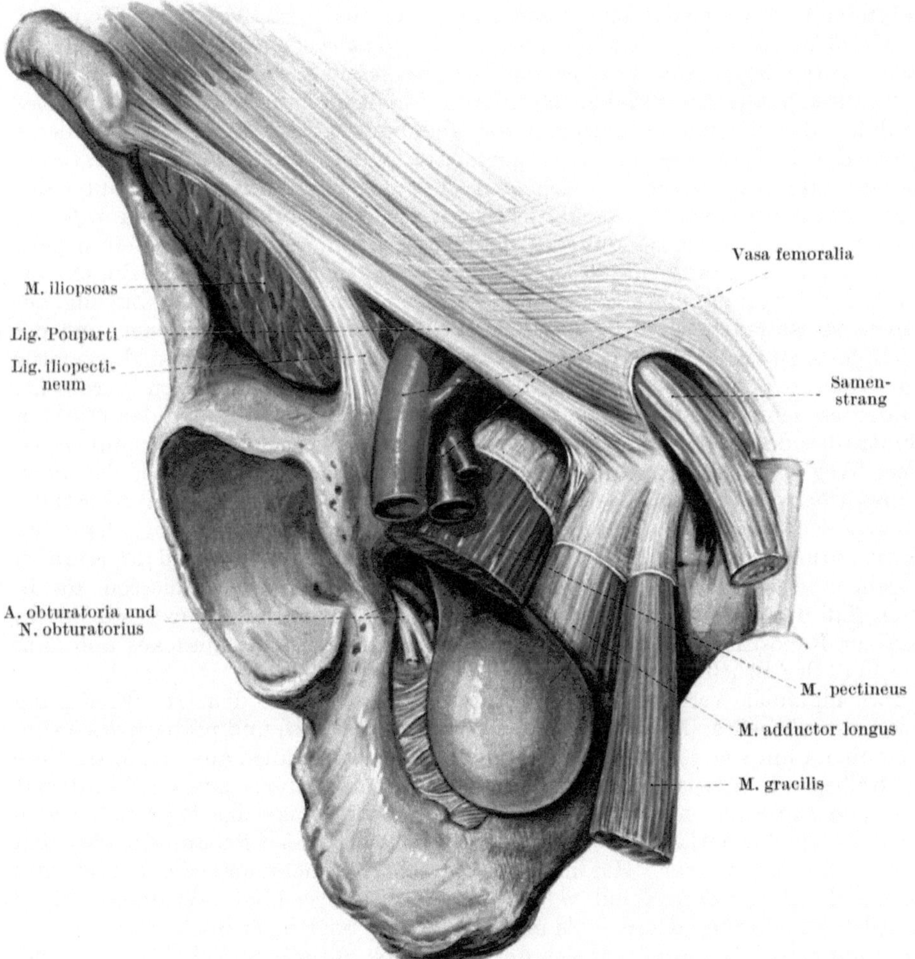

Abb. 124. *Topographie der Hernia obturatoria.*

Gleichzeitig gehen durch den Canalis obturatorius der *Nerv,* die *Arterie* und die
Vene gleichen Namens. In der Regel liegen diese Gebilde *lateral* von dem Bruchsack, doch ist das topographische Verhalten nicht konstant. Die unmittelbare
Nachbarschaft des N. obturatorius bedingt das ROMBERGsche *Symptom* bei der
Einklemmung einer Hernia obturatoria, das in äußerst quälenden, an der Innenseite des Oberschenkels gegen das Knie ausstrahlenden Schmerzen besteht und
zusammen mit der Zwangsstellung des Oberschenkels in Beugung, Adduktion
und Außenrotation eines der wichtigsten diagnostischen Hinweise bildet. Der

unmittelbar dorsal vom horizontalen Schambeinast austretende Bruch gelangt unter den *M. pectineus* und die *Fascia pectinea*, deren Festigkeit in der Regel die Entstehung einer umfangreicheren Bruchgeschwulst verhindern und die Vorwölbung in der für gewöhnlich von den Schenkelbrüchen eingenommenen Gegend festhalt. Daher wird die Hernia obturatoria häufig mit einem Schenkelbruch verwechselt. Wichtig ist, daß zugleich eine Hernia cruralis *und* eine Hernia obturatoria vorhanden sein können.

Der *Bruchinhalt* besteht in der Regel aus einer Dünndarmschlinge, und zwar des öfteren in Form eines *Darmwandbruches*, oder aus Netz. Auch das Colon oder die Harnblase können, meist in Form eines *Gleitbruches*, beteiligt sein. Nur äußerst selten liegen zwei verschiedene Eingeweideteile gleichzeitig im Bruchsack.

Die Beseitigung der Brüche. Es gibt 3 Möglichkeiten der operativen Behandlung der Hernia obturatoria: das *inguinale Verfahren*, das kombinierte *inguino-crurale Verfahren* und die *Laparotomie*. Oft wird die Frage des Operationszuganges zunächst dadurch entschieden, daß der Krankheitszustand unter der irrigen Annahme eines Schenkelbruches mit einem hierfür bestimmten *äußeren*, zumeist cruralen, seltener inguinalen Schnitt oder unter der Annahme eines Ileus unbekannter Art durch eine *Laparotomie* angegangen wird. Hat man die Operation unter der Annahme eines Schenkelbruches von dem cruralen Zugang begonnen, so ist jeder Versuch, den Bruch auf diesem Wege freizulegen und die Bruchpforte zu verschließen, wegen der Dicke der zu durchtrennenden Muskulatur und wegen der Unzugänglichkeit der Bruchpforte zum Scheitern verurteilt. Handelt es sich um einen nicht eingeklemmten Bruch, so kann man den cruralen Schnitt über das Leistenband verlängern und den Canalis obturatorius auf *inguinalem* Weg präperitoneal aufsuchen, wenn man es nicht vorzieht, der noch *besseren Übersicht* wegen die Bauchhöhle durch einen Paramedianschnitt oder einen transrectalen Schnitt zu eröffnen. Die Vermutungsdiagnose der eingeklemmten Hernia obturatoria, sei es nun, daß sie vor dem Eingriff oder während des cruralen Vorgehens gestellt wurde, sollte stets zu einer *Laparotomie* veranlassen, die in jedem Fall den besten Zugang zur Bruchpforte bietet und die günstigste Bedingung zur Reposition der Eingeweide, zur Versorgung des Bruchsackes und zum Verschluß der Bruchpforte schafft.

Das inguinale Verfahren. Der Hautschnitt entspricht dem zur Freilegung eines Leistenbruches. Man spaltet die Externusaponeurose und präpariert sie zum Leistenband hin frei, löst den Samenstrang mit seinen Hüllen aus und spaltet die nun freiliegende Fascia transversalis nahe dem Pecten ossis pubis. Nun dringt man nach Einsetzen von LANGENBECK-Haken, indem man das Peritoneum vorsichtig abschiebt, entlang der Innenfläche des horizontalen Schambeinastes zum Canalis obturatorius vor. Hat man ihn erreicht, so sucht man die Nerven und Gefäße, die durch den Kanal verlaufen, vom Bruchsackhals abzulösen. Nach stumpfer Erweiterung des Kanals mit dem Finger oder nach Spalten des Bruchringes mit einem Tenotom läßt sich der Bruchsack mit seinem Inhalt meist luxieren. Vermutet man eine Darmeinklemmung, so eröffnet man *vor* der stumpfen oder scharfen Erweiterung der Bruchpforte den Bruchsack an seinem Hals und verhindert das Zurückgleiten der Darmschlinge in die Bauchhöhle am einfachsten durch Umschlingen des Darmes nahe dem Mesenterialansatz mit Hilfe eines Deschamps. Andernfalls incidiert man die Kuppe des Bruchsackes nach seiner Verlängerung in den präperitonealen Spaltraum, reponiert den Bruchsackinhalt und bindet den Bruchsack durch eine Umstechungsnaht ab. Den Bruchsack abzutragen, ist nicht erforderlich. Man kann ihn auf die Bruchpforte steppen, nachdem man den Canalis obturatorius mit einigen Nähten verengt hat. Zum Schluß werden die durchtrennten Schichten der Bauchwand in der Leistengegend vernäht. Besteht eine Anlage zu einem Leistenbruch oder einem Schenkelbruch, so führt man eine Verstärkung der entsprechenden Bruchpforten aus.

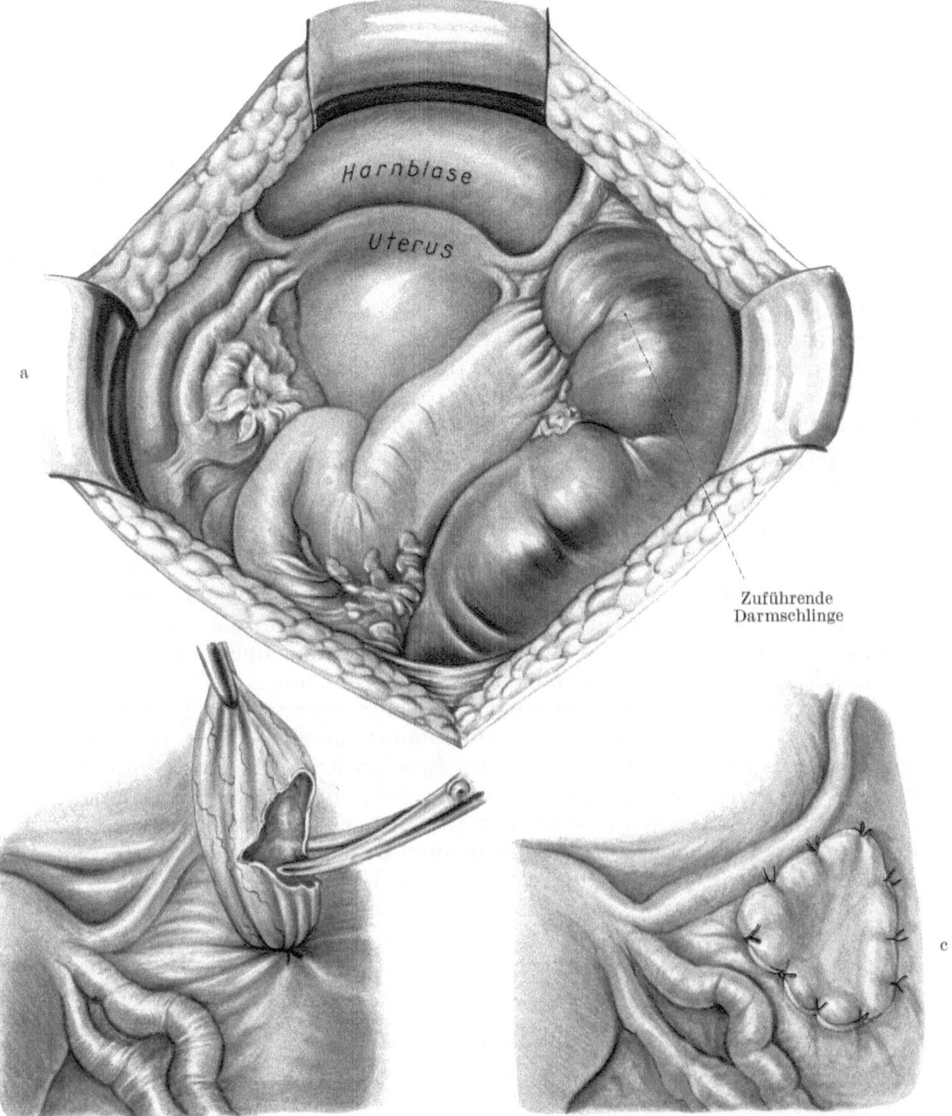

Abb. 125 a—c *Die Beseitigung einer Obturatoriushernie* (abdominales Vorgehen). a Freilegung der Obturatoriushernie durch einen queren oder langsverlaufenden Bauchschnitt Man erkennt deutlich die zuführende, stark geblahte Dunndarmschlinge b Nach Dehnung des Bruchringes reponiert man vorsichtig die Eingeweide. Der Bruchsack wird mit einer Klemme gefaßt, peritonealwarts umgestulpt und umstochen. Ist der Bruchsack groß, so tragt man ihn ab c Aufsteppen des Bruchsackstumpfes auf die Umgebung des inneren Bruchringes. Man kann auch einen kleinen, nicht abgetragenen Bruchsack auf die Bruchpforte nahen (nach WATSON).

Das kombinierte inguino-crurale Verfahren. Wie schon dargelegt, wird es nur angewendet, wenn der crurale Weg in der Annahme eines Schenkelbruches eingeschlagen wurde und wenn eine Einklemmung fehlt. Man verlängert dann den Schnitt kranial über das Leistenband und führt das inguinale Verfahren aus.

Das transperitoneale Verfahren. Bei einem eingeklemmten Bruch, aber auch bei der Vermutungsdiagnose Hernia obturatoria eröffnet man von vornherein die Bauchhöhle, wozu man entweder den *unteren medianen Längsschnitt* oder einen queren *bogenförmigen Unterbauchschnitt* anwendet, wenn die Seitendiagnose nicht geklart ist. Man kann aber auch *transrectal oder pararectal* eingehen. Bei steiler *Beckenhochlagerung* nach TRENDELENBURG macht es in der Regel keine Schwierigkeiten, innen die *Bruchpforte* und den eintretenden Eingeweideteil unterhalb des horizontalen Schambeinastes zu finden. Eingeklemmtes *Netz* kann mit einiger Gewalt hervorgezogen werden. Besser ist es jedoch, das Netz an der Bruchpforte mit dem Deschamps zentral abzubinden und dann zu durchtrennen, wobei der Netzzipfel vorläufig im Bruchsack verbleibt. Ist *Darm* eingeklemmt, so hat seine Befreiung mit größter Vorsicht zu geschehen (Abb. 125a). Zunächst wird die Bauchhöhle gut abgestopft. Mit dem Finger dehnt man den Bruchring. Ist er sehr starr und unnachgiebig, so kann man eine gerade KOCHER-Rinne an seiner medialen Begrenzung direkt am unteren Rand des Schambeins einführen und auf ihr die Bruchpforte mit einem langen Skalpell schlitzen. Man muß hierbei an den ungewöhnlichen Abgang der A. obturatoria aus der A. epigastrica inf. denken (S. 155, Abb. 59). Durch sanften Zug an der Darmschlinge läßt sich dann die Einklemmung zumeist lösen. Ist die Darmwand in ihrer Ernährung gestört oder sogar perforiert, wird sie übernäht oder die Darmschlinge reseziert.

Ist der Bruchsack entleert, so läßt er sich von der Bauchhöhle aus fast immer mit Hilfe von KOCHER-Klemmen einstülpen. Er wird umstochen und abgebunden (Abb. 125b). Die nicht abgetragene Kuppe des Bruchsackes heftet man an die Umgebung des inneren Bruchringes. Man kann den Bruchsack auch abtragen oder ihn zu einem *Polsterkissen* zusammenfalten, das man auf die Bruchpforte näht (Abb. 125c). Gelingt die Einstülpung des Bruchsackes in die Bauchhöhle nicht, so wird er in seiner Lage belassen und der Bruchsackhals umschnitten. Nach dem Verschluß der Bruchpforte vernäht man das Peritoneum.

Der *Verschluß der Bruchpforte* selbst ist bei ihrer versteckten Lage und bei dem Mangel an Material zumeist nur unvollkommen möglich. Der Verschluß kann nach Umschneidung des Peritoneum am Bruchsackeingang besser vorgenommen werden. Dann kann man gelegentlich den Canalis obturatorius durch einige Nähte verengen. Gelingt dies nicht, so sucht man einen gestielten Fascienlappen aus der Umgebung zu bilden und ihn über den inneren Bruchring zu nähen. GUNDERMANN empfiehlt den Verschluß der Bruchpforte durch einen dem horizontalen Schambeinast entnommenen, gestielten *Periostknochenlappen*. Die *freie Fascienverpflanzung* nach KIRSCHNER kann sich gelegentlich als Retter in der Not erweisen, und zwar entweder durch Einstopfen eines Fascientampons in die Bruchpforte oder durch Aufsteppen eines Fascienlappens auf die Bruchpforte. Im Notfall kann man den Kanal auch mit einem *Fibrinschwamm* tamponieren, der bindegewebig durchwachsen wird. Stets wird der Bruchpfortenverschluß, gleichgültig auf welche Weise er vollzogen wurde, mit Peritoneum überdeckt, um Verwachsungen vorzubeugen.

Die *Bauchhöhle* und die *Hautwunde* werden in der üblichen Weise geschlossen.

2. Die Beseitigung der Hernia ischiadica.

Anatomische Vorbemerkungen (Abb. 126). Unter dem Namen der Hernia ischiadica werden drei aus dem Foramen ischiadicum austretende Brucharten zusammengefaßt: 1. die *Hernia suprapiriformis*, die oberhalb (kranial) des M. piriformis und unterhalb (caudal) des oberen Knochenrandes der Incisura ischiadica zusammen mit der A. glutaea sup. und dem N. glutaeus sup. austritt,

2. die *Hernia infrapiriformis*, die unterhalb (caudal) des M. piriformis und oberhalb (kranial) des Lig. sacrospinosum zusammen mit der A. glutaea inf., der A. pudenda comm. und dem N. ischiadicus austritt, und 3. die *Hernia spinotuberosa*, die zusammen mit der ins Becken zurückkehrenden A. pudenda communis zwischen dem Lig. sacrospinosum und dem Lig. sacrotuberosum hervor-

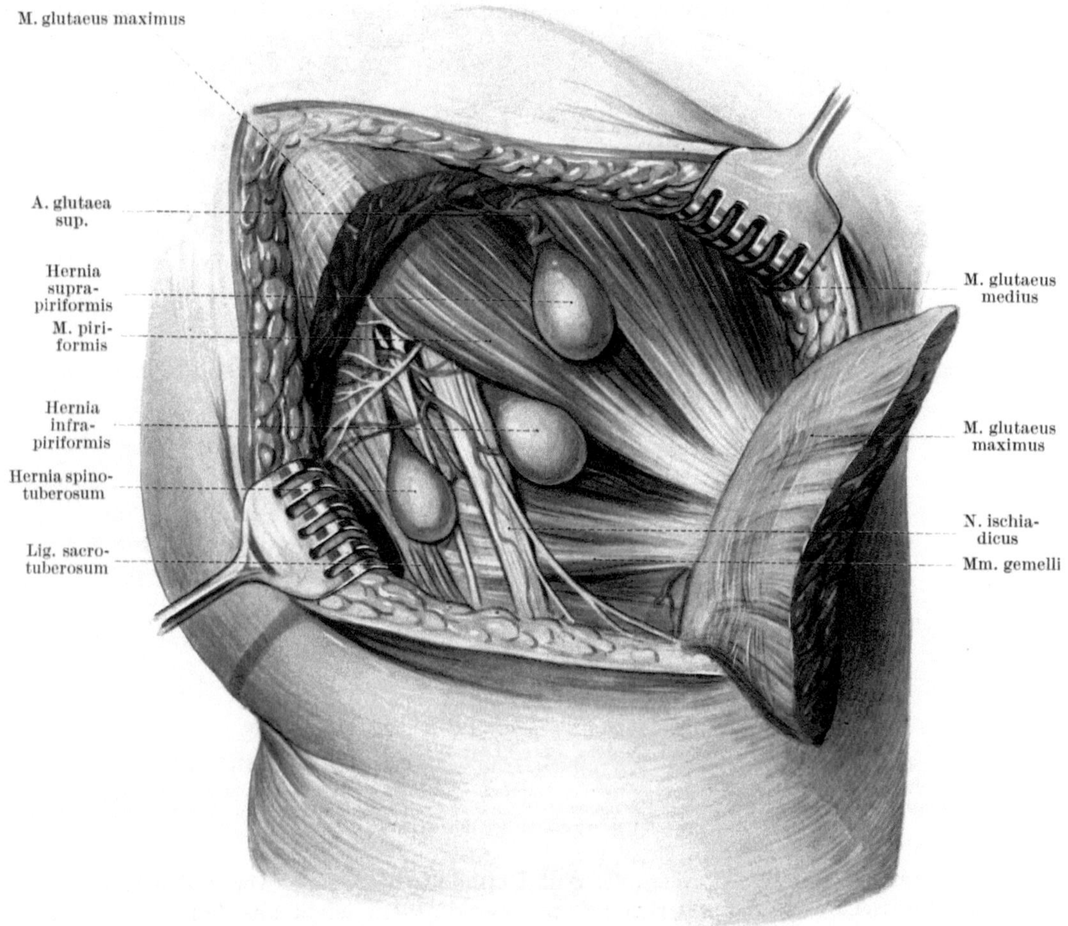

Abb. 126. *Topographie der Herniae ischiadicae* (Hernia suprapiriformis, Hernia infrapiriformis und Hernia spinotuberosa).

tritt. Alle 3 Bruchformen haben gemeinsam, daß sie sich unter dem *M. glutaeus maximus* entwickeln und schließlich an seinem distalen Rand zum Vorschein kommen.

Die Beseitigung der Brüche. Auch wenn die Hernia ischiadica auf Grund von ausstrahlenden Schmerzen im Gebiet des N. ischiadicus und einer Geschwulst oder Schwellung in der Glutaalgegend vermutet wurde und nicht allein beim Vorliegen eines Ileus ist die Laparotomie zur Beseitigung des Bruches dem glutaalen Zugang vorzuziehen. Sie bietet die beste Übersicht, verhütet am sichersten eine schwere Blutung aus den Aa. glutaeae und ermöglicht eine schonende Lösung der Einklemmung, eine Versorgung des geschädigten Darmes und einen zuverlassigen

Verschluß der Bruchpforte. Zur Laparotomie sollte man ohne Zögern übergehen, wenn unter der Annahme einer Geschwulst die Glutäalgegend freigelegt wurde.

Das transperitoneale Verfahren. In TRENDELENBURGscher Beckenhochlagerung eröffnet man die Bauchhöhle durch einen medianen oder queren bogenförmigen Unterbauchschnitt. Den Eingang zum Ischiadicusbruch findet man bei der Frau unter dem Lig. latum, beim Mann an entsprechender Stelle lateral vom DOUGLASschen Raum zwischen Harnblase und Rectum. Die im Bruchsack

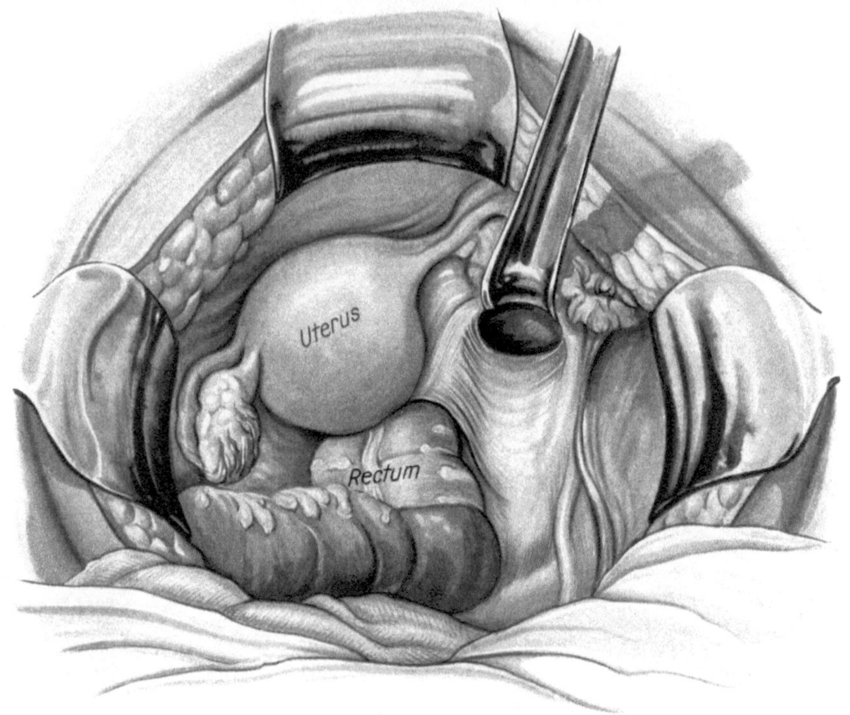

Abb 127 *Beseitigung einer Ischiadicushernie auf transperitonealem Weg 1* Die Bauchhohle ist durch einen Unterbauchquerschnitt eroffnet, die eingeklemmten Eingeweide sind reponiert und der Bruchsackeingang ist mit einem Venenhaken offengehalten

liegenden Eingeweide — Netz oder eine Dünndarmschlinge — weisen den Weg zur Hernia ischiadica. Lassen sich die Eingeweide nicht leicht aus dem Bruchsack ziehen, so führt man vorsichtig einen oder zwei Finger in den Bruchsack ein und dehnt die Bruchpforte. Nur ausnahmsweise muß man den Bruchring durch eine Einkerbung sprengen, die wegen der Gefaße und Nerven außen und hinten erfolgt. Eine aus der Einklemmung befreite und geschadigte Darmschlinge wird in der üblichen Weise versorgt.

Den häufig schmalen Bruchsack faßt man an seinem Grund mit einer gebogenen Klemme und stülpt ihn in die Bauchhöhle. Nun kann man den Bruchsack mit einer Umstechung abbinden und die Kuppe auf die Bruchpforte nähen, oder man incidiert den Bruchsack, prapariert das Peritoneum ab und bildet aus der Fascie des M. piriformis einen gestielten Lappen, den man über die Bruchpforte schlägt. Darüber vernäht man einfach oder gedoppelt das Peritoneum.

Das glutäale Verfahren. Es sei nur der Vollständigkeit halber erwähnt. Der *Hautschnitt* wird in betrachtlicher Länge in der Faserrichtung des M. glut. maxim.

von der Spina ilica dors. cran. bis zur hinteren Begrenzung der Mitte des Trochanter major gelegt. Der *M. glutaeus maximus* wird entweder an seinem unteren Rande aufgesucht und kranialwärts gezogen oder in der Faserrichtung gespalten. Der vorliegende *Bruchsack* wird freigelegt und bis an die Bruchpforte verfolgt. Läßt sich der Bruchsack *entleeren*, so kann er nach seiner Eröffnung zumeist leicht abgebunden und abgetragen werden. Sind jedoch Eingeweide *eingeklemmt* und wird eine Erweiterung der Bruchpforte und womöglich eine Versorgung von gangränösem Bruchinhalt erforderlich, so können große Schwierigkeiten auftreten. Man entschließe sich dann sofort zu einer Laparotomie, da die Gefahren bei der

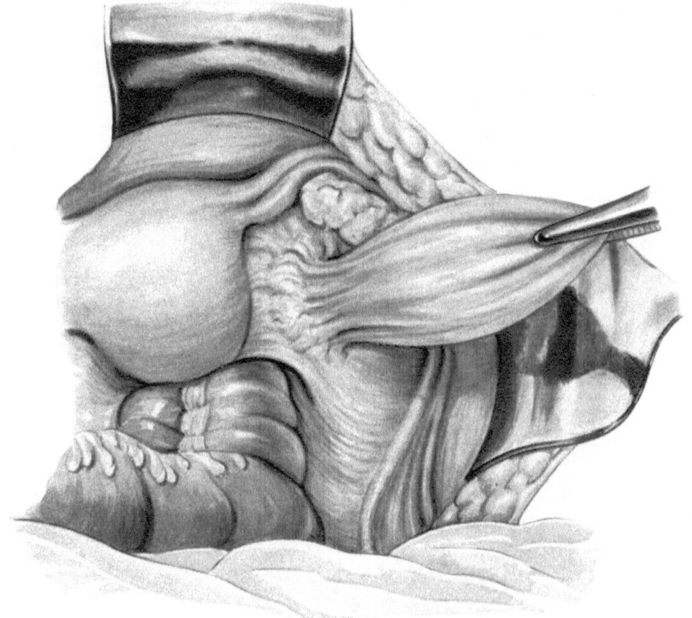

Abb. 128. *Beseitigung einer Ischiadicushernie auf transperitonealem Weg 2.* Der Bruchsack ist an der Kuppe mit einer Klemme gefaßt und in die Bauchhohle umgestulpt.

Lösung einer Einklemmung und der Versorgung des geschädigten Darmes auf glutäalem Wege zu groß sind.

Auch der *Verschluß der Bruchpforte* ist auf dem glutäalen Weg schwierig. Man versucht ihn durch Zusammennähen der Ränder zu bewerkstelligen. Unter Umständen kann aus der Glutäalmuskulatur ein *gestielter Lappen* gebildet, oder es kann eine *frei verpflanzte Fascie* zum Verschluß verwendet werden. Der *M. glutaeus maximus* wird zurückgelagert und seine Ränder werden, sofern er eingeschnitten wurde, zusammengenäht. Die *Hautwunde* wird geschlossen.

3. Die Beseitigung der Beckenbodenbrüche.
(Herniae perineales.)

Anatomische Vorbemerkungen. Die Brüche des Beckenbodens sind umschlossen von peritonealen Ausstülpungen im Bereiche des im wesentlichen von dem M. levator ani gebildeten *Diaphragma pelvis*, wobei sich der Bruchsack zwischen dem vorderen und dem hinteren oder zwischen dem hinteren Anteil des Levator ani und dem Lig. sacrospinosum bzw. M. coccygicus durcharbeiten kann.

Der Bruchsack nimmt beim Manne von der *Excavatio rectovesicalis* (DOUGLASScher
Raum) (Abb. 129), bei der Frau entweder von der *Excavatio rectouterina* als *hinterer*
Beckenbodenbruch oder von der *Excavatio vesicouterina* als *vorderer* Beckenboden-
bruch (Abb. 130) seinen Ausgang. Der Bruchsack bildet meist eine schalenartige

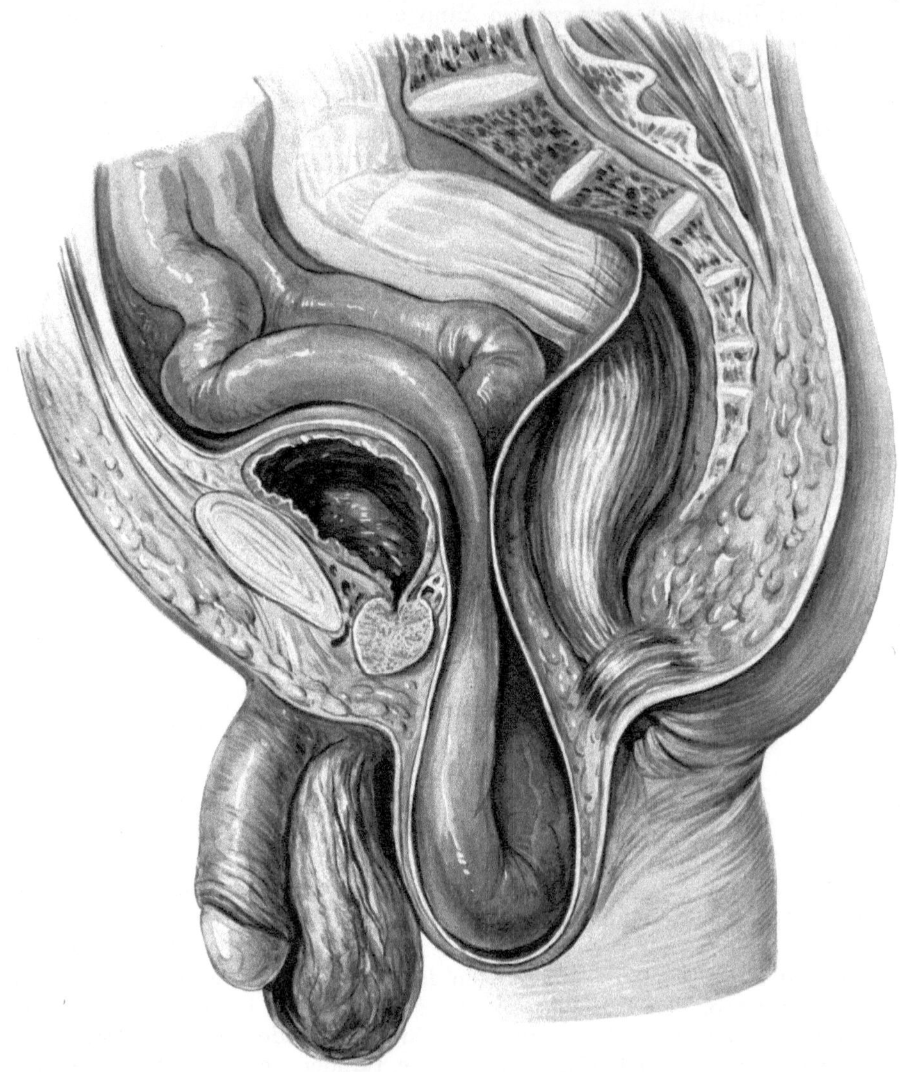

Abb 129. *Hernia perinealis der Excavatio rectovesicalis*

Ausbuchtung der Bauchhöhle, kann aber auch namentlich beim *vorderen* Beckenbodenbruch der Frau lang gestielt sein. Der Bruch verbreitet sich entweder vornehmlich in der *Fossa ischiorectalis* als *Hernia ischiorectalis* (Abb. 131 und 132).
Er kommt dann am Damm zum Vorschein. Die vordere Beckenbodenhernie der
Frau gelangt zumeist in die große Schamlippe, und wird dann auch als *Hernia
labialis posterior* (Abb. 133) bezeichnet, im Gegensatz zu der *Hernia labialis
anterior*, die lediglich ein in die große Schamlippe eingetretener äußerer Leisten-

bruch ist. Oder der Bruch wölbt die Wand des Mastdarmes *(Hernia rectalis)* oder der Scheide *(Hernia vaginalis)* vor, kann von diesen Gebilden aus gut getastet werden und hat hierdurch schon wiederholt zu *verhangnisvollen Verwechslungen* mit einer Cyste oder einem Douglas-Absceß geführt.

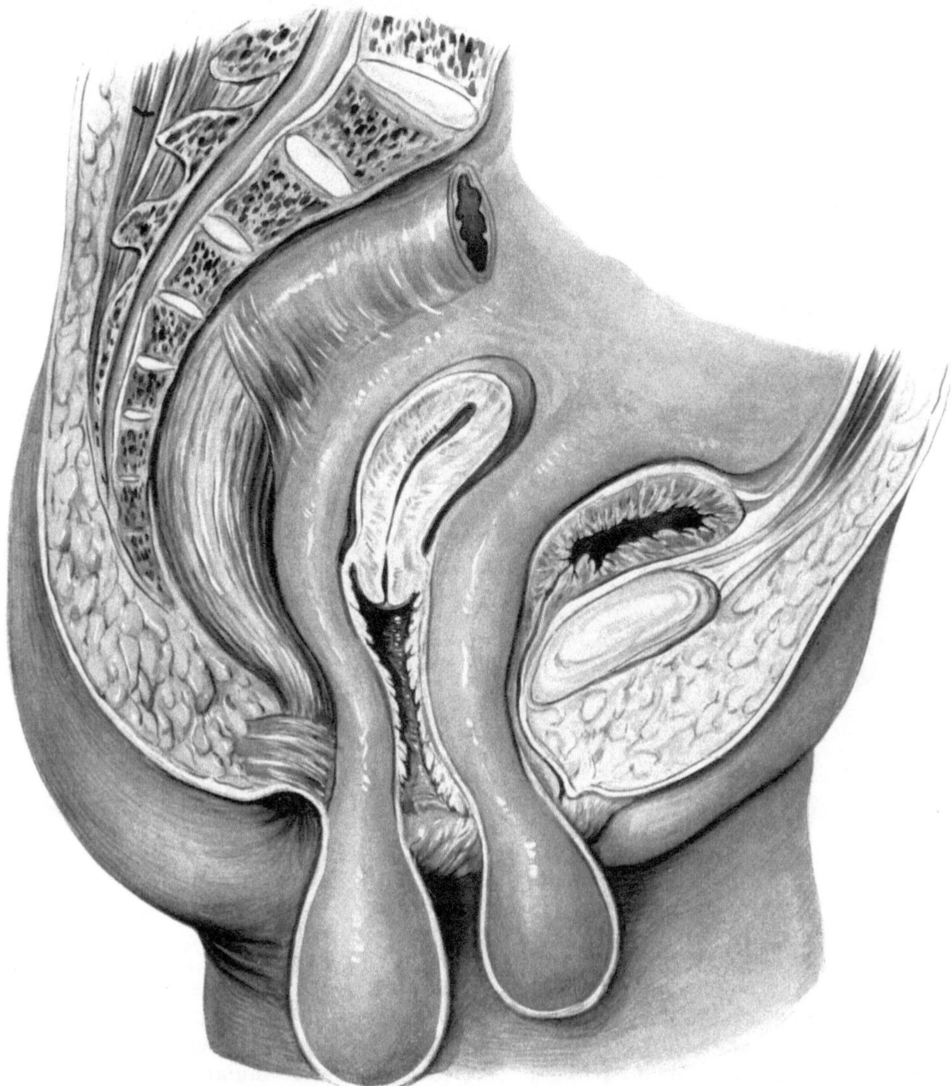

Abb. 130. *Herniae perineales der Excavatio rectouterina und der Excavatio vesicouterina*

Die Beckenbodenbrüche soll man, gleichgültig ob eine Einklemmung vorliegt oder nicht, stets abdomino-perineal operieren, wie dies Chase (1922) empfohlen und mit dem ersten vollen Erfolg ausgeführt hat. Am besten geht man synchron nach Kirschner vor, indem der 1. Operateur die Laparotomie und der 2. Operateur den perinealen Eingriff übernimmt. In Steinschnittlage und Beckenhochlage deckt man die beiden Operationsgebiete so ab, daß man zu ihnen gleichzeitig Zugang hat. Die Bauchhöhle wird durch einen medianen oder queren

bogenförmigen Unterbauchschnitt eröffnet. Im Bruchsack verwachsene und eingeklemmte Eingeweide können auf die Bruchpforte hinweisen. Nun reponiert man
nach sanfter Dehnung des Bruchringes die Eingeweide und führt eine gebogene
Stieltupferzange in den Bruchsack ein und drückt sie vor, um dem 2. Operateur
einen Anhaltspunkt für die perineale Incision zu geben. Erst wenn die Kuppe des
Bruchsackes freigelegt ist, wobei die Beckenbodenmuskulatur möglichst stumpf in
der Faserrichtung gespalten wird, faßt man den Boden des Bruchsackes mit einer

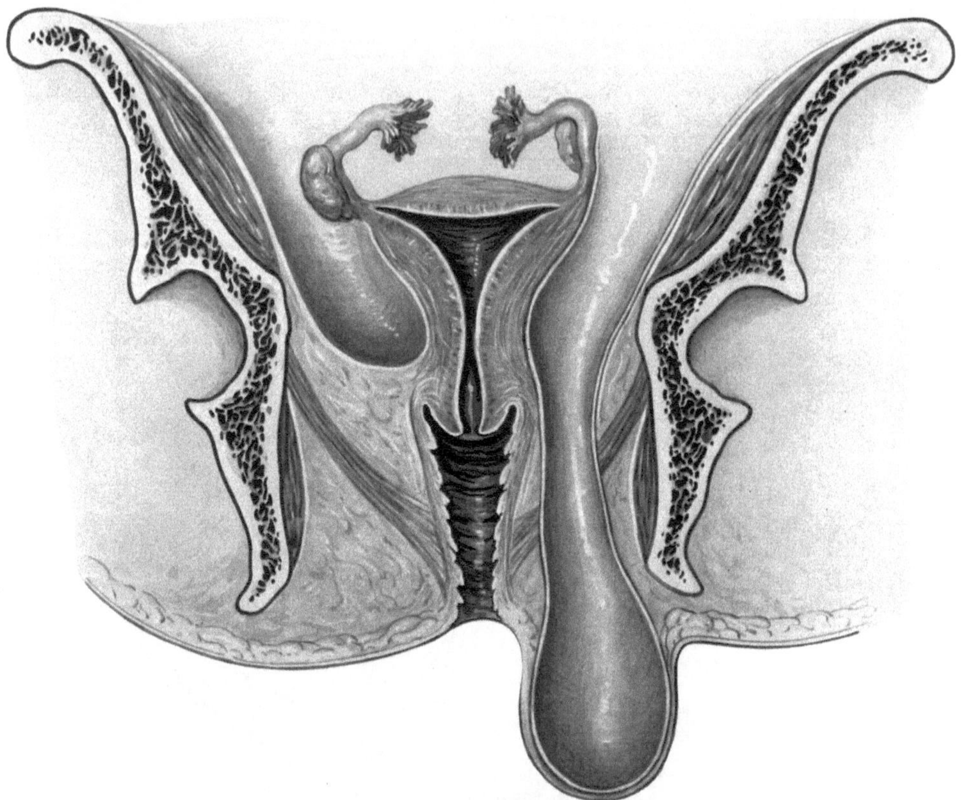

Abb. 131 *Hernia ischiorectalis beim Weib.*

gebogenen Klemme und stülpt den Bruchsack in die Bauchhöhle (Abb. 128). Der
2. Operateur verschließt jetzt nach Einsetzen von LANGENBECK-Haken die Bruchpforte und vernäht die Beckenbodenmuskulatur, wozu unbedingt nichtresorbierbares Nahtmaterial zu verwenden ist. Die Versorgung des Bruchsackes von oben
kann auf verschiedene Weise erfolgen. Ist der Bruchsack schmal und der Bruchsackhals eng, so bindet man den Bruchsack möglichst nahe am parietalen Peritoneum durch eine Umstechungsligatur ab (Abb. 125). Mit dem Bruchsack tamponiert man die Bruchpforte, indem man ihn durch eine U-Naht zusammenfaltet.
Einen schalenförmigen Bruchsack dagegen eröffnet man, um dann die Bruchpforte
auch von der Bauchhöhle aus zu verschließen und das Bruchsackperitoneum unter
Doppelung seiner Ränder zu vernähen. Die eingeklemmten Eingeweide werden
verfolgt, durch Einkerbung des Bruchringes von ihrer Umklammerung befreit, vorgezogen und sachgemäß versorgt. Auf eine Auslösung des *Bruchsackes* muß man
bei der *eingeklemmten* Hernie in der Regel verzichten. Ist der Bruchsack *infiziert,*

so wird er mit Hilfe einer von innen nach außen durchgestoßenen Kornzange nach außen drainiert. Der Bruchsack wird an seinem Hals umschnitten und sein Eingang wird durch Nähte verschlossen. Für den *Verschluß der Bruchpforte* kann man noch zusätzlich bei der Frau den Uterus, beim Mann die Harnblasenwand verwenden. Die Möglichkeit des Verschlusses durch eine frei verpflanzte Fascie oder einen Coriumlappen ist immer gegeben.

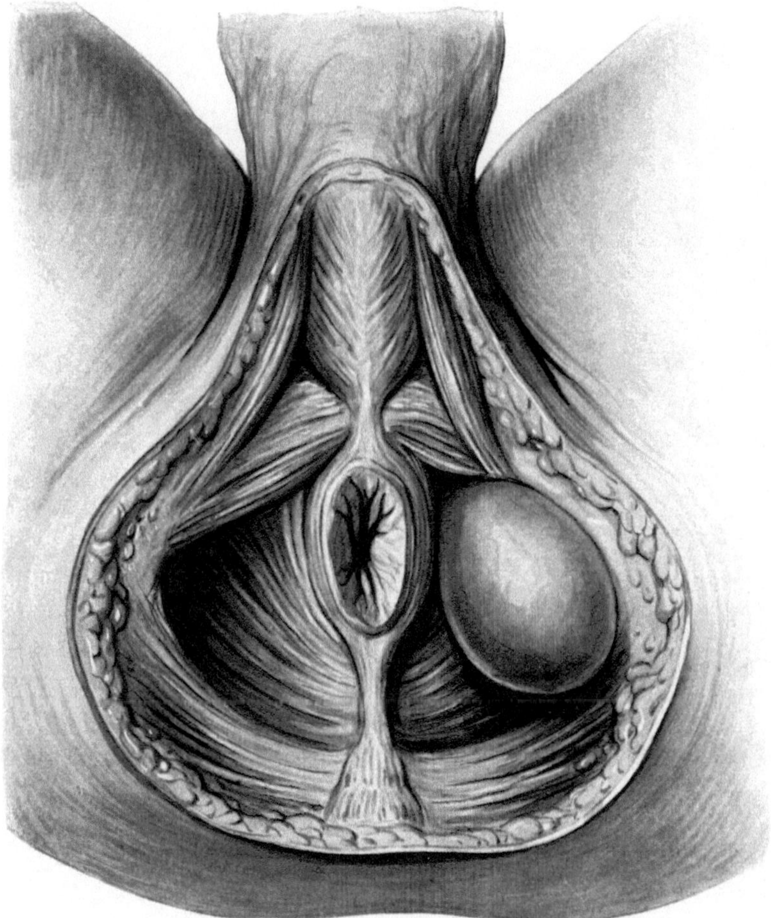

Abb. 132. *Hernia ischiorectalis beim Mann.*

Kommt man in die Lage, einen Beckenbodenbruch unter falscher Diagnose von perineal freigelegt zu haben, so führt man den Eingriff zunächst soweit wie möglich auf dem perinealen Weg fort. Der über der Bruchgeschwulst verlaufende Hautschnitt wird unter *Vordringen in die Fossa ischiorectalis* jeweils in der Richtung verlangert und vertieft, in die die Verfolgung des Bruchsackes leitet. Gelingt die Darstellung der Bruchpforte auf diesem Weg von außen, so wird die Radikaloperation von hier aus zu Ende geführt. Andernfalls wird durch einen *Bauchschnitt* zum *kombinierten Verfahren* übergegangen. Die Laparotomie wird in der oben gekennzeichneten Weise vorgenommen. Wurde der Bruchsack von außen bereits genügend freigelegt, so wird er sich nunmehr oft in die Bauchhöhle einstülpen

lassen. Er wird dann abgebunden, abgetragen, oder sein Überschuß wird wie eine
Pelotte mit zum Verschluß der Bruchpforte verwendet, der hauptsachlich
perineal ausgeführt wird.

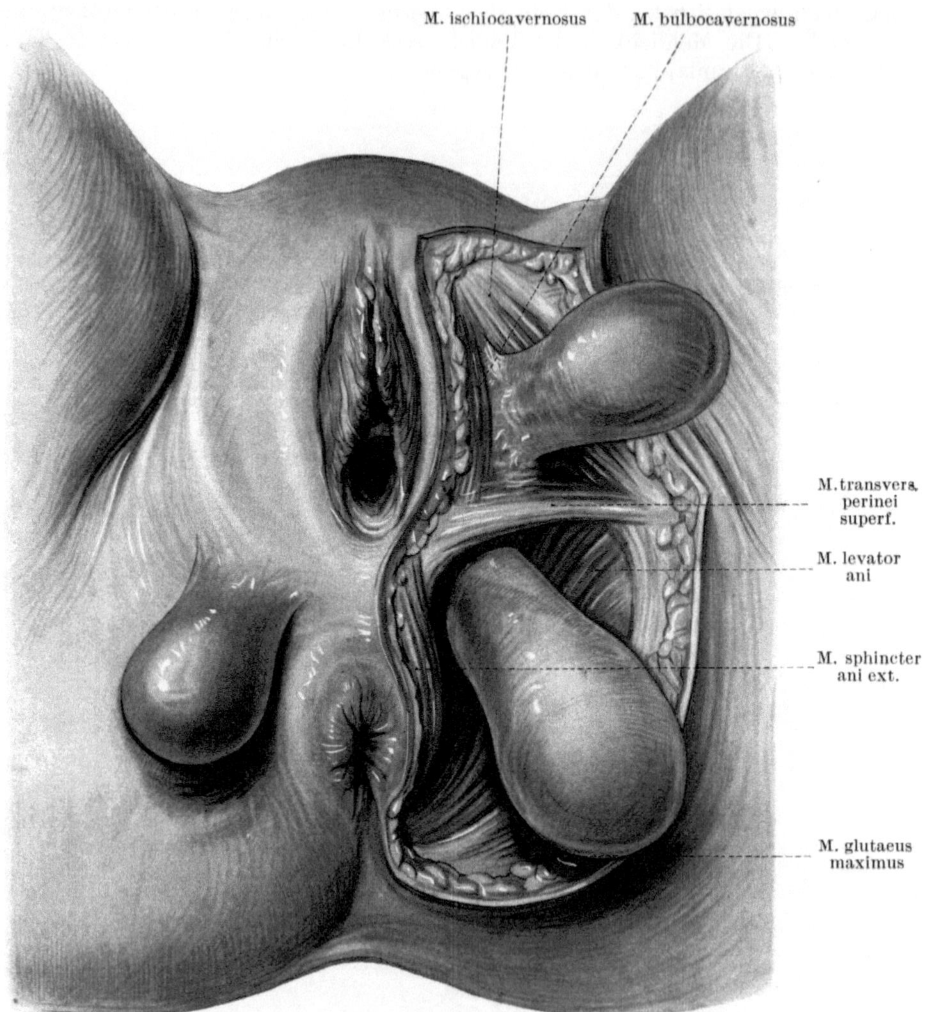

Abb 133. *Hernia perinealis anterior und Hernia perinealis posterior beim Weib*

4. Die Beseitigung der Brüche der Linea Spigeli.

Anatomische Vorbemerkungen. Die Ursache und die anatomische Gestalt der
seltenen Brüche der *Linea semilunaris Spigeli* zeigen mit den entsprechenden Verhältnissen der *epigastrischen* Brüche eine weitgehende Ähnlichkeit. Daher lehnt
sich auch die Technik ihrer Beseitigung eng an die der Brüche der Linea alba an.

Im Bereich der Linea semilunaris Spigeli wird bekanntlich die Aponeurose des
M. transversus abdom. zur Rectusscheide, kranial von der Linea semicircularis
Douglasi zur *hinteren*, caudal von ihr zur *vorderen* Rectusscheide tretend, und
entspricht der *lateralen Grenze des geraden Bauchmuskels*. An dieser Stelle bilden
sich, vielfach unter Benutzung der durch die Intercostalnerven und Intercostal-

gefäße geschaffenen schwachen Stellen, Lücken, durch die anfangs praperitoneale *Fetttrauben*, später kleine und schließlich auch größere *Bruchsäcke* austreten können. Der Bruchsack kann von der Austrittsstelle in *gerader Richtung* bis unter die Haut gelangen, er kann aber auch eine kleinere oder größere Strecke *unter dem M. obliqu. internus und dem M. obliqu. externus entlang* wandern, so daß er von außen nur schwer festzustellen ist oder an einer entfernten Stelle unter der Haut hervortritt.

Die Beseitigung der Brüche. Die Freilegung des Bruchsackes erfolgt durch einen queren Schnitt über der Höhe der Bruchgeschwulst. Hat sich der Bruchsack ein Stuck unter den äußeren Bauchmuskeln entlanggeschoben, so werden die deckenden Schichten, möglichst in ihrer Faserrichtung, so weit gespalten, daß der Stiel des Bruchsackes und hiermit zugleich die *Bruchpforte* allseitig freigelegt werden. Zur einwandfreien Darstellung des Überganges des Bruchsackhalses in das Peritoneum parietale wird die Bruchpforte durch zwei seitliche Einschnitte erweitert. Der Bruchsack wird eröffnet und die Eingeweide werden schulmäßig versorgt. Ein *schmal gestielter* Bruchsack wird durchstochen, abgebunden und abgetragen, ein *breitbasiger* Bruchsack braucht nicht eröffnet zu werden. Hat man aber das Peritoneum schon durchtrennt, so verschließt man es durch eine fortlaufende Naht.

Die *Bruchpforte* wird durch schichtweise Vereinigung der einzelnen Bauchdeckenschichten verschlossen, wobei im Bedarfsfall eine Doppelung vorgenommen wird. Erscheint der hierdurch erzielte Verschluß nicht ausreichend, so kann seine Sicherheit durch eine *freiverpflanzte Fascie* oder einen Coriumlappen gesteigert werden. Das Unterhautzellgewebe und die Haut werden in der üblichen Weise geschlossen.

5. Die Beseitigung der Lendenbrüche.

Anatomische Vorbemerkungen. In der Lumbalgegend können Brüche an zwei Stellen durch die Bauchwand treten: entweder im Bereich des *oberen Lumbaldreieckes* (Trigonum costolumboabdominale GRYNFELTTI) oder im Bereich des *unteren Lendendreiecks* (Trigonum PETITI). Beide Dreiecke weisen mit ihren Spitzen gegeneinander und liegen unmittelbar oder mittelbar am Außenrande des mächtigen M. sacrospinalis. Das *obere größere Lendendreieck* (Abb. 134) grenzt mit seiner Basis an die 12. Rippe, seine innere Seite bildet der M. sacrospinalis und seine äußere Seite der M. obliqu. internus. Es wird überdeckt von dem M. latissimus dorsi. Das *untere kleinere Lendendreieck* (Abb. 134) grenzt mit seiner Basis an den Darmbeinkamm, seine äußere Seite bildet der M. obliqu. externus und seine innere Seite der M. latissimus dorsi. Es wird ausgefüllt durch den M. obliqu. internus. Den Boden beider Dreiecke bilden die Fascia lumbodorsalis und der M. quadratus lumborum.

Die durch diese Lendendreiecke hervortretenden Bestandteile der Bauchhöhle bestehen entweder lediglich aus retroperitonealem Fettgewebe oder das benachbarte *Colon ascendens* oder *Colon descendens* liegen in Gestalt eines bruchsacklosen Schaukelbruches oder eines Gleitbruches vor, oder es ist ein freier, zumeist die Niere enthaltender Bruchsack vorhanden.

Die Beseitigung der Brüche. Die Technik der Beseitigung der Lendenbrüche ist teilweise davon abhängig, ob eine obere oder untere Lendenhernie vorliegt. Da die Unterscheidung vor der Freilegung des Bruches häufig nicht sicher möglich ist, wird der Hautschnitt von vornherein groß angelegt. Er verlauft mitten über die Bruchgeschwulst, an der 12. Rippe nahe der Wirbelsäule beginnend, schräg zum Beckenkamm. Die den Bruchsack *deckenden Muskeln* werden entweder zur Seite gezogen oder in der Faserrichtung durchtrennt, nur im Notfall

werden sie quer durchschnitten, wobei im Hinblick auf ihren Blutreichtum das
elektrische Messer wertvolle Dienste leistet. Auf diese Weise wird der Bruchsack
allmahlich freigelegt und bis an seinen Austritt aus der Bruchpforte verfolgt.
Nun stellt man die Form des Lendenbruches fest. Den oberen Lendenbruch
erkennt man an seiner *oberen* Begrenzung durch die 12. Rippe, den unteren an
seiner *unteren* Begrenzung durch den Beckenkamm. In jedem Fall wird die
Bruchpforte genau dargestellt, um die Verhaltnisse des Bruchsackhalses gut über-

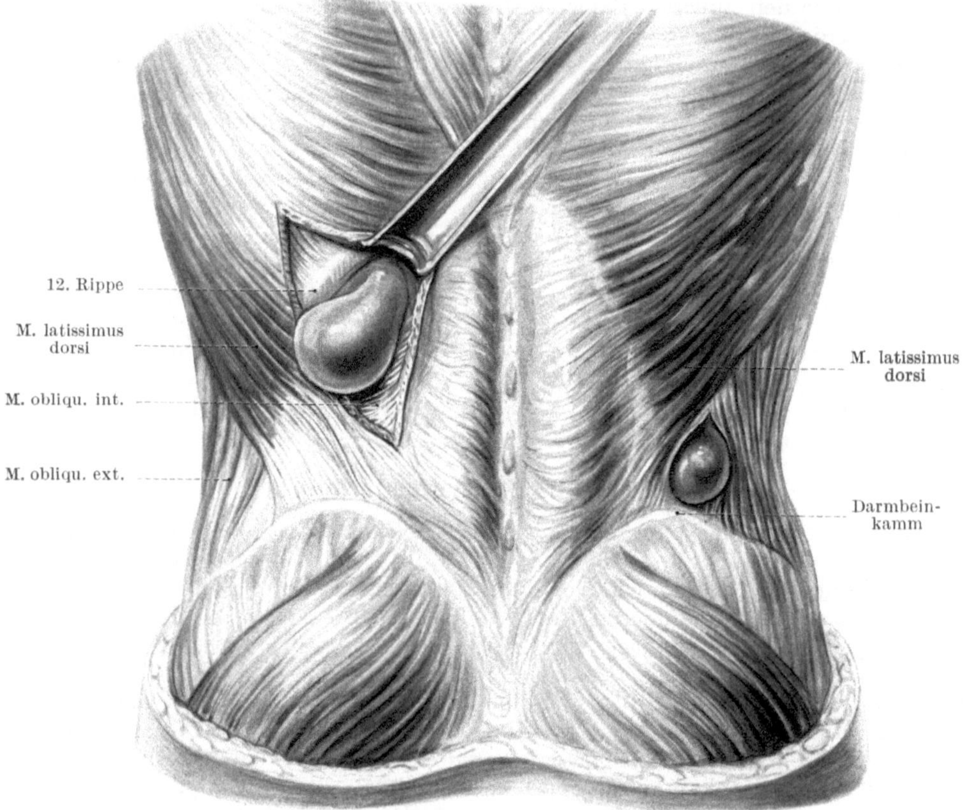

Abb. 134. *Hernia lumbalis superior und Hernia lumbalis inferior.*

sehen zu können. Auch die Versorgung des Bruchsackes und des Bruchinhaltes
ist bei beiden Formen des Lendenbruches die gleiche.

Handelt es sich lediglich um ein *retroperitoneales Lipom*, das durch die Muskellücke getreten ist, so wird es abgetragen, wobei an die Möglichkeit eines im Fett
verborgenen ausgezogenen Peritonealtrichters zu denken ist. Auch kann sich
hinter dem Fettgewebe die Niere befinden. In diesem Fall drangt man die
Fettkapsel mit der Niere in den retroperitonealen Raum zurück und vernaht
darüber die Bruchpforte. Läßt sich feststellen, daß das vorliegende Gebilde ein
größtenteils nicht vom Peritoneum überzogener Teil des *Colons*, also ein Gleitbruch ist, so wird der Darm zurückgelagert. Als *freier Bruchsack* angesprochenes
Gewebe wird mit Rücksicht auf die Möglichkeit einer Verwechslung mit dem Darm
unter größter Vorsicht eingeschnitten. Wird ein freier Bruchsack angetroffen,
so erfolgt seine Versorgung und die seines Inhaltes in der üblichen Weise.

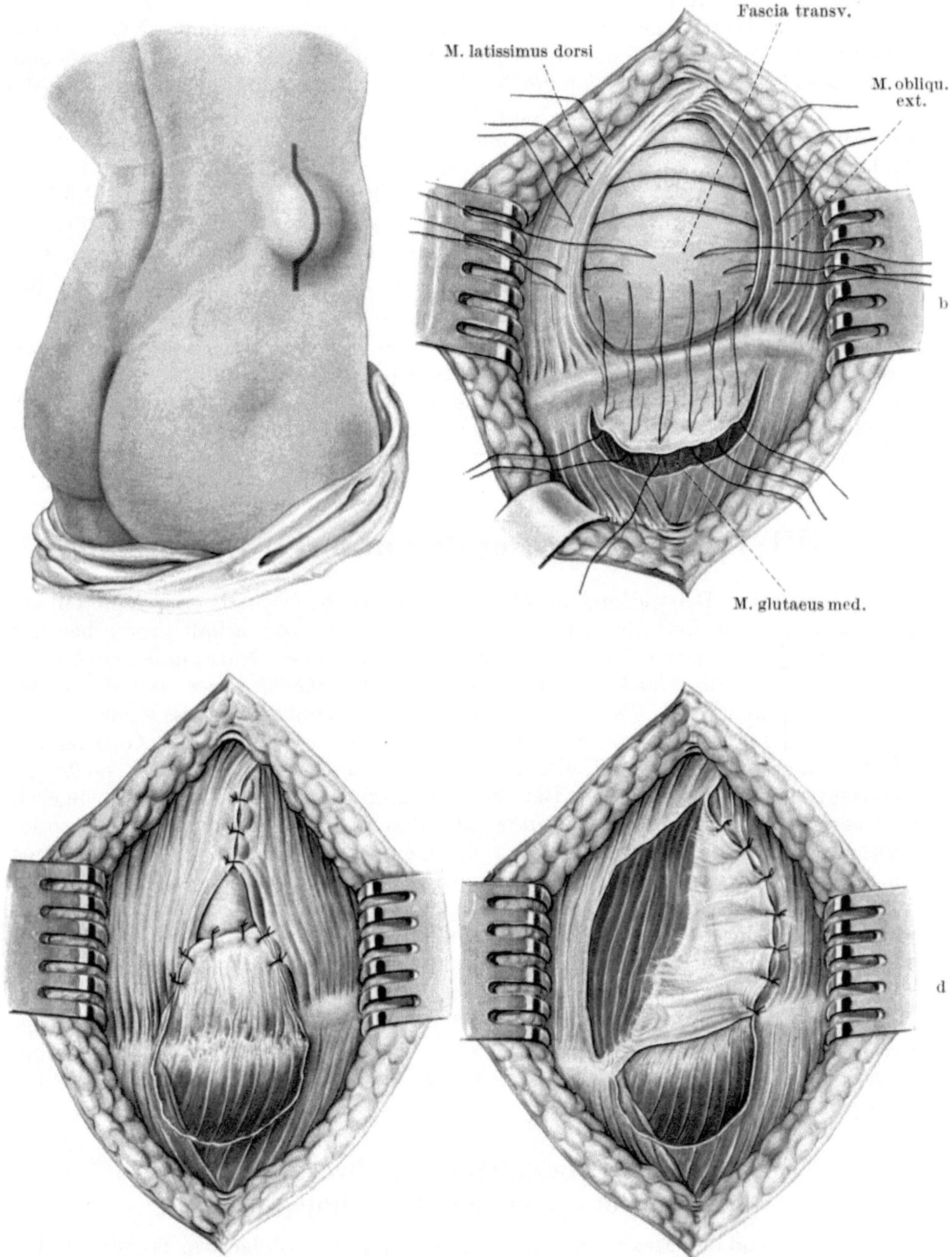

Abb. 135a—d *Beseitigung der unteren Lumbalhernie nach* DOWD (*nach* WATSON) a Lageskizze mit Hautschnitt.
b Zusammenraffen der Rander des M latissimus dorsi und des M obliqu. externus. c Über die noch bestehende
Lucke wird ein gestielter Fascienlappen aus der Umhullung der Mm. glut max und med. geschlagen d Deckung
der gesamten Bruchpforte mit einem lateral gestielten Lappen aus der Fascie des M. latissimus dorsi.

Die *Bruchpforte* wird nach Möglichkeit durch Naht der einzelnen Muskelschichten geschlossen. Bei ungenügendem Material kann man sich zur Sicherung

des Verschlusses mit Vorteil der *freien Fascien- oder Coriumlappenverpflanzung* bedienen. Unterhautfettgewebe und *Haut* werden primär vereinigt. Nicht immer läßt sich die oft breit klaffende Bruchpforte durch unmittelbare Naht verschließen. Dann bewahrt sich die *gestielte Plastik*. Für die untere Lumbalhernie hat DOWD (1907) ein auch heute noch gültiges Verfahren angegeben, dessen Technik aus der Abb. 135 hervorgeht. Auf die nach dem Zusammenraffen der Ränder des M. latissimus dorsi und des M. obliqu. ext. noch bestehende Lücke über dem Darmbeinkamm schlagt man einen an ihm gestielten Fascienlappen der Umhüllung der Mm. glut. max. und med. Die gesamte Bruchpforte wird dann noch durch einen lateral gestielten Lappen aus der Fascie des M. latissimus dorsi gedeckt.

Das Verfahren von DOWD kann man den jeweiligen Verhaltnissen an der Bruchpforte anpassen und sinngemäß abändern.

Bei einem *oberen* Lendenbruch mit breiter Bruchpforte bildet man einen gestielten Lappen aus der Fascie des M. sacrospinalis, den man an den M. obliqu. int. und an das Periost der 12. Rippe heftet. Darüber schlägt man einen zweiten lateral gestielten Lappen aus der Fascie des M. latissimus dorsi und vernaht zuletzt diesen Muskel als letzte deckende Schicht.

VI. Die Beseitigung der inneren Brüche.

Die operative Behandlung der Hernien, deren *Bruchpforten* im Inneren der Leibeshöhle liegen, und die nicht nach außen hervortreten, erhält gegenüber der Behandlung der äußeren Brüche dadurch eine besondere Note, daß der Angriff auf den Bruch nur *nach der Eröffnung der Bauchhöhle oder der Brusthöhle* begonnen werden kann. Es kommt hinzu, daß die genaue *Diagnose* eines inneren Bruches oft vor der Operation nicht sicher gestellt werden kann. Günstig ist, daß die inneren Brüche durch eine Laparotomie oder Thorakotomie übersichtlich freigelegt werden können. Die Bezeichnung „innere Hernien" wird im engeren und ursprünglichen Sinne angewendet auf Bauchbrüche, die dadurch zustandekommen, daß Teile des Dünndarmes in verschiedene Taschen des Peritoneums eintreten und sich dann häufig einklemmen. Neuerdings ist es auf Grund anatomischer und entwicklungsgeschichtlicher Untersuchungen wieder fraglich geworden, ob es sich bei einem Teil dieser inneren Brüche wirklich nur um Hernien oder nicht eigentlich nur um pathologische Veranderungen infolge Fehldrehung oder unvollkommener Drehung des Darmes (Malrotation) handelt.

Es wird im folgenden bewußt die Beseitigung der „inneren Brüche" im engeren Sinne getrennt von der der Zwerchfellbrüche besprochen, die im weiteren Sinne auch innere Brüche sind, da pathologische Anatomie und Entstehung beider Gruppen völlig verschieden sind.

1. Die Beseitigung der Brüche
der Gegend der Flexura duodenojejunalis.

In der Gegend der Flexura duodenojejunalis können infolge von Störungen der hier in embryonaler Zeit stattfindenden Drehungen und Verlagerungen des Darmes und seines Mesenterium innere Hernien auftreten, die in 3 Richtungen zu unterscheiden sind:

a) *Die Hernia recessus duodenojejunalis.*
b) *Die Hernia mesenterico-parietalis dextra mit Rechtsposition des Duodenum.*
c) *Die Hernia mesenterico-parietalis dextra mit Linksposition des Duodenum.*

a) Die Hernia recessus duodenojejunalis,
die klassische TREITZsche Hernia retroperitonealis (Abb. 136).

Man könnte sie auch als *Hernia mesenterico-parietalis sinistra* bezeichnen. Der Recessus duodenojejunalis, der auch als *linker* oder *oberer* Recessus bezeichnet wird, liegt *links* neben der Wirbelsäule. Man macht ihn sich zugänglich, wenn man

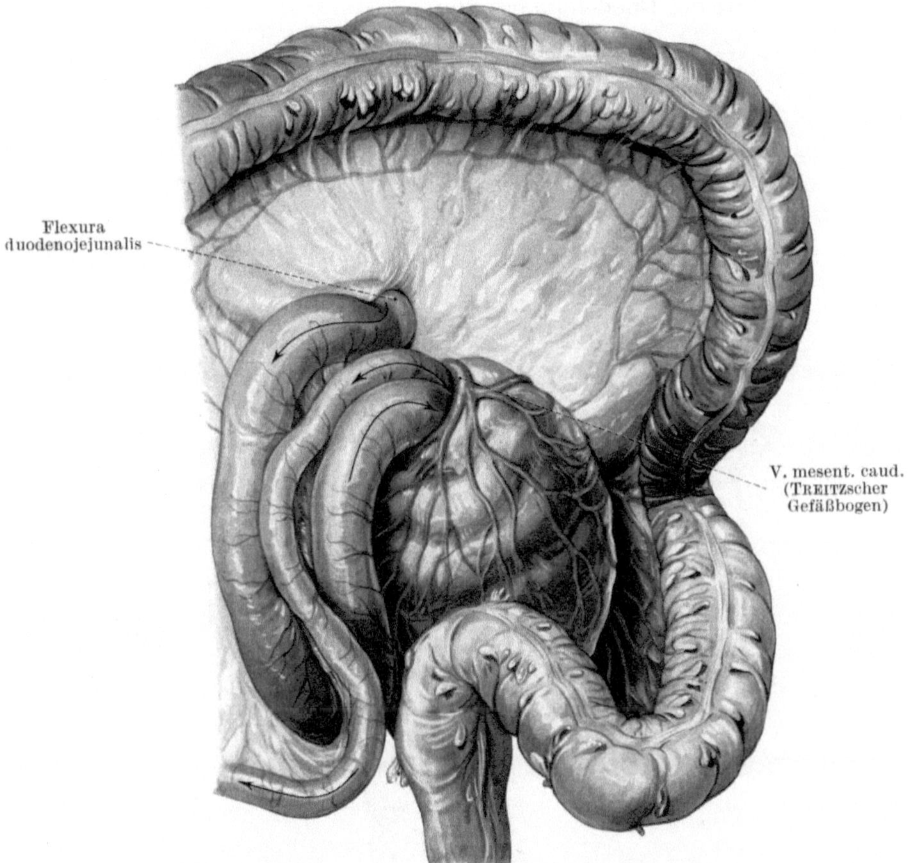

Abb. 136. *Hernia recessus duodenojejunalis* (TREITZ*sche Hernie*). Ein Teil des Dunndarms dicht an der Flexura duodenojejunalis befindet sich im Bruchsack, dessen Vorderwand durch das Mesocolon descendens gebildet wird. Die V. mesenterica caudalis umrahmt die Bruchpforte.

das Mesocolon transversum kranial und die oberste Jejunumschlinge caudal zieht und mit dem Finger von kranial nach caudal unter die Peritonealduplikatur fährt, die von der Wurzel des Mesocolon zur Flexura duodenojejunalis verlauft und die *V. mesenterica caudalis* in Gestalt des TREITZschen Gefaßbogens enthält. Die Vene zieht an der lateralen Seite der Bruchpforte von caudal nach kranial. Ihre Unterbindung ist im Hinblick auf die hierbei auftretenden Ernahrungsstörungen des Darmes nicht gestattet. Der Bruchsack liegt auf der linken Seite der Wirbelsäule zwischen der hinteren Bauchwand und zwischen dem abgehobenen Mesocolon descendens, dessen Gefaße also über die Vorderseite der Bruchgeschwulst verlaufen. Er entwickelt sich von der Flexur aus in caudaler Richtung. Der Inhalt einer sich in dieser Tasche entwickelnden, sehr seltenen TREITZschen Hernie wird durch eine obere Dünndarmschlinge gebildet, so daß die Bruchpforte von

2 Darmschenkeln, dem zuführenden und dem abführenden Jejunumschenkel passiert wird.

Bei der Erweiterung der Bruchpforte muß eine Verletzung der Gefaße und des Mesocolon descendens und vor allem des an der Außenseite die Randarkade bildenden TREITZschen Gefaßbogens vermieden werden. Genügt die stumpfe Dehnung der Bruchpforte nicht, so wird sie unter Schonung der Gefäße an der Innenseite langs der linken Seite des Duodenum erweitert.

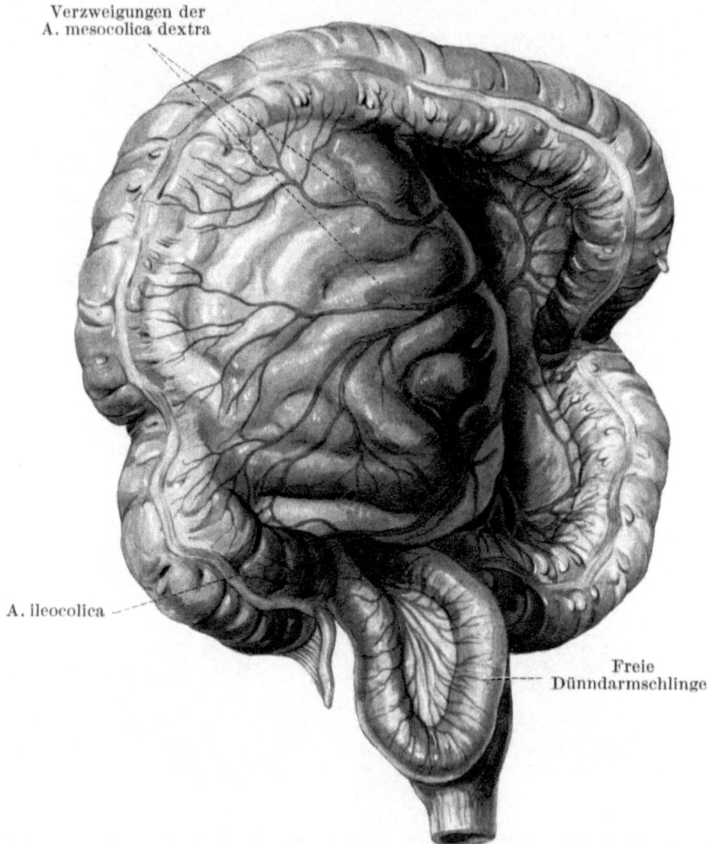

Abb 137. *Hernia mesenterico-parietalis dextra mit Rechtsposition des Duodenum.* Nahezu der gesamte Dunndarm befindet sich in dem rechts von der Mittellinie gelegenen Bruchsack, dessen Vorderwand durch das Mesocolon ascendens gebildet wird. Auf dem Bruchsack verlaufen die Verzweigungen der Vasa mesocolica dextra. Die A. ileocolica bildet die Randarkade der Bruchpforte Aus der Bruchpforte hangt frei eine Dunndarmschlinge heraus.

b) Die Hernia mesenterico-parietalis dextra mit Rechtsposition des Duodenum (Abb. 137).

Die bei weitem häufigste Hernie jener Gegend ist der fruher als Hernia duodenojejunalis dextra, heute als ,,Hernia mesenterico-parietalis dextra mit Rechtsposition des Duodenum'' bezeichnete innere Bruch. Er verdankt seine Entstehung dem Umstand, daß bei einem *Mesenterium commune* das Mesocolon ascendens bei seiner fetalen Drehung und Lagerung nach rechts die rechts von der Wirbelsäule verbliebene Flexura duodenojejunalis überdeckt, so daß der gesamte Dünndarm sich in eine rechts neben der Wirbelsäule gelegene Tasche entwickelt, die hinten durch die hintere Bauchwand und vorne durch die abgehobene Platte des Mesocolon ascendens mit ihren Gefäßen gebildet wird. Die Tasche öffnet sich nach caudal und rechts, wo die *unterste Dünndarmschlinge* mit ihrem Mesenterium den vorderen Bogen der Bruchpforte bildet.

Auf der Vorderwand des Bruchsackes, die, wie gesagt, durch das Mesocolon ascendens gebildet wird, verlaufen die Verzweigungen der *A. mesenterica cranialis*, in der Nähe der Randarkade zumeist die *A. ileocolica*. Nahezu der *gesamte* Dünndarm pflegt im Bruchsack zu liegen, so daß man bei der Eröffnung der Bauchhöhle im wesentlichen nur den Magen, den Dickdarm und eine große, glatte, wie aus Opalglas bestehende Kugel antrifft. In dieser Kugel versteckt sich der zusammengepreßte Dünndarm, der nur mit *einem* Darmende, der untersten, die Randarkade bildenden Ileumschlinge, aus dieser Kugel herauskommt. Die *letzte* Dünndarmschlinge wird in der geschilderten Weise stets zur Bildung der Bruchpforte benutzt. Der zuführende Dünndarmschenkel wird durch das im Innern des Herniensackes versteckt einmündende Duodenum gebildet. Es kommt jedoch vor, daß eine mehr oder minder lange Schlinge im Verlauf des Dünndarmes aus der Bruchpforte heraushangt, so daß sie mit einem Schenkel aus- und mit dem anderen Schenkel eintritt.

In Anbetracht der erwähnten Gefäßverhältnisse und der Lage der letzten Dünndarmschlinge kommt eine *scharfe Erweiterung des Bruchsackausganges* nicht in Frage. Auch läßt sich der Dünndarm wegen seines kurzen Mesenterium nicht hervorziehen. Ist eine Freilegung des Dünndarmes wegen Ileuserscheinungen unerläßlich, so könnte das nur in der Weise geschehen, daß das Coecum und Colon ascendens durch einen an der Außenseite geführten Schnitt mobilisiert und mit ihrem die Vorderwand der Hernie bildenden Mesenterium nach links herübergewälzt würden, wodurch der Bruchsack breit eröffnet würde.

c) Die Hernia mesenterico-parietalis dextra mit Linksposition des Duodenum (Abb. 138).

Dieser äußerst seltene und des öfteren mit der TREITZschen Hernie verwechselte innere Bruch entsteht, nachdem sich das Duodenum in normaler Weise nach links über die Wirbelsäule gelegt hat, und sich die ersten Dünndarmschlingen frei entwickelt haben, dadurch, daß eine Dünndarmschlinge unter Abhebung des Mesocolon ascendens zwischen dieses Blatt und die hintere Bauchwand gelangt, so daß die Bruchgeschwulst von der hinteren Bauchwand und von der die Gefäße enthaltenden Platte des Mesocolon ascendens gebildet wird. Man gelangt in die Bruchöffnung nach Hochheben des Mesocolon transversum von links nach rechts. An dieser Stelle tritt der freie Dünndarm mit seinem Mesenterium in die Bruchöffnung und aus der Bruchöffnung, und verläuft von hier ab in normaler Weise nach dem Coecum. Die Bruchöffnung läßt sich unter Schonung der Gefäße zumeist durch Einschneiden erweitern.

2. Die Beseitigung der Brüche der Bursa omentalis.

Die Hernien der Bursa omentalis im engeren Sinne sind daran kenntlich, daß eine zuführende und eine abführende Dünndarmschlinge *das Foramen Winslowi passieren* und mit einer *hinter dem Magen liegenden Bruchgeschwulst* in Verbindung stehen (Abb. 139). Die Anwesenheit der Bruchgeschwulst kann bei genügender Größe hinter dem Magen, dem Lig. gastrocolicum, dem Querdarm, dem Mesocolon transversum und hinter dem kleinen Netz festgestellt werden. Da das Foramen Winslowi auf der ventralen Seite durch das von der Leberpforte nach

dem Duodenum ziehende *Lig. hepatoduodenale* mit seinen drei lebenswichtigen
Bestandteilen (Ductus choledochus, V. portae, A. hepatica), und auf der dorsalen
Seite durch die von der *V. cava* bedeckte unnachgiebige Wirbelsäule begrenzt
wird, ist die Möglichkeit seiner Erweiterung durch *scharfes Einschneiden* nicht
gegeben. Macht die Entwicklung des im Bruchsack gelegenen Darmes Schwierigkeiten, so wird zunächst vorsichtig die *unblutige Dehnung* der Bruchpforte

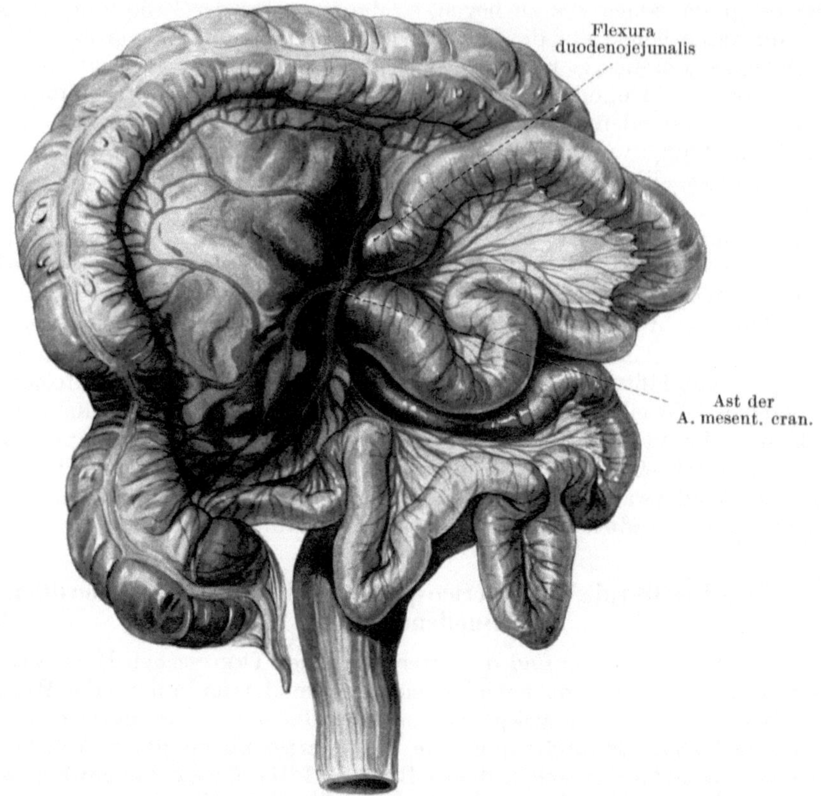

Abb. 138. *Hernia mesenterico-parietalis dextra mit Linksposition des Duodenum* Ein großer Teil des an der Flexura
duodenojejunalis ordnungsmäßig hervorkommenden Dünndarms befindet sich im Bruchsack, dessen Vorderwand
von dem Mesocolon ascendens gebildet wird Auf dem Bruchsack verlaufen die Verzweigungen der Vasa mesocolica dextra. Ein arterieller Hauptast der A mesent cran bildet die Randarkade der Bruchpforte

versucht. Gelingt die Befreiung des Darmes hierdurch nicht, so wird die *Bursa
omentalis eröffnet*, indem das Lig. gastrocolicum zwischen Doppelunterbindungen
durchtrennt wird. Man versucht nun, eine Darmschlinge nach der anderen
zweihändig durch Druck und Zug durch die Bruchpforte zu bringen. Ist auch
das nicht möglich, so wird der *Darm eröffnet und entleert*. Der zusammengefallene
Darm läßt sich dann zumeist in die freie Bauchhöhle zurückbringen. Die *Bruchpforte wird geschlossen*, die Bauchwunde vernäht.

Des öfteren werden in der Bursa omentalis auch Dünndarmschlingen angetroffen, die nicht durch das Foramen Winslowi, sondern durch eine angeborene
Lücke des Mesocolon transversum eingedrungen sind. Auch der Bruchsack der
Hernie des Recessus mesocolicus kann sich in die Bursa vorstülpen, bildet aber
zunächst eine geschlossene Ausbuchtung der Mesenterialplatte. Allerdings kann

die Wand dieser Ausbuchtung mit der Zeit durchbrochen werden. Über die Bildung der *Transhaesio intestini supracolica und supragastrica* vgl. Abschnitt 5.

3. Die Beseitigung der Brüche der Recessus ileocoecales.

Die in den *Recessus ileocoecalis superior* oder in den *Recessus ileocoecalis inferior* entwickelten Bruche (Abb. 140) enthalten in der Regel nur kleine Teile des Dünn-

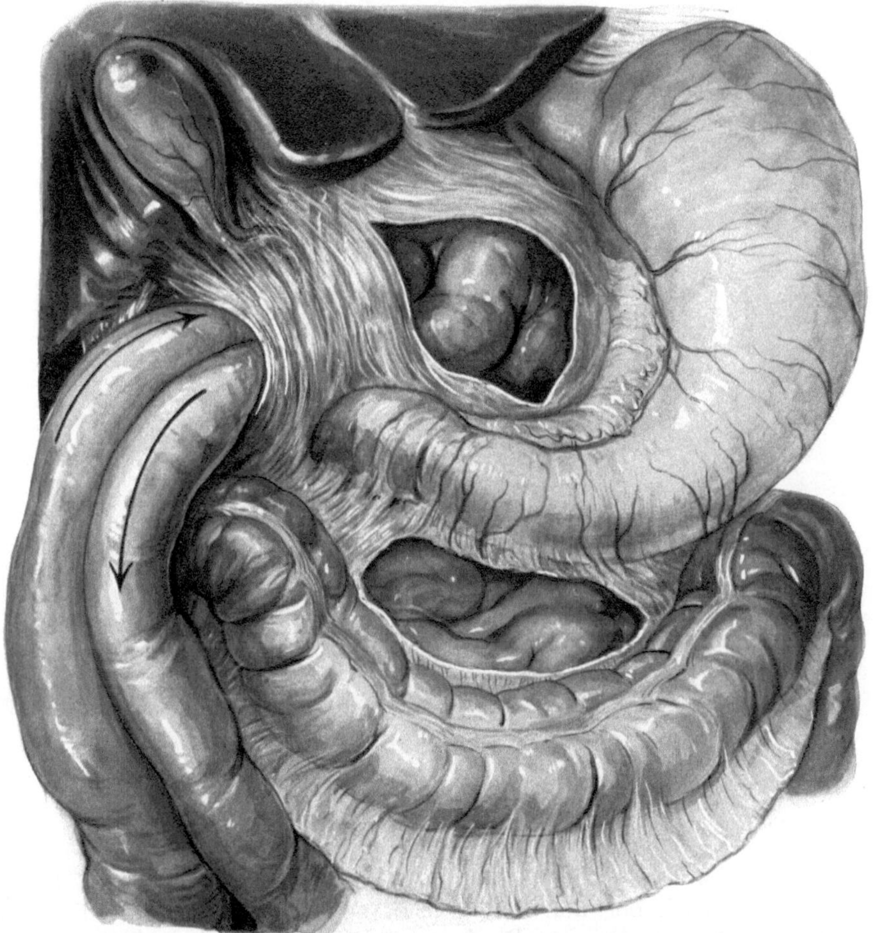

Abb. 139 *Hernia bursae omentalis.* Ein betrachtlicher Teil des Dunndarmes ist durch das Foramen Winslowi in die Bursa omentalis eingetreten In das Lig. hepatogastricum und in das Lig. gastrocolicum sind Fenster geschnitten, um den Bruchinhalt zu veranschaulichen.

darmes. Zumeist ist die Entwicklung des Darmes aus dem Bruchsack leicht. Ergeben sich trotzdem Schwierigkeiten, so darf nur bei der *untersten* Ileocöcalhernie der Eingang des Bruchsackes rücksichtslos eingeschnitten werden, weil der Rand der *oberen* Ileocöcalhernie die für die Ernährung des unteren Dünndarmes und des oberen Dickdarmes wichtige *A. ileocolica* enthält. Nach der vollständigen Entwicklung des Darmes werden etwa zurückbleibende Peritonealtaschen vernäht. Die Bauchhöhle wird geschlossen.

4. Die Beseitigung der Brüche des Recessus intersigmoideus.

Der seltene Recessus intersigmoideus liegt im Bereich der Basis des Mesosigmoideum. Der Eingang befindet sich auf der linken Seite dieser Mesenterialplatte (Abb. 141). Die Entwicklung der im Bruchsack angetroffenen Dünndarmschlingen kann unter *scharfer* Erweiterung des Bruchsackeinganges oder selbst
unter vollständiger *Durchtrennung* seiner Vorderwand vorgenommen werden, so

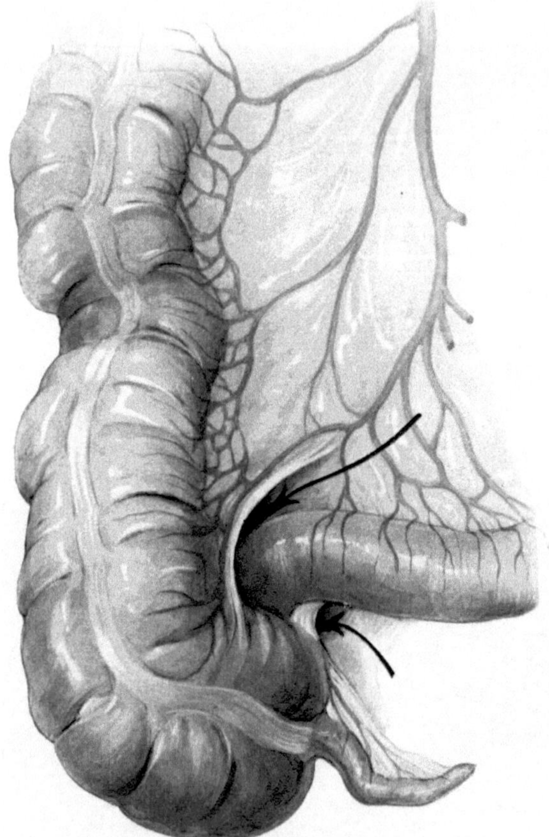

Abb 140. Recessus ileocoecalis superior und Recessus ileocoecalis inferior.

daß Schwierigkeiten in der Regel nicht entstehen. Die Blatter des gespaltenen
Recessus werden nach der Befreiung des Darmes derartig vernäht, daß eine
offene Tasche nicht zurückbleibt. Die Laparotomiewunde wird geschlossen.

5. Die Beseitigung der Brüche des Recessus mesocolicus.

Das *Mesocolon transversum* kann in seinem *mittleren* Anteil eine Tasche
aufweisen, die von der caudalen Seite aus zugänglich ist und sich entlang
der hinteren Bauchwand in der Richtung nach dem Zwerchfell ausbuchtet
(Abb. 142). Die Bruchpforte ist meist von den beiden Hauptästen der A. colica
med. eingerahmt. In diese Taschen können Teile des Dünndarmes eintreten.

Die *Bruchpforte* dieser Hernien wird durch Emporschlagen des Colon transversum zugänglich. Die Entwicklung des im Recessus liegenden Darmes wird

zunächst durch sanften Zug versucht. Kommt man hiermit nicht zum Ziel, so wird die Bruchpforte *stumpf erweitert*. Gewinnt man auch hierdurch nicht genügenden Spielraum, so kann der einschnürende Ring in sagittaler Richtung *gespalten* werden, wobei der Verlauf der Gefaße des Mesocolons zu berücksichtigen ist. Seitenäste können unterbunden werden, nur die Hauptstamme, namentlich die *A. colica med.*, sind zu schonen, da sonst Nekrosen des Colon transversum

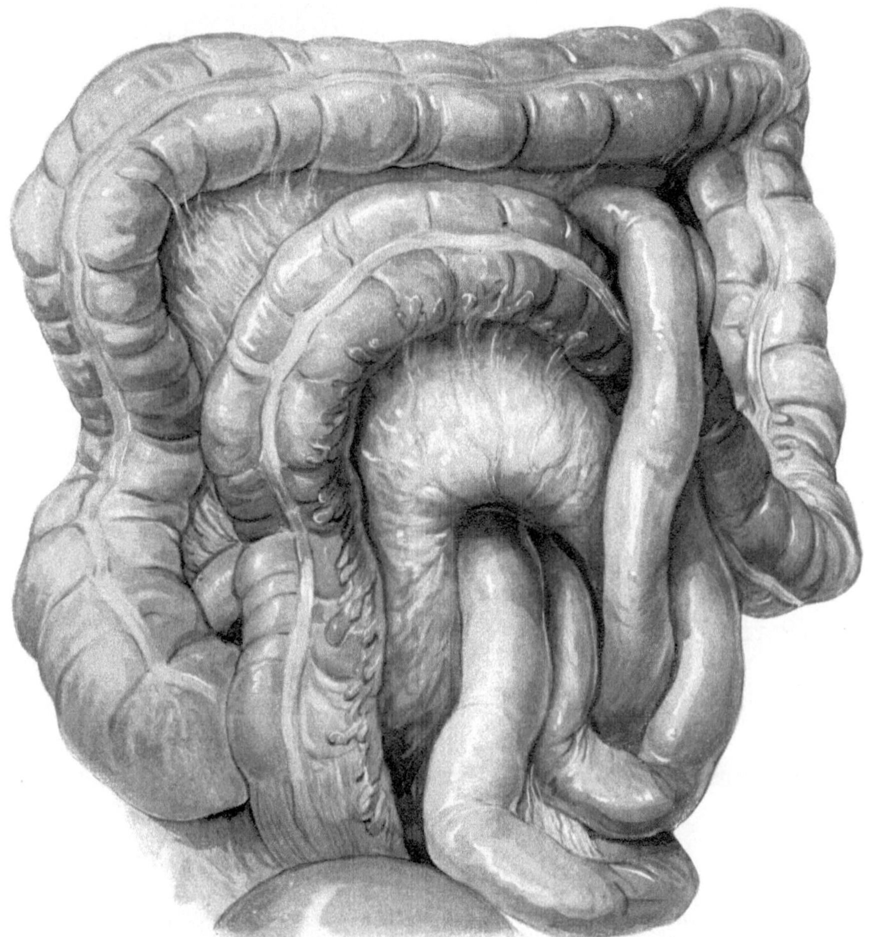

Abb 141 *Hernia recessus intersigmoidei* Eine Dunndarmschlinge ist in eine an der Basis des Mesosigmoideum befindliche Tasche eingetreten

auftreten. Der *Verschluß der Bruchpforte* und der *Bauchhohle* erfolgt in der üblichen Weise.

Wird das ausgebuchtete Mesocolon transversum durch die vordrangenden Dünndarmschlingen *durchbrochen*, so gelangen die Darme in die Bursa omentalis, und können hier zunachst als eine echte *Hernie des Netzbeutels* angesprochen werden (S. 190). Ausschlaggebend für die Diagnose der Art des Bruches ist die Feststellung der Leere des *Foramen Winslowi* und der Lucke im Mesocolon transversum. Gelegentlich kommen durch Gefäßbögen begrenzte Peritonealtaschen auch an *anderen Stellen des Mesocolon* vor. Auch in diese Taschen können Dünndarmschlingen schlüpfen. Sie sind meist leicht zu befreien.

Die in die Bursa omentalis gelangten Dünndarmschlingen können das Lig. gastrocolicum oder das Omentum minus durchbrechen und wieder in die freie Bauchhöhle gelangen, wodurch das Krankheitsbild der *Transhaesio intestini supracolica* oder der *Transhaesio intestini supragastrica* (SCHUMACHER) entsteht. Die operative Klarlegung derartiger Verhaltnisse kann sehr große Schwierigkeiten bereiten.

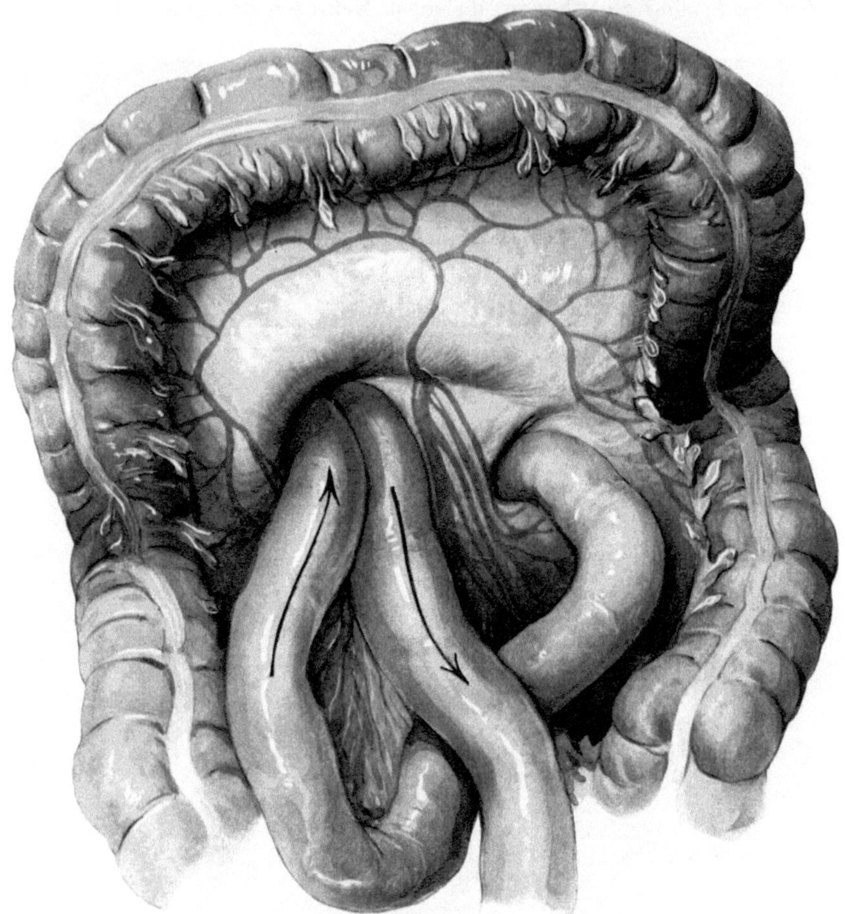

Abb 142 *Hernia recessus mesocolici*. Eine Dunndarmschlinge ist in eine an der Basis des Mesocolon transversum befindliche Tasche eingetreten

C. Die Eingriffe bei Zwerchfellbrüchen.
(Zwerchfellhernien, Herniae diaphragmaticae.)

I. Allgemeine Vorbemerkungen.

Das Krankheitsbild des Zwerchfellbruches wurde erstmals im Jahre 1579 von AMBROISE PARÉ beschrieben. Es handelte sich um einen französischen Offizier, der nach einer Schußverletzung unter unklaren Symptomen starb. Bei der Sektion fand sich ein Riß im linken Zwerchfell, durch den ein großer Teil des Dickdarmes in die linke Brusthöhle prolabiert war. Wenn auch in den folgenden Jahrhunderten gelegentlich über das Vorkommen vor allem traumatischer Zwerchfellbrüche berichtet wurde (HILDANUS 1608, STEHELINUS 1724, MORGAGNI 1761, COOPER 1798, DREIFUSS 1829, LACHER 1888, GRIFFIN 1912), so gewann das Krankheitsbild des Zwerchfellbruches erst praktische Bedeutung, als die *Röntgendiagnostik* die Erkennung der Zwerchfellbrüche sicherer gestaltete und die operative Technik ausgebaut wurde. Die traumatischen Zwerchfellbrüche haben im Zeitalter des Verkehrs und der Technik und vor allem in Kriegszeiten erheblich zugenommen. Sie werden ebenso wie die nichttraumatischen Zwerchfellbrüche auch heute noch häufig zunächst nicht erkannt. Wegen der anatomisch bedingten Variabilität der Erscheinungen, der diagnostischen Schwierigkeiten und der verschiedenen Möglichkeiten operativen Eingriffes bieten die Zwerchfellbrüche zahlreiche Probleme.

II. Begriffsbestimmung des Zwerchfellbruches.

Unter einem Zwerchfellbruch (Hernia diaphragmatica) versteht man die Vorwölbung von Baucheingeweiden in die Brusthöhle durch eine normale oder pathologische Lücke im Zwerchfell. Die Brüche können fast überall im Zwerchfell auftreten, werden aber in seiner linken Hälfte sehr viel häufiger angetroffen. Sie durchsetzen dabei präformierte Spalten (Hiatus oesophageus, Trigonum sternocostale — MORGAGNI, LARREY —, Trigonum lumbo-costale — BOCHDALEK) sowie angeborene oder erworbene (entzündliche bzw. traumatische) Lücken des Zwerchfells. Außerdem sind als ganz seltene Einzelbeobachtungen Zwerchfellbrüche entlang der V. cava inferior (SOUTHBY 1924, BRECKOFF 1933, KOSS-VIETEN-WILLMANN 1950) und entlang des N. sympathicus (HUME 1922) sowie entlang der V. azygos und des N. splanchnicus (ANDRÉ) bekannt geworden.

Zwerchfellbrüche besitzen häufig keinen *Bruchsack*. Es handelt sich also zumeist um einen falschen Bruch, den man morphologisch richtiger als *Prolapsus transdiaphragmaticus* bezeichnen würde. Trotzdem erscheint es besonders vom klinischen Standpunkt aus nicht gerechtfertigt, den im Weltschrifttum gebräuchlichen Sammelbegriff der Hernia diaphragmatica (Zwerchfellbruch), unter dem verschiedene, in ihrer klinischen Symptomatologie sich deckende, pathologische Zustandsbilder zusammengefaßt werden (GG. B. GRUBER 1953), aufzugeben, zumal klinisch eine prägnante Scheidung zwischen nichttraumatischen wahren Zwerchfellhernien und Zwerchfelldefekten auch mit Hilfe der röntgenologischen Beobachtung nicht möglich (EPPINGER 1928) und der therapeutische Weg praktisch der gleiche ist.

Als *Bruchinhalt* bzw. prolabierte Teile finden sich Magen, Milz, mehr oder weniger große Teile des Dick- und Dünndarmes, Omentum majus oder minus, Pankreas, Coecum mit Appendix und Teile der Leber, sogar Nieren. In der Mehrzahl der Fälle sind gleichzeitig mehrere Organe verlagert.

Für das Verständnis der einzelnen Bruchformen, für ihre Erkennung und Behandlung sind Kenntnisse über den *Aufbau*, die *Entwicklung* und die *Funktion des Zwerchfelles* erforderlich.

III. Aufbau, Entwicklung und Funktion des Zwerchfelles.

1. Aufbau des Zwerchfelles.

Das Zwerchfell, die Scheidewand zwischen Brust- und Bauchhöhle, ist eine Eigentümlichkeit der Saugetiere. Es bildet eine gewölbte, nach kranial konvexe Platte, die aus muskulösen Randteilen *(Pars muscularis)* und einer sattelförmigen

Zentralsehne *(Centrum tendineum)* besteht. Es ragt gewölbeartig in die Brusthöhle, haftet dem inneren Rand der unteren Thoraxapertur an und entspringt
von der Wirbelsäule, den Rippen und dem Processus ensiformis (xiphoideus).
Man unterscheidet deshalb eine *Pars lumbalis, costalis* und *sternalis.* Von ihrem
Ursprung erreichen die Muskelfasern der Pars lumbalis und costalis zunächst
steil aufsteigend und dann im Bogen verlaufend das Centrum tendineum, während
die Fasern der Pars sternalis fast horizontal zur Sehnenplatte ziehen. Hieraus
erklärt sich die Verschiedenheit der Form und Größe des Sinus phrenico-costalis.

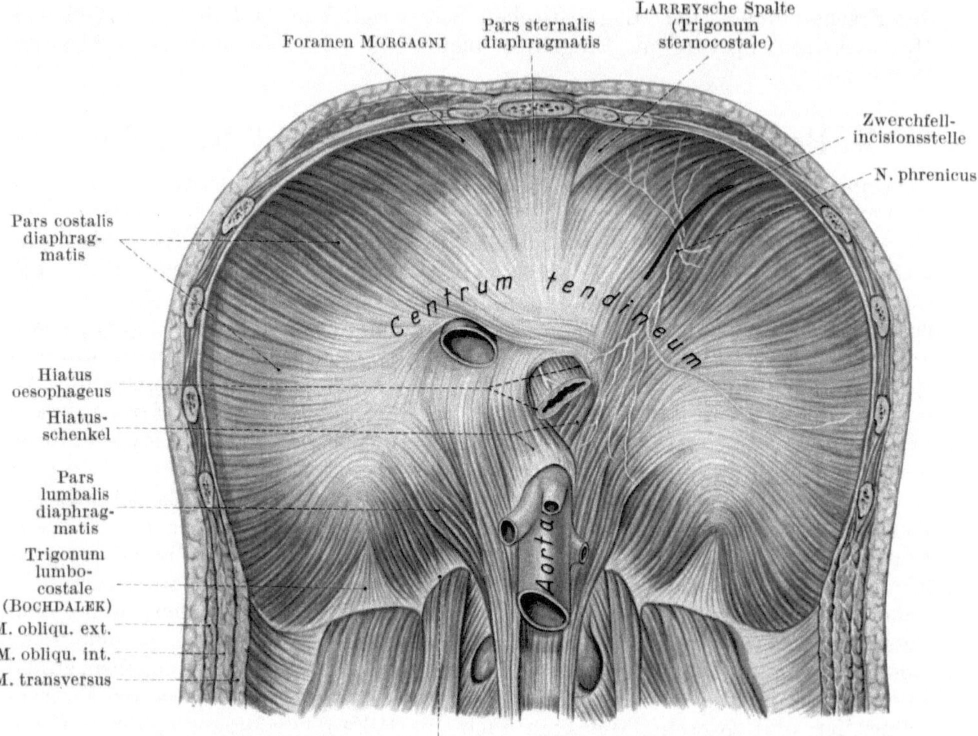

Abb 143 *Zwerchfell von caudal.* Im Bereich der linksseitigen Pars costalis erkennt man die Einmundungsstelle
des N. phrenicus mit dessen Verzweigungen Die schwarze Linie gibt die Incisionsstelle an, die nach ŠERÝ und
Mitarbeitern zur Schonung der Hauptaste des N phrenicus weit median liegen muß.

Die *Pars lumbalis* entspringt auf jeder Seite mit 2 Schenkeln von der Vorderseite der Lendenwirbelsäule und der 12. Rippe. Der mediale Schenkel (Crus
mediale), der rechts vom 1.—4. und links vom 1.—3. Lendenwirbelkörper kommt,
spaltet sich in 2 Teile, durch die der N. splanchnicus major tritt und die in der
Höhe des 1. Lendenwirbelkörpers den sehnig begrenzten Aortenschlitz (Hiatus
aorticus), die Durchtrittsstelle der Aorta descendens, des Ductus thoracicus und
der Cisterna chyli bilden. Jenseits des Aortenschlitzes kreuzen sich die medialen
Fasern, divergieren aber bald wieder und bilden eine zweite, muskulös umrandete
Öffnung, den Speiseröhrenschlitz, Hiatus oesophageus (Foramen oesophagicum),
für den Durchtritt der Speiseröhre. Mit ihr treten die Nn. vagi und gelegentlich
die Rr. abdominales des N. phrenicus sinister durch den Hiatus oesophageus.
    Der laterale Schenkel (Crus laterale) entspringt von einem Sehnenbogen, der
die Mm. psoas major und quadratus lumborum überspannt. Zwischen Crus

mediale und laterale verlauft der Grenzstrang des Sympathicus und gelegentlich auch die V. thoracica longitudinalis, die in der Regel den N. splanchnicus major begleitet. Die *Pars costalis* entspringt von den Knorpeln der 7.—12. Rippe,

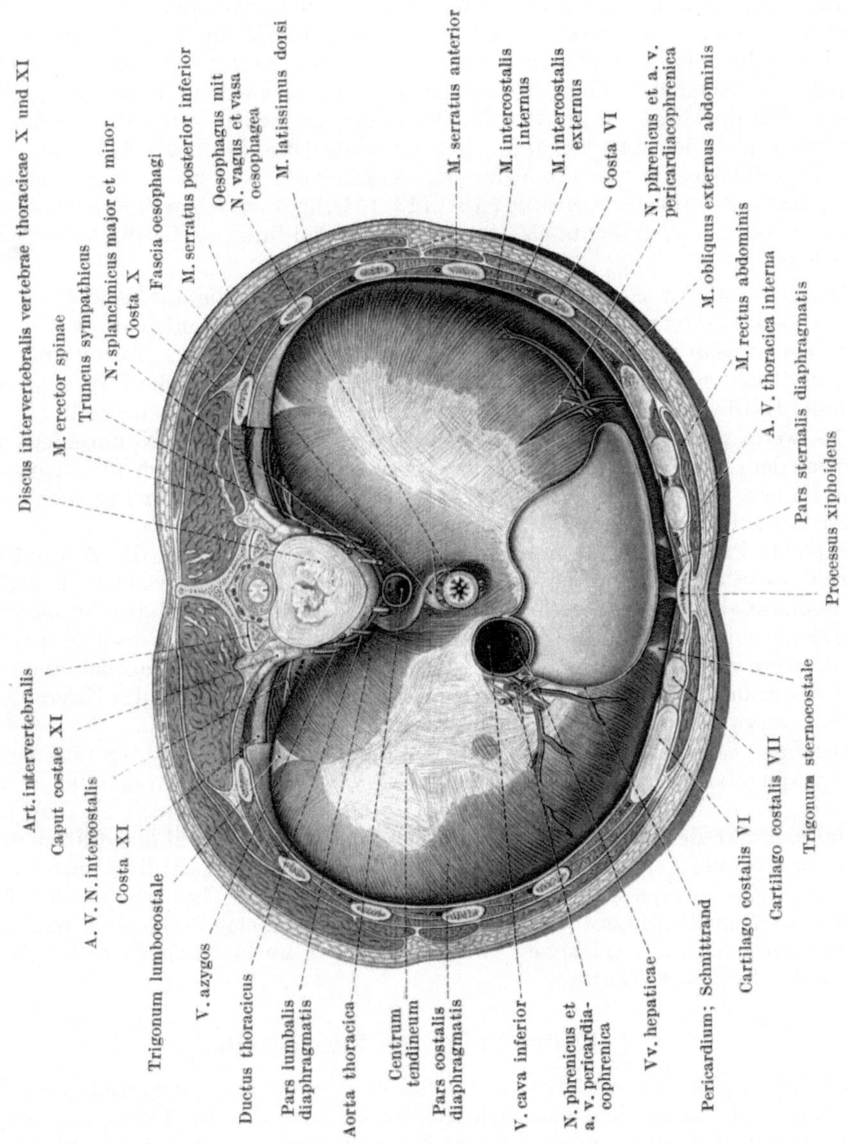

indem sie zwischen die Ursprungszacken des M. transversus abdominis eingreift. Sie geht bogenförmig in die Zentralsehne über. Die *Pars sternalis*, der kleinste Teil des Zwerchfelles, entspringt mit mehreren unregelmäßigen kleinen Zacken von der Rückfläche des Schwertfortsatzes und dem hinteren Blatt der Rectusscheide.

Die *Zentralsehne*, das Centrum tendineum, besitzt die Form eines Kartenherzens oder eines Kleeblattes, auf dessen ventralem Blatt das Herz mit dem

Herzbeutel und auf dessen seitlichen Blättern die Grundflächen der Lungen ruhen. Die Sehnenfasern des Centrum tendineum verbinden die gegenüberliegenden Enden der Muskelfasern. An der dorsalen Grenze des rechten ventralen Blattes umgeben die Sehnenfasern das Foramen venae cavae, die Durchtrittsstelle der V. cava caudalis und der Rr. abdominales des N. phrenicus dexter. Die Zentralsehne ist in ihrer Mitte etwas eingesunken, was teilweise durch das Aufliegen des Herzens bedingt ist. Hierdurch entstehen eine linke und eine rechte Zwerchfellkuppel, von denen sich die rechte stärker nach kranial wolbt. Unter der rechten Zwerchfellkuppel liegt der größere Teil der Leber. Zwischen Pars costalis und Pars lumbalis findet sich das Trigonum lumbocostale (BOCHDALEK) (Abb. 143, 144), eine Muskellücke, die nur bindegewebig verschlossen ist. Eine weitere Muskellücke, das Trigonum sternocostale (Abb. 143, 144), liegt zwischen Pars sternalis und Pars costalis. Es wird rechts als MORGAGNIsche und links als LARREYsche Spalte bezeichnet.

Das Zwerchfell wird von den Nn. phrenici innerviert, die aus dem 3.—5. Cervicalsegment stammen. Bisher nahm man an, daß jeder N. phrenicus die Zwerchfellhalfte seiner Seite versorgt. Untersuchungen von LEIGH COLLIS, SATCHWELL und ABRAMS (1953) ergaben aber, daß der linke N. phrenicus das linke Zwerchfell und die linke Hälfte des rechten Zwerchfelles innerviert, während seine rechte Hälfte und — wenn vorhanden — der Lowsche Muskel vom rechten N. phrenicus versorgt werden. Darüber hinaus wird das Zwerchfell aber auch noch von sympathischen Fasern, also doppelt innerviert, so daß erst nach Durchtrennung auch dieser Fasern ein völlig relaxierter Zustand zu erreichen ist (KURÉ 1922).

Die *arterielle Versorgung des Zwerchfelles* ist über die Aorta, die A. thoracica interna sowie die Aa. intercostales gewährleistet. Die Aa. phrenicae thoracicae und abdominales kommen direkt aus der Aorta, die A. pericardiacophrenica und musculophrenica stammen aus der A. thoracica interna. Die Venen laufen mit den Arterien zusammen und münden beiderseits in die Vv. thoracicae longitudinales sowie in die beiden Vv. thoracicae internae und unterhalb des Zwerchfelles in die V. cava caudalis.

Die *Lymphgefäße* folgen im allgemeinen dem Verlauf der Arterien und Venen. Die Lymphgefäße der kranialen und caudalen Seite stehen miteinander in Verbindung. Von dem ventralen Zwerchfellanteil sammeln sie sich zu den Lnn. sternales hinter dem Processus ensiformis (xiphoideus). Zu ihnen fließen auch die Lymphgefäße der Leber. Von hier erfolgt der weitere Abfluß entlang der Vasa thoracica interna. Die dorsalen Partien senden ihre Lymphe zu den Lnn. coeliaci und mediastinales (Lnn. diaphragmatici dorsales) und von hier zum Ductus thoracicus. Die seitlichen Partien stehen in Verbindung zu den Lymphknoten der Intercostalräume.

2. Entwicklung des Zwerchfelles.

Die Bildung des Zwerchfelles ist auf das engste mit der Entwicklung des Coeloms verknüpft, unter dem man den Spaltraum versteht, der Darm, Lunge und Herz umgibt und sich im primitiven Zustand über den ganzen embryonalen Körper erstreckt (Cavum pericardiaco-pleuro-peritoneale). Diese gemeinsame Leibeshöhle wird durch Querfalten, die von der Leibeshöhlenwand auswachsen, in zwei paarige Höhlen, die beiden Brusthöhlen, und zwei unpaare, den Herzbeutel und die Bauchhöhle, geteilt. Die Gliederung beginnt mit der Abtrennung des Herzbeutels gegen die Bauchhöhle durch Bildung des Septum transversum, einer quergestellten Falte der ventralen und der beiden lateralen Bauchwande. Diese Scheidewand wächst caudal von der Herzanlage gegen die dorsale Leibeswand, ohne sie zu erreichen. Nach Umlagerung des Herzens und Bildung der frontal gestellten Membrana pleuro-pericardiaca dextra et sinistra wird der Herzbeutel gegen die Brusthöhlen abgeschlossen. Für eine bestimmte Zeit besteht also ein Spaltraum, der Ductus pleuro-peritonealis, durch den die Bauchhöhle mit der Brusthöhle verbunden ist. Der Verschluß des Ductus pleuro-peritonealis beginnt mit dem Descensus des Herzens. Hierbei löst sich die durch Reduktion des kranialen Teiles der Urniere leergewordene Urnierenfalte von der hinteren Leibeshöhlenwand ab und wächst als doppelseitig angelegte Membrana pleuro-peritonealis gegen den Spaltraum vor. Diese Pleuroperitonealmembranen verwachsen in der Mitte untereinander und mit dem dorsalen Rand des Septum transversum. Auf diese Weise entsteht das Zwerchfell aus den Membranae pleuro-peritoneales und dem Septum transversum also aus mehreren Anlagen. Dabei stellen die Membranae pleuro-peritoneales und das Septum transversum die bindegewebige Anlage dar, an der man den perikardialen und den pleuralen Anteil unterscheidet. Der perikardiale Teil ist der Boden des Herzbeutels; der pleurale Teil, der aus den beiden Membranae pleuro-peritoneales besteht, schließt die Brusthöhle gegen die Bauchhöhle ab.

Die Zwerchfellanlage entwickelt sich wie das Herz beim Embryo am Hals, wo aus den vier kranialen Halssegmenten die quergestreifte Zwerchfellmuskulatur in die bindegewebige Zwerchfellanlage einwandert. Die Zwerchfellanlage senkt sich später nach caudal und nimmt dabei den N. phrenicus aus dem 3. und 4. (5.) Cervicalsegment mit. Durch Reduktion eines Teiles der Muskulatur entsteht nachträglich das Centrum tendineum.

3. Funktion des Zwerchfelles.

Für das Verständnis der Funktion des Zwerchfelles ist wichtig, daß Brust- und Bauchhöhle ein zusammenhängendes System bilden, in dem das Gleichgewicht durch eine Anzahl von Faktoren gewährleistet wird (TÖNDURY). Zwischen Thorax und Abdomen spannt sich die muskulöse Platte des Zwerchfelles, überzogen von Pleura und Peritoneum, als oberer Abschluß der Bauchhöhle bzw. unterer Abschluß des Thoraxraumes. Da das Zwerchfell nicht einfach eine „zwerch"(quer) gestellte Scheidewand ist, sondern sich kuppelförmig in die Brusthöhle vorwölbt, kann es sich zwischen Brust- und Bauchhöhle bewegen und damit eine Höhle auf Kosten der anderen vergrößern (BENNINGHOFF).

Das Zwerchfell ist der wichtigste Atemmuskel, der wie jeder Muskel seinen eigenen Tonus besitzt. Die Stellung und Form des Zwerchfelles hängt in der Hauptsache von dem jeweiligen Kontraktionszustand ab. Daneben werden sie von der Form des Thorax, dem Alter sowie von physikalischen Faktoren des Brust- und Bauchraumes bestimmt. Von den physikalischen Momenten steht in der Thoraxhöhle an erster Stelle die Retraktionskraft der Lungen, die das Zwerchfell in den Thoraxraum zieht. Die Retraktionskraft ist bei maximaler Inspiration am größten und bei maximaler Exspiration am kleinsten. Die thorakale Saugwirkung erzeugt auch im hypophrenischen Raum einen Unterdruck, der die Oberbaucheingeweide wie Leber, Milz und Magen der Unterfläche des Zwerchfelles anlagert. Bei der Inspiration erschlaffen die Bauchdecken, wobei das Eingeweidekonvolut mit dem Zwerchfell nach caudal ausweicht. Bei der Exspiration dagegen wirkt das Eingeweidekonvolut durch Kontraktion der Bauchmuskeln als Stempel und treibt das Zwerchfell hoch. Der Retraktionskraft der Lungen auf das Zwerchfell wirken der Zug der Eingeweide, der Tonus der Zwerchfellmuskulatur und die Zwerchfellkontraktionen entgegen. Beim liegenden Kranken entfällt der Zug der Baucheingeweide. Statt dessen üben die Eingeweide

einen Druck auf das Zwerchfell aus, der in Rückenlage im dorsalen Zwerchfell-
bereich, in Rechtslage am rechten und in Linkslage am linken Zwerchfell am
stärksten ist. Bei der Einatmung verschieben sich die Muskelabschnitte des
Zwerchfelles nach caudal, heben sich von der Brustwand ab und erweitern dadurch
den Sinus phrenicocostalis. Gleichzeitig hebt das Zwerchfell durch seine Kontraktion die 6 unteren Rippen und vergrößert auf diese Weise die untere Thoraxapertur in sagittaler und frontaler Richtung. Schließlich erzeugt jede Einatmung
durch Verkürzung der Pars lumbalis des Zwerchfelles eine Druckdifferenz, die zur
Ansaugung des Blutes aus dem Bauchraum beiträgt und den venösen Rückfluß
zum Herzen unterstützt.

Nach neueren Untersuchungen (HASSELWANDER) senkt sich das Centrum
tendineum bei der Zwerchfellkontraktion erheblich mehr, als man bisher an-
genommen hat. So erreicht es zwanglos das Epigastrium, wodurch die sog.
epigastrischen Pulsationen als normale Erscheinung erklärt werden, da das Herz
dem abwärts steigenden Zwerchfell folgt.

IV. Einteilung der Zwerchfellbrüche
(Abb. 145.)

Die Zwerchfellbrüche werden zweckmäßigerweise in *nichttraumatische Zwerchfellhernien* (A) und in *traumatische und durch Entzündung bedingte Zwerchfellhernien* (B) eingeteilt. Eine Sonderstellung nimmt die *Relaxatio diaphragmatica* (C)
ein. Man unterscheidet deshalb:

A. 1. Hiatushernie (Hernia diaphragmatica hiatus oesophagei).
   2. Kongenitale Zwerchfelldefekte und Aplasien des Zwerchfells.
   3. Hernia diaphragmatica lumbocostalis (BOCHDALEKsches Dreieck).
   4. Hernia diaphragmatica parasternalis (rechts MORGAGNIsche, links
      LARREYsche Spalte).
   5. Hernia diaphragmatica foraminis nervi sympathici.
   6. Hernia diaphragmatica foraminis venae cavae.
B. 1. Traumatische Zwerchfellbrüche.
   2. Zwerchfellbrüche auf entzündlicher Grundlage.
C. Relaxatio diaphragmatica.

V. Die Eingriffe bei Zwerchfellbrüchen.
1. Allgemeine Vorbemerkungen.

Zeitpunkt der Operation. Form, Größe, Lokalisation und Entstehung eines
Zwerchfellbruches bestimmen im wesentlichen seine Prognose und Therapie. Es
ist deshalb kaum möglich, allgemeine Richtlinien für den Zeitpunkt des Eingriffes
bei den verschiedenen Formen der Zwerchfellhernien zu geben.

Eine *absolute Indikation zur Operation* liegt vor bei Einklemmungserscheinungen, gleichgültig ob sie durch Strangulation oder Kotstauung bedingt sind, bei
Perforation im Bereich des Verdauungskanals und bei hochgradiger Beeinträchtigung der Atmung und des Kreislaufs. Eine *relative Indikation* zum Eingriff ist
gegeben bei allen Zwerchfellhernien einschließlich der Hiatushernien, die keine
oder nur geringe Beschwerden und Krankheitserscheinungen verursachen. Bei
der Entscheidung zum operativen Vorgehen aus relativer Indikation spielen das
Alter des Kranken und die voraussichtlichen zukünftigen Störungen durch den
Zwerchfellbruch eine wichtige Rolle. Da bei vorliegender Schwangerschaft erfahrungsgemäß immer Komplikationen von seiten der Zwerchfellhernien auf-

treten, sollte man bei Frauen im gebärfähigen Alter auf die Operation drängen. Die Erhöhung der Sicherheit des Operierens auch in der Brusthöhle während der letzten 10 Jahre auf Grund der Ausgestaltung der Narkose- und Operations-

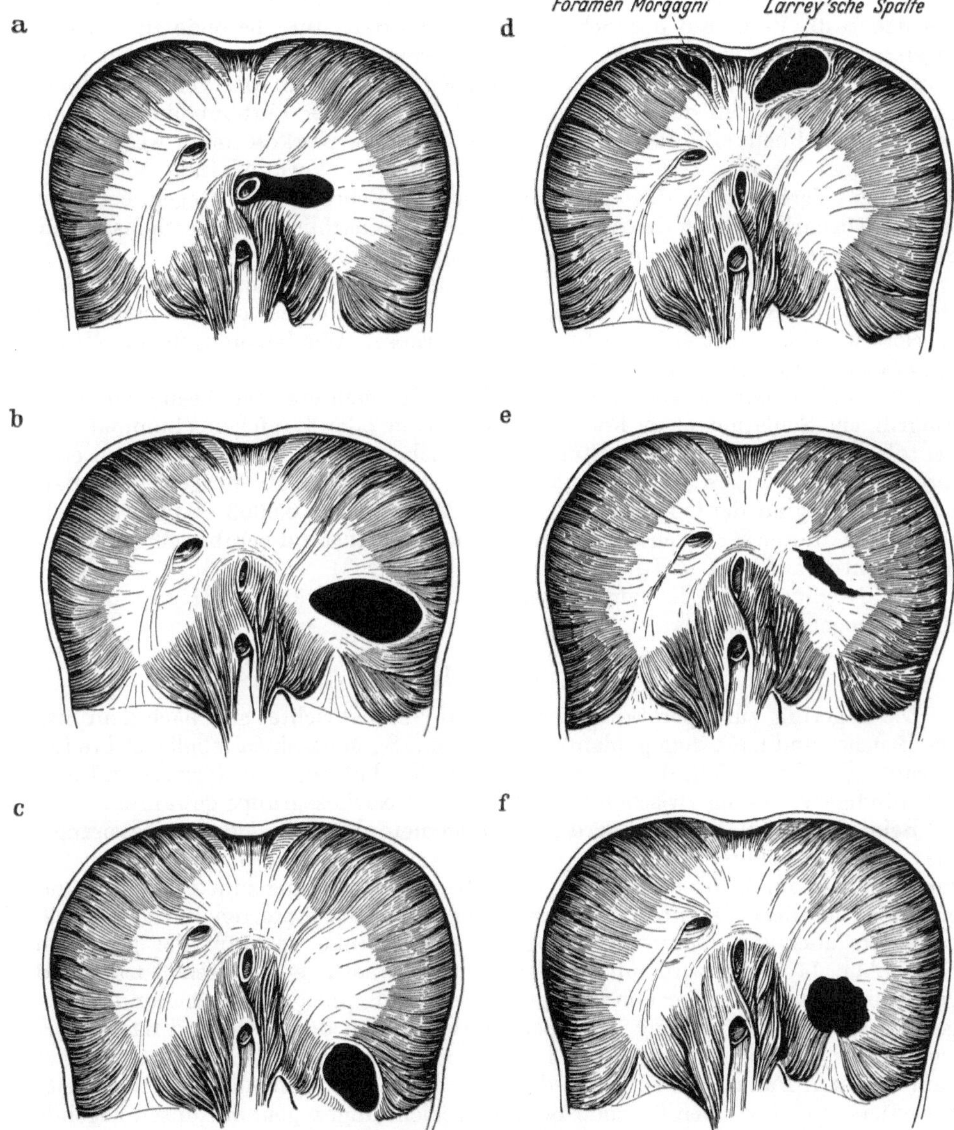

Abb 145a—f *Lage der Zwerchfellhernien nach* S W. HARRINGTON. a Hiatushernie, b kongenitaler Zwerchfelldefekt, c lumbocostale Zwerchfellhernie (BOCHDALEKsches Dreieck), d parasternale Zwerchfellhernie (links LARREYsche Spalte, rechts Foramen MORGAGNI), e traumatische Zwerchfellhernie (Zwerchfellruptur), f Zwerchfellhernie auf entzündlicher Grundlage

technik, des Blut-, Flüssigkeits- und Elektrolytersatzes und der Anwendung der Antibiotica erlaubt es heute beim Zwerchfellbruch jeder Art häufiger zur Operation zu raten als früher. Dabei sollte man aber stets den angestrebten voraussichtlichen Nutzen gegen die möglichen Gefahren und Nachteile genau abwägen.

2. Allgemeine Maßnahmen.

a) Schmerzbetäubung.

Bei der Operation der Zwerchfellbrüche jeglicher Art einschließlich der Hiatusbrüche, stellt die *Intubationsnarkose zumeist unter Verwendung von Muskelrelaxantien* das beste Verfahren der Schmerzbetäubung dar. Ihre besonderen Vorteile liegen in dem sparsamen Verbrauch von Narkosemitteln, in der maximalen Entspannung der Muskulatur bei oberflächlicher Narkose, in der geringen Herz-Kreislaufbelastung, in der Verhütung der Gefahren einer Luftembolie und eines breit offenen Pneumothorax, in der Möglichkeit, die Narkose ohne wesentliche Gefahr über längere Zeit auszudehnen, und in der Verminderung oder vollständigen Vermeidung des post-narkotischen Erbrechens. Gegenüber der Intubationsnarkose tritt die örtliche Betäubung einschließlich der Spinal- und Periduralanaesthesie vollkommen in den Hintergrund.

Auch für den Verschluß von Zwerchfelldefekten und Hiatusbrüchen bei Neugeborenen und Kleinkindern, gleichgültig ob transabdominal oder transthorakal operiert wird, bewährt sich die Intubationsnarkose. Wir bevorzugen das *Nichtrückatmungsverfahren nach* LEIGH.

Als medikamentöse Vorbereitung erhalten Erwachsene am Abend vor dem Eingriff ein Schlafmittel in Form von Tabletten oder Zäpfchen (Luminal 0,3, Pentobarbital 0,1). Kinder erhalten vom 11. Lebensmonat ab Pentobarbital entsprechend ihres Alters in steigenden Dosen (s. S. 11). Am Morgen gibt man 1 Std. vor Beginn der Operation 0,01—0,02 Morphium + 0,0003—0,0004 Scopolamin. Bei älteren Kranken in schlechtem Allgemeinzustand verabreicht man besser Dolantin 0,05—0,1 und Atropin 0,5 mg.

Bei Säuglingen und Kindern halten wir uns in der Prämedikation an das auf S. 11 angegebene Schema.

b) Lagerung des Kranken.

Die Lagerung zur Operation einer Zwerchfellhernie richtet sich nach dem Sitz des Bruches und nach dem geplanten Vorgehen. Sie muß einen möglichst breiten Zugang zum Zwerchfell, die ungestörte Aufrechterhaltung der Narkose und eine vollständige Trennung zwischen Operations- und Narkosegruppe gewähren.

Beim *thorakalen Vorgehen* wird heute allgemein die *Seitenlagerung* bevorzugt. Sie ermöglicht bei breiter Eröffnung mittels antero- oder posterolateraler Thorakotomie zumeist im 8. Intercostalraum einen bequemen Zugang zum Zwerchfell und eine übersichtliche Darstellung der verschiedenen Bruchpforten im Zwerchfell, besonders auch des Hiatus oesophageus. Der Kranke liegt auf der gesunden Seite (Abb. 146) und wird mit gepolsterten Beckenstützen, breiten Gurten und gepolsterten Kissen in der Lendengegend vor dem Kippen nach vorne und hinten gesichert. Die Abwinkelung des Operationstisches in der Mitte und das Unterlegen eines Luftkissens unter die Lendengegend erheben das Operationsgebiet zum höchsten Punkt und entfalten die Zwischenrippenräume der Operationsseite besonders gut. Das oben liegende Bein wird leicht angezogen, das unten liegende bleibt gestreckt. Es kann zum Anlegen einer 2. Tropfinfusion verwandt werden. Der Arm auf der zu operierenden Seite wird nach sorgfältiger Polsterung in bequemer Mittelstellung zwischen Abduktion und Adduktion bei rechtwinkliger Beugung im Ellenbogengelenk am Kopfbügel befestigt. Den unten liegenden Arm abduziert man seitlich und lagert ihn auf ein mit Gummikissen gepolstertes Seitenteil des Operationstisches. Dieser Arm steht in erster Linie für die intravenöse Tropfinfusion und für die laufenden Puls- und Blutdruckkontrollen zur Verfügung. Schädigungen der Nerven und Gefäße der Arme verhütet man durch

Lagerung auf Schaum- oder Schwammgummi, durch lose Fesselung der Arme und durch Vermeidung der Abwinklung des Oberarmes über 90⁰. Der Anaesthesist muß die Lagerung des Armes während der Operation ständig überprüfen und wenn notwendig Veränderungen veranlassen.

Beim *abdominalen Vorgehen* liegt der Kranke in gewöhnlicher *Rückenlage*. Durch ein Luftkissen oder durch entsprechende Polster wird die lordotische Wirbelsaulenkrümmung verstärkt. Da das Operationsgebiet als höchster Punkt nahe an die Bauchdecken gebracht werden soll, wird der Oberkörper gesenkt und

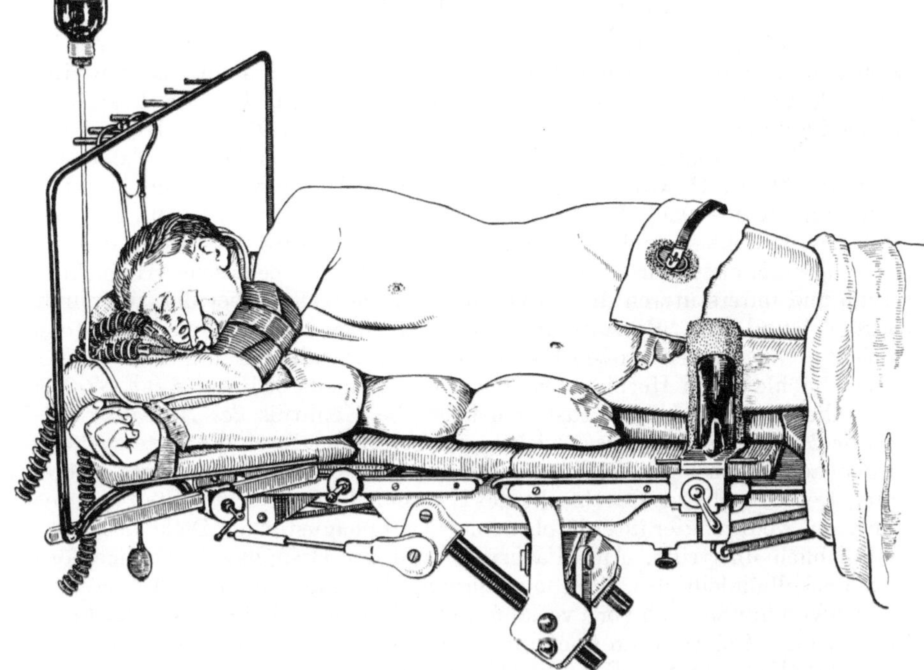

Abb. 146. *Lagerung des Kranken zur linksseitigen antero- oder posterolateralen Thorakotomie.*

zur Verlagerung der Baucheingeweide der Körper in die entgegengesetzte Seitentieflage durch Drehen des Operationstisches in Längsachse gebracht. Besondere Beachtung muß auch hier dem abduzierten, zumeist linken Arm geschenkt werden. Vor dem Verschließen der Bauchdecken ist die Lordosierung der Wirbelsäule aufzuheben.

c) Allgemeine Maßnahmen vor, während und nach der Operation einer Zwerchfellhernie.

Die allgemeinen Maßnahmen vor, während und nach der Operation einer Zwerchfellhernie entsprechen den Grundsätzen, wie sie im Band VII/1 für die Eingriffe in der Bauchhöhle niedergelegt sind und wie sie im Bd. I, Allgemeine Operationslehre von G. HEGEMANN-Erlangen, beschrieben werden. Für die Dauer der Operation einer Zwerchfellhernie ist es ratsam, den Magen durch eine Sonde zu entlasten, die auch nach dem Eingriff fur einige Zeit liegenbleibt. Gelingt infolge einer Abklemmung oder eines Volvulus des prolabierten Magens das Absaugen nicht, so empfiehlt es sich, nach Anlegen einer Tabaksbeutelnaht den Magen mit einer dicken Kanüle leerzupunktieren und die Luft abzulassen. Ist dagegen die Atemnot so hochgradig, daß die Vorbereitungen zur Operation nicht mehr abgewartet werden können, so muß man *ausnahmsweise* den Magen *vor der Operation* mit einer langen mittelstarken Kanüle, wie sie zur Empyempunktion benutzt wird, von einem Intercostalraum aus durch die freie Brusthöhle punktieren und entleeren.

Alle besonderen, für ein bestimmtes Operationsverfahren erforderlichen Maßnahmen werden bei der Darstellung der einzelnen Eingriffe angeführt.

3. Die Eingriffe bei Hiatusbrüchen.

a) Allgemeine Vorbemerkungen.

Unter *Hiatushernien* versteht man Zwerchfellbrüche, bei denen der Hiatus oesophageus (Foramen oesophagicum) die Bruchpforte darstellt. Da am Hiatus aorticus keine Hernien vorkommen, schlug ÅKERLUND für die Bezeichnung „Hernia diaphragmatica hiatus oesophagei" den einfachen Begriff „Hiatushernie" vor, der seither gebräuchlich ist. Nach den amerikanischen Autoren CARMAN und FINEMANN (1924), HEALY und MORRISON (1925) haben vor allem ÅKERLUND, ÖHNELL und KEY (1926), H. H. BERG (1931), SAUERBRUCH, CHAOUL und ADAM (1932) das Krankheitsbild eingehend beschrieben. Ihre Untersuchungs- und Forschungsergebnisse waren in diagnostischer und therapeutischer Hinsicht sehr wertvoll und unterstützten die Auffassung v. BERGMANNs über das „epiphrenale Syndrom" und die ROEMHELDs über den „gastrokardialen Symptomenkomplex". Nach neuen großen Statistiken sind 5% aller krankhaften Zustände der Bauchhöhle durch Hernien des Hiatus oesophageus bedingt (SERRANO 1953).

Für die Eingriffe bei Hiatusbrüchen ist die Kenntnis *des Aufbaus und der Funktion des Hiatus oesophageus* wichtig, die besonders durch die Untersuchungen und Beobachtungen P. R. ALLISONs (1951) und H. J. SCHLEGELs (1956) gefördert wurde. Der Oesophagus durchzieht das Zwerchfell schräg von hinten oben nach unten vorn, wodurch der interdiaphragmale Oesophagusteil die Dicke des Zwerchfells erheblich übertrifft. Am Hiatusring wird der Oesophagus schlingenförmig von 2 Muskelbündeln des Crus mediale der Pars lumbalis umfaßt, die wie ein Halstuch von hinten nach vorn verlaufen und deren Zipfel sich entweder kreuzen (BRAUNE und HIS) oder im Centrum tendineum konvergieren oder sogar stark divergieren (KOEPPEN und FRANK 1933). Ein Teil des Muskels besteht aus glatten Fasern (CICERCI CORSO 1929) und wird von vago-sympathischen Fasern innerviert (STINZER und ALVAREZ 1930). Nach neueren Untersuchungen von LEIGH COLLIS, KELLY und WILEY (1954) umgibt in nur 46% der Falle der große rechte Schenkel den Hiatus, wie es Low (1907) ursprünglich angegeben hat. In einem sehr hohen Prozentsatz nimmt der linke schmale Schenkel ebenfalls an der Hiatusbildung teil oder kann sogar allein den Hiatusring bilden.

Bei seinem Durchtritt erhält der Oesophagus am Hiatus eine elastische Fixation durch eine aus 3 Schenkeln bestehende Membrana elastica diaphragmaticooesophagealis (ÅKERLUND, ANDERS), die auch als Diaphragma phrenico-oesophagealis (JONESCO, ROBERT, HOFFMANN, ALLISON 1954) sowie als Membran nach BERTELLI bezeichnet wird. Sie wird von Pleura und Peritoneum überzogen (KOEPPEN und FRANK 1933) und enthält teilweise zahlreiche Nerven (NEUMANN 1933). Von FREITZ und LAIMER wurde eine fibröse Stützplatte beschrieben, die von der Basis der Zwerchfellzwinge ausgeht und oben und unten am Oesophagus ansetzt. Neben reichlich Fettmassen lassen sich noch Muskelzüge nachweisen (NEUMANN 1933), wie der Muskel nach JUVARA, der in 2 Bündeln vom rechten Zwerchfellpfeiler an die LAIMERsche Membran (1883) geht, und der Muskel nach ROUGET, der vom Seitenrand des Zwerchfells an den Vorderrand des Oesophagus zieht. Durch Kontraktion beider Muskeln wird der Oesophagus nach oben gezogen, weshalb ihre Funktion mit der des *Levator ani* verglichen wird (ROBERT und HOFFMANN 1954). Das elastisch-fibröse Zwischengewebe (LAIMER 1883) gewahrleistet eine gute Beweglichkeit des Oesophagus im Hiatus und läßt den Schluß zu, daß das Zwischengewebe nicht nur eine Rolle als Fixierungsmasse spielt, sondern auch größte Anpassung an funktionelle Beanspruchungen erlaubt. So wird es gleichzeitig als Zügler der Speiseröhre und des Antrum oesophagicum im Grenzgebiet angesehen, ohne daß eine wesentliche Abhängigkeit vom Zwerchfell hervorgerufen wird (NEUMANN 1933).

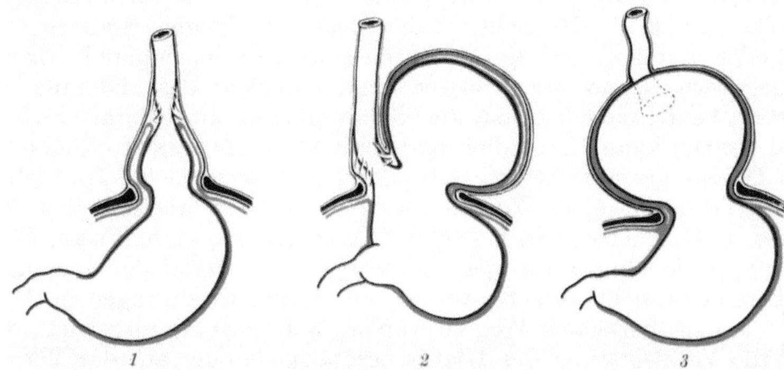

Abb 147 *Einteilung der Hiatushernien nach* ÅKERLUND. *1* Hiatusbruch mit verkurztem Oesophagus. *2* Paraoesophagealer Hiatusbruch bei normal langem und normal fixiertem Oesophagus. *3* Hiatusgleitbruch

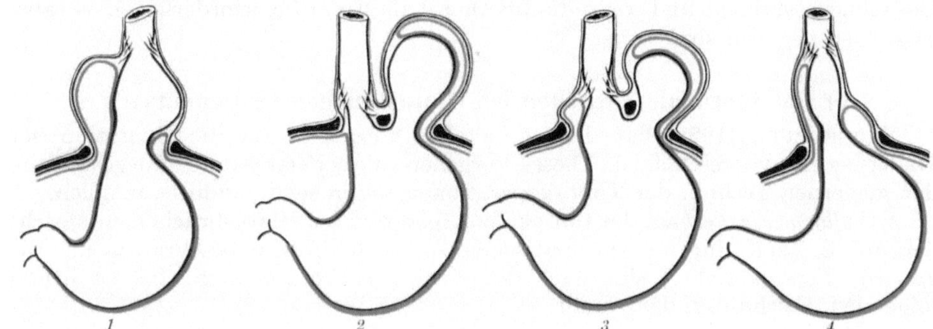

Abb. 148. *Einteilung der Hiatushernien nach* R. H. SWEET. *1* Gleitbruch, *2* Parahiatalbruch, *3* Kombinationsform aus Gleitbruch und Parahiatalbruch, *4* Hiatusbruch mit kurzem Oesophagus und Thoraxmagen.

b) Einteilung der Hiatusbrüche.

Seit ÅKERLUND unterscheidet man nach anatomischen Gesichtspunkten 3 Gruppen von Hiatushernien, zwischen denen sich gewisse Übergänge finden:

1. Hiatusbrüche mit verkürztem Oesophagus.

2. Paraoesophageale Hiatusbrüche bei normal langem und normal fixiertem Oesophagus.

3. Hiatusbruche bei nicht verkürztem und nicht fixiertem Oesophagus (Hiatusinsuffizienz, Hiatusgleitbrüche) (Abb. 147).

R. H. SWEET (1952) hat auf Grund von Beobachtungen an 111 Fällen von Hiatushernien folgende Einteilung getroffen, der auch M. SAEGESSER (1954) folgt:

1. *Hiatusgleitbruche* (Hiatusbrüche mit kurzem Oesophagus).

2. *Parahiatalbruche* (paraoesophageale Hernien nach ÅKERLUND).

3. *Kombinationsformen aus Gleitbrüchen und Parahiatalbrüchen.*

4. *Hiatusbrüche mit kurzem Oesophagus und Thoraxmagen* (Abb. 148).

Die Frage der *konservativen* oder *operativen Behandlung einer Hiatushernie* und die Wahl des operativen Verfahrens müssen stets von Fall zu Fall entschieden werden. Ganz allgemein kann man aber die Regel aufstellen, daß bei der paraoesophagealen Hiatushernie wegen der Gefahr der Incarceration und der Oesophagitis mit Blutung und Geschwürsbildung eine fast uneingeschränkte Operationsindikation besteht (NISSEN 1955), während bei dem Hiatusbruch mit verkürztem Oesophagus und dem Hiatusgleitbruch der Entschluß zur Operation sehr eingehender Erwägung bedarf.

Das *operative Vorgehen* richtet sich zu einem gewissen Teil nach der *Form des Hiatusbruches* (s. S. 205). Hinsichtlich der *Wahl des Zugangsweges zum Hiatus*, abdominal oder thorakal, sind die Ansichten auch heute noch geteilt. Der früher häufig angegebene Grund der größeren Gefahrlosigkeit des abdominalen Vorgehens entfällt heute, nachdem man die Gefahren eines intrathorakalen Eingriffs weitgehend bannen kann. Trotzdem empfiehlt S. W. HARRINGTON, einer der erfahrensten Operateure auf diesem Gebiet, auch heute noch bei Hiatusbrüchen, selbst beim Vorliegen eines kurzen Oesophagus, den abdominalen Zugang. R. E. GROSS, P. R. ALLISON, R. H. SWEET, A. BRUNNER, E. K. FREY, E. DERRA und mit ihnen viele Thoraxchirurgen bevorzugen den thorakalen Zugang wegen seiner größeren Übersichtlichkeit. Auf Grund eigener Erfahrungen (s. HEBERER 1954) rate ich, den thorakalen Weg zu wählen, wenn das Hauptgewicht des Eingriffes auf die Verkleinerung des Hiatus oesophageus oder auf der Verlagerung der Durchtrittsstelle des Oesophagus durch das Zwerchfell beruht, wenn der Hochstand der Kardia mit kurzem Oesophagus eine ausgiebige Mobilisierung des Oesophagus verlangt und wenn die für thorakale Eingriffe erforderlichen Voraussetzungen gegeben sind.

c) Das thorakale Vorgehen bei Hiatusbrüchen (SAUERBRUCH).

SAUERBRUCH (1928) hat den thorakalen Weg auch für die Operation der Hiatushernien vorgeschlagen. Dieses Vorgehen ist aber erst seit der Ausgestaltung der modernen Technik der Thoraxoperationen weitgehend gefahrlos möglich.

Die *allgemeine Technik* der thorakalen Operation bei Hiatusbrüchen entspricht der auf S. 237 ff. für die traumatischen Zwerchfellbrüche beschriebenen. Die *spezielle Technik* richtet sich nach der *Form der Hiatushernien*. Sie ist in den folgenden Abschnitten dargestellt.

α) Das Vorgehen bei Hiatusbrüchen mit kurzem Oesophagus.

αα) Das Verfahren nach R. E. GROSS.

Der Eingriff wird zumeist bei Kindern durchgeführt.

In rechter Seitenlage wird die linke Brusthöhle durch einen Schnitt im 7. oder 8. Intercostalraum eröffnet. Da die Lunge infolge der fehlenden Verwachsungen kollabiert, erkennt man nach Zurückhalten der Lunge sofort die sich birnenförmig vorwölbende Hiatushernie (Abb. 149 b). Nach Längsspaltung der mediastinalen Pleura werden ohne Eröffnung des Bruchsackes zunächst die Kardia und dann der benachbarte Oesophagusabschnitt mobilisiert (Abb. 149 c). Hierbei ist darauf zu achten, daß an dem sog. oesophagealen Dreieck zwischen Herzhinterwand, Aorta, Oesophagus und Zwerchfell die rechte mediastinale Pleura nicht einreißt. Ihre Verletzung verursacht einen zusätzlichen rechtsseitigen Pneumothorax, den man auch beim Operieren in intratrachealer Narkose besser vermeidet, da er den postoperativen Verlauf beeinträchtigen kann.

Nach Umschlingung des Oesophagus mit einem Gummi- oder Leinenzügel wird die Isolierung kranialwärts so weit fortgesetzt (Abb. 149 d), wie sie erforderlich ist,

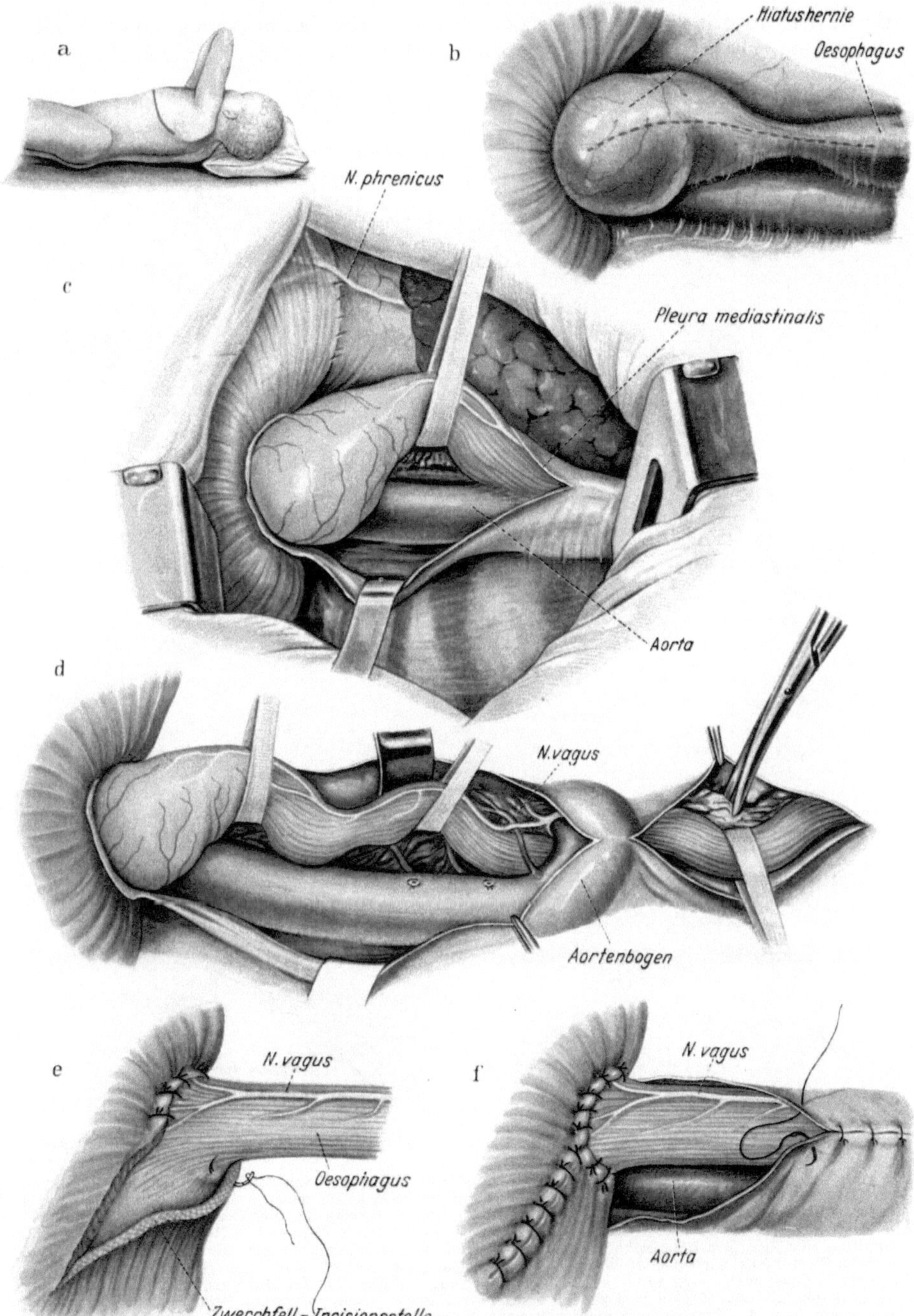

Abb. 149 a—f *Die Operation der Hiatushernie mit kurzem Oesophagus auf thorakalem Weg nach* R E GROSS.
a Lageskizze mit Hautschnitt im 7. oder 8 Intercostalraum. b Die Hiatushernie mit dem verkurzten Oesophagus
liegt frei. c Spaltung der mediastinalen Pleura mit Mobilisation der Hiatushernie und des angrenzenden Oesophagusabschnittes d Die Mobilisation des Oesophagus wird je nach dem Grad der Verkurzung des Oesophagus nach
kranial unter sorgfaltiger Schonung der Nn. vagi bis zum Aortenbogen fortgesetzt Nach Incision der mediastinalen Pleura auch oberhalb des Aortenbogens kann die Oesophagusmobilisation bis zur Pleurakuppel durchgefuhrt
werden e Radiare Spaltung des Zwerchfells und Reposition des Magens in die Bauchhohle. Zur Entspannung
des Zwerchfells kann man den N phrenicus mit Novocain blockieren Zirkulare Fixation des unteren Oesophagusabschnittes unter sorgfaltiger Schonung der Nn.vagi f Verschluß der Zwerchfellwunde und der Pleura mediastinalis
mit Zwirnknopfnahten.

um die Kardia unterhalb des Hiatus zu verlagern. Hierbei müssen auch die Binde-
gewebsstränge zwischen dem Peritoneum und den Hiatusschenkeln gelöst werden.

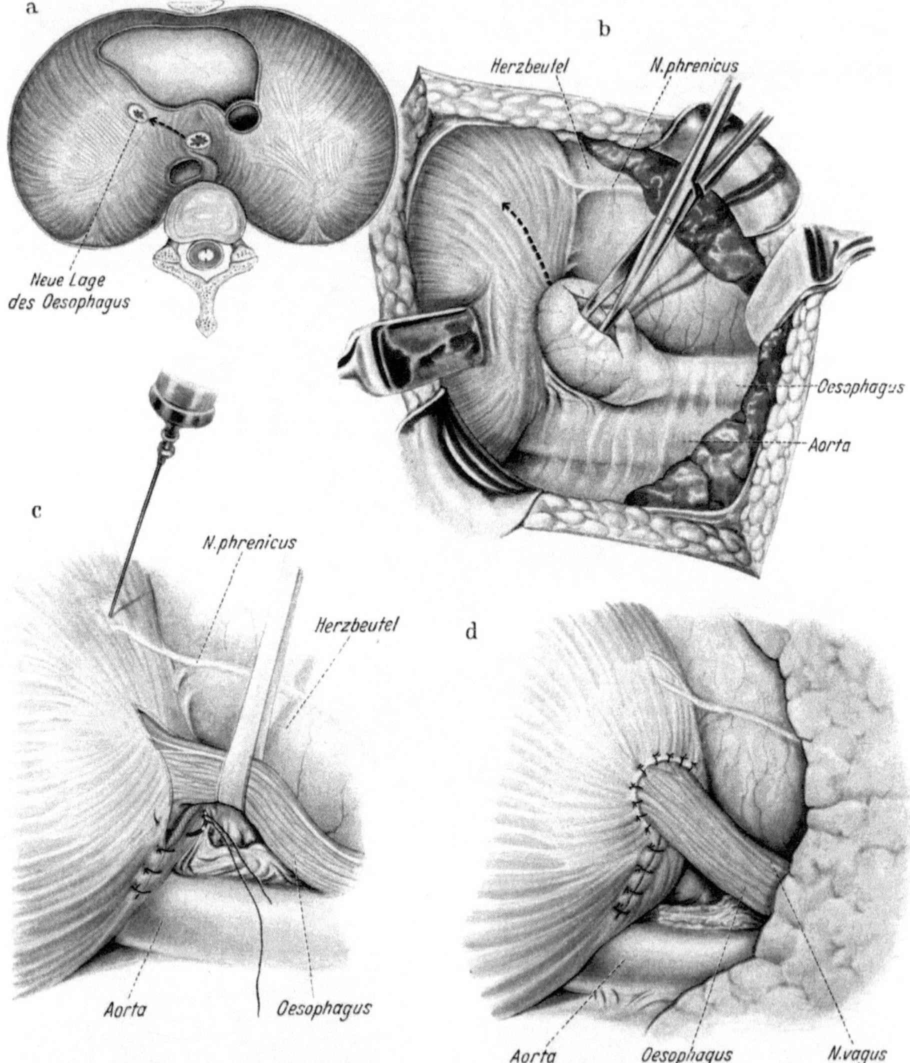

Abb 150a—d *Die Operation der Hiatushernie mit kurzem Oesophagus auf thorakalem Wege nach* D B EFFLER
und C S BALLINGER a Lageskizze des Zwerchfells von der Brusthohle aus gesehen Die punktierte Linie gibt
die Incisionsstelle des Zwerchfells und die spatere Verlagerung der Kardia und des Oesophagus an. b Die linke
Brusthohle wird im 7 oder 8 Intercostalraum oder im Bett der 7. oder 8 Rippe ohne Rippenresektion eroffnet
Nach Spaltung der Pleura mediastinalis werden Kardia und Oesophagus mobilisiert Es folgt dann die Durch-
trennung des Zwerchfells nach ventro-lateral in der Richtung der gestrichelten Linie c Nach Freilegung der
Kardia und des Oesophagus wird unter sorgfaltiger Schonung der Nn. vagi der Magen subdiaphragmal und der
Oesophagus in den lateralen Winkel der Zwerchfellincision verlagert Wenn das Zwerchfell nicht schon mit Curare
erschlafft wurde bzw die Erschlaffung nicht ausreicht, blockiert man den N phrenicus mit Novocain. d Die
Zwerchfellucke wird durch Zwirnknopfnahte verschlossen, den Oesophagus fixiert man zirkular am Zwerchfell

Diese Präparation im Bereich der Kardia erleichtert bei engem Hiatus eine radiäre
Incision des Zwerchfells. Genügt zur Verlagerung der Kardia die Mobilisation des
unteren Drittels des Oesophagus nicht, so kann sie bei Kindern ohne Gefahr
einer Ernahrungsstörung der Oesophaguswand auch bis zum Aortenbogen

und notfalls von einer 2. Incision der mediastinalen Pleura oberhalb der Aorta bis zur Pleurakuppel ausgedehnt werden. Auf die Schonung der Nn. vagi bei hoher Präparation im Bereich des Aortenbogens und die der Nn. recurrentes ist stets zu achten.

Die Verlagerung der Kardia unterhalb des Zwerchfells kann man bei kurzem Oesophagus auch dadurch erreichen, daß man den N. phrenicus durch Injektion einer 1%igen Novocainlösung ausschaltet. Jedoch sollte man niemals den N. phrenicus quetschen, da dann die Wiederkehr seiner Funktion ungewiß ist.

Es folgt nun die Zusammenraffung der Hiatusschenkel und der Incision des Zwerchfells möglichst in 2 Schichten durch Einzelnahte aus Zwirn und die Fixierung des Oesophagus an den verkleinerten Hiatus (Abb. 149e und f), um ein Zurückgleiten der Kardia in das Mediastinum zu verhindern. Dabei ist darauf zu achten, daß die Naht die Nn. vagi nicht mitfaßt. Der Verschluß der mediastinalen Pleura, das Einlegen einer Pleuradrainage im 9. oder 10. Intercostalraum und der schichtweise Verschluß der Thorakotomiewunde beenden den Eingriff.

ββ) Das Verfahren nach D. B. Effler und C. S. Ballinger (1951).

Diese Operationsmethode für Hiatushernien mit kurzem Oesophagus besticht durch ihre Einfachheit.

Nach linksseitiger posterolateraler Thorakotomie im 7. oder 8. Intercostalraum wird der N. phrenicus mit Novocain blockiert. Dann incidiert man die Pleura mediastinalis und mobilisiert die Kardia mit dem angrenzenden Oesophagus. Entlang der gestrichelten Linie (Abb. 150b) wird das Zwerchfell durch einen Scherenschlag gespalten, worauf man den Magen unter das Zwerchfell und den Oesophagus in den ventralen Winkel der Zwerchfellincision verlagert. Mit Zwirnknopfnähten wird die Zwerchfellücke verschlossen und der Oesophagus am Zwerchfell angeheftet (Abb. 150d).

β) Das Vorgehen bei paraoesophagealen Hiatusbrüchen nach R. H. Sweet.

Die Lagerung des Kranken und die Eröffnung der linken Brusthöhle erfolgen in der vorher beschriebenen Weise. Eine Rippenresektion erübrigt sich zumeist auch bei älteren Kranken.

Zur Erschlaffung des linken Zwerchfells injiziert man in den linken N. phrenicus einige Kubikzentimeter einer 1%igen Novocainlösung. Nun spaltet man die Pleura mediastinalis in der Langsrichtung über dem unteren Drittel des Oesophagus und löst sie nach allen Seiten bis zum Bruchring ab. Zweigt der rechte N. vagus sehr hoch ab und kreuzt er den Hiatus, so empfiehlt Sweet ihn zu durchtrennen, da er bei dem späteren Verschluß der Bruchpforte stört. Zumeist kann man ihn aber schonen.

Die Versorgung des Bruchsackes kann verschieden durchgeführt werden. Ist der Bruchsack klein, so wird er durch eine Reihe von Raffnähten zirkular eingestülpt (Abb. 151). Dabei ist darauf zu achten, daß man die Magenwand nicht mitfaßt. Im allgemeinen genügt eine Nahtreihe; jedoch kann erforderlichenfalls eine zweite gelegt werden.

Ist der Bruchsack jedoch groß und laßt er sich nach der Bauchhöhle zu leicht einstülpen, so vereinigt man die Faltenränder durch eng gelegte Einzelnahte. Die erste Nahtreihe kann man durch eine zweite einstülpen. Die Standardmethode der Versorgung eines großen Bruchsackes besteht in seiner Abtragung und in der Vereinigung der Schnittränder nach Reposition des Magens entweder durch einfache Knopfnahte (Abb. 152) oder durch Matratzennähte (Abb. 153b).

Eine zweite Nahtreihe faßt die regelmäßig als starke Schicht ausgebildete retroperitoneale Zwerchfellfascie.

Wölbt sich beim Verschluß des Bruchsackrandes der Magen trotz Beckentieflagerung vor, so läßt man ihn durch einen Assistenten von einer Incision der

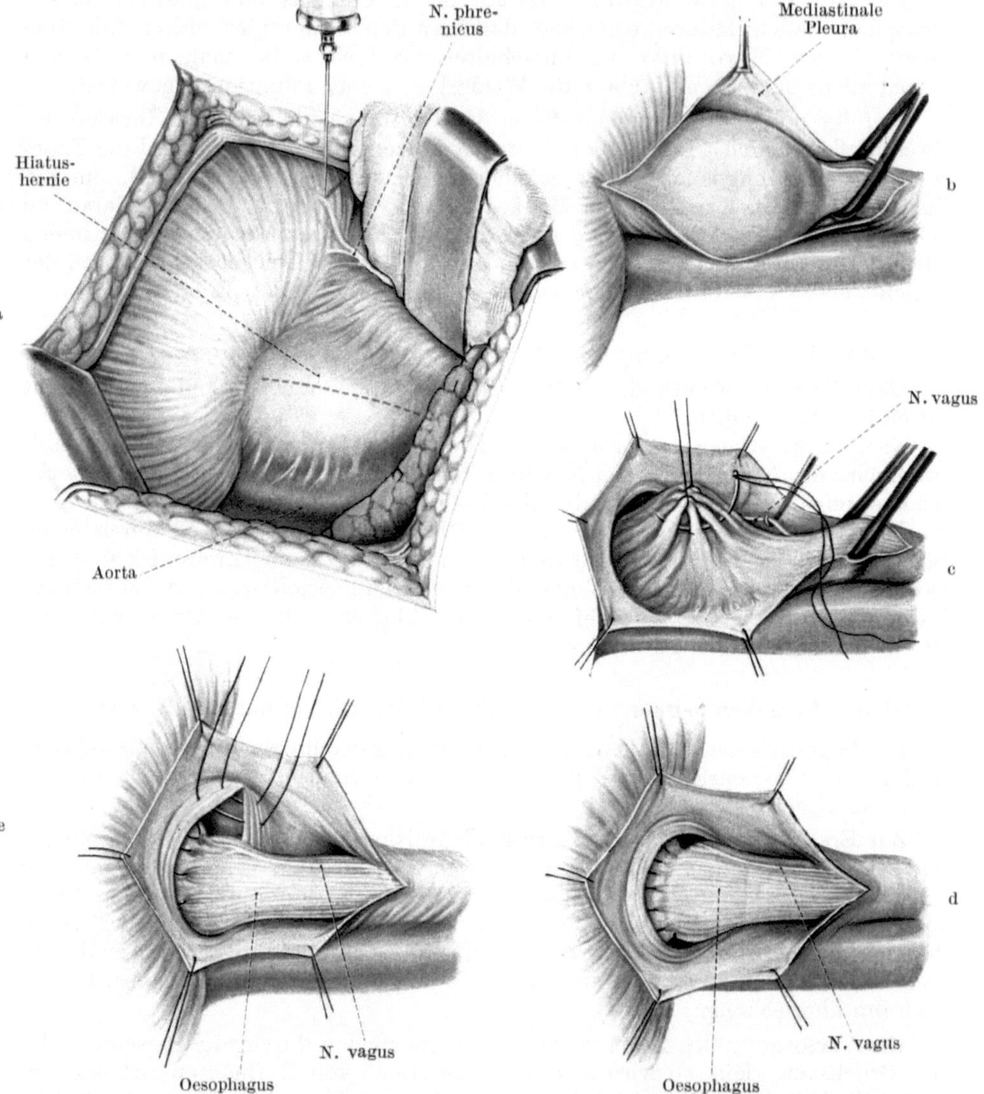

Abb 151 a—e. *Die Beseitigung einer paraoesophagealen Hiatushernie nach* R. H SWEET. *1.* a Die linke Pleurahöhle ist im 7. oder 8 Intercostalraum oder im Bett der 7. Rippe eröffnet Zur besseren Zwerchfellerschlaffung injiziert man in den linken N. phrenicus einige Kubikzentimeter einer 1%igen Novocainlosung. b Die Pleura mediastinalis wird im unteren Oesophagusdrittel in Langsrichtung gespalten c Unter Abpraparierung und Schonung der Nn. vagi wird der kleine Bruchsack durch mehrere Raffnahte zirkular eingestulpt d Die zirkulare Einstulpung des Bruchsackes ist vervollstandigt e Naht der Hiatusschenkel mit Zwirnknopfnahten.

Zwerchfellkuppe aus fassen und in die Bauchhöhle ziehen (Abb. 153c). Diese Incision kann man auch dazu benutzen, den Fundus des Magens an die Zwerchfellkuppe zu heften (s. S. 220). Die Zwerchfellincision verschließt man zweireihig durch Einzelnähte.

Der Versorgung des Bruchsackes folgt der *Verschluß der Bruchpforte.* Er besteht nach SWEET bei der paraoesophagealen Hiatushernie in der Verengerung des Hiatus oesophageus durch Zusammenraffen der Hiatusschenkel (Abb. 153 c). Er darf zur Vermeidung eines Rezidivs nicht zu weit, zur Verhütung einer Dysphagie jedoch nicht zu eng sein. Der richtige Durchmesser liegt dann vor, wenn der Operateur bei liegender Sonde im Oesophagus den Zeigefinger bequem in den hinteren Hiatusabschnitt einführen kann. Zur Verhütung des Zurückgleitens des

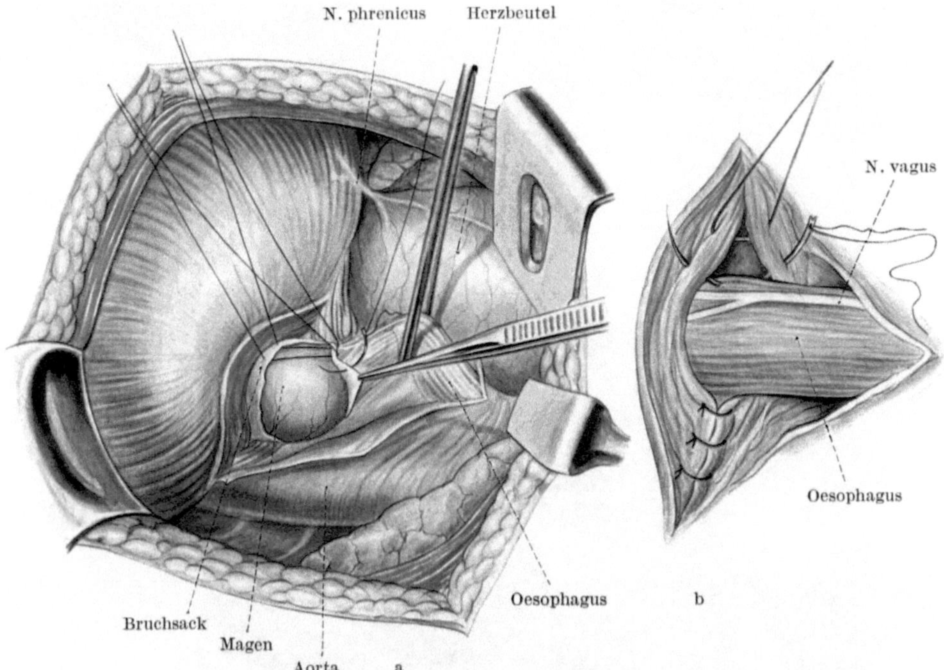

Abb. 152a u. b *Die Beseitigung einer paraoesophagealen Hiatushernie nach* R H. SWEET *2.* a Der Bruchsack ist abgetragen. Nach Reposition des Magens werden die Schnittrander des Bruchsackes durch Zwirnknopfnahte verschlossen. b Naht der Hiatusschenkel unter sorgfaltiger Schonung des N. vagus.

Oesophagus in das Mediastinum kann man auch bei dem Verfahren von SWEET die Wand des Oesophagus mit einigen Knopfnahten an dem Hiatus fixieren.

Der übliche Verschluß der mediastinalen Pleura und der Thorakotomiewunde mit Einlegen einer Pleuradrainage beenden den Eingriff.

γ) Das Vorgehen bei Hiatusinsuffizienz oder bei Gleitbrüchen des Hiatus nach P. R. ALLISON.

Die Hiatusinsuffizienz mit Hiatusgleitbruch erfordert nach ALLISON:

1. *die Verkurzung des verlängerten phrenicooesophagealen Ligamentes und der Umschlagfalte des Peritoneum,*
2. die breite *Verankerung des mit der Kardia in Zusammenhang stehenden Ligamentes zusammen mit dem Peritoneum an der Unterfläche des Zwerchfells* und
3. die *Verkleinerung des Hiatus durch Zusammenfugen der vertikalen Muskelbündel des rechten Schenkels hinter dem Oesophagus.*

In der üblichen Weise wird die linke Brusthöhle eröffnet und der N. phrenicus mit 1%iger Novocainlösung infiltriert.

Kirschner, Operationslehre, 2. Aufl., Bd. VII/2.   14a

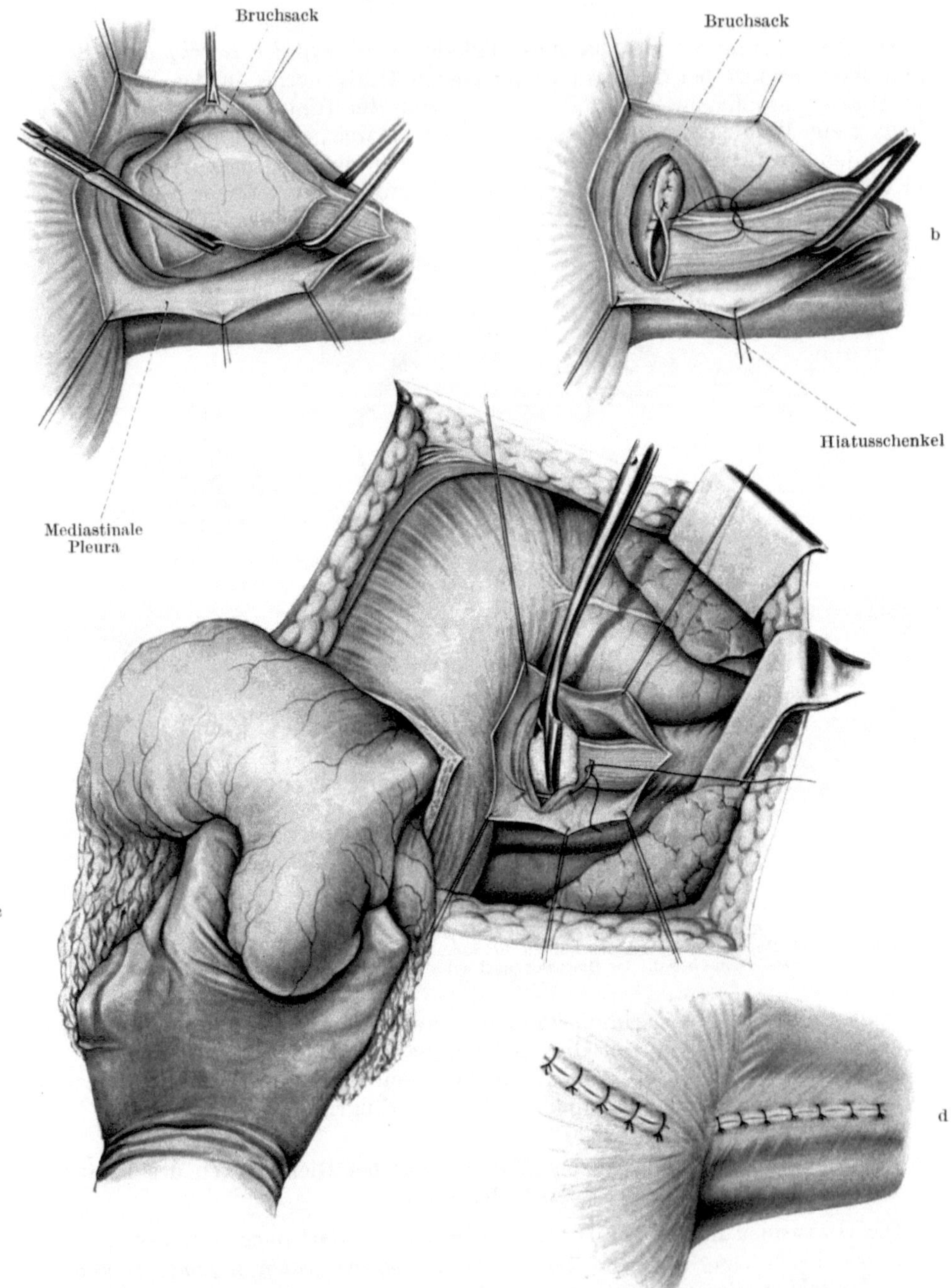

Abb. 153 a—d *Die Beseitigung einer paraoesophagealen Hiatushernie nach* R. H. SWEET. *3.* a Eroffnung der Pleura mediastinalis und des Bruchsackes in typischer Weise. b Nach Abtragung des Bruchsackes und Reposition des Magens werden die Bruchsackrander mittels U-Nahten vereinigt. c Da sich beim Verschluß der Bruchsackrander der Magen storend vorwolbt, wird er von einer Incision in der Zwerchfellkuppe aus subdiaphragmal verlagert. Naht der Hiatusschenkel. d Naht der Zwerchfellincision und Naht der Pleura mediastinalis

Dem Längsschnitt über der mediastinalen Pleura, der dorsal von der V. pulmonalis inferior beginnt und zum Zwerchfell reicht, soll nach ALLISON zur übersichtlichen Freilegung des Hiatus ein kurzer Schnitt nach ventral in der Richtung auf das Perikard und ein etwas längerer nach dorsal, der über die Aorta bis zur Wirbelsäule verläuft, hinzugefügt werden (Abb. 155 b). Die Incision nach dem

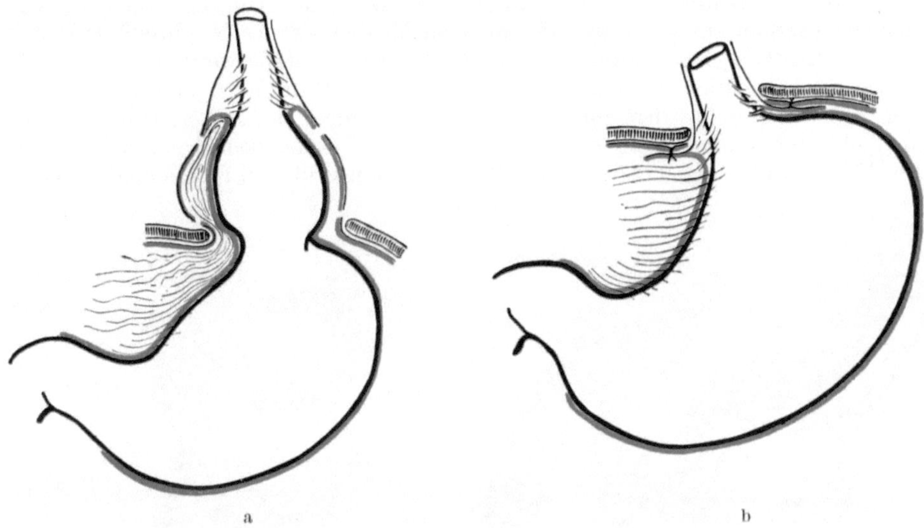

Abb 154a u b *Schema der Beseitigung einer Hiatushernie (Gleitbruch) nach* P R. ALLISON. a Incision des Peritonealsackes und des phrenico-oesophagealen Ligamentes Beim Vorliegen eines großen Bruchsackes tragt man ein zirkulares Segment ab b Naht des Peritoneum und des phrenico-oesophagealen Ligamentes an die Unterflache des Zwerchfells Die Naht der Hiatusschenkel ist nicht dargestellt.

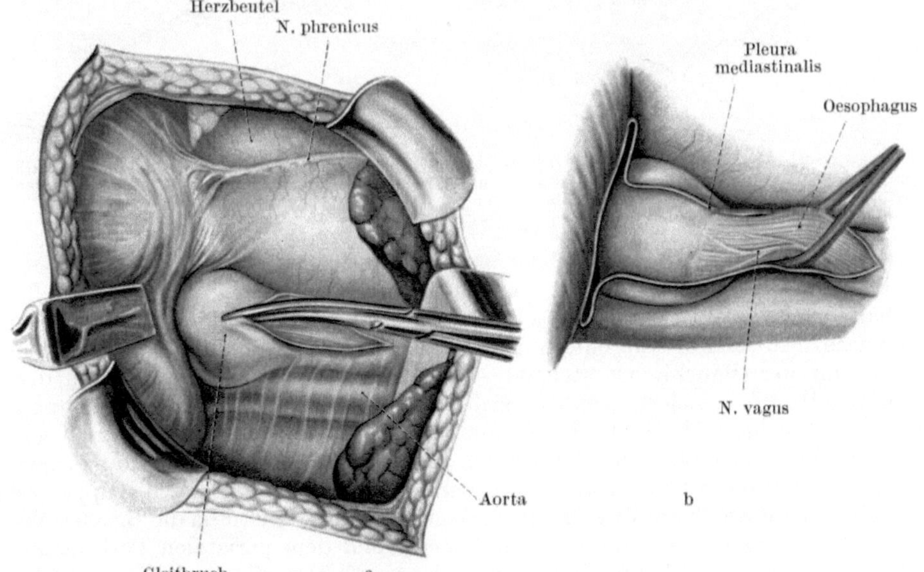

Abb 155a u b *Beseitigung einer Hiatushernie (Gleitbruch) auf thorakalem Weg nach* P. R. ALLISON. *1.* a Thorakotomie im 8. Intercostalraum oder im Bett der 8 Rippe Unter Beiseitehalten von Lunge und Zwerchfell spaltet man die Pleura mediastinalis entlang des Oesophagus von der V. pulmonalis inf. bis zum Hiatus. b Die Incision wird nach ventral bis zum Perikard und nach dorsal uber die Aorta bis zur Wirbelsaule verlangert Unter Schonung der Nn vagi wird der Oesophagus ausgelost und mit einem Gummizugel umschlungen.

Herzbeutel darf den N. phrenicus nicht verletzen. Dicht oberhalb des Hiatus löst man unter Schonung der Nn. vagi den Oesophagus aus und umschlingt ihn mit einem dünnen Gummizügel (Abb. 155 b). Hierauf incidiert man das Zwerchfell entfernt vom Hiatus radiär in einer Ausdehnung von etwa 6 cm seitlich vorne am Übergang vom sehnigen zum muskulären Teil. Wie die Untersuchungen von Šerý und Mitarbeitern ergeben haben und wie aus Abb. 143 hervorgeht, muß diese Incision zur Schonung der meisten Muskeläste des N. phrenicus möglichst weit medial gelegt werden. Blutende Zwerchfellgefäße werden gefaßt und umstochen. Die Fäden bleiben lang und werden als Haltefaden benutzt. Durch diesen Zwerchfellschlitz dringen Zeige- und Mittelfinger der linken Hand in die Bauchhöhle ein und entlang des Magens bis zur Kuppe des Bruchsackes vor (Abb. 156a). Unter Leitung der in den Bruchsack eingeführten Finger spaltet man

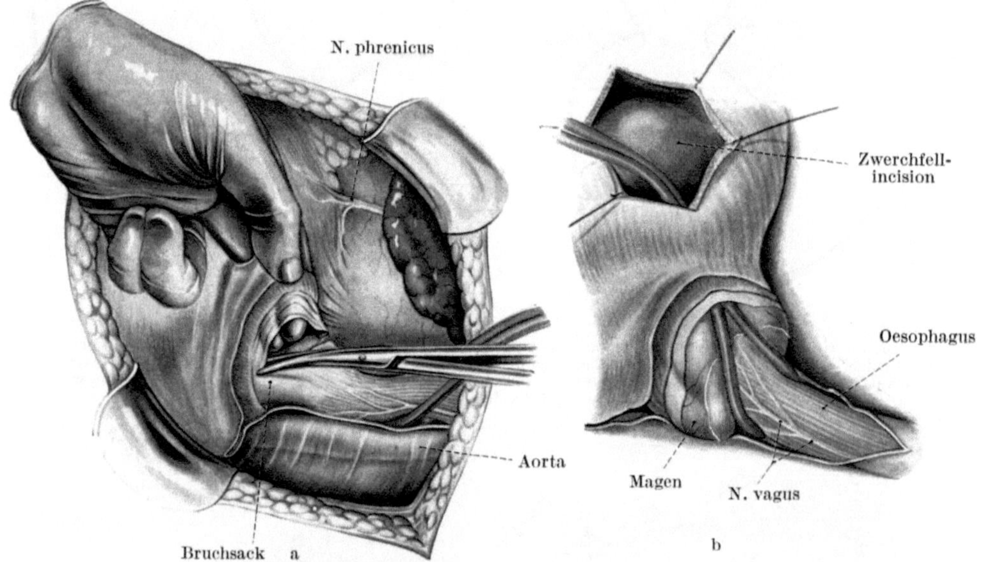

Abb. 156a u. b *Beseitigung einer Hiatushernie (Gleitbruch) auf thorakalem Weg nach* P. R. ALLISON. *2* a Radiäre Spaltung des Zwerchfells ventral und seitlich vom Hiatus. Einfuhren des linken Zeige- und Mittelfingers in den Zwerchfellschlitz und Entfalten des Bruchsackes von der Bauchhohle aus. Incision des gespreizten Bruchsackes unter Erhaltung eines schmalen Saumes an der Kardia. b Mit Hilfe des Gummizugels wird die Kardia subdiaphragmal verlagert.

den Bruchsack etwa 2 cm entfernt von seiner Kuppe, die seiner Anheftungsstelle oberhalb der Kardia am Oesophagus entspricht, zunächst lateral und dann hinten und vorne medial. Der zwerchfellwarts im Zusammenhang mit dem parietalen Peritoneum der Bauchhöhle stehende Teil des Bruchsackes wird etwa in der Höhe des Hiatus reseziert, wenn er sich nicht schon nach der Durchtrennung zurückgezogen hat. Mit Hilfe des Gummizügels, dessen Enden man durch den Hiatus in die Bauchhöhle und dann durch die seitliche Zwerchfellincision zurück in das Operationsgebiet zieht, wird die Kardia mit der ihr anhaftenden Kuppe des Bruchsackes unterhalb des Zwerchfells verlagert. Dann heftet man die Bruchsack- kuppe, die aus dem Lig. phrenico-oesophageale und dem parietalen Peritoneum besteht, von der Zwerchfellincision aus zirkular an die Unterfläche des Zwerchfells (Abb. 157a). Hierbei muß man den Schnittrand der Bruchsackkuppe mit schlanken KOCHER- oder ALLIS-Klemmen fassen und kräftig anspannen. Nach Entfernung des Gummizügels sollen sich Kardia und Magen in normaler Lage unterhalb des Zwerchfells befinden.

Es folgt die Verengerung des Hiatus oesophageus. Hierzu präpariert man sich die bei Hiatusgleitbruch besonders stark auseinander gewichenen Hiatusschenkel heraus. Nach Verlagerung des Oesophagus nach ventral fügt man zusätzlich —

unter Abweichung von den Originalangaben ALLISONs — die Schnittränder des parietalen Peritoneum und des ihm anhaftenden Lig. phrenico-oesophageale mit einfachen Knopfnahten zusammen. Hierdurch verstärkt man eine erste, oft sehr feste Verschlußschicht des Hiatus. Auch kann man die Kardia an der umgebildeten Durchtrittsstelle fixieren. ALLISON verzichtet auf diese Naht und vereinigt nur hinter dem Oesophagus die beiden Schenkel des Hiatus durch etwa drei breite Einzelnähte, die zur Vermeidung einer Einschnürung der Muskelbündel nur locker geknotet werden dürfen. Der neugebildete Hiatus soll nach Fertigstellung der Naht dem Oesophagus anliegen, ihn aber nicht einengen. Die Naht der media-

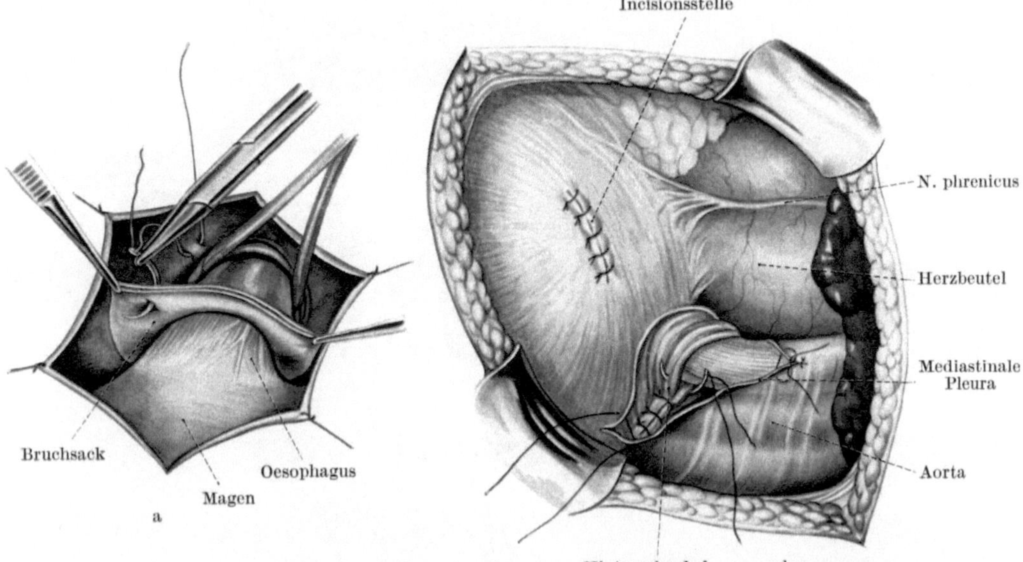

Abb. 157a u b *Beseitigung einer Hiatushernie (Gleitbruch) auf thorakalem Weg nach P R ALLISON. ♂* a Anheftung der Bruchsackkuppe an die Unterfläche des Zwerchfells. b Verschluß der Bruchpforte durch Zusammenfugen der beiden Schenkel des Hiatus oesophageus mit Zwirnknopfnahten und Naht der mediastinalen Pleura und der Zwerchfellincisionsstelle.

stinalen Pleura und der Verschluß des Brustkorbes unter Einlegen einer Saugdrainage entsprechen dem üblichen Vorgehen.

ALLISON verzichtet auf die postoperative Drainage und saugt nur während des Verschlusses des Thorax durch ein aus dem vorderen Wundwinkel geleitetes Gummidrain die Luft ab. Bildet sich ein Pleuraerguß, so wird punktiert.

δ) Das abdominale Vorgehen bei Hiatusbrüchen nach S. W. HARRINGTON.

HARRINGTON, der über die größten Erfahrungen in der Behandlung der Zwerchfellhernien vor allem in der Zeit *vor* der letzten Entwicklung der Thoraxchirurgie verfügt, bevorzugt das *abdominale Vorgehen* für alle Fälle von Hiatushernien. Er begründet seine Auffassung damit, daß die Baucheingeweide in einem Bruchsack liegen, der sich zwar in das Mediastinum vorwölbt, aber nicht mit der Pleurahöhle kommuniziert, und daß Verwachsungen des Bruchinhaltes mit dem Bruchsack stets fehlen (1948).

Beim abdominalen Vorgehen wird die Bauchhöhle entweder durch einen linksseitigen *Paramedianschnitt*, der seitlich vom Schwertfortsatz bis in Nabelhöhe reicht oder nach HARRINGTON durch einen linksseitigen schrägen *subcostalen Schnitt* vom Schwertfortsatz bis zum Rippenbogen eröffnet. Um einen klaren

Überblick über die Verhältnisse am Hiatus zu gewinnen, ist es ratsam, zunächst das Lig. triangulare, das vom Zwerchfell zum linken Leberlappen zieht, zu durchtrennen und die Leber mit einem breiten, stoffüberzogenen Spatel beiseite zu halten. Auf diese Weise kann man den vorderen Rand des Hiatus oesophageus meist erkennen. Je nach Größe des Bruchsackes bietet sich der auf Abb. 158b wiedergegebene Zustand. Stört die Milz den Überblick, so wird sie nach stumpfem Lösen ihrer Verbindungen mit dem Zwerchfell zur Seite gehalten.

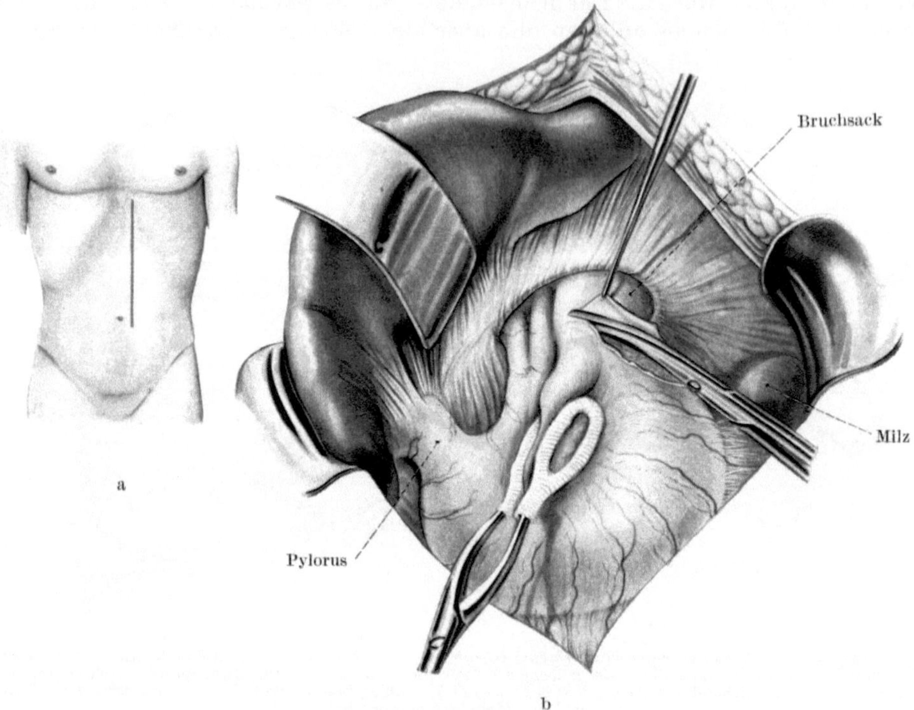

Abb. 158a u. b. *Beseitigung einer Hiatushernie auf abdominalem Weg nach* S W. HARRINGTON. *1.* a Lageskizze mit Hautschnitt. b Das Ligamentum triangulare ist durchtrennt und die Leber zur Seite gehalten. Der Fundus des Magens wird mit einer Faßzange nach caudal gezogen, wodurch sich der Bruchsack nach unten ausstulpt. Das den Bruchsack bildende parietale Peritoneum spaltet man am Übergang auf den Magen und verlangert die Schnitte zur kleinen und großen Kurvatur und auf die Ruckseite.

Nun zieht man vorsichtig den Magenfundus aus dem Hiatus hervor. Mit ihm stülpt sich zumeist der Bruchsack in die Bauchhöhle. Ist der Magen wegen Überfüllung seines supradiaphragmal liegenden Abschnittes oder infolge einer Enge des Hiatus eingeklemmt, so entleert man ihn durch eine Sonde und dehnt den Hiatus mit den beiden Zeigefingern behutsam. Auch kann man durch Novocaininjektion des N. phrenicus im Zwerchfell oder notfalls am Halse eine Erschlaffung des Hiatus versuchen. Zumeist genügt aber die Entleerung des Magens und die Dehnung des Hiatus, um den Magen, auch wenn er eingeklemmt war, hervorzuziehen. Erweist sich dies als nicht möglich, so wird der Hiatus links etwas eingekerbt. Hierauf spaltet man an der Vorderwand des Magens über dem Fundus den Übergang des parietalen Peritoneum und verlängert den Schnitt nach der kleinen und großen Kurvatur. An diesen Stellen unterbindet man rechts dicht unterhalb des Oesophagus, links im Bereich des Magenfundus, einige Gefäßarkaden, worauf sich das parietale Peritoneum auch an der Rückwand des Magens durchtrennen läßt (Abb. 158b). Durch stumpfes Abschieben des lockeren supra-

peritonealen Gewebes und durch Zug am Magen, der erforderlichenfalls an der
Kardia mit einem Leinen- oder Gummizügel umschlungen wird, löst man nach
und nach den Oesophagus soweit aus, daß die Kardia weit unterhalb des Zwerchfells zu liegen kommt.

Der Verschluß des Hiatus. Hat man die Situation am Hiatus klargestellt, so
bieten sich folgende Verhältnisse: Zumeist verläuft der Hiatus quer oder von der
Mitte oben nach links und hinten. In diesem Fall kann der Oesophagus im rechten
Winkel des Hiatus liegen oder ihn an irgendeiner Stelle frei durchziehen. Manch-

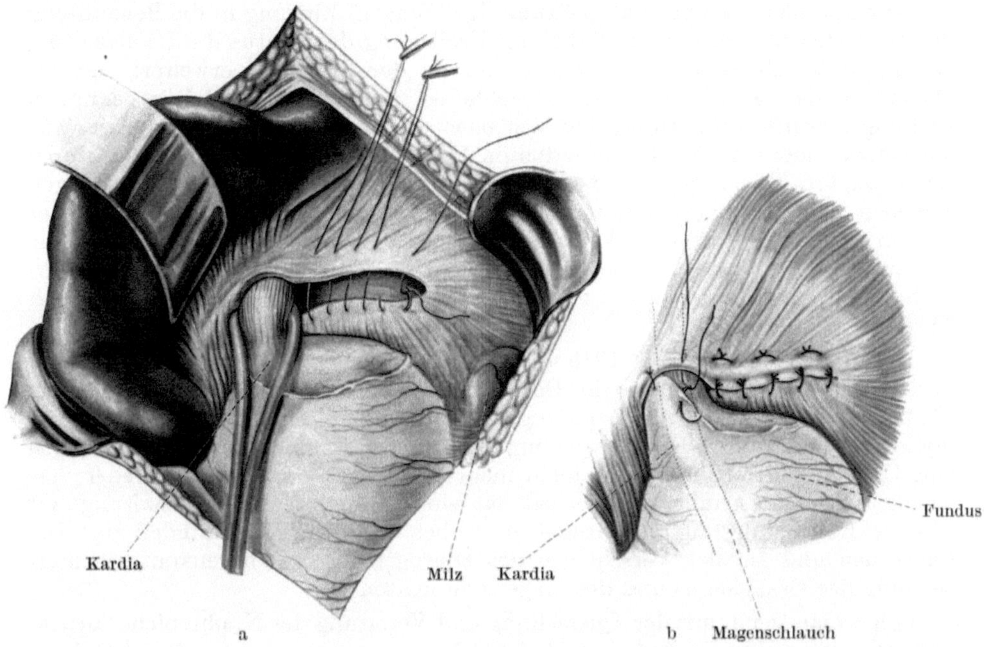

Abb. 159a u. b *Beseitigung einer Hiatushernie auf abdominalem Weg nach* S W Harrington. *2* a Durch Zug
am Magen mittels eines Gummizugels um den Oesophagus wird die Kardia subdiaphragmal verlagert. Die Hiatusschenkel werden mit U-Nahten und zusatzlichen Einzelnahten aus Zwirn vereinigt b Anheftung des freien
Randes des parietalen Peritoneum an die Zwerchfellunterflache und Naht des Oesophagus an die Hiatusschenkel
durch Zwirnknopfnahte unter Schonung der Nn. vagi. Abschließend wird der Magenfundus an die Zwerchfellunterflache genaht. Der durch den Oesophagus in den Magen eingefuhrte Schlauch ist angedeutet.

mal erstreckt sich der Hiatus von oben vorne nach unten hinten. Entsprechend
den vorliegenden Verhältnissen verschließt man den Hiatus um den Oesophagus
auf der in Abb. 159a und b wiedergegebenen Art. Die Hiatusschenkel werden mit
U-Nahten aus Zwirn vereinigt. Die von Harrington empfohlene Naht des freien
Zwerchfellrandes mit einem Fascienstreifen kann ohne Beeinträchtigung der
Zuverlassigkeit des Verschlusses auch mit Zwirnknopfnähten erfolgen. Wichtig
ist das Anheften des Oesophagus an den Hiatus, wobei man die Nn. vagi nicht
mitfassen und den Oesophagus nicht perforieren darf, sowie die Fixation des
Magenfundus an die Unterflache des Zwerchfells (Abb. 162). Man kann auch,
wie dies auf S. 221 und Abb. 162 vorgestellt ist, den Hisschen Magenwinkel
wiederherstellen, indem man den medialen Rand des Magenfundus an den abdominalen Abschnitt des Oesophagus naht und die Kuppe des Magenfundus an
das Zwerchfell heftet.

Bei *Hiatusbrüchen mit kurzem Oesophagus* geht Harrington in der gleichen
Weise vor. Nach seinen Erfahrungen gelingt es durch Lähmung des N. phrenicus

und durch besonders ausgiebige Mobilisation des Oesophagus zumeist, den Hiatus *oberhalb* der Kardia zu verschließen.

Bei Kenntnis des Vorliegens eines kurzen Oesophagus ist aber das auf S. 206 beschriebene thorakale Vorgehen dem abdominalen doch vorzuziehen.

ε) Die Phrenicusausschaltung in der Behandlung von Hiatusbrüchen.

Die temporäre Phrenicusausschaltung wurde 1925 von SAUERBRUCH zur Ruhigstellung des Zwerchfells bei der transthorakalen Operation einer Hiatushernie empfohlen. Sie fand als selbständiger Eingriff Eingang in die Behandlung der Hiatushernien als man 1936 bei der Freilegung des Hiatus die Beobachtung machte, daß sich nach der Zwerchfellahmung der Bruchring erweitert und der Magen aus dem Bruchsack in die Bauchhöhle gleitet. Auch bei Röntgenuntersuchungen wurde beobachtet, daß sich nach der Ausschaltung des N. phrenicus die Umklammerung des Magenfundus im Hiatus lösen kann und daß die durch sie bedingten Beschwerden verschwinden. LAM und KENNEY (1954) dagegen sprechen der Phrenicuslähmung einen Erfolg ab, da sie bei kymographischer Registrierung auch nach stärkster elektrischer Reizung des N. phrenicus keine nennenswerten Kontraktionen am Hiatus nachweisen konnten. Diese Untersuchungen sprechen aber nicht unbedingt gegen eine Erweiterung des Hiatus nach Phrenicuslähmung.

In Amerika (HARRINGTON 1945 und 1952, PICKHARDT 1950, SWEET 1952), aber auch in anderen Ländern so in Deutschland (MANSECK 1951) und Schweden (PETTERSSON 1952) wird die Lahmung des linken N. phrenicus durch Novocaininjektion, Vereisung oder Quetschung bei älteren Kranken empfohlen, denen eine Operation der Hiatushernie nicht mehr zugemutet werden kann. Jeder Vereisung oder Quetschung des Nerven hat eine probatorische Ausschaltung mit 1%iger Novocainlösung voranzugehen, wobei auf das Verschwinden der Beschwerden und auf das Verschieben des Hiatus bei der Röntgenkontrastuntersuchung des Oesophagus und des Magens zu achten ist.

Sollte man schon mit der Quetschung und Vereisung des N. phrenicus zurückhaltend sein, so ist die *Exhairese des N. phrenicus* wegen der fast regelmäßigen irreversiblen Lähmung der einen Zwerchfellhälfte und der hieraus sich ergebenden Beeinträchtigung der Atmung und Herzfunktion in jedem Fall *zu verwerfen*. Die Phrenicusausschaltung ist nur dann anzuwenden, wenn auch die *Gastropexie* (R. NISSEN und J. BOEREMA) zu eingreifend erscheint.

Die *Infiltration des N. phrenicus* mit 1%iger Novocainlösung empfehlen BOWDEN und MULLER (1951) zur Lösung der Einklemmung eines Hiatusbruches. Ihr hat aber stets die Operation auf thorakalem oder abdominalem Weg zu folgen.

Technik der Novocainblockade des linken N. phrenicus am Hals. Der Kopf wird nach rechts gedreht. Drei Querfinger oberhalb der Clavicula tastet man am lateralen Rand des M. sternocleidomastoideus den M. scalenus anterior und injiziert langsam 10,0—20,0 cm³ einer 1%igen Novocainlösung ohne Adrenalin. Die Wirkung der Novocainblockade hält in der Regel 2—3 Std. an.

ζ) Die Gastropexie als selbständiger Eingriff zur Behandlung von Hiatusbrüchen (J. BOEREMA, R. NISSEN 1954).

Ausgehend von der Beobachtung, daß bei incarcerierten Hiatushernien gelegentlich Alter und Allgemeinzustand des Kranken einen größeren Eingriff verbieten, hat NISSEN 1954 die Gastropexie zunächst als Notoperation empfohlen, sie mit zunehmender Erfahrung aber auch bei den unkomplizierten Hiatushernien angewendet. Nach Nissen genügt es, zur Beseitigung der Beschwerden eines Hiatusbruches und zur Verhütung des Zurückgleitens des Magenfundus in den Hiatus, den Magen an der vorderen Bauchwand zu fixieren.

Unabhängig von Nissen hat Boerema (1954), veranlaßt durch Rezidive nach verschiedenen Operationsmethoden zum Verschluß des Hiatus, im Prinzip das gleiche Verfahren angegeben, das er *Gastropexia anterior geniculata* nennt.

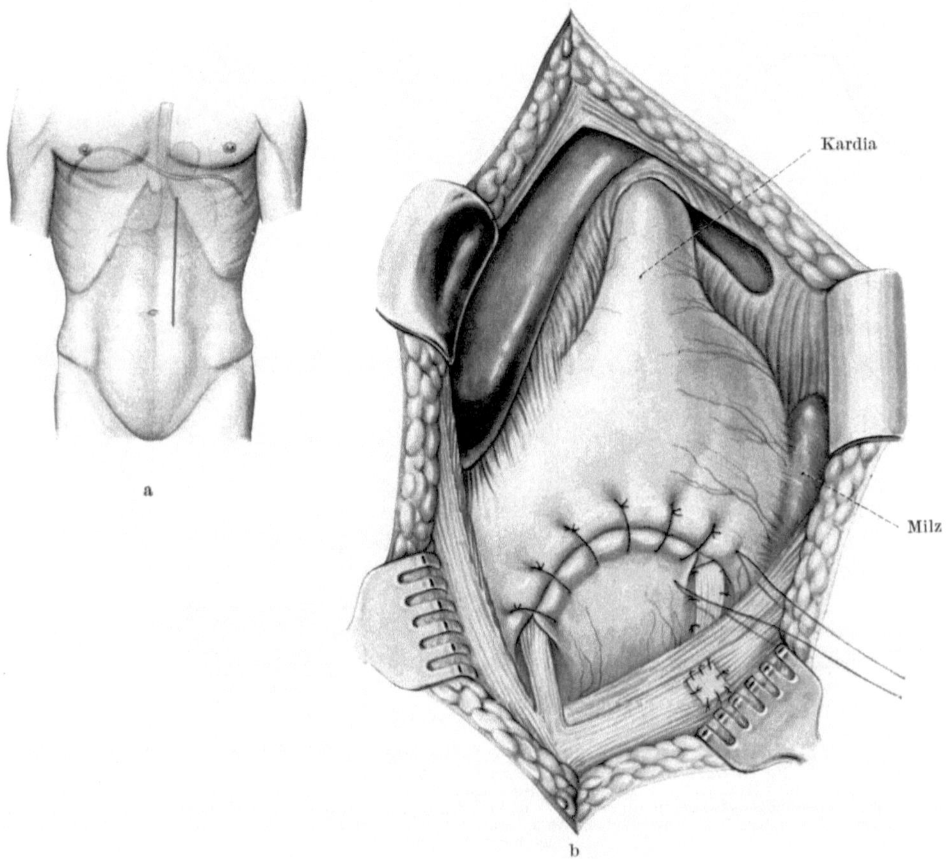

Abb. 160a u. b. *Die Gastropexie zur Beseitigung einer Hiatushernie nach* R. Nissen. a Lageskizze mit Hautschnitt. b Der Magenfundus wird stark nach unten gezogen und durch einen aus dem vorderen Blatt der Rectusscheide gebildeten Aponeurosenstreifen in dieser Lage gehalten. Das freie Ende dieses Streifens verankert man an dem vorderen Blatt der Rectusscheide Der erweiterte Hiatus oesophageus braucht nicht verengt zu werden.

Die Technik der Gastropexie nach R. Nissen (Abb. 160).

Ein kurzer linksseitiger pararectaler oder paramedianer Oberbauchschnitt eröffnet die Bauchhöhle. Der Magen und andere in die Hiatushernie prolabierte Bauchorgane werden vorsichtig hervorgezogen. Dann bildet man aus dem vorderen Blatt der Rectusscheide einen etwa 2 cm breiten und 15 cm langen Streifen, der in Nabelhöhe gestielt bleibt, und verankert an ihn die Vorderwand des straff nach unten gezogenen Magens. Das freie Ende des Aponeurosenstreifens wird zum Bauchschnitt herausgeleitet und am rechten Schnittrand mit der Rectusscheide vernäht (Abb. 160b). Zusätzlich heftet man die Magenvorderwand besonders im Bereich der kleinen Kurvatur an das parietale Peritoneum. Eine Versorgung des Hiatusbruchringes ist nicht erforderlich.

In letzter Zeit hat sich NISSEN (1956) die Fixation der Magenvorderwand an die vordere Bauchwand durch Knopfnähte ohne Verwendung eines Aponeurosenstreifens bewahrt.

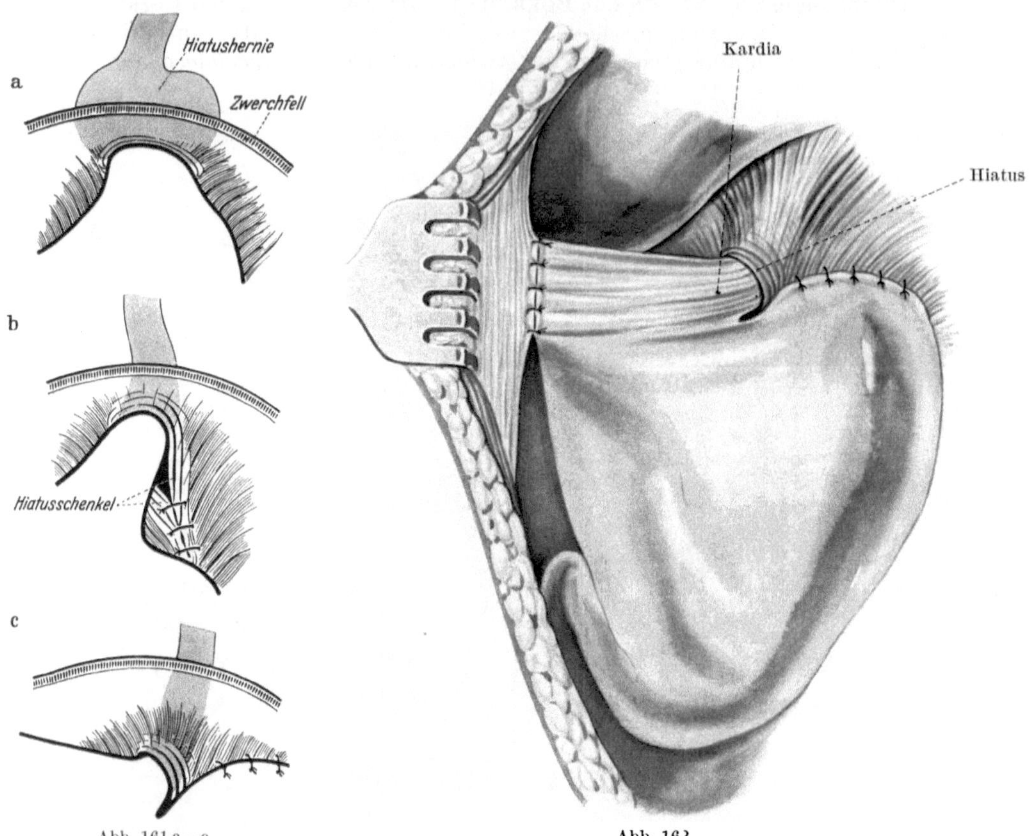

Abb. 161 a—c.   Abb 162

Abb 161a—c *Die Gastropexie zur Beseitigung einer Hiatushernie nach J. BOEREMA. 1* a Lageskizze. b Durch Zug an der kleinen Kurvatur und am Fundus des Magens wird die Hiatushernie reponiert Die beiden Schenkel des Hiatus oesophageus fugt man mit einigen Zwirnknopfnahten aneinander c Der Magenfundus wird am Zwerchfell fixiert (Die in Abb 162 wiedergegebene Anheftung der kleinen Kurvatur des Magens an die vordere Bauchwand ist nicht dargestellt)

Abb 162 *Die Gastropexie zur Beseitigung einer Hiatushernie nach J. BOEREMA 2* Nach der in Abb 161 dargestellten Zuruckverlagerung des Magenfundus unter das Zwerchfell und nach Mobilisation des unteren thorakalen Oesophagusabschnittes wird die kleine Kurvatur des Magens stark nach unten und vorne gezogen und von ihrem oberen Teil mit 4 oder 5 Knopfnahten an dem Peritoneum und dem hinteren Blatt der Rectusscheide fixiert Den Magenfundus heftet man mit einigen Zwirnknopfnahten an das Zwerchfell Die in Abb 161b wiedergegebene Raffung der Zwerchfellschenkel ist nicht sichtbar.

Die Technik der Gastropexia anterior geniculata nach J. BOEREMA (Abb. 161, 162).

BOEREMA bevorzugt zur Eröffnung der Bauchhöhle einen medianen Oberbauchschnitt, entfernt den Processus xiphoideus und durchtrennt das Lig. triangulare der Leber. Nachdem man den Magen aus dem Hiatusbruch hervorgeholt hat, übt man einen kraftigen Zug an der kleinen Kurvatur aus. Unter erheblicher Spannung fixiert man nun den oberen Teil der kleinen Kurvatur möglichst weit kranial am Peritoneum und an dem hinteren Blatt der rechten Rectusscheide mit 4 oder 5 Zwirnknopfnähten. Hierauf fügt BOEREMA die Zwerchfellpfeiler am Hiatus oesophageus durch das parietale Peritoneum hindurch mit einigen Knopfnahten zusammen.

η) Kardia-Fornix-Fehlanlagen.
(Hiatusanomalien und Kardiareflux.)

Von ROBERT und LORTAT-JACOB, sowie von D'ALLAINES und HOFFMANN (1953) wird neuerdings auf ein Krankheitsbild aufmerksam gemacht, das in seiner klinischen Symptomatologie (retrosternaler Schmerz, Sodbrennen, Reflux des Magensaftes, Blutungen und Anämie) der Hiatushernie ähnelt. Ihm liegt anatomisch eine mangelnde Fixation des oberen Magenpoles und ein Fehlen des Magenwinkels nach HIS zugrunde (Kardia-Fornix-Fehlanlage). Hierdurch wird der Reflux von Magensaft in den Oesophagus mit seinen Folgeerscheinungen wie Oesophagitis, Geschwürsbildung, Stenose und Blutungen begünstigt. Das Rückfließen von Magensaft läßt sich bei Tieflage des Oberkörpers und rechter Seitenlage röntgenologisch nachweisen.

Die Behandlung besteht in der von LORTAT-JACOB vorgeschlagenen operativen Korrektur. Durch medianen Oberbauchschnitt oder linksseitigen Paramedianschnitt werden Kardia und abdominaler Oesophagusanteil isoliert und die Hiatusschenkel dargestellt. Den erweiterten Hiatus oesophageus verkleinert man mit 3—4 Nahten und heftet an ihn den Oesophagus. Die zweite sehr wesentliche Phase der Operation stellt die Herstellung des HISschen Winkels dar, indem man den Magenfundus dem abdominalen Oesophagusabschnitt anlagert und an ihm fixiert. Zusätzlich wird noch der höchste Punkt des Magenfundus an das Zwerchfell genäht. Dabei ist darauf zu achten, daß keine Spannung an der Oesophagus-Magennaht entsteht.

4. Die Eingriffe bei kongenitalen Zwerchfelldefekten und bei Aplasie des Zwerchfells.
a) Allgemeine Vorbemerkungen.

Bei den *kongenitalen Zwerchfelldefekten* handelt es sich um Hemmungsmißbildungen. Schließt sich in der 7.—8. Fetalwoche die primäre Kommunikation der Brust- und Bauchhöhle nicht, so entsteht ein Zwerchfelldefekt *ohne* Bruchsack. Erfolgt dagegen die Vereinigung ohne Einwachsen von Zwerchfellmuskulatur, so entwickelt sich ein Zwerchfelldefekt *mit* einem Bruchsack. Die Zwerchfelldefekte liegen als angeborene Zwerchfellhernien mit Eingeweideprolapsen (SIEGMUND 1929) in der Regel an der hinteren äußeren Zwerchfellseite (BOCHDALEK 1867, SCHWALBE 1900, GÖSSNITZ 1905, LUCKSCH 1904, Gg. B. GRUBER 1927), können aber bei großem Umfang die ganze Zwerchfellhälfte einnehmen. Von kleinen Lücken mit wenigen Zentimetern Durchmesser bis zu völligem Fehlen einer Zwerchfellhälfte gibt es alle möglichen Übergänge. Von Bedeutung ist, daß sich anfänglich kleine Defekte im Laufe des Lebens erheblich erweitern können. Häufig bleibt noch eine von der vorderen seitlichen Wand nach rückwärts ziehende Gewebssichel stehen. Wenn auch die meisten dorsal gelegenen Zwerchfelldefekte in der Umgebung des Foramen lumbocostale (BOCHDALEKI) zu finden sind, so haben sie doch genetisch mit dieser Muskellücke nichts zu tun (CAILLOUD 1914, Gg. B. GRUBER 1927). Die zentrale Lage der Defekte erklärt sich durch das Wandern infolge des Zwerchfellwachstums. Die Bevorzugung der linken Seite beim Zustandekommen des Zwerchfelldefektes findet in dem späteren Verschluß des linken Foramen pleuroperitoneale ihre Erklärung. Darüber hinaus liegen auf der linken Seite Magen, Milz und Colon dem Zwerchfell an, die sehr leicht in eine Zwerchfellücke eintreten können, während auf der rechten Seite die Leber häufig den Eingeweidevorfall verhindert. Trotzdem sind auch rechtsseitige Zwerchfellhernien sogar mit totaler Evisceration der Leber beobachtet worden (KLEITSCH 1949).

Je nach der Größe des Defektes im Zwerchfell finden sich auf der linken Seite der Magen, ein Teil des Colon, die Milz und Dünndarmschlingen und auf der rechten Seite Leber, Colon, Duodenum und Magen in der Pleurahöhle. Dabei ist die Lunge der betreffenden Seite vollkommen kollabiert, das Mediastinum verdrängt und das Herz nach der anderen Seite verlagert. Auch Aplasien des Unterlappens auf der Seite des Zwerchfelldefektes sind beschrieben (WEXELS 1951, GRUBER 1953, HOCHBERG und NACLERIO 1956).

Wird die Lunge auf der Seite der Zwerchfellhernie durch ihren Kollaps vollkommen von der Atmung ausgeschaltet, so erfahrt auch die Lunge der Gegenseite durch die Verlagerung des Mediastinum eine erhebliche Verminderung ihrer Gasaustauschflache und Einschrankung ihrer Atemexkursionen. In der kollabierten Lunge wird das Blut nicht mehr mit Sauerstoff aufgesättigt. Die vermehrte Zumischung von ungesättigtem Blut hat zur Folge, daß die arterielle Sauerstoffsättigung absinkt. Die Zunahme der venösen Zumischung, die normalerweise 2—5% des Herzminutenvolumens ausmacht, kann gelegentlich bei Zwerchfellhernien bis zu 20% des Herzminutenvolumens betragen. Da aber die Durchblutung der nichtventilierten Bezirke eingeschränkt wird, ist der Einfluß der venosen Zumischung auf die arterielle O_2-Sattigung meistens nicht so groß, als man es nach dem Ausmaß der nichtventilierten Gebiete zu erwarten hätte. Durch die Verminderung der Gasaustauschflache kommt es zu einer Herabsetzung der Diffusionskapazität, die zur arteriellen Hypoxämie beiträgt. Die durch die Einschränkung der Atemexkursionen bedingte alveolare Hypoventilation verstärkt schließlich noch als 3. Komponente die arterielle Hypoxämie, führt aber auch gleichzeitig zu einer arteriellen Hyperkapnie und damit zur respiratorischen Acidose. Die bei großen Zwerchfellhernien zu beobachtende Cyanose ist aber nicht nur pulmonal bedingt. Es kann zusätzlich zu einer peripheren Cyanose kommen (R. BEER). Durch Abknickung der V. cava caudalis an ihrer Durchtrittsstelle durch das Zwerchfell infolge der Verlagerung des Herzens und seiner Pendelbewegungen bei der Atmung kommt es zu Storungen des Blutzuflusses zum Herzen und damit zu einer Herabsetzung des Herzminutenvolumens. Durch verlangsamte periphere Durchstromung entsteht die periphere Cyanose.

Die erhebliche Verlagerung von Baucheingeweiden in die Brusthöhle wird durch ihre oft lockere Anheftung an die hintere Bauchwand begünstigt. Häufig findet sich auch eine unvollkommene Rotation des Intestinum. Sehr wichtig ist, daß Adhasionen zwischen den Baucheingeweiden und der parietalen Pleura niemals bestehen. Da die Bauchhöhle infolge des fehlenden Wachstumsimpulses durch die Bauchorgane gelegentlich zu klein angelegt ist (R. E. GROSS 1953), haben die embryonal verlagerten Bauchorgane ihr „Heimatrecht in der Bauchhöhle" verloren, was die Operation sehr erschwert.

Die vorher geschilderten pathologisch-anatomischen Veränderungen verursachen beim Neugeborenen ein Krankheitsbild, das sich durch Atemnot und Cyanose bis zu schwerst asphyktischen Erscheinungen und durch Erbrechen kennzeichnet. Diese Symptome können sofort nach der Geburt auftreten; sie können sich aber auch erst bei der Nahrungsaufnahme oder beim Schreien einstellen. Lagerung des Neugeborenen auf die Seite der Zwerchfellhernien bessert den lebensbedrohlichen Zustand, was auf den Ausgleich der Atem- und Kreislaufstörung durch Rückverlagerung des Mediastinum in die Mittelstellung beruht. Das Krankheitsbild gleicht in vielen Zügen dem bei angeborener Oesophagusatresie. Kinder mit einer Aplasie oder einem Defekt des Zwerchfells sind auf die Dauer zumeist nicht lebensfahig, auch wenn weitere Mißbildungen fehlen. Von den Fällen mit größerem halbseitigem Zwerchfelldefekt stirbt ein großer Prozentsatz in den ersten Tagen und Wochen. Nur wenige überleben das 1. Lebensjahr. Nur ausnahmsweise sind die hervorgerufenen Störungen gering.

Die Vermutungsdiagnose angeborener Zwerchfellbrüche wird durch die Perkussion und Auskultation und durch die Röntgenuntersuchung gesichert. Die Perkussion ergibt auf der Seite des Zwerchfellbruches, also zumeist links, tympanitischen Schall und läßt die Verlagerung des Herzens erkennen. Über der Brusthöhle, in die die Baucheingeweide verlagert sind, fehlt das Atemgeräusch. Die *Röntgenübersichtsaufnahme* soll stets bei *aufrechtem Oberkörper* vorgenommen werden, da sich nur hierbei die große Luftblase über dem Flüssigkeitsspiegel darstellt und man dadurch vor der folgenschweren Fehldiagnose des Pleuraempyems bewahrt wird. Auf die Verabreichung von Kontrastbrei kann und soll man verzichten (R. E. Gross 1953), da hierdurch diagnostisch kein weiterer Aufschluß gewonnen wird, die Füllung von Magen und Darm mit Kontrastbrei aber die Operation erschwert und ihren Erfolg beeinträchtigt. Auch verursachen Erbrechen und Aspiration des Kontrastmittels Bronchopneumonien.

Hinsichtlich des *Zeitpunktes der Operation eines angeborenen Zwerchfellbruches* — ausgenommen bleiben hier die angeborenen Hiatusbrüche — hat die Erfahrung gelehrt, daß es am günstigsten ist, den Eingriff auszuführen, sobald die Diagnose gestellt wurde. Neugeborene mit angeborenen Zwerchfellbrüchen sollten aus der Hand des Geburtshelfers oder der Hebamme unmittelbar in die Hand des Chirurgen gelangen. Sie überstehen nach R. E. Gross die Operation in den beiden ersten Lebenstagen wesentlich besser als am Ende der ersten Woche oder später. Der Grund hierfür liegt darin, daß der Darm in den ersten 24—48 Std nahezu leer ist, was die Rückverlagerung der Eingeweide in die Bauchhöhle sehr erleichtert. *Die Frühoperation ist der konservativen Behandlung weit überlegen!* Während unter abwartender Behandlung etwa 75% der Kinder bis zum Ende des 1. Monats sterben, kann die Operation etwa 90% der Säuglinge retten. Gross verfügte bis 1951 über 91 Operationen bei angeborenen Zwerchfelldefekten. 75 Kinder überlebten den Eingriff und blieben gesund.

Die allgemein gültigen *vorbereitenden Maßnahmen* wurden auf S. 12 beschrieben. Bei Neugeborenen, Säuglingen und Kleinkindern bestehen sie vor allem in der *Aufrechterhaltung einer positiven Flüssigkeitsbilanz*, wobei zu berücksichtigen ist, daß der Neugeborene kaum einer Kochsalzzufuhr bedarf, in der *Entleerung und Trockenlegung des Magens* durch eine Sonde und durch Dauerabsaugung, bei älteren Säuglingen und bei Kindern in der *Darmentleerung* durch Einläufe und in jedem Lebensalter in der *Sauerstoffzufuhr* mittels einer Sauerstoffglocke, eines Sauerstoffzeltes oder eines Nasenkatheters.

Schmerzbetäubung. Die *Prämedikation* richtet sich nach dem Alter des Kindes (s. S. 11). Die *Narkose im geschlossenen System* (s. S. 11) stellt die wichtigste Voraussetzung für den Erfolg dar. Als Narkoticum verwenden wir Äther, der mit Sauerstoff zugeführt wird. Gross bezeichnet das *Cyclopropan* als das Anaestheticum der Wahl.

Die Wahl des Zugangsweges. Bei Neugeborenen und Säuglingen ist das *abdominale Vorgehen* dem thorakalen aus verschiedenen Gründen vorzuziehen (R. E. Gross). Vor allem wird in diesem Lebensalter der abdominale Eingriff besser als der thorakale vertragen. Da bei angeborenen Zwerchfellbrüchen Verwachsungen zwischen den in die Brusthöhle prolabierten Eingeweiden und der Lunge fehlen, lassen sie sich ohne Schwierigkeiten in die Bauchhöhle reponieren. Die Baucheingeweide können bei genügend großem Bauchschnitt leicht zur Seite gehalten werden, so daß die Lücke im Zwerchfell übersichtlich verschlossen werden kann. Außerdem ist es nur auf abdominalem Wege möglich, eine vorhandene Fehldrehung des Darmes zu erkennen und zu beseitigen.

Dagegen ist es auf thorakalem Wege besonders bei Neugeborenen und Säuglingen sehr schwierig, die Baucheingeweide in die Bauchhöhle zu stopfen und während der Zwerchfellnaht zurückzuhalten. Auch hat man nach Beendigung der
Operation keine Gewähr, ob die Bauchorgane sich in richtiger Lage befinden.

Den thorakalen Weg sollte man nach R. E. GROSS nur wählen 1. als Ersteingriff bei Kindern über 1 Jahr und 2. bei Rezidivoperationen in jedem Lebensalter.

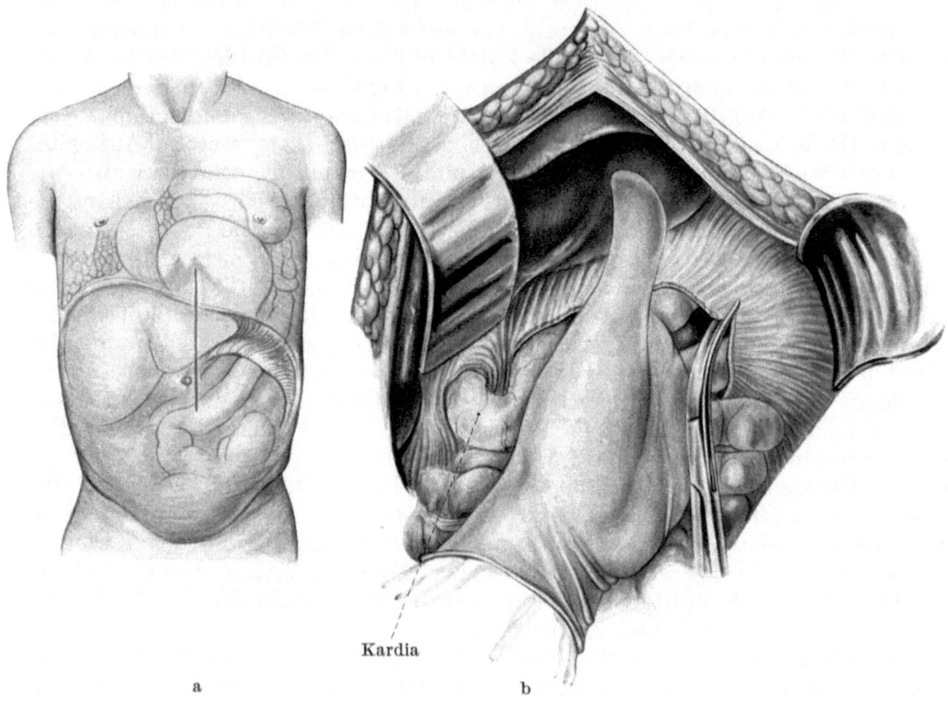

Abb. 163a u. b. *Beseitigung eines kongenitalen Zwerchfellbruches auf abdominalem Weg 1.* a Lageskizze mit Hautschnitt. b Die Bauchhohle ist durch einen paramedianen Oberbauchschnitt eroffnet. Die Leber wird beiseite
gehalten und der Bruchring durch einen Scherenschlag erweitert.

b) Die Technik des abdominalen Eingriffs (S. W. HARRINGTON, R. E. GROSS).

Die Bauchhöhle wird am besten durch einen Paramedianschnitt auf der Seite
des Zwerchfelldefektes eröffnet. Weniger empfehlenswert ist der Subcostalschnitt.

Nach Eröffnung der Bauchhöhle gleiten der linke Zeige- und Mittelfinger bei
linksseitigem Zwerchfellbruch entlang des Magens, bei rechtsseitiger Hernie entlang der Leber in die Brusthöhle. Die Zwerchfellücke wird gespreizt, um durch
Einströmen von Luft in die Brusthöhle den negativen Druck auszugleichen. Bei
weiter Bruchpforte, wie man sie bei der Aplasie des Zwerchfells vorfindet, lassen
sich die prolabierten Bauchorgane en bloc in die Bauchhöhle reponieren. Dann
fehlt zumeist der Hiatus oesophageus; ein schmaler Rest des Zwerchfells, dessen
Rand nach der Brusthöhle eingerollt ist, findet sich aber stets an seinem Ursprung
am Brustkorb. Ist der Bruchring eng, so führt die Erweiterung des Bruchringes
mit einem Scherenschlag oder das Hervorholen der Eingeweide in einer bestimmten
Reihenfolge am besten zum Ziel. Bei *linksseitigem Zwerchfellbruch* faßt man zuerst
den Magen, dann den Dünndarm, das Coecum, das Colon ascendens, das Transversum und zuletzt die linke Flexur mit der Milz (Abb. 163). Bei *rechtsseitigem
Zwerchfellbruch* soll man niemals versuchen, sogleich die Leber hervorzuholen,

da sie hierdurch immer verletzt und gequetscht wird. Einfacher und schonender ist es, zunächst mit dem Dünndarm zu beginnen, um dann das Colon und zuletzt die Leber aus der Brusthöhle in die Bauchhöhle zurückzubringen. Die reponierten Organe werden vollstandig in feuchte warme Kompressen gehüllt und so zur Seite gehalten, daß die Zwerchfellücke zu ubersehen ist.

Der Verschluß der Bruchpforte. Eine Anfrischung der Rander der Bruchpforte ist nicht erforderlich. Dagegen ist es sehr wichtig, das Zwerchfell zu doppeln und

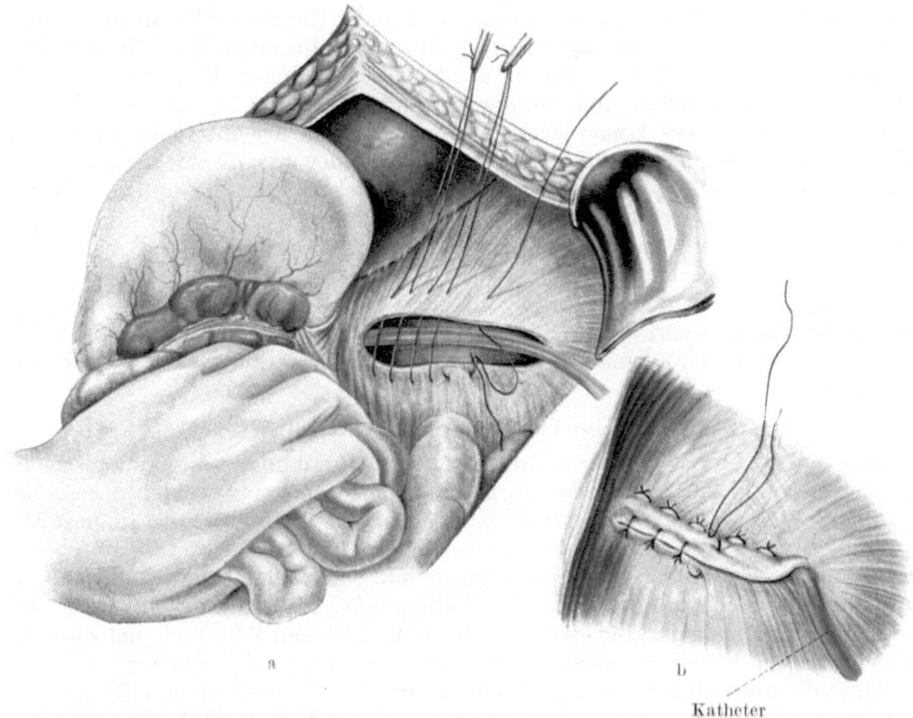

Abb 164a u b. *Beseitigung eines kongenitalen Zwerchfellbruches auf abdominalem Weg 2.* a Nach Ruckverlagerung der in die Brusthohle prolabierten Eingeweide legt man Matratzennahte aus Zwirn zum Verschluß der Zwerchfell-lucke und zur Doppelung des Zwerchfells an. Mit einem Nélaton-Katheter saugt man die Luft im Thorax-raum vor dem Knoten der letzten Naht der Zwerchfellucke ab. b Der uberstehende freie Rand der Zwerchfell-lucke wird mit einigen Nahten an die Zwerchfellunterflache geheftet.

zum Verschluß nur nichtresorbierbares Nahtmaterial (Zwirn, Seide, Nylon, Per-lon) zu verwenden. Die Matratzennähte werden in der auf Abb. 164a wieder-gegebenen Weise etwa 4—5 mm vom Bruchring entfernt angelegt. Bevor sie angezogen und geknüpft werden, fuhrt man am lateralen Bruchspaltwinkel einen dünnen Nélaton-Katheter in die Brusthöhle ein (Abb. 164a), um nach Fertig-stellung der Zwerchfellnaht die Luft aus der Pleurahöhle absaugen zu konnen. Nach dem Knüpfen der U-Nahte heftet man den überstehenden freien Rand der Bruchpforte mit einigen Stichen an die Unterflache des Zwerchfells (Abb. 164b). Vor dem Knüpfen der letzten lateralen Naht wird die Luft restlos aus der Brust-höhle abgesaugt und der Katheter entfernt.

Auch bei der *Aplasie des Zwerchfells* gelingt zumeist der Verschluß durch Doppelung der Zwerchfellreste, die an der Innenwand des Thorax haften, infolge der Nachgiebigkeit des Brustkorbes des Neugeborenen. Jedoch kann er nicht völlig luftdicht gestaltet werden, da bei der Aplasie des Zwerchfells der Hiatus oesophageus nicht ausgebildet ist. Der dann zurückbleibende Pneumothorax resorbiert sich innerhalb von 14 Tagen und die kollabierte Lunge dehnt sich aus, wenn keine Aplasie des Lungenlappens vorliegt.

Rückverlagerung der Eingeweide in die Bauchhöhle und Verschluß der Bauchwunde.

Vor dem Verschluß der Bauchhöhle ist darauf zu achten, ob eine Fehldrehung (Malrotation) des Darmes oder eine andere Fehlbildung der Eingeweide vorliegt, die, wenn möglich, zusätzlich zu beseitigen sind.

Ist die Bauchhöhle normal entwickelt und findet die Operation in den ersten Lebenstagen statt, so gelingt es in der Regel ohne Schwierigkeiten, die während der Zwerchfellnaht außerhalb der Bauchdecken gehaltenen Eingeweide in die Bauchhöhle zu reponieren und die Bauchdecken schichtweise zu verschließen, besonders wenn man die Lordosierung durch Entfernen der untergelegten Kissen aufhebt. Bei Unterentwicklung der Bauchhöhle oder bei starker Blähung der Darmschlingen ist dagegen ein Verschluß der Bauchhöhle in der üblichen Weise manchmal nicht möglich. Es empfiehlt sich dann, entweder die fortlaufende Peritonealnaht zu unterlassen und die Bauchdecken nur in einer Schicht mit Zwirnknopfnahten zu nahen oder sie im Notfall ausschließlich unter Verwendung von Drahtplattennahten oder durch Subcutan- und Hautnahte zu vereinigen. Nach 5—10 Tagen, wenn die Darmfunktion eingesetzt und die Bauchwand sich etwas geweitet hat, öffnet man die Wunde wieder und vernaht die Bauchdecken schichtweise.

Das Vorgehen beim Vorliegen eines echten Bruchsackes.

Liegt ein Bruchsack vor, was nur selten vorkommt und röntgenologisch an der nur teilweisen Ausfüllung der Brusthöhle mit Baucheingeweiden erkennbar ist, so kann man ebenfalls abdominal vorgehen. Die Bauchhöhle wird in der oben beschriebenen Weise eröffnet. Nach Entleerung des Bruchsackes empfiehlt es sich, ihn zu incidieren, damit Luft in die Pleurahöhle einströmen kann, wodurch sich der Bruchsack leicht in die Bauchhöhle stülpen laßt. Er wird am Übergang zum Bruchring abgetrennt und die Bruchpforte in der gleichen Weise wie bei Zwerchfellbrüchen ohne Bruchsack verschlossen. Es ist besonders darauf zu achten, daß die Nähte die Muskulatur des Zwerchfells fassen. Die Doppelung von Pleura und Peritoneum allein gewährleistet keinen zuverlässigen Verschluß der Bruchpforte und führt fast immer zu Rezidiven.

c) Die Technik des thorakalen Eingriffs (F. SAUERBRUCH).

Wie auf S. 224 geschildert ist, wahlt man bei *angeborenen Zwerchfellbruchen* den thorakalen Weg als Ersteingriff nur bei Kindern über 1 Jahr und bei Rezidivoperationen in jedem Lebensalter. Das thorakale Vorgehen bei angeborenen Zwerchfellbrüchen unterscheidet sich nicht von dem beim *traumatischen Zwerchfellbruch,* weshalb hinsichtlich der Technik auf das entsprechende Kapitel (S. 237) hingewiesen wird. Der Verschluß der Bruchpforte erfolgt möglichst mit Matratzennahten. Der N. phrenicus darf niemals gequetscht werden, da dann seine Funktion sehr häufig nicht wiederkehrt.

Will man eine Erschlaffung des Zwerchfells erreichen, so genügt die Infiltration der Umgebung des N. phrenicus mit 1%iger Novocainlösung ohne Adrenalin (Abb. 150), eine Maßnahme, die auch beim Operieren in Intubationsnarkose und bei Verwendung muskelerschlaffender Mittel Vorzüge bietet. Von der Drainage der Brusthöhle durch ein im 9. Intercostalraum seitlich herausgeleitetes dünnes Drain für 48 Std. haben wir keine Nachteile gesehen, wenn sie auch nicht unbedingt erforderlich ist.

d) Entlastende und plastische Eingriffe zum Verschluß einer Zwerchfellücke.

Bei der Frage der Behandlung der *kongenitalen Zwerchfelldefekte* muß man zweckmäßigerweise zwischen den randständigen, in der Regel kleinen, und den großen zentralen Defekten unterscheiden. Erstere bereiten in therapeutischer Hinsicht zumeist keine Schwierigkeiten, da die direkte Naht der Defektränder nach Novocainblockade des N. phrenicus fast immer möglich ist. Auch Aplasien des Zwerchfells lassen sich bei Neugeborenen häufig ohne entlastende oder plastische Eingriffe verschließen. Bei kleinen Kindern und Jugendlichen dagegen kann die Beseitigung größerer Zwerchfelldefekte sehr schwierig sein. Hierfür sind mehrere Verfahren angegeben.

α) Die Mobilisation des unteren Brustkorbes.

H. Gross gelang es 1910 erstmals, einen großen zentralen Defekt zu verschließen, indem er die vorderen knöchernen Teile der 8.—10. Rippe entfernte. Ihre knorpeligen, zu einer Leiste vereinigten Enden ließen sich daraufhin bequem nach hinten drängen. Auch Roth ist es gelungen, nach ausgiebiger subperiostaler Resektion der 8.—10. Rippe die Zwerchfellansätze weitgehend zu mobilisieren und damit die Ränder des Zwerchfelldefektes einander so zu nähern, daß ihre Naht ohne Spannung möglich war.

Die Mobilisation der unteren Thoraxapertur durch Rippenresektion ist sicher das einfachste und sehr häufig angewandte Verfahren zur Entspannung des Zwerchfellansatzes. Spätergebnisse liegen allerdings nicht vor, so daß über Formveränderungen des Brustkorbes und der Wirbelsäule und Funktionsstörungen nach ausgedehnter Resektion der unteren Rippen im Kindesalter nichts bekannt ist.

β) Die Zwerchfellentspannung und plastische Defektdeckung nach E. Rehn (1948) und M. Schwaiger (1953).

Bei übergroßen Defekten und bei der Aplasie des Zwerchfells reicht zum Verschluß die Mobilisation des unteren Brustkorbes nach H. Gross (1910) besonders bei älteren Kindern zumeist nicht aus. Für diese Fälle hat sich das 1948 von E. Rehn angegebene und von Schwaiger (1953) ausgestaltete und vereinfachte Verfahren bewährt. Es berücksichtigt die grundlegende anatomische Tatsache, daß der M. transversus abdominis und die vordere und seitliche Zwerchfellpartie im Bereich ihres gemeinsamen costalen Ansatzes innig miteinander verflochten sind und wie ein Muskel ineinander übergehen.

Nach Schwaiger wird in folgender Weise vorgegangen. Von einem costoxiphoidalen Schnitt, der als Rippenrandschnitt vom Processus xiphoideus bis 2 Querfinger über die Mamillarlinie hinausreicht, werden zunächst nur der M. obliquus ext. und der M. obliquus int. sowie der M. rectus abd. durchtrennt und deren Muskelstümpfe zur Seite geschoben. Nach Darstellung des darunterliegenden M. transversus abdominis wird dieser durch einen in Richtung des Hautschnittes liegenden, leicht bogenförmigen Schnitt durchtrennt und dadurch die Laparotomie vervollständigt (Abb. 165a). Nun löst man den M. transversus abd. gemeinsam mit dem Zwerchfellrest dicht an der Innenfläche der Rippen bis zur mittleren Axillarlinie teils scharf teils stumpf ab. Hierdurch erhält man eine doppelt gestielte, von lateral her ernährte und nervös versorgte, breite und bewegliche Muskelplatte, die so weit nach hinten verlagert werden kann, daß ihre Ränder spannungslos an der hinteren Thoraxwand sowie seitlich und medial durch inter- und pericostale Nähte fixiert werden können (Schwaiger 1955). Ist die dorsal und seitlich stehengebliebene Muskelsichel des Zwerchfellrestes breit genug, so

15*

erfolgt die Fixation der beweglichen Muskelplatte in typischer Weise mit U-Nahten aus nichtresorbierbarem Material (Zwirn, Seide) (Abb. 165b).

Die auf diese Weise geschaffene Muskelwand nimmt nach den Erfahrungen E. Rehns die Beschaffenheit einer starren Platte an, die fast jede Eigenbeweglichkeit eingebußt hat. Trotzdem erlangen die nach dieser Methode operierten Kranken in der Regel volle Gesundheit und Leistungsfahigkeit, was für die Bewertung

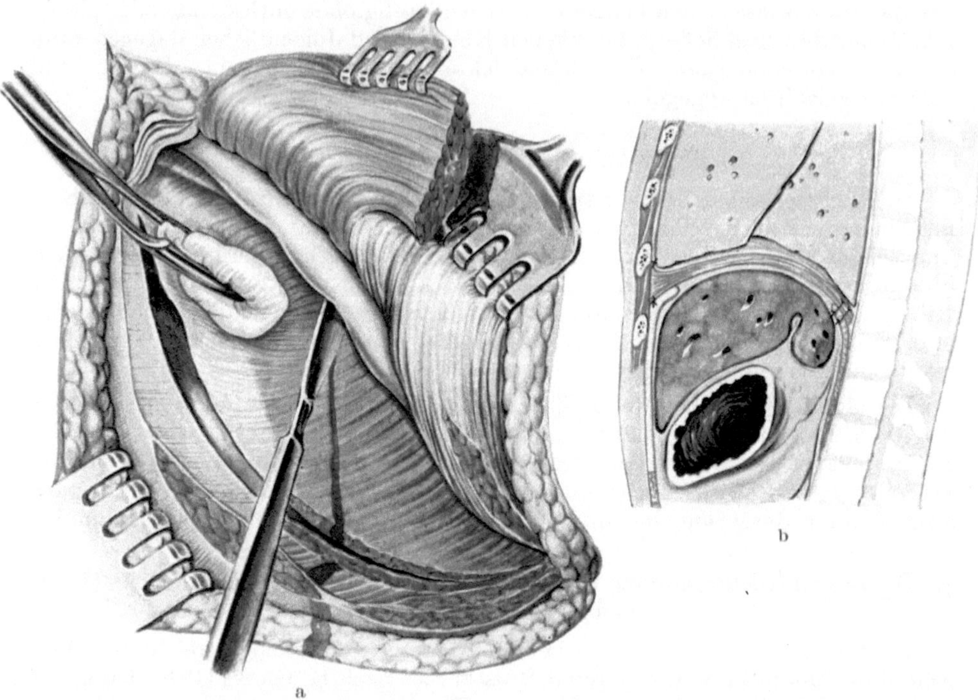

Abb. 165a u b   *Zwerchfellentspannung und Defektdeckung nach* E Rehn *und* M Schwaiger   a Von einem costo-xiphoidalen Schnitt werden der M obliqu ext und M obliqu int und der M. rectus durchtrennt   Dann wird der M transversus in bogenformigem Schnitt gespalten und bis in die mittlere Axillarlinie von der Hinterflache der Rippen abgelost   b Die auf diese Weise gewonnene Muskelplatte ist nach hinten oben umgeschlagen und spannungslos an der unteren Thoraxapertur fixiert

des Verfahrens sehr wesentlich ist. Das Verfahren von Rehn-Schwaiger eignet sich sowohl für die Aplasie des Zwerchfells als auch für große vordere und seitliche Defekte.

γ) Die gestielte Muskelplastik bei dorsalem und lateralem Defekt (Wieting und Dollinger 1915, Rives 1942, Plenk 1951, Hartl 1954).

Bei dorsal und lateral liegendem Defekt kann die Zwerchfellucke durch einen gestielten Muskellappen aus dem M. psoas und dem M. quadratus lumborum (Wieting und Dollinger 1915) gedeckt werden. Bei ventral liegendem Defekt wird ein gestielter Muskellappen aus der vorderen Bauchwand gebildet.

Rives hat 1942 zur Deckung bei dorsalem Zwerchfelldefekt eine Muskelplastik aus dem M. latissimus dorsi angegeben, die sich wiederholt bewahrt hat (Rives 1942, Rives und Baker 1942, Plenk 1951, Hartl 1954). Es wird dabei aus dem M. latissimus dorsi ein U-förmiger, caudal gestielter Lappen gebildet, der durch eine Incision im Bett der resezierten 10. Rippe in die Brusthohle eingeführt und mit dem Rand des Zwerchfelldefektes vernaht wird (Abb. 167). Die der 9. Rippe

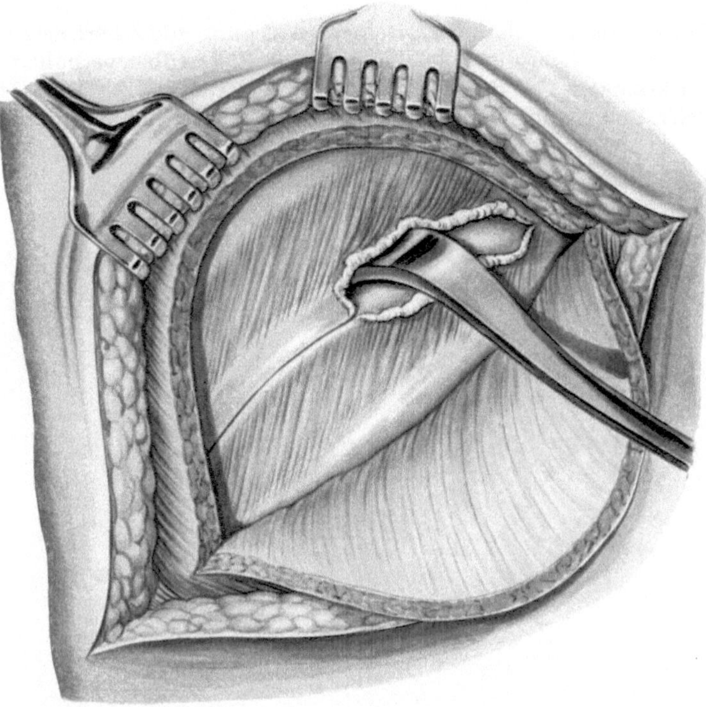

Abb. 166. *Die gestielte Muskelplastik nach* RIVES *1*. In Hohe der 9 —11 Rippe wird aus dem M latissimus dorsi ein U-formiger, caudal gestielter Lappen gebildet, der durch das Bett der resezierten 10 Rippe in die Pleurahohle geschlagen wird Beginn der Resektion der 10 Rippe.

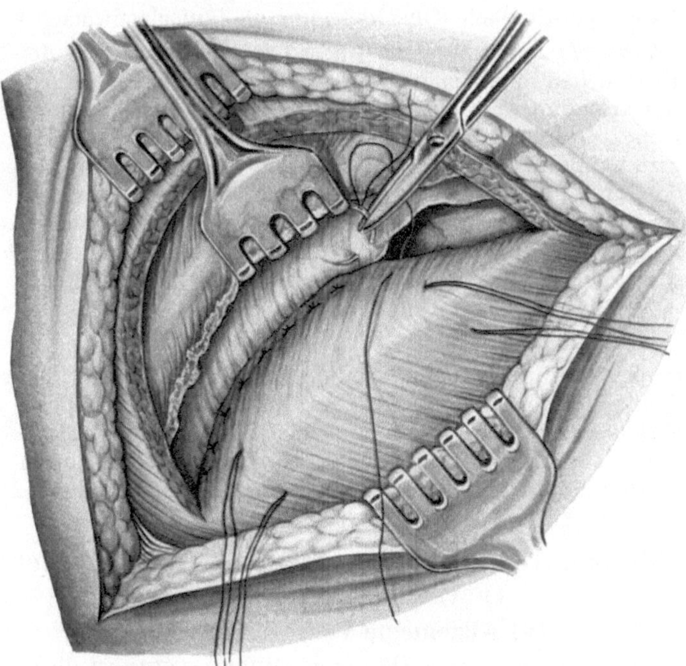

Abb. 167. *Die gestielte Muskelplastik nach* RIVES *2*. Die 10 Rippe ist reseziert Der Muskellappen wird mit dem Rand des Zwerchfelldefektes durch U-Nahte vereinigt.

anhaftende Intercostalmuskulatur wird nach Anlegung von 2 Pericostalnahten mit der Lappenbasis luftdicht verschlossen (Abb. 168 a). Darüber vernaht man mit U-Nahten den kranialen Teil des M. latissimus dorsi (Abb. 168 b). Das Verfahren von RIVES hat sich PLENK auch bei einem Fall von Relaxatio diaphragmatica bewahrt

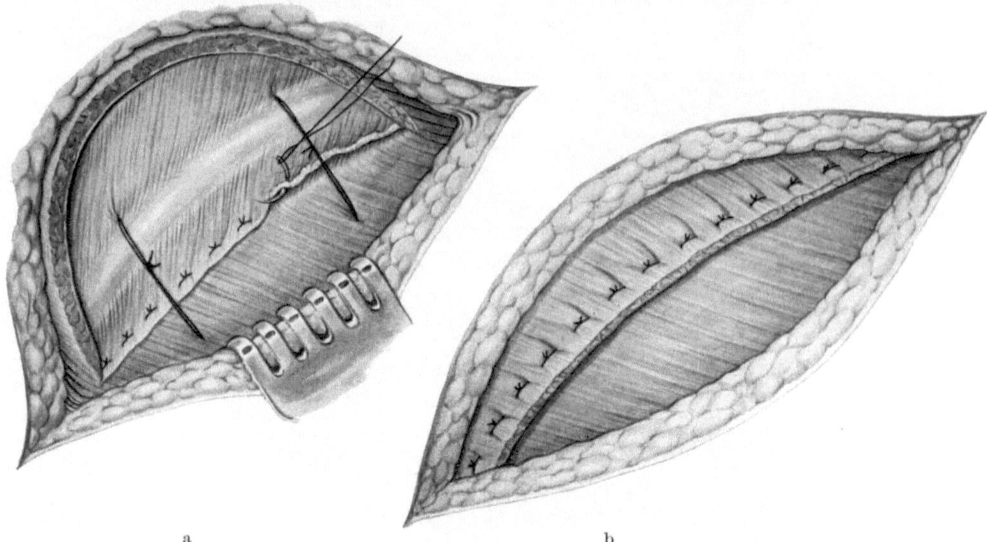

a   b

Abb. 168 a u b *Die gestielte Muskelplastik nach* RIVES *3* a Nach Anlegen von 2 Pericostalnahten werden die Intercostalweichteile mit der Lappenbasis luftdicht verschlossen b Deckung des entstandenen Defektes durch Naht des Randes des M latissimus dorsi

δ) Die Fascienplastik nach KIRSCHNER und die Cutisplastik nach E. REHN.

Die *freie Transplantation von Fascie oder Cutis* sollte man bei der Beseitigung von Zwerchfellbruchen im allgemeinen *nur zur Verstärkung einer Naht* anwenden, nicht oder nur ausnahmsweise aber zur vollstandigen Überbrückung eines Defektes. Ernahrungsstorungen des Transplantates und Durchschneiden der Nähte verursachen zu haufig infolge zentraler Nekrosen und Randdehiszenzen Rezidive.

Über die Entnahme eines Fascienstreifens aus dem Oberschenkel (S. 28, Abb. 20) und eines Cutislappens zumeist auch aus dem Oberschenkel nach der Methode von STENGEL (1956) s. S. 31. Den freien Fascien- oder Cutislappen näht man zur Sicherstellung seiner Ernahrung breit auf die Zwerchfellnaht.

ε) Die Organplastik nach ANSCHÜTZ 1912.

Die Organplastik zum Verschluß von Zwerchfelldefekten hat heute nur noch als Notmaßnahme Berechtigung. Auf der linken Seite kommt sie niemals in Frage. Rechts kann man nach dem Vorschlag von ANSCHUTZ die Leber in den Zwerchfelldefekt einnähen. Ein Durchschneiden der Nähte durch das Leberparenchym verhütet man durch Einknupfen eines völlig abgetrennten Netzstückes.

5. Die Eingriffe bei lumbo-costalen Zwerchfellbrüchen
(Foramen BOCHDALEKI).
a) Allgemeine Vorbemerkungen.

Das Trigonum lumbo-costale (Foramen BOCHDALEKI) ist links gewöhnlich größer als rechts und stellt ein gleichschenkliges Dreieck dar, dessen Basis vom oberen Rand der 12. Rippe gebildet wird und dessen Spitze kranialwarts liegt. Es spielt als Bruchpforte für angeborene Hernien eine große Rolle, die hier am häufigsten beobachtet werden und links 5mal häufiger auftreten. Beim Erwachsenen liegen die Verhältnisse zur Ausbildung von Hernien insofern anders, als auf der Thoraxseite das Foramen BOCHDALEKI zwar von Pleura überlagert ist, während ihm an der Bauchseite die hintere Flache der linken Niere bzw. deren Fettkapsel anliegen. Der grundsätzlich vorhandene Bruchsack besteht aus Peritoneum und Pleura. Seine Spitze kann bis zu $^2/_3$ der Thoraxhöhle einnehmen, erreicht allerdings selten die Pleurakuppe. Im Gegensatz zu erworbenen Hernien treten bei den angeborenen Hernien zwischen Baucheingeweiden und parietaler Pleura keine Verwachsungen auf (R. E. GROSS 1951).

Das chirurgische Problem besteht in der Reposition der prolabierten Bauchorgane sowie in dem *Verschluß der Zwerchfellücke* und *Rekonstruktion der Verbindung von Zwerchfell und Thoraxwand.* Von besonderer Wichtigkeit ist dabei die Diskrepanz zwischen der Größe der verlagerten Baucheingeweide und der Größe des Bauchraumes selbst. Darüber hinaus können die hohe Lage der linken Niere (LIEBOW und MILLER 1940) und ein großer linker Leberlappen, der bis in den Thoraxraum hineinragt, die Wiederherstellung sehr schwierig gestalten.

Als Zugang hat sich bei Erwachsenen und alteren Kindern das thorakale und bei Neugeborenen und Sauglingen das abdominale Vorgehen besser bewährt (R. E. GROSS 1953).

Bei Kindern bestehen ebenfalls keine Adhäsionen zwischen Baucheingeweiden und Pleura. Außerdem lassen sich bei fehlenden Verwachsungen die Baucheingeweide besser von *unten herunterziehen* als von *oben hinunterstopfen.* Schließlich ist es in den meisten Fallen bei Neugeborenen und Sauglingen sehr schwierig, wenn nicht unmöglich, die Zwerchfellhernie durch die Thoraxwunde zu reponieren, da die Bauchhöhle für die zu reponierenden Organe zu eng ist.

Der thorakale Eingriff entspricht dem auf S. 237 beschriebenen Vorgehen nach F. SAUERBRUCH.

b) Das abdominale Vorgehen.

Dio Bauchhöhle wird in intratrachealer Narkose durch einen Paramedianschnitt auf der Seite der Hernie eröffnet. Das Zurückbringen der prolabierten Organe erleichtert man sich am besten durch Einführen eines Gummikatheters an den vorgefallenen Eingeweiden vorbei in den Bruchsack. Der Bruchsackinhalt wird dann in warme Kochsalzkompressen gehüllt und vor den Bauchdecken zur Seite gehalten. Hierdurch stellt sich die Zwerchfellücke übersichtlich dar.

Ist diese nicht zu groß, so kann eine vorübergehende Novocainblockade des N. phrenicus am Hals den Verschluß wesentlich erleichtern. Bei größerem Defekt kommt unter Umständen die Zwerchfellmobilisation durch Resektion der 8. bis 10. Rippe nach H. GROSS in Frage. Gelegentlich hat sich auch zum Verschluß und zur Fixation des Zwerchfells an der Thoraxwand die Präparation der hinteren perirenalen Fascie bewährt. Nach Abtragung des Bruchsackes werden die Bruchpfortenränder angefrischt und von ihrem serösen Überzug befreit. Der Defekt wird durch zweireihig gelegte Zwirn-Matratzennahte fest verschlossen. Vor dem Knüpfen der letzten Naht wird, falls Luft in die Pleurahöhle eingedrungen ist, diese mit einem dünnen Katheter abgesaugt.

Ist der Verschluß der Bauchwunde nach vorsichtiger Reposition der Bauchorgane nicht möglich, dann wird nach W. E. LADD und R. E. GROSS (1940) zur Verhütung ungünstiger Spannungen auf die Eingeweide ein ,,künstlicher Bauchbruch" hergestellt. Hierzu wird die Bauchhaut im Bereich der Laparotomiestelle von der Unterlage abpräpariert und nur eine Subcutan- und Hautnaht gelegt.

Haben sich die Bauchwände genügend gedehnt, so wird — gewöhnlich 8 Tage nach der 1. Operation — ein sekundärer schichtweiser Verschluß der Laparotomiestelle vorgenommen. Pernasaler Magenschlauch und Darmrohr sind für die ersten Tage unerläßlich.

6. Die Eingriffe bei parasternalen oder retrosternalen Zwerchfellbrüchen.

(MORGAGNIsche und LARREYsche Spalte.)

a) Allgemeine Vorbemerkungen.

Die parasternalen Zwerchfellhernien sind seltene Formen der Zwerchfellbrüche (3% aller Zwerchfellhernien), die aber doch klinische und chirurgische Bedeutung besitzen. Diese Hernienform wurde 1761 von MORGAGNI auf Grund eines Autopsiebefundes beschrieben, weshalb sie als MORGAGNIsche Hernie in der Literatur Eingang gefunden hat. Entsprechend ihrer Lokalisation wurde sie als retrosternale, subcostosternale, substernale oder im deutschen Schrifttum als *parasternale Hernie* bezeichnet.

Die Bruchpforte wird von der Lücke zwischen Pars sternalis und Pars costalis der Zwerchfellmuskulatur gebildet, die auf der linken Seite auch als LARREYsche Spalte bekannt ist (LARREY, der Chirurg Napoleons, hatte an dieser Stelle die Herzbeutelpunktion vorgeschlagen). Es handelt sich hier um einen dreieckförmigen muskelfreien Zwerchfellabschnitt in Höhe der 7. Rippe beiderseits des Processus xiphoideus (ensiformis). Die Pars sternalis diaphragmatis kann durch ein bindegewebiges Band ersetzt sein oder völlig fehlen, wodurch die beiden Lücken zu einer einzigen großen Öffnung verschmelzen (THOMA 1882). Mit der Pars sternalis kann auch der Processus xiphoideus fehlen. Die parasternalen Hernien treten rechts häufiger als links auf, was auf den besseren Schutz der linken Seite durch Herz und Herzbeutel bzw. auf die anlagemäßig bedingte größere Ausbildung des rechten Trigonum (GUDJONS 1952) zuruckgefuhrt wird. Die parasternalen Hernien besitzen in der Regel einen von Peritoneum und parietaler Pleura gebildeten Bruchsack, weshalb sie zu den echten Zwerchfellbrüchen gezählt werden. Vereinzelt reichen die Hernien durch das Foramen MORGAGNI in das Perikard (THOMSEN, VESTERDAL und WINKEL SMITH 1954). Als Bruchinhalt findet sich in erster Linie Quercolon, aber auch großes Netz, Magen, Ileum, Coecum mit Appendix und ein Teil der Leber (DOYLE, BREA und YALMI 1952, BROWN 1952).

Man unterscheidet 3 Formen der parasternalen Zwerchfellhernie: die MORGAGNIsche Hernie als rechtsseitige, die LARREYsche Hernie als linksseitige parasternale Zwerchfellhernie und die doppelseitige parasternale Zwerchfellhernie.

Die Mehrzahl der parasternalen Hernien besteht nahezu symptomlos und wird zufallig entdeckt. Nur gelegentlich finden sich sog. abdominale Symptome wie Meteorismus, Aufstoßen, Erbrechen, Obstipation, kolikartige Oberbauchschmerzen oder auch thorakale Symptome wie Schmerzen hinter dem Brustbein, Husten- und Asthmaanfälle. Nur die Röntgenuntersuchung ermöglicht die Diagnose und zwar die Kontrastdarstellung, wenn Abschnitte des Magen-Darmkanals im Bruchsack liegen oder ein Pneumoperitoneum, wenn Leber und Netz den Bruchinhalt bilden.

Die Notwendigkeit der Beseitigung einer parasternalen Zwerchfellhernie besteht, wenn sie Beschwerden verursacht, wenn sie eingeklemmt ist oder wenn die Gefahr der Einklemmung droht.

Die *Beseitigung* einer *parasternalen Hernie* kann sowohl auf *abdominalem* wie auf *thorakalem* Weg erfolgen. Überwiegend wird das abdominale Vorgehen

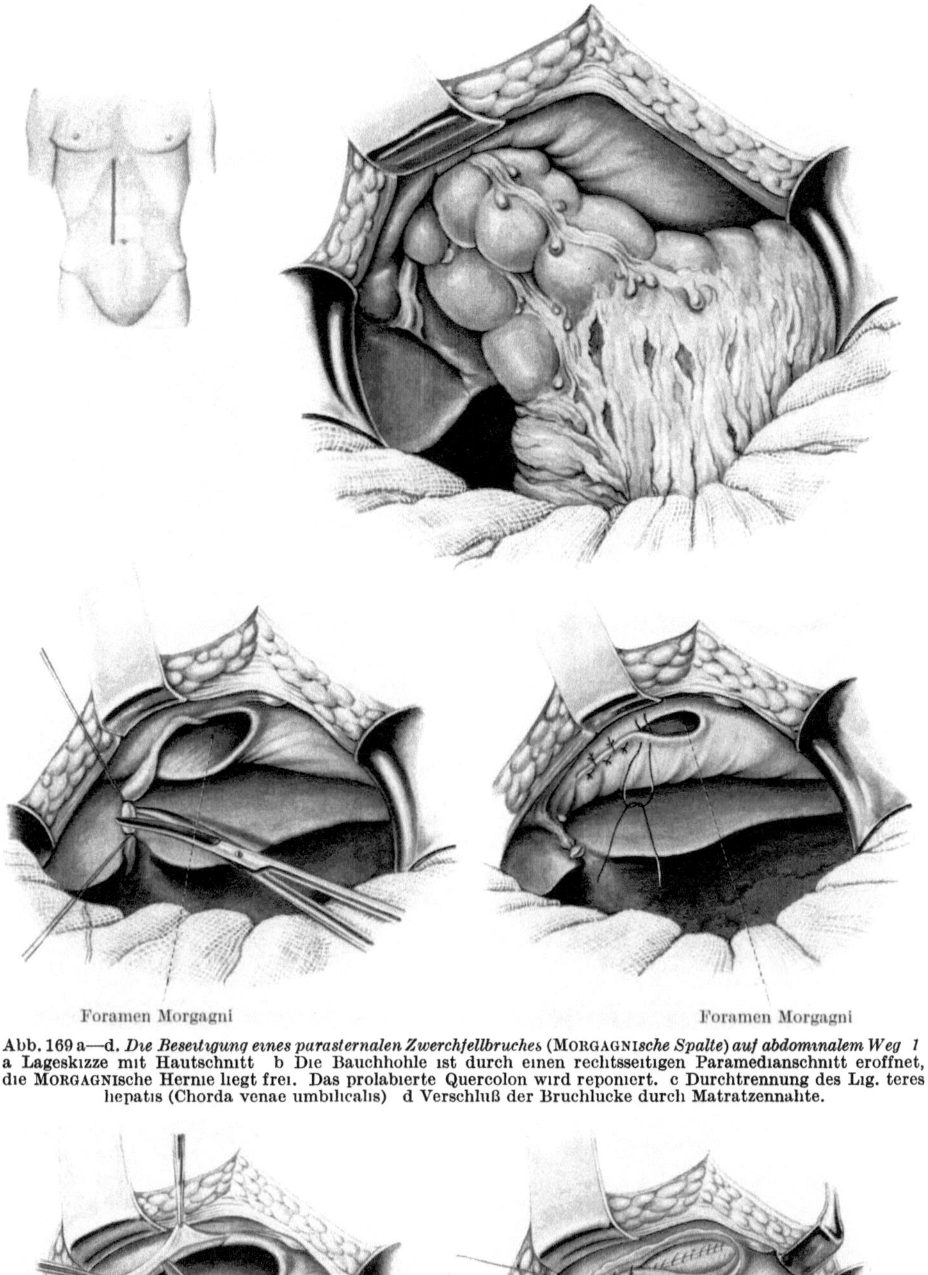

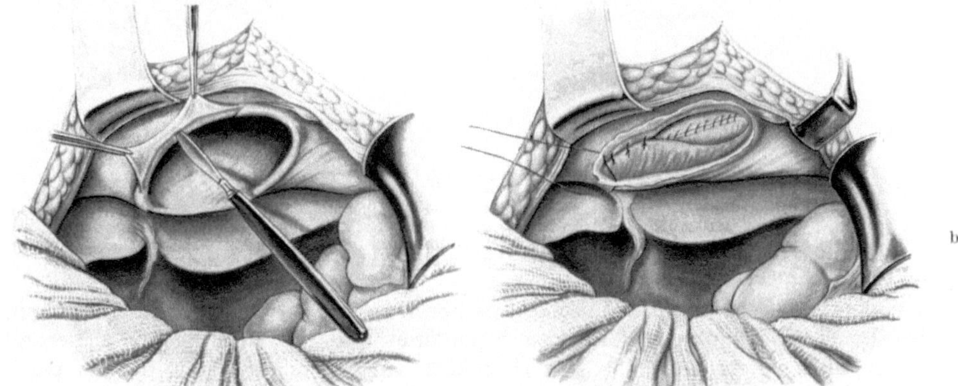

Abb. 169 a—d. *Die Beseitigung eines parasternalen Zwerchfellbruches* (MORGAGNIsche Spalte) *auf abdominalem Weg 1*
a Lageskizze mit Hautschnitt b Die Bauchhöhle ist durch einen rechtsseitigen Paramedianschnitt eröffnet,
die MORGAGNIsche Hernie liegt frei. Das prolabierte Quercolon wird reponiert. c Durchtrennung des Lig. teres
hepatis (Chorda venae umbilicalis) d Verschluß der Bruchlücke durch Matratzennähte.

Abb. 170 a u b. *Die Beseitigung eines parasternalen Zwerchfellbruches* (MORGAGNIsche Spalte) *auf abdominalem
Weg. 2.* a Nach Reposition der prolabierten Intestinalorgane werden die einzelnen Zwerchfellschichten scharf
herauspräpariert. b Schichtweiser Verschluß der Zwerchfellücke.

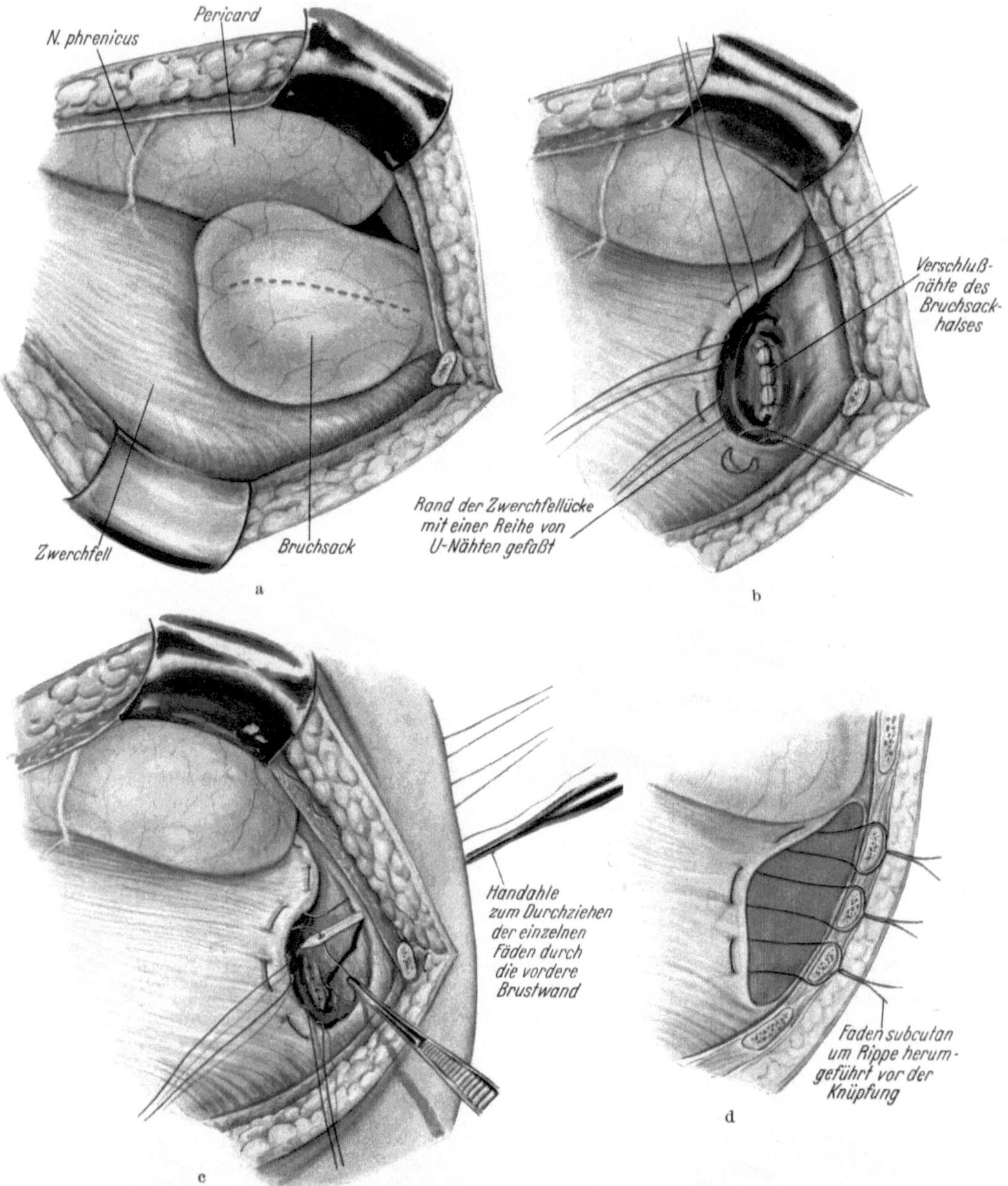

Abb. 171 a—d. *Die Beseitigung eines parasternalen Zwerchfellbruches nach* KUNTZEN. a Die Thoraxhohle ist
eroffnet, die 7 Rippe reseziert und die Parasternalhernie erkennbar Die gestrichelte Linie zeigt die Incisionsstelle. b Nach Eroffnung des Bruchsackes und Reposition der Baucheingeweide wird der Bruchsack abgetragen
und der Bruchsackhals durch Knopfnahte oder eine fortlaufende Naht verschlossen. Anlegung der U-Nahte am
Zwerchfellrand. c Durchziehen der einzelnen Nahte mit der Handahle durch die vordere Brustwand. d Die Faden
sind subcutan um die Rippen gelegt und werden dann der Reihe nach geknotet

bevorzugt, da von der Bauchhöhle aus der Zwerchfelldefekt gut zu übersehen,
der Bruchinhalt zumeist leicht zu reponieren und die Bruchpforte sicher zu
verschließen ist. Dagegen ist der thorakale Zugang ungünstiger, da die parasternale Hernie von der Bauchhöhle durch die parietale Pleura und die Fascia

endothoracica getrennt ist und eine Erweiterung der Bruchpforte zu Beginn des Eingriffs schwierig ist.

b) Die Technik des abdominalen Vorgehens (Abb. 169 und 170).

Die Bauchhöhle wird bei einseitiger Hernie durch einen paramedianen Oberbauchschnitt, bei doppelseitiger Hernie durch einen medianen Oberbauchschnitt eröffnet. Bei enger Bruchpforte und irreponiblen Eingeweiden ist es ratsam, den Bruchring lateral parasternal und -costal zu spalten. Dann reponiert man vorsichtig den Bruchinhalt. Verwachsungen mit dem Bruchsack sind dabei zu lösen. Oft folgt der Bruchsack dem Zug an den Baucheingeweiden. Dann wird er abpräpariert und an der Bruchpforte abgetragen. Bleibt der Bruchsack retrosternal zurück, so erübrigen sich Versuche, ihn zu entfernen. Die Entstehung eines Pneumothorax ist wegen der festen Scheidewand durch Pleura und Fascie nicht zu befürchten.

c) Die Technik des thorakalen Vorgehens (KUNTZEN 1956) (Abb. 171).

Der Verschluß der Bruchpforte erfolgt am besten durch flächenhaftes Annahen des dorsal liegenden Zwerchfells an das hintere Blatt der Rectusscheide und den Rectus, an die Rückseite des Brustbeines und des knorpeligen Anteils der Rippen mit U-Nahten, die kloppelartig und wenn moglich zweireihig gelegt werden. Verstarken kann man den Verschluß durch Aufsteppen des Lig. teres hepatis (Chorda venae umbilicalis) oder eines frei transplantierten Netzstückes. Vor dem Verschluß der Bauchhöhle uberzeugt man sich von der richtigen Lage der Baucheingeweide und von dem Fehlen störender Verwachsungen.

7. Anhang.
a) Hernia diaphragmatica foraminis nervi sympathici.

Die Zwerchfellbruche entlang der Durchtrittsstelle des Sympathicus gehören zu den größten Seltenheiten. Bisher sind nur 2 Falle von HUME (1922) mitgeteilt worden. Die Bruchpforte liegt dabei zwischen außerem und mittlerem Schenkel der Pars lumbalis, die normalerweise als eben erkennbarer schmaler Spalt in Erscheinung tritt.

b) Hernia diaphragmatica foraminis venae cavae.

Die Brüche durch das Foramen der unteren Hohlvene sind ebenfalls äußerst selten. SOUTHBY (1924) und BRECKOFF (1933) konnten je einen Fall einer echten Hernie dieser Art mitteilen. Der autoptisch belegte Fall von SOUTHBY zeigte in der Gegend des Foramen venae cavae eine papierartige Verdünnung des Zwerchfells, das sackartig in das hintere Mediastinum vorgetrieben war. Die Hernie enthielt Magen und Teile des Duodenum, so daß der Pylorus höher als die Kardia lag. Obwohl ein deutlicher Bruchring vorhanden war, konnten die Eingeweide ohne Schwierigkeiten in das Abdomen reponiert werden. Klinisch bedeutungsvoll waren die starke Anamie und die hochgradige Ernährungsstörung. Bei dem von BRECKOFF (1933) operativ geheilten Kranken war das Foramen venae cavae nach rechts zu einer Bruchpforte erweitert, durch die ein etwa 15 cm langer Abschnitt des Transversum in den Thorax ragte. An der für 3 Finger durchgängigen Bruchpforte war die Darmschlinge adharent. Auch hier standen klinisch allgemeine Schwache und starkere Anamie im Vordergrund.

Zwerchfellhernien in das *Perikard* (HUME 1922) sowie entlang der *V. azygos* und des *N. splanchnicus* (ANDRÉ) sind als Einzelbeobachtungen ohne klinische Bedeutung.

8. Die Eingriffe bei traumatischen Zwerchfellbrüchen.

a) Allgemeine Vorbemerkungen.

Durch die erhebliche Zunahme schwerer Berufs- und Verkehrsunfalle erlangen die Verletzungen des Zwerchfells immer größere Bedeutung.

Man unterscheidet:

1. subcutane oder geschlossene Verletzungen des Zwerchfells und

2. percutane oder offene Verletzungen des Zwerchfells mit Prolaps von Baucheingeweiden in die Brusthöhle.

Bei der Bezeichnung des Endzustandes der Zwerchfellverletzungen als Zwerchfellhernie ist man sich bewußt, daß es sich nicht um eine echte, sondern stets um eine falsche Hernie *ohne* Bruchsack handelt.

Die subcutanen oder geschlossenen Zwerchfellrupturen, die wesentlich häufiger als die percutanen Zwerchfellverletzungen vorkommen, entstehen durch eine plötzliche Erhöhung des Druckes in der Bauch- und Brusthöhle infolge schwerer Unfälle durch Überfahrenwerden, Verschüttung, Sturz aus großer Hohe oder Quetschung. Die meisten Rupturen ereignen sich in der Zentralsehne. Nur selten reißt das Zwerchfell im Bereich der Rippenansätze ab. Die Zwerchfellrisse werden fast ausschließlich links beobachtet, da das rechte Zwerchfell durch die darunterliegende Leber geschützt ist. Gelegentlich liegen gleichzeitig mit der Zwerchfellruptur Verletzungen großer Organe wie Leber und Milz, Berstungen von Magen oder Darm vor. Die Blutung aus der Zwerchfellwunde ist ohne Bedeutung, während die gleichzeitig vorliegenden Rupturen der Milz oder der Leber relativ schnell zum Tode führen können. Da Traumen, die zu einer Zerreißung des Zwerchfells führen, zumeist auch Verletzungen des Skelets verursachen, die offensichtlich sind und zuerst die Aufmerksamkeit in der Behandlung der Unfallfolgen beanspruchen, und da eine Zwerchfellruptur mit ausgedehntem Prolaps von Baucheingeweiden in die Brusthöhle keine besonderen Beschwerden zu machen braucht, bleibt die subcutane Zwerchfellhernie in ihrem Frühstadium sehr häufig zunächst unerkannt (A. Brunner, F. Ewald, F. Landois, R. Nissen, P. Reichel, H. Siegmund). Aber auch zu einem späteren Zeitpunkt bereitet die Klärung der klinischen und röntgenologischen Veranderungen oft Schwierigkeiten. Verwechslungen mit Spontanpneumothorax, Pleuritis exsudativa, Sero- oder Hamopneumothorax, Pleuraverschwartung oder Lungenatelektase ereignen sich häufig. Daraus ist zu folgern, daß bei jeder unklaren Erkrankung der Lunge und des Brustfells auch an das Vorliegen einer traumatischen Zwerchfellhernie zu denken ist. Die Aufnahme einer genauen Anamnese und einer Röntgenkontrastuntersuchung des Magens und Darms klaren dann die Verhaltnisse schnell auf.

Die percutane oder offene Zwerchfellverletzung mit Ausbildung einer Zwerchfellhernie entsteht durch Stich- und Schußverletzungen. Sie ist in Friedenszeiten zumeist selten. Bei percutaner Zwerchfellverletzung bleiben nach Salonini nur bei etwa einem Drittel der Fälle die Baucheingeweide unverletzt. Am häufigsten sind Leber, Magen und Milz betroffen. Prolabiert nach der Verletzung nicht ausnahmsweise ein Netzzipfel durch die Stich- oder Schußwunde, so wird eine Verletzung des Zwerchfells zumeist nicht vermutet. Da auch nach einer Stich- oder Schußverletzung des Zwerchfells meist Teile des Magens oder des Darms in die Brusthöhle prolabieren, so ist eine Klarung durch eine Röntgenkontrastuntersuchung leicht möglich.

Die *Indikation zur Operation und die Wahl des Zugangsweges* richten sich danach, ob es sich um eine frische oder veraltete Zwerchfellruptur handelt, ob sie durch eine offene oder geschlossene Verletzung verursacht wurde, ob Organe der Bauch- oder Brusthöhle mitverletzt sind, ob akute oder chronische Einklemmungserscheinungen bestehen, die Störungen der Atmung und des Kreislaufs bedingen. Selbstverstandlich sind auch Alter und Allgemeinzustand des Verletzten zu berücksichtigen.

Frische Verletzungen des Zwerchfells sind zu operieren, sobald der Schock durch das Trauma abgeklungen ist. Hat man Grund zur Annahme einer Verletzung innerer Organe, vor allem von Baucheingeweiden, so darf der Eingriff über eine genaue Beobachtungsperiode hinaus nicht verzögert werden. Bei den frischen offenen oder geschlossenen Verletzungen des Zwerchfells hat der abdominale Zugang vor dem thorakalen den Vorzug, die Bauchorgane übersichtlich über-prufen und Verletzungen versorgen zu können. Da bei frischem Zwerchfellbruch Verwachsungen der in die Brusthöhle prolabierten Bauchorgane mit der Lunge und der Bruchpforte fehlen, gelingt ihre Reposition von der Bauchhöhle aus leicht, nachdem man den Riß im Zwerchfell etwas erweitert hat. Auch die Naht der Zwerchfellücke bereitet vom Abdomen aus keine Schwierigkeiten, wenn man die Rander des Risses durch Haltefaden hervorholt. Besteht ein Prolaps von Bauchorganen — oft handelt es sich nur um das Netz — durch eine Wand des Brustkorbes, so wahlt man natürlich den thorakalen Weg, der sich von selbst anbietet.

Liegt die Zwerchfellverletzung einige Zeit zuruck — seien es auch nur wenige Tage — und fehlen Zeichen einer Mitverletzung von Organen der Bauchhöhle, so ist der thorakale Weg zu bevorzugen. Die Lösung von Verklebungen und Ver-wachsungen der prolabierten Bauchorgane, der Lunge, des Mediastinum, der Bruchpforte und des Zwerchfells ist von der Brusthöhle aus wesentlich schonender möglich als auf abdominalem Weg. Verklebungen der in der Brusthöhle liegen-den Bauchorgane lassen sich zumeist leicht versorgen.

Auch bei akuter und chronischer Einklemmung des Zwerchfellbruches und bei Störungen von Atmung und Kreislauf, die nahezu immer auf einer Überdehnung des prolabierten Magens beruhen, bietet das thorakale Vorgehen große Vorzüge.

Die seltenen traumatischen *rechtsseitigen* Zwerchfellbrüche soll man grund-satzlich transthorakal operieren (S. W. Harrington 1948), da das Auffinden der Zwerchfellruptur, die Reposition der zumeist prolabierten Leber und der Ver-schluß der Bruchpforte auf diesem Weg leichter gelingen als auf abdominalem.

Von der *Operation veralteter Zwerchfellbruche* soll man nur dann absehen, wenn ein schlechter Allgemeinzustand und das Alter des Kranken jeden größeren Ein-griff verbieten.

b) Das thorakale Vorgehen bei traumatischen Zwerchfellbrüchen (F. Sauerbruch).

Der Eingriff wird grundsätzlich in *intratrachealer Narkose* unter Verwendung von Muskelrelaxantien ausgeführt. Der Verletzte liegt auf der gesunden zumeist rechten Seite (Abb. 146), so daß die Brusthöhle durch einen breiten postero-lateralen Schnitt im 8. Intercostalraum eröffnet werden kann. Eine Rippen-resektion erübrigt sich. Die Infiltration der Haut, des Subcutangewebes und der Muskulatur im Bereich des Thoraxschnittes mit 100,0 cm³ physiologischer Koch-salzlösung, der 1,0 cm³ Suprarenin (sol. 1:1000) und 1 Ampulle Hyaluronidase (1 Ampulle Kinetin = 10 Schering-Einheiten) beigefügt sind, vermindert die Blutung erheblich. Nach Abdecken der Wundrander mit feuchten und trockenen Tüchern zum Schutz der Weichteile und nachdem man sich überzeugt hat, daß die Lunge im Bereich der Thoraxöffnung mit der parietalen Pleura nicht ver-wachsen ist, wird der Rippensperrer eingesetzt. Nun unterrichtet man sich über die im Brustraum vorliegenden Verhaltnisse. Ein Erguß wird abgesaugt. Ge-legentlich weist das Vorhandensein eines Exsudates im Thoraxraum auf eine

Perforation zumeist des Magens, seltener des Dünn- und Dickdarmes hin. Dunkelrote Flüssigkeit kann auch aus dem Magen stammen. Trifft man Blut im Brustraum an, so muß man systematisch nach der Blutungsquelle (Vasa mammaria int., Intercostalgefaße, Lungengefaße, Lungenverletzung, Milz-, Leberwunden, Magen- und Zwerchfellgefäße) fahnden. Handelt es sich um eine *frische Zwerchfellruptur durch scharfes oder stumpfes Trauma*, so bestehen keine Verklebungen der in den Thoraxraum prolabierten Bauchorgane mit der Lunge, dem Mediastinum

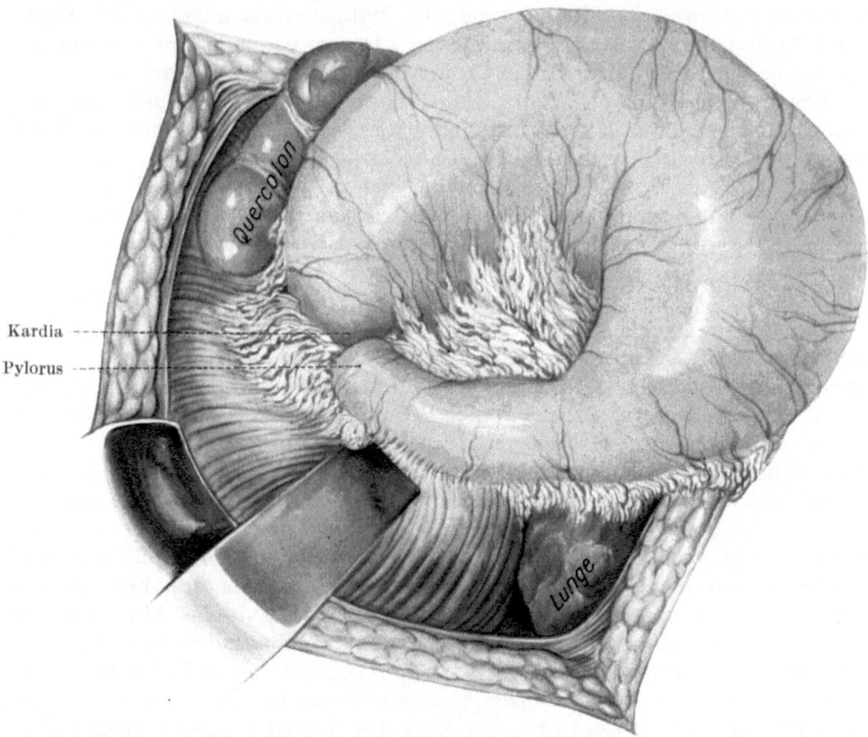

Abb 172. *Die Beseitigung einer traumatischen Zwerchfellhernie auf thorakalem Weg nach* F SAUERBRUCH. *1* Die linke Thoraxhohle ist durch einen Schnitt im 8 Intercostalraum oder im Bett der 8 Rippe ohne Rippenresektion eroffnet. Der prolabierte Magen ist stark uberblaht und gedreht Auch Teile des Quercolon und des Netzes sind in die linke Brusthohle prolabiert

und dem Zwerchfell. In diesen Fallen bedeckt man die Lunge mit feuchten Kompressen, sucht die Baucheingeweide nach Verletzungen (Blutung, Eröffnung eines Hohlorgans) ab und stellt die Lage des Zwerchfellrisses fest. Am besten ist es dann, die zumeist enge Bruchpforte sogleich durch einen Schnitt nach lateral und vorne zu erweitern. Nun faßt man die Rander der Zwerchfellücke mit MIKULICZ- oder ALLIS-Klemmen oder mit 2 Haltefäden entfernt vom medialen Winkel, in dessen Nahe fast immer der N. phrenicus verlauft. Bestehen keine Verletzungen der Bauchorgane oder sind sie zuverlassig versorgt, so können die Eingeweide in die Bauchhöhle zurückverlagert werden. Ein Kippen des Operationstisches im Sinne der Beckentieflagerung erleichtert das Zurücksinken der Bauchorgane, die man mit einem feuchten Perltuch bedeckt. Hierbei ist die Entspannung des Zwerchfells mit Curare oder anderen Muskelrelaxantien sehr wichtig. Eine temporäre Phrenicusunterbrechung erubrigt sich in der Regel bei dieser Form der Narkose.

Liegt die Zwerchfellruptur längere Zeit zurück, so bestehen mehr oder minder ausgedehnte Verklebungen und Verwachsungen der Baucheingeweide mit der Umgebung des Zwerchfellrisses und mit der Lunge sowie mit dem Mediastinum. Sie müssen vorsichtig und unter sorgfaltiger Blutstillung gelöst werden. Die Befreiung der prolabierten Bauchorgane aus der Zwerchfellucke gelingt bei veralteten traumatischen Zwerchfellhernien am einfachsten, wenn man die Bruchpforte, wie oben beschrieben, nach lateral und vorne etwas erweitert. Mit dem

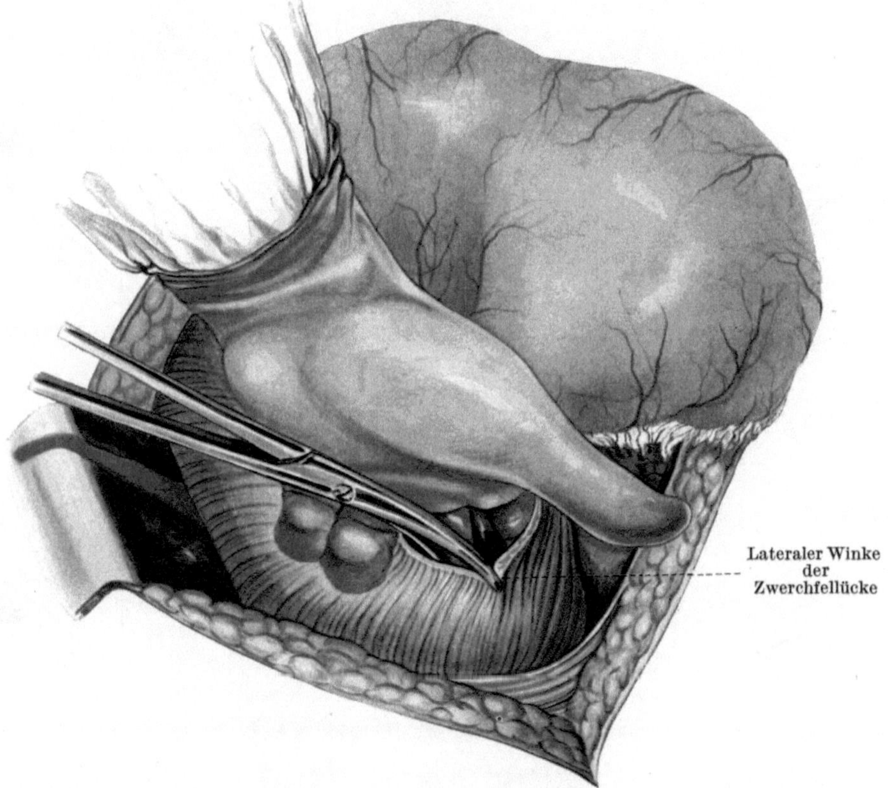

Abb 173 *Die Beseitigung einer traumatischen Zwerchfellhernie auf thorakalem Weg nach* F SAUERBRUCH. *2.*
Nach Absuchen der prolabierten Baucheingeweide auf Verletzungen und nach ihrer Ablosung von dem Rand der Zwerchfellucke wird der Riß im Zwerchfell nach ventro-lateral erweitert, es sei denn, daß die Lucke im Zwerchfell sehr weit ist.

durch die Bruchpforte in die Bauchhöhle eingeführten linken Zeigefinger werden die Bauchorgane umfahren und teils stumpf, teils scharf vom Bruchring abgelöst.

Die *Naht des Zwerchfells* erfolgt möglichst zweischichtig mit Zwirn-Knopfnähten. Am medialen Winkel des Risses beginnend wird zuerst die peritoneale und darüber die thorakale Nahtreihe gelegt, wobei eine Schädigung des N. phrenicus vermieden werden muß. Sehr bewährt hat sich auch die *Zwerchfelldoppelung* (Abb. 175—177), indem der ventrale Rand etwa 2—3 cm über den dorsalen geschlagen und fixiert wird.

Reicht der Zwerchfellriß mediastinalwärts bis in den Hiatus oesophageus, so ist der Wiederherstellung der Durchtrittsstelle der Speiseröhre durch das Zwerchfell besondere Beachtung zu schenken. Zur sicheren Schonung des N. phrenicus wird die mediastinale Pleura gespalten und der N. phrenicus abpräpariert. Zur

Verhütung einer Einengung des Oesophagus laßt man durch den Anaesthesisten eine mittelstarke Magensonde einführen, die den Verlauf des Oesophagus noch deutlicher macht. Es ist fehlerhaft, den Hiatus aus Sorge um ein Rezidiv zu stark einzuengen. Sind die Verbindungen zwischen Magen und Zwerchfell-

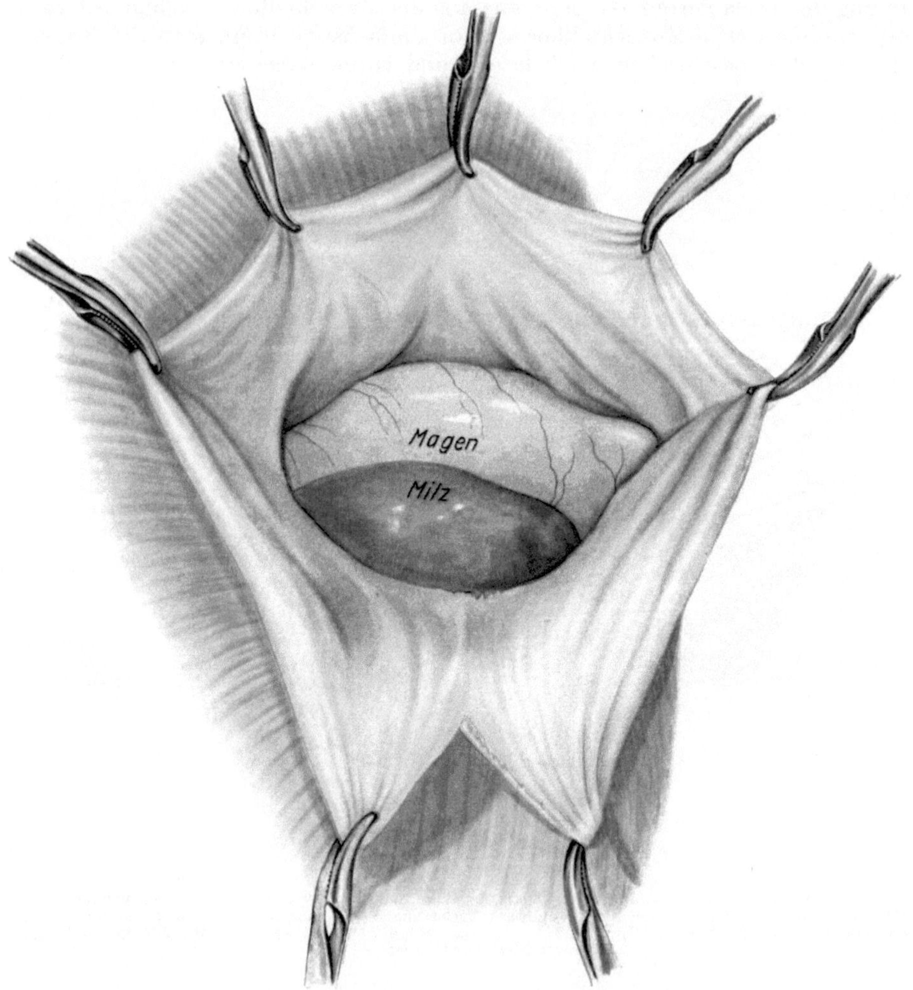

Abb 174 *Die Beseitigung einer traumatischen Zuerchfellhernie auf thorakalem Wege nach* F SAUERBRUCH 3. Die Rander des Zwerchfellrisses werden mit MIKULICZ- oder ALLIS-Klemmen gefaßt und die prolabierten Bauchorgane subdiaphragmal reponiert

unterflache nicht gelöst, so genügt das einfache Zusammenraffen der Muskelbündel des Hiatus, der nach der Naht für die Zeigefingerspitze bei liegendem Magenschlauch gut durchgàngig sein soll. Eine Fixation des Magenfundus am Zwerchfell ist bei traumatischen Zwerchfellbrüchen nicht erforderlich.

Reicht der Zwerchfellriß bis zur Thoraxwand und ist die Anheftung des Zwerchfells an der Thoraxwand abgerissen, so genügt die Überlappung des Defektes nicht. Es muß vielmehr das Zwerchfell mit der Thoraxwand wieder vereinigt werden, indem man die Zwerchfellmuskulatur an die Intercostalmuskulatur anheftet. Das Zwerchfell soll dabei 2 Zwischenrippenräume überspannen.

Der *Verschluß des Brustkorbs* erfolgt in typischer Weise durch pericostale Nähte oder bei der Resektion einer Rippe durch fortlaufende Naht des Rippenbettes und durch schichtweise Naht der Muskulatur, des Unterhautfettgewebes und der Haut, nachdem die Brusthöhle nochmals ausgetupft, die Lunge gebläht und ein mittelstarkes Drain seitlich durch den 9. oder 10. Intercostalraum in den Thoraxraum eingeführt wurde.

Durch ein auf dem Operationstisch angefertigtes Röntgenbild überzeugt man sich von der vollständigen Ausdehnung der Lunge.

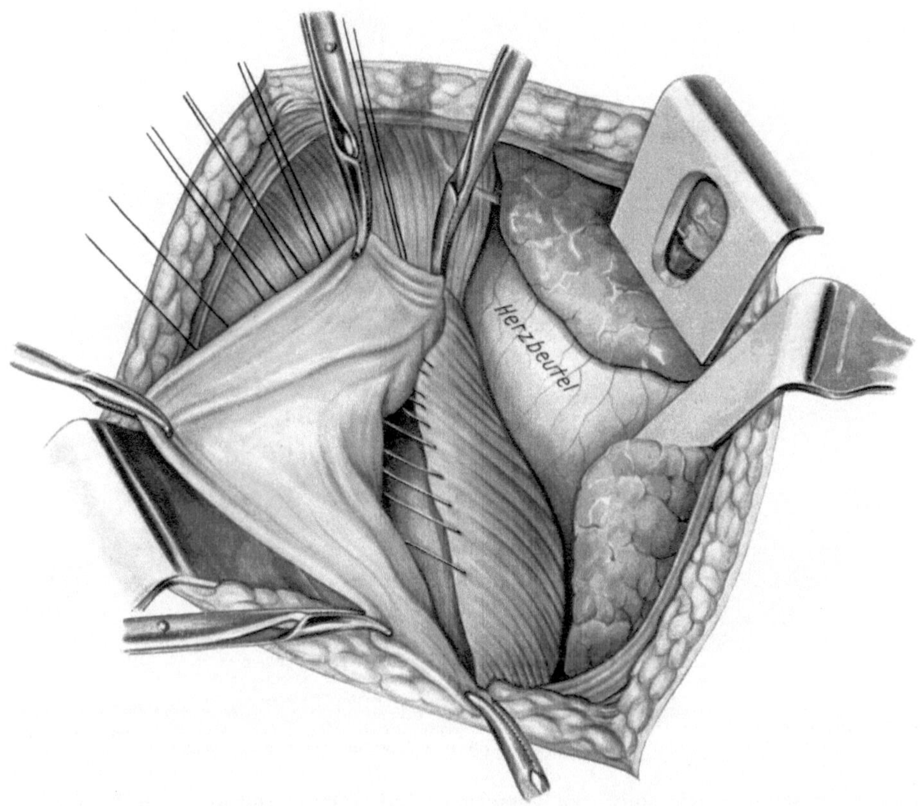

Abb. 175. *Die Beseitigung einer traumatischen Zwerchfellhernie auf thorakalem Weg nach* F. SAUERBRUCH. *4*
Typische Zwerchfelldoppelung durch Anlegen von U-Nähten.

Die Nachbehandlung erfolgt nach den in der Thoraxchirurgie üblichen Grundsätzen. *Parenterale Gaben von Penicillin und Streptomycin,* bei Eröffnung des Darmes von *Terramycin oder Aureomycin* verhüten in Verbindung mit der Saugdrainage zumeist die Entstehung eines Empyems und einer Wundinfektion. *Bluttransfusionen* und *Kochsalz-Glucoseinfusionen* gleichen den Blutverlust aus und decken den Flüssigkeitsbedarf. Bei reponierter Mageneinklemmung oder postoperativer Magenatonie saugt man mit einer dünnen transnasalen Magensonde den Mageninhalt für 24 oder 48 Std. ab und ersetzt ihn in der entsprechenden Menge durch eine Infusionslösung bestehend aus 67 % einer 5 %igen Glucoselösung und 33 % einer 0,9 %igen Kochsalz- oder Ringerlösung. Die Ernährung wird schrittweise nach den im Bd. VII/1 gegebenen Richtlinien aufgebaut. Frühaufstehen und Bettgymnastik fördern das Ingangkommen der Peristaltik und die Genesung.

c) Das abdominale Vorgehen bei traumatischen Zwerchfellhernien
(S. W. HARRINGTON).

Bei der häufigsten Form, der linksseitigen Zwerchfellhernie, wird die Bauchhöhle durch einen linken Paramedianschnitt eröffnet. HARRINGTON bevorzugt den linken Rippenbogenrandschnitt. Nach Einsetzen von Bauchdeckenhaken fahndet man nach Blut, Galle, Magen-Darminhalt und Fibrinbelägen in der Bauchhöhle, um Anhaltspunkte für das Vorliegen von Verletzungen der Bauch-

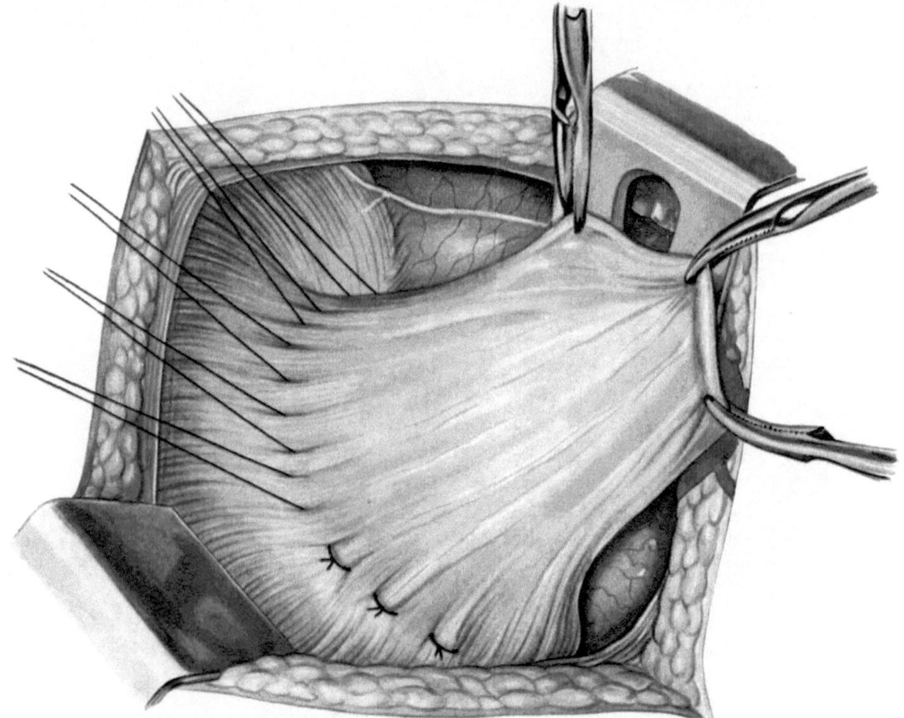

Abb. 176. *Die Beseitigung einer traumatischen Zwerchfellhernie auf thorakalem Weg nach* F. SAUERBRUCH. 5
Unter Anspannen des einen Lappens des Zwerchfells werden die U-Nähte geknotet.

organe zu gewinnen, die sofort zu versorgen sind. Dann gleitet die linke Hand entlang der Vorderwand des Magens durch den Riß im linken Zwerchfell in die Thoraxhöhle, wobei beim Fehlen von Verwachsungen Luft in den Pleuraraum eintritt, was das weitere Vorgehen erheblich erleichtert. Ist die Lücke im Zwerchfell weit, was nur selten der Fall ist, so kann man die in die linke Thoraxhöhle verlagerten Baucheingeweide (Magen, Milz, Dickdarm, Dünndarm, selten Leber) en bloc in die Bauchhöhle zurückbringen. Die Rückverlagerung der Leber muß dabei langsam und vorsichtig erfolgen, damit sich das Herz den veränderten Kreislaufverhältnissen anpaßt (KOEPPEN 1951). Dann bedeckt man die Baucheingeweide mit feuchten Kompressen, läßt sie von einem Assistenten nach rechts unten halten und wendet sich dem Verschluß des Zwerchfellrisses zu.

Zumeist ist die Öffnung im Zwerchfell aber eng. Dann soll man eine Reposition en bloc nicht versuchen, sondern den Zeige- und Mittelfinger der linken Hand in die Zwerchfellücke einführen und sie durch Schlitzen des Zwerchfells nach außen und vorne mit der Schere oder unter Zuhilfenahme einer langen KOCHER-Rinne mit dem Skalpell erweitern. Bei frischen Zwerchfellrupturen gelingt es

nun zumeist, die Eingeweide entweder nacheinander oder en bloc in die Bauchhöhle zurückzuverlagern.

Der *Verschluß der Zwerchfellucke* soll möglichst mit U-Nähten erfolgen. Die
Technik ist die gleiche, wie sie auf S. 224 für die Wiederherstellung des Zwerchfells bei angeborenen Zwerchfelldefekten beschrieben wurde (Abb. 163 und 164).

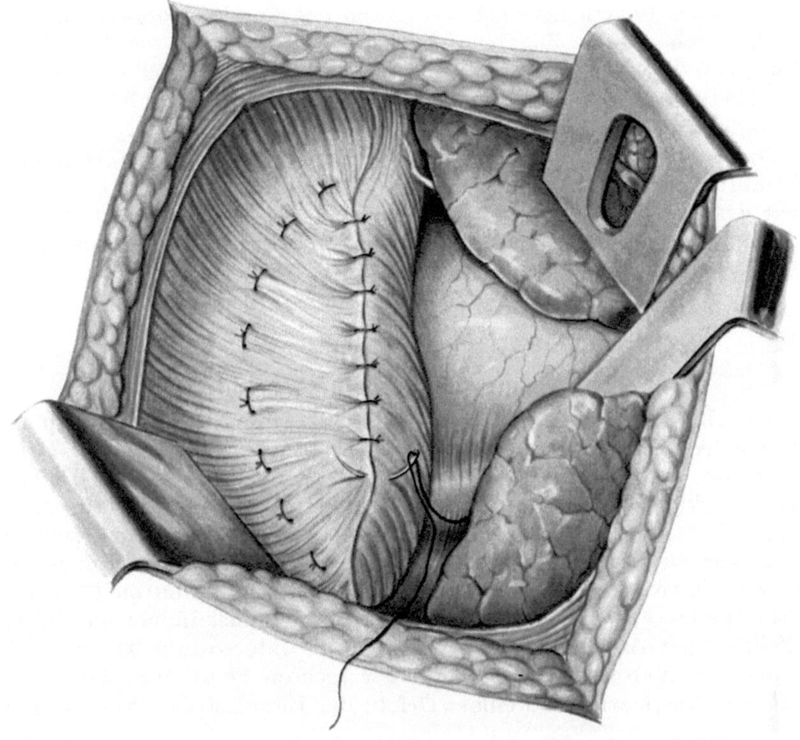

Abb. 177. *Die Beseitigung einer traumatischen Zwerchfellhernie auf thorakalem Weg nach* F. SAUERBRUCH. 6
Nach teilweiser Resektion des uberstehenden Zwerchfells beendet man die Zwerchfelldoppelung durch Anheften
des Schnittrandes auf das Zwerchfell (Sind Zwerchfellmuskulatur und Centrum tendineum nicht uberdehnt,
so fuhrt man die Doppelung der Bruchpforte ohne Resektion von Anteilen des Zwerchfells aus.)

9. Die Eingriffe bei Zwerchfellbrüchen auf entzündlicher Grundlage.

a) Allgemeine Vorbemerkungen.

Bei subphrenischen Abscessen, Pleuraempyemen, Perikarditiden und Leber-
abscessen kann der entzündliche Prozeß auf das Zwerchfell übergreifen und zu
einer umschriebenen eitrigen Einschmelzung führen, die über eine Nekrose und
Zwerchfellruptur eine Zwerchfellhernie zur Folge haben kann. Auch der Druck
eines Drainrohres kann eine Zwerchfellhernie verursachen (S. W. HARRINGTON).
Der Zwerchfelldefekt auf entzündlicher Grundlage liegt stets in der dorsalen
Zwerchfellhälfte. Da sich infolge der entzundlichen Prozesse zumeist Verklebungen der Lunge mit der Pleura parietalis bilden, bevor die Ruptur des Zwerchfells
erfolgt, tritt der Prolaps von Bauchorganen in den Thoraxraum nur sehr selten
auf. Die Erkennung einer entzündlichen Zwerchfellhernie ist wegen der klinisch
im Vordergrund stehenden Grundkrankheit sehr schwierig. Hat man ihr Vorliegen vermutet, so klaren Röntgenkontrastuntersuchungen von Magen und Darm,
wenn nötig ein Pneumoperitoneum, die Diagnose. Auf der rechten Seite prolabiert

in erster Linie die Leber und auf der linken Seite Magen, Quercolon, Netz und Dünndarmschlingen.

b) Das operative Vorgehen.

Hinsichtlich der Wahl des Zugangsweges besteht noch keine Einigung. Nach S. W. Harrington verdient bei Nekrosen im linken Zwerchfell das abdominale Vorgehen den Vorrang, da auf diese Weise die mit dem Zwerchfelldefekt verklebten und verwachsenen Baucheingeweide am besten gelöst und versorgt werden können. Zugunsten des thorakalen Zugangs wird angeführt, daß von der Brusthöhle aus die Lösung der Verklebungen der prolabierten Baucheingeweide mit der Lunge und dem Mediastinum übersichtlicher gelingt und der Verschluß der Zwerchfelllücke zuverlässiger möglich ist.

Die Operationstechnik unterscheidet sich nicht von der bei traumatischen Zwerchfellbrüchen (s. S. 237 und 242). Die Zwerchfellnekrose schneidet man vor der Naht des Defektes zweckmaßigerweise aus. Sowohl beim abdominalen wie beim thorakalen Vorgehen wird die Brusthöhle drainiert. In der postoperativen Behandlung ist von Antibiotica ausgiebig Gebrauch zu machen.

10. Die Eingriffe bei Intercostalbrüchen.

a) Allgemeine Vorbemerkungen.

Intercostalbrüche kommen sowohl als angeborene wie als traumatische Hernien vor (Ahlfeld, Kienbock, Scheffler, Seitz, Weickardt). Den angeborenen Intercostalbrüchen liegen zumeist Rippenanomalien und Defekte der Intercostalmuskulatur und der Fascia endothoracica zugrunde. Die traumatische Form entwickelt sich nach schweren Thoraxverletzungen. Bei den traumatischen Intercostalhernien wird der Bruchinhalt gelegentlich nicht von Lungengewebe, sondern von Eingeweiden der Bauchhöhle gebildet (Cruveilhier 1828, Scheffler, 1943 Weickardt 1950). In diesen Fallen liegt fast immer gleichzeitig ein Zwerchfellriß vor. Äußerst selten ist die Hernia intercostalis abdominalis congenita, die von Weickardt (1950) auf der rechten Seite zusammen mit einer Relaxatio diaphragmatica und einem Defekt der Intercostalmuskulatur gefunden wurde.

b) Das operative Vorgehen.

Der Verschluß der Bruchpforte ist oft sehr schwierig. Liegt zusätzlich kein Zwerchfellriß vor und ist mit Sicherheit anzunehmen, daß der Bruchsack Lungengewebe enthält, so braucht er nicht eröffnet und abgetragen zu werden. Man löst ihn von der Bruchpforte ab und drückt ihn in die Brusthöhle zurück. Die Bruchpforte kann man dann auf verschiedene Weise verschließen. Dabei ist es zunächst wichtig, die Lücke in der Intercostalmuskulatur einfach oder besser durch Doppelung zu vernahen. Hierzu ist aber eine Entspannung der Intercostalmuskulatur durch ausgedehnte Resektion von mindestens je einer Rippe ober- und unterhalb der Bruchpforte erforderlich. Man kann dann nach Sauerbruch Periostlappen der benachbarten Rippen über die 1. Verschlußnaht decken. Auch die zusätzliche Deckung durch einen gestielten Muskellappen (Zukschwerdt) hat sich bewährt. Möglichkeiten der Verstärkung der 1. Bruchpfortennaht bestehen auch in der Verwendung eines freien Fascienlappens nach Kirschner oder eines Cutislappens nach E. Rehn, den man dann am besten nach der Methode von Stengel (s. S. 31) entnimmt. Rippenknorpel und Rippenknochen kann man auch zur zusatzlichen Deckung benutzen, indem man sie durch tangentiale Schnittführung parallel zur Brustwand längs spaltet. Die Knorpelstücke bleiben mit dem Perichondrium in Verbindung, werden übereinandergeklappt, vernäht und decken so den entstehenden Defekt. Darüber vernäht man sorgfaltig die Muskulatur.

11. Die Eingriffe bei der Relaxatio diaphragmatica.
a) Allgemeine Vorbemerkungen.

Die *Relaxatio diaphragmatica* (WIETING), auch unter der Bezeichnung Eventeratio diaphragmatica (PETIT-CRUVEILHIER), idiopathischer Zwerchfellhochstand (BENDA und REICH) oder Zwerchfellinsuffizienz (FRANK) bekannt, gleicht in ihren Symptomen einer Zwerchfellhernie, hat aber mit ihr morphologisch und genetisch nichts gemeinsam.

Unter der *Relaxatio diaphragmatica* versteht man den Hochstand eines erschlafften und fast völlig bewegungslosen Zwerchfells. Zumeist betrifft die Relaxatio diaphragmatica das linke Zwerchfell. Sie überwiegt in der partiellen Form und bevorzugt den seitlichen vorderen Abschnitt des Zwerchfells (FELIX). Der Hochstand des Zwerchfells hat außer einer Kompression besonders des Lungenunterlappens eine Verlagerung von Magen, Dickdarm und Milz in die Brusthöhle zur Folge, von der die Bauchorgane aber im Gegensatz zu den Zwerchfellbrüchen durch das erschlaffte Zwerchfell getrennt sind. Der Magen ist um seine Achse gedreht (Magenvolvulus).

Die Relaxatio diaphragmatica verursacht, wenn überhaupt, so zumeist nur geringe Beschwerden nach der Art eines gastro-kardialen Symptomenkomplexes (ROEMHELD). Die Diagnose gilt als gesichert, wenn die Trennung der Grenzschatten von Diaphragma und Magenwand röntgenologisch einwandfrei gelingt (SCHLECHT und WELS). Im Zweifelsfall kann das Pneumoperitoneum den Sachverhalt klaren (RAVELLI 1947).

Die Relaxatio diaphragmatica soll Erwähnung finden, weil ihre diagnostische Abklärung gegenüber Zwerchfellhernien oft nicht sicher möglich ist. Bei der Relaxatio diaphragmatica, deren Ursache fast immer ungeklart bleibt, soll man sich zu einer Operation nur entschließen, wenn der Hochstand des Zwerchfells Störungen der Atmung, des Herzens und des Kreislaufs verursacht und wenn der Volvulus des Magens Verdauungsstörungen bedingt.

Wenn die Erfahrungen mit der operativen Behandlung der Relaxatio diaphragmatica auch noch gering sind, so haben sich doch 3 Operationsmethoden bisher bewährt: Die Raffung des Zwerchfellsackes (SAUERBRUCH), die Doppelung des Zwerchfells und die Faltung des Zwerchfells (BUTSCH und LEAHY 1950). Alle Eingriffe kann man grundsatzlich sowohl transthorakal wie transabdominal ausführen.

Vor jeder Operation soll man durch eine Bronchographie feststellen, ob alle Lappen und Segmente des linken Lungenflügels angelegt sind.

b) Die Raffung des Zwerchfellsackes.
α) Thorakales Vorgehen.

Nach Eröffnung der Brusthöhle im 7. Intercostalraum bedeckt man die Lunge, die zumeist nicht verwachsen ist, mit feuchten Kompressen und hält sie zurück. Dann wird nach dem Vorschlag von SAUERBRUCH das Zwerchfell gerafft, indem man den dünnen und schlaffen Sack durch einige Zwirnknopfnähte, die in Richtung von hinten nach vorn durchgestochen werden, in Falten legt. Dadurch verkleinert sich das Gewölbe des relaxierten Zwerchfellsackes (BISGARD 1947). Um die Ausdehnung der Lunge zu beschleunigen, drainiert man die Pleurahöhle für 24—48 Std.

β) Abdominales Vorgehen.

Die Bauchhöhle eröffnet man durch einen linksseitigen Paramedianschnitt, der seitlich vom Processus xiphoideus bis zum Nabel reicht. BIRGFELD bevorzugt den linken Rippenbogenrandschnitt, wenn erforderlich unter Aufklappung des Rippenbogens nach MARWEDEL. Dann hält man Magen, Dickdarm mit Milz und Dünndarm zurück und rafft den dünnen Zwerchfellsack durch zahlreiche von vorn nach hinten verlaufende Zwirnknopfnähte. Nach Anziehen und Knüpfen der Fäden entsteht eine in Falten gelegte starre Zwerchfellplatte. Bei starker Magendilatation kann man eine Magenresektion am besten mit Vereinigung des Magenrestes und des Duodenum nach BILLROTH I hinzufügen. Eine Torsion des Magens läßt man unberücksichtigt, da sie für sich allein keine Störungen verursacht.

c) Die Doppelung des Zwerchfells.

α) Thorakales Vorgehen.

Nach typischer Eröffnung des Brustkorbes im 7. Intercostalraum spaltet man das Zwerchfell von medial nach lateral auf der Höhe seiner Wölbung unter Schonung des N. phrenicus. Dann doppelt man die beiden Zwerchfellhälften durch U-Nähte, die 2—3reihig gelegt werden (K. SCHMIDT 1953). Überschüssige Teile des Zwerchfells werden reseziert.

β) Abdominales Vorgehen.

Es gleicht dem der Zwerchfellraffung, doch wird das Zwerchfell quer gespalten und anschließend in typischer Weise gedoppelt.

Die Durchführung der Zwerchfelldoppelung bei der Relaxatio diaphragmatica ist auf thorakalem Weg mehr zu empfehlen als auf abdominalem, da man hierbei den N. phrenicus sicherer schonen kann und der Eingriff technisch einfacher ist.

d) Die Faltung des Zwerchfells nach BUTSCH und LEAHY (1950).

BUTSCH und LEAHY haben ein Verfahren der Faltung des Zwerchfells bei Relaxatio diaphragmatica auf abdominalem Wege angegeben, das entsprechend auch auf thorakalem Weg durchführbar ist.

Nach paramedianem Oberbauchschnitt faßt man das thorakalwärts vorgestülpte Zwerchfell in der Kuppe mit Klemmen und zieht es in die Bauchhöhle vor (Abb. 179a). Diesen Akt der Operation kann

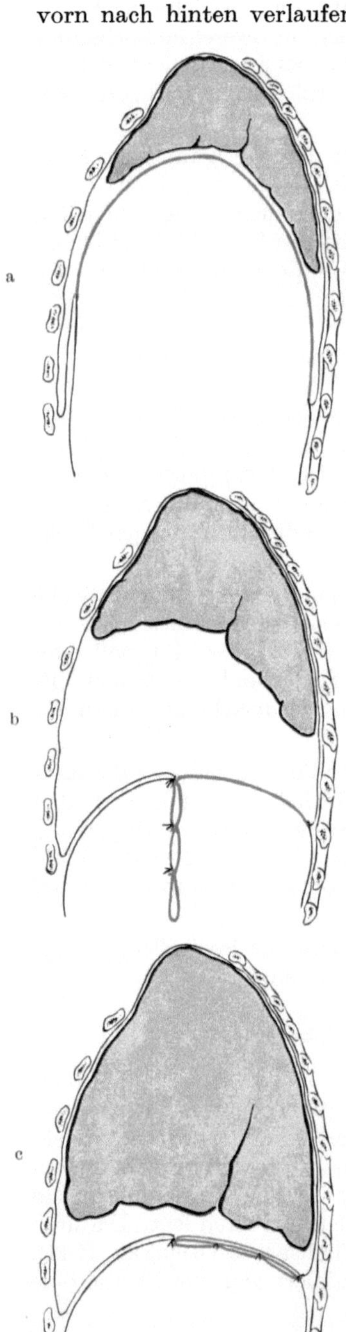

Abb. 178 a—c. *Die Wiederherstellung des Zwerchfells bei Relaxatio diaphragmatica nach W L. BUTSCH und L. J. LEAHY. 1.* (Schematische Darstellung.) a Relaxatio diaphragmatica. Die Lunge ist hochgedrangt und kollabiert. b Die schlaffe Zwerchfellmembran ist an ihrem Zentrum nach unten gezogen. Drei Reihen von Zwirnsfaden sind so angelegt, daß die letzte Reihe den Rand der vorderen muskulosen Halfte an die hintere membranose Halfte fixiert. So entsteht eine quere Zwerchfellfalte. c Die breite Zwerchfellfalte ist nach hinten geschlagen und zirkular an die Ursprungsstelle des Zwerchfells genaht.

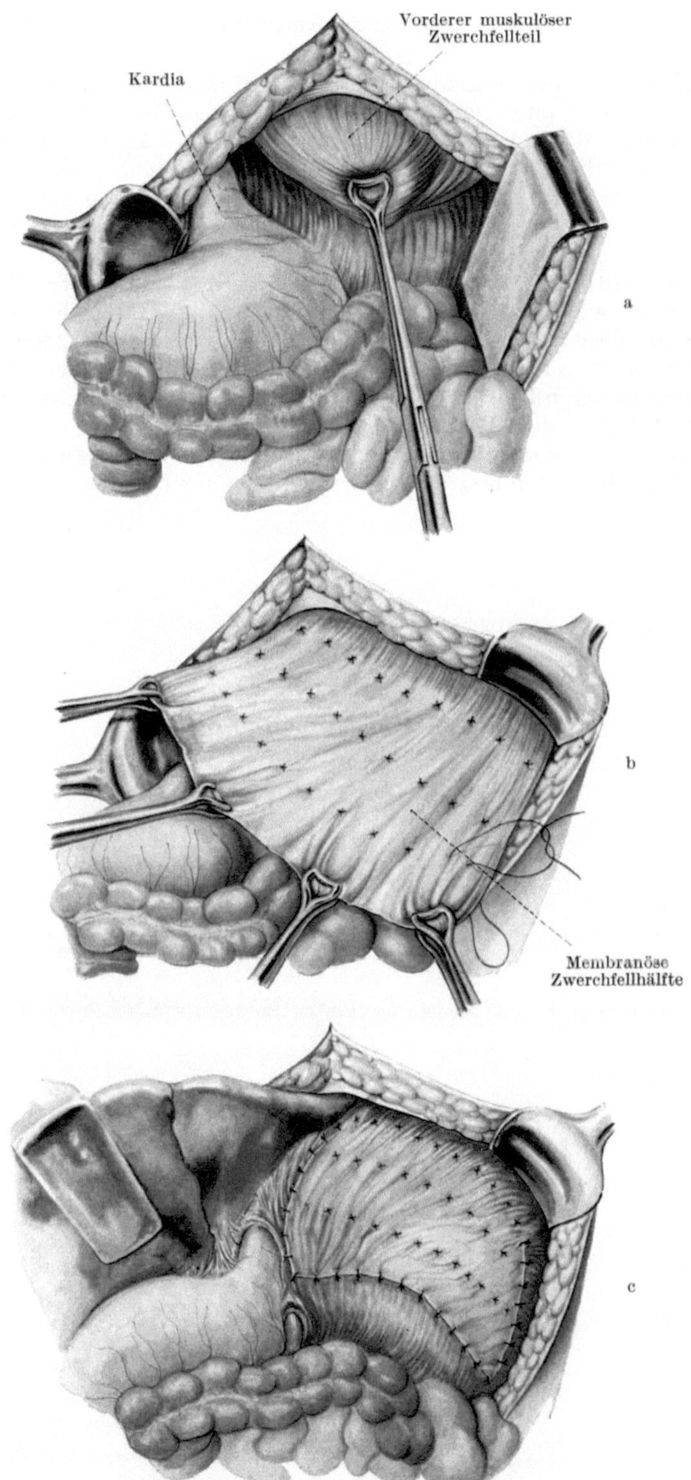

Abb. 179a—c *Die Wiederherstellung des Zwerchfells bei Relaxatio diaphragmatica nach* W. L. BUTSCH *und* L. J. LEAHY. *2.* a Eröffnung der Bauchhöhle durch einen linksseitigen paramedianen Oberbauchschnitt. Nach Hervorholen der Bauchorgane wird das weit in die Brusthöhle reichende Zwerchfell an seiner Kuppel gefaßt und in die Bauchhöhle gezogen. b Falten der dünnen Zwerchfellmembran und Zusammenheften der vorderen und hinteren Hälfte des Zwerchfells durch 3 Reihen feiner Zwirnnähte. c Die aus den beiden Zwerchfellmembranen bestehende Falte ist nach hinten oben umgeschlagen und seitlich und hinten am Zwerchfell fixiert.

man sich erleichtern, indem man entweder unmittelbar vor der Operation einen Pneumothorax anlegt oder während des Eingriffs das Zwerchfell incidiert und die so geschaffene Öffnung im Zwerchfell spreizt, so daß Luft in die Brusthöhle eindringt. Das in die Bauchhöhle gezogene Zwerchfell bildet eine quere Falte, deren beide Blatter durch dreireihig gelegte U-Nähte aneinandergeheftet werden. Die letzte Nahtreihe vereinigt die Begrenzung der vorderen muskulösen mit der hinteren membranösen Hälfte, so daß ein normal gespanntes Zwerchfell entsteht (Abb. 178b und 179b). Die breite, aus den 2 Zwerchfellmembranen bestehende Falte wird nach hinten geschlagen und an ihren Randern an die Hinterwand des Brustkorbes und der Bauchhöhle geheftet. Auf diese Weise besteht die hintere Zwerchfellhälfte aus 3 Membranen (Abb. 178c und 179c). Nach schichtweisem Verschluß der Bauchhöhle entfernt man die in die Brusthöhle eingeströmte Luft mit dem Pneumothoraxapparat.

Wählt man den thorakalen Zugang, so muß man das Zwerchfell vor der Faltung an einer Stelle, am besten lateral, incidieren, um die Bauchorgane zurückzuhalten.

Literatur.

I. Monographien, Handbücher, Lehrbücher.

BENNINGHOFF, A.: Lehrbuch der Anatomie des Menschen. Berlin u. Munchen: Urban & Schwarzenberg 1949. — BERG, H. H.: Rontgenuntersuchungen am Innenrelief des Verdauungskanals, II. Aufl. Leipzig: Georg Thieme 1932. — BOENIG, H.: Leitfaden der Entwicklungsgeschichte des Menschen. Leipzig: Georg Thieme 1938. — BRAUN, H., u. A. LAWEN: Die ortliche Betaubung, ihre wissenschaftlichen Grundlagen und praktische Anwendungen. Leipzig: Johann Ambrosius Barth 1951. — BUMM, E.: Die außeren Abdominalhernien. Berlin u. Wien: Urban & Schwarzenberg 1931.

CLARA, M.: Lehrbuch der Entwicklungsgeschichte, 4. Aufl. Heidelberg: Quelle & Meyer 1949.

DRACHTER, R., u. J. R. GOSSMANN: Chirurgie des Kindesalters. Leipzig: F. C. W. Vogel 1930.

EPPINGER, H.: Allgemeine und spezielle Zwerchfell-Pathologie. In Handbuch der inneren Medizin, Bd. II, S. 673. Berlin: Springer 1928.

FELIX, W.: Anatomie des Brustkorbes, der Lungen und des Brustfells. In SAUERBRUCH, Chirurgie der Brustorgane. 1928. — FISCHER, A. W.: Die Operationen am Zwerchfell. In BIER-BRAUN-KUMMELL, Chirurgische Operationslehre, 7. Aufl., Bd. III. Leipzig: Johann Ambrosius Barth 1955. — FISCHER, R.: Thrombose, Thrombophlebitis, Embolie. In Lehrbuch der Chirurgie, Bd. I. Basel: Benno Schwabe & Co. 1949.

GROSS. R. E.: The surgery of infancy and childhood. Philadelphia u. London: W. B. Saunders Company 1953.

HAFFERL, A.: Lehrbuch der topographischen Anatomie. Berlin: Springer 1953. — HITZENBERGER, K.: Das Zwerchfell. Wien: Springer 1927.

KATSCH, G., u. H. PICKERT: Krankheiten des Magens. In Handbuch der inneren Medizin, Bd. 3. 1952. — KLEINSCHMIDT, O.: Operative Chirurgie. Berlin: Springer 1943.

LANDOIS, F.: Die Chirurgie des Zwerchfells und des Nervus phrenicus. In KIRSCHNER-NORDMANN, Die Chirurgie. Berlin u. Wien: Urban & Schwarzenberg 1941.

MAINGOT, R.: Abdominal operations. London: H. K. Lewis & Co. Ltd. 1948. — MOSCHCOWITZ, A. V.: Hernia. JOHNSON's operative therapeutics, Bd. IV. New York: Appleton & Co. 1915.

NISSEN, R.: Operationen am Oesophagus. Stuttgart: Georg Thieme 1954.

REHN, E.: Die Lehre von den Hernien. In Lehrbuch der Chirurgie, Bd. II. Jena: Gustav Fischer 1956.

SAUERBRUCH, J.: Die Chirurgie der Brustorgane. Berlin: Springer 1928. — SCHINZ, H. R.: Lehrbuch der Rontgendiagnostik, Bd. III, Teil 1, Zwerchfell. Stuttgart: Georg Thieme 1952. — SCHNEIDER, P.: Mißbildungen der Atmungsorgane. In E. SCHWALBE, Morphologie der Mißbildungen, Bd. II, Teil 3, S. 820. 1912. — SIEGMUND, H.: Die erworbenen Lage- und Gestaltsabweichungen des Darmrohres (Hernien, Invaginationen, Volvulus, Divertikel und andere pathologisch-anatomische Grundlagen der Wegstorungen des Darmkanals). In HENKE-LUBARSCH' Handbuch der speziellen pathologischen Anatomie und Histologie, Bd. IV/3, S. 94. Berlin: Springer 1929. — SWEET, R. H.: Thoracic surgery. Philadelphia: W. B. Saunders Company 1951.

TERRACOL, J.: Les maladies de l'oesophage. Paris: Masson & Cie., Editeurs Libraires de l'Académie de Médicine 1951. — TESCHENDORF, D.: Lehrbuch der rontgenologischen Differentialdiagnostik der Erkrankungen der Bauchorgane. Differentialdiagnostik der rontgenologisch sichtbaren Zwerchfellveranderungen. Stuttgart: Georg Thieme 1950. — TONDURY, G.: Angewandte und topographische Anatomie. Stuttgart: Georg Thieme 1949.

VOGELER, K.: Chirurgie der Hernien. In Chirurgie in Einzeldarstellungen, Bd. 53. Berlin: W. de Gruyter & Co. 1951.

WATSON, L. F.: Hernia. The anatomy, etiology, symptoms, diagnosis, differential diagnosis, prognosis and treatment. St. Louis: C. V. Mosby Comp. 1948.

ZENKER, R.: Die Eingriffe in der Bauchhohle. In KIRSCHNER, Allgemeine und spezielle chirurgische Operationslehre, Bd. 7, Teil I. Berlin-Gottingen-Heidelberg: Springer 1951. — ZIMMERMAN, L. M., and B. J. ANSON: Anatomy and surgery of hernia. Baltimore: Williams & Wilkins Company 1953. — ZUKSCHWERDT, L.: Die Eingriffe an der Speiserohre. In BREITNER, Chirurgische Operationslehre. Wien u. Innsbruck: Urban & Schwarzenberg 1955. — ZUPPINGER, A.: Das Zwerchfell. In Lehrbuch der Rontgendiagnostik, 5. Aufl. Stuttgart: Georg Thieme 1952.

II. Originalarbeiten.

AABYE, R.: Diaphragmatic hernia. Rightsided subcostosternal type in a patient with a large gibbus. Acta chir. scand. (Stockh.) 108, 6—12 (1954). — ADAMS, H. D., and A. W. LOBB: Esophageal hiatus hernia. New England J. Med. 250, 143 (1954). — ADAMS, R., and W. F. LEE: Diaphragmatic hernia; clinical report of 34 cases surgically treated. Surg. Clin.

N. Amer. **26**, 742 (1946). — AGUIRRE, L., L. N. MARTINEZ y J. GOLDIN: Tactica quirurgica y resultados obtenidos en el tratamiento de las hernias inguinales. Prensa méd. argent. **1951**, 1042 bis 1045. — ÅKERLUND, Å.: Hernia diaphragmatica hiatus oesophagei vom anatomischen und rontgenologischen Gesichtspunkt. Acta radiol. (Stockh.) **6**, 3 (1926). ~ Zur Frage der ,,reponiblen Hiatushernie". Dtsch. med. Wschr. **1932**, 1713. ~ Die anatomische Grundlage des Rontgenbildes der sogenannten ,,erworbenen Hiatusbruche". Acta radiol. (Stockh.) **14**, 523 (1933).— ÅKERLUND, Å., H. ÖHNELL u. E. KEY: Hernia diaphragmatica hiatus oesophagei (,,Der Hiatusbruch"). Acta radiol. (Stockh.) **6**, 3—68 (1926). — ALBANESE, A. R., y J. ZUNGRI: Hernia inguinal interparietal izquierda. Prensa méd. argent. **1951**, 776—778. — ALBERTINI, B.: Ernia inguinale. Considerazioni e revisione di **166** casi operati cal metodo originale di BASSINI. Ann. ital. Chir. **29**, 109—116 (1952). — ALLISON, P. R.: Reflux esophagitis, sliding hiatal hernia, and the anatomy of repair. Surg. etc. **92**, 419 (1951). — ALTSCHUL, W.: Temporare Relaxation des Zwerchfells (Diaphragma molle). Acta radiol. (Stockh.) **6**, 69 (1926). — ANDERS, H. E.: Über die Genese und klinische Bedeutung der sogenannten Hiatushernien im hoheren Lebensalter. Dtsch. med. Wschr. **1933**, 74. — ANDERS, H. E., u. E. BAHRMANN: Über die sogenannten Hiatushernien des Zwerchfells im hoheren Alter und ihre Genese. Z. klin. Med. **122**, 736 (1932). — ANDERSON, M. X.: Surgical treatment of esophageal hiatus hernia: a study of forty-two cases. J. Internat. Coll. Surg. **16**, 578 (1951). — ANSON, B. J., L. J. McCORMACK and H. C. CLEVELAND: The anatomy of the hernial regions. III. Obturator hernia and general considerations. Surg. etc. **90**, 31—38 (1950). — ANSON, B. J., E. H. MORGAN and CL. B. McVAY: The anatomy of the hernial regions. I. Inguinal hernia. Surg. etc. **89**, 417—423 (1949). — ANSON, B. J., A. F. REIMANN and L. V. L. SWIGART: The anatomy of hernial regions. II. Femoral hernia. Surg. etc. **89**, 752—763 (1949). — ANTHONY, A. J., u. M. BROGLIE: Grundsatzliches uber die Begrenzung der Zwerchfellbewegung. Klin. Wschr. **1939 II**, 1126. — ARENANDER, E.: Paraduodenale Hernie. Nord. Med. **46**, 1714—1716 u. engl. Zus.fass. 1716 (1951). — ARNHEIM, E. E.: Congenital hernia of the diaphragm, with special reference to right-sided hernia of the liver and intestines. Surg. etc. **95**, 293 (1952). — ARNSPERGER, H.: Über Eventratio diaphragmatica. Arch. klin. Chir. **93** (1908). — AUSTIN, R. C., and E. F. DAMSTRA: Fascia lata repair of massive ventral hernias. Amer. J. Surg. **82**, 466—473 (1951). ~ Repair of inguinal hernia with fascia sutures. J. Internat. Coll. Surg. **17**, 269—285 (1952).

BATZNER, K.: Die Beseitigung großer Narbenbruche nach Operationen und Unfallverletzungen durch die freie autoplastische Cutistransplantation. Bruns' Beitr. **178**, 481—488 (1949). — BAKES, J.: Radikaloperation der Zwerchfellhernien mittels KIRSCHNERS ,,Angelhakenschnittes" und temporarer Phrenicusblockade nach PERTHES-GOETZTE. Zbl. Chir. **48**, 554 (1922). — BARRET, N.: Hiatus hernia. A review of some controversial points. Brit. J. Surg. **42**, 231—243 (1954). — BARSONY, T., u. F. POLGAR: Beitrage zur Rontgensymptomatologie der Hiatusbruche. Fortschr. Rontgenstr. **37**, 174 (1928). — BARSONY, TH.: Über die Hiatushernien. Fortschr. Rontgenstr. **38**, 629 (1928). — BARTHOLD, G., u. W. WEHRHEIM: Theoretische Überlegungen und praktische Erfahrungen bei der Verwendung der Cutistransplantation nach E. REHN. Zbl. Chir. **77**, 705—709 (1952). — BAUDET: La hernie diaphragmatique séquelle de blessure de guerre. Schweiz. med. Wschr. **1947**, 604—606. — BAUM, G., u. H. GROSSER: Über die Hernia diaphragmatica parasternalis dextra. Fortschr. Rontgenstr. **78**, 750 (1953). — BAUMGART, R.: Ist die Cutislappenplastik nach E. REHN dem Perlonnetz bei Eingeweidebrüchen uberlegen? Zbl. Chir. **80**, 42 (1955). — BAUMGARTNER, C. J., and R. F. SCOTT: Surgical emergency of diaphragmatic hernia in infancy. Arch. Surg. **61**, 170—182 (1950). — BEARDSLEY, J. M.: Treatment of inguinal hernia. Amer. J. Surg. **78**, 334—339 (1949). — BECK, H. R.: Beitrag zur Rontgenologie der Hiatushernie und der Hiatusinsuffizienz. Fortschr. Rontgenstr. **81**, 276 (1954). — BECK, W. C., W. BAURYS, J. BROCHU and W. A. MORTON: Herniation of the ureter in to the sciatic foramen (,,curlicue ureter"). J. Amer. Med. Assoc. **149**, 441—442 (1952). — BECKENDORF, F.: Beitrag zur Fehldiagnose der eingeklemmten Schenkelhernie. Chirurg **5**, 312 (1950). — BEHRMANN, A.: Zur Symptomatologie der Zwerchfellhernien. Tuberkulosearzt **6**, 535 (1952). — BELTZ: Ein Beitrag zur Differentialdiagnose zwischen Hernia diaphragmatica und Eventratio diaphragmatica. Munch. med. Wschr. **1910**, 1006. — BENDA, C.: Eventratio diaphragmatica. Munch. med. Wschr. **1902**, 1984. — BENJAMIN, A. E., and H. G. BENJAMIN: Evolution in the treatment of inguinal hernia with some considerations for successful repair. Arch. Surg. **56**, 672—680 (1948). — BERBLINGER, W.: Hiatushernien. Med. Klin. **1937**, 654. — BERG, H. H.: Ergebnisse des Rontgenstudiums der Magendarmschleimhaut. Schweiz. med. Wschr. **1930**, Nr 48, 60. ~ Über die verborgenen Bruche und Insuffizienz des Hiatus oesophageus. Rontgenprax. **3**, 443 (1931). — BERGMANN, G. v.: Eventratio. Erg. inn. Med. **12**, 327 (1913). ~ Das ,,epiphrenale Syndrom", seine Beziehung zur Angina pectoris und zum Cardiospasmus. Dtsch. med. Wschr. **1932**, 605. — BERNARD, A.: Hernie inguino-scrotale de l'estomac. Arch. des Mal. Appar. digest. **42**, 1400—1403 (1953). — BERNING, H.: Die Hiatusbruche (Herniae diaphragmaticae hiatus oesophagei). Erg. inn. Med. **53**, 523 (1937). ~ Zur Pathologie und Klinik der Hiatusbrüche. Fortschr. Rontgenstr. **63**, 195 (1941). — BEUTEL, A.: Thoraxmagen.

(Thoracic stomach.) Rontgenprax. 4, 10 (1932). — BHAJEKAR, M. V.: Strangulated inguinal hernia. Observations in fifty cases. Arch. Surg. 54, 41—57 (1947). — BIRGFELD, E.: Über Hernia und Relaxatio diaphragmatica. Munch. med. Wschr. 1921, 1683. ∼ Operation der genuinen Relaxatio diaphragmatica. Bruns' Beitr. 151, 642 (1931). — BISGARD, J. D.: Congenital eventration of diaphragm. J. Thorac. Surg. 16, 484 (1947). — BLODGETT, J. B., and E. J. BEATTIE: The effect of early postoperative rising on the recurrence rate of hernia. Surg. etc. 84, 716—718 (1947). — BLUMER, B.: Freie Cutisplastik zum Verschluß des großen Bauchdeckenbruches. Chirurg 19, 71—75 (1948). — BLUTHGEN, H. J.: Hernia supravesicalis interna incarcerata. Zbl. Chir. 74, 1256—1259 (1949). — BLUMENSAAT: Zit. GRAF 1951. — BLUMENTHAL, W.: Zur Mediastinalhernie. Z. inn. Med. 3, 113—116 (1948). — BOCCHETTI, G.: L'ernia lombare. Contributo clinico e considerazioni sulla patogenesi, anatomica e cura. Arch. ital. Chir. 75, 441—454 (1952). — BOCHDALEK, V.: Praktische Bemerkungen uber Zwerchfellbruche nebst Beschreibung eines mit einer Fraktur der Lendenwirbelsaule complicirten Falles. Vjschr. prakt. Heilk. 94, 14 (1867). ∼ Anatomie. Prag. Vjschr. 5, 3 (1898). ∼ Einige Betrachtungen uber die Entstehung des angeborenen Zwerchfellbruches. Als Beitrag zur pathologischen Anatomie der Hernien. Vjschr. prakt. Heilk. 19, 89 (1848). — BOCKEL, P.: TREITZsche Hernie unter dem Bilde einer akuten Magenblutung. Ärztl. Wschr. 1952, 1109 bis 1110. — BOEREMA, J., u. R. GERMS: Gastropexia anterior geniculata wegen Hiatusbruch des Zwerchfells. Zbl. Chir. 80, 1585 (1955). — BOGETTI, M.: L'impiego di lembi completi bipeduncolati di cute e di sottocute nel trattamento delle grandi ernie post-operatorie. Metodo personale. Minerva chir. (Torino) 7, 207—210 (1952). — BORGSTROM, ST.: Recurrence rates of lateral inguinal hernia in adults. Acta chir. scand. (Stockh.) 101, 429—443 (1951). — BORSATO, E.: L'ernia interdigiuno-gastrica. Minerva chir. (Torino) 4, 99—102 (1949). — BORST, W.: Zur traumatischen Entstehung einer Hiatushernie. Rontgenprax. 12, 22 (1940). — BOWDEN, L., and C. J. MILLER: Massive hematemesis from hiatus hernia. Report of four cases with discussion of etiology. Arch. Surg. 63, 143—146 (1951). — BOYLES, J. M.: Congenital diaphragmatic hernia on right side. Northw. Med. 48, 324 (1949). — BRANDIS, H. J. v.: Die Versorgung ubergroßer Bauchnarbenbruche durch Cutisplastik nach E. REHN. Berl. med. Z. 1950, 389—392. — BRECKOFF, K.: Zur Kasuistik der rechtsseitigen Zwerchfellhernien. Rontgenprax. 5, 257 (1933). — BREITNER, B.: Zwerchfellhernien. Arch. klin. Chir. 117, 164 (1921). — BREKKE, A.: Hernia obturatoria incarcerata. Nord. Med. 46, 1677—1678 u. engl. Zus.fass. 1678 (1951). — BRICK, J. B.: Hiatus hernia and carcinoma of the stomach and oesophagus. Gastroenterology 13, 47—56 (1949). ∼ Incidence of hiatus hernia and associated lesions diagnosed by roentgen ray. Arch. Surg. 58, 419—427 (1949). — BRICK, J. B., and H. J. AMORY: Incidence of hiatus hernia in patients without symptoms. Arch. Surg. 60, 1045—1050 (1950). — BROWDER, N. C., J. MADOFF u. a.: Surgical repair of femoral hernia. Rev. Gastroenterol. 17, 348—358 (1950). — BROWN, R. W.: A case of bilateral parasternal diaphragmatic hernia. Thorax (Lond.) 7, 266—269 (1952). — BROWN, R. K.: Sliding inguinal hernia of the colon. The abnormal peritoneal foids and simple safe method of restoration. Surg. etc. 88, 495—497 (1949). — BRUCKE, H.: Über Hernienrecidive, ihre Ursachen und ihre Verhutung. Wien. klin. Wschr. 1950, 946—948. — BRUN, C.: The internal spermatic fascia, with reference to repair of indirect inguinal hernia. Brit. Med. J. 4676, 443—444 (1950). — BRUNNER, A.: Die sogenannte Relaxatio diaphragmatica. Nachdenkliches uber die kunstliche Zwerchfelllahmung. Schweiz. med. Wschr. 1931, 1205. ∼ Zur Operation der Hiatushernie. Helvet. chir. Acta 12, 163—167 (1945). ∼ Zur Operation der Hiatusbruche. Schweiz. med. Wschr. 1945, 546. ∼ Zur Operation der Hiatushernie. Helvet. chir. Acta 18, 329—332 (1951). ∼ Die traumatische Zwerchfellhernie in ihrer praktischen Bedeutung. Schweiz. med. Wschr. 1952, 44. ∼. Die Mediastinalhernie in ihrer Bedeutung fur die Thoraxchirurgie. Langenbecks Arch. u. Dtsch. Z. Chir. 273, 513—523 (1953). — BUTTNER, A.: Über Zwerchfellbruche hinter dem Brustbein und Fettgewebsgeschwulste des Zwerchfells. Arch. klin. Chir. 202, 154 (1941).— BUND, R.: Ein Fall von rechtsseitiger Hernia diaphragmatica mit Austritt des Magens in den persistierenden Recessus pneumato-entericus dexter. Frankf. Z. Path. 21, 243 (1918). — BURKHARDT, G.: Zur traumatischen Entstehung der TREVESschen Hernie (TH). Arch. orthop. Unfall-Chir. 45, 437—450 (1953). — BURNETT, W. E., G. P. ROSEMOND and H. T. CASWELL: Method of treatment of late strangulated femoral hernia. Amer. J. Surg. 79, 454—456 (1950).— BURNIG, P.: Die intrathorakale Verlagerung der Cardia ohne Hiatushernie. Thoraxchir. 3, 111 (1955). — BURTON, CL. C.: Rationale and factors for consideration in COOPER's ligament hernioplasty. Surg. etc. 1—8 (1947). ∼ The evolution and classification of hernial operations. Surg. etc. 87, 313—326 (1948). ∼ The criteria, classification and technique of iliopectinal (COOPER's) ligament hernioplasty. Surg. etc. 89, 227—236 (1949). ∼ The use of iliopsoas muscle and autogenous fascial in the repair of certain inguinal and femoral hernias. Surgery (St. Louis) 29, 858—867 (1951). ∼ A suggested terminology for ligaments of the groin, their clinical and surgical application in repair of hernias. Surgery (St. Louis) 31, 562—574 (1952).— BUTSCH, W. L., and L. J. LEAHY: A technic for the surgical treatment of congenital eventration of the diaphragm in infancy. J. Thorac. Surg. 20, 968—973 (1950).

Calvo, F. F.: Hernien der linea media abdominis. Rev. españ. Enferm. Apar. digest. 6, 528—538 (1947). — Camerer, J. W.: Beobachtung einer rechtsseitigen parasternalen Zwerchfellhernie. Fortschr. Rontgenstr. 62, 262 (1940). — Carey, J. M., and W. H. Hollinshead: Anatomy of the esophageal hiatus related to repair of hiatal hernia. Proc. Staff Meet. Mayo Clin. 30, No 11 (1955). ∼ Surg. etc. 100, 196 (1955). — Carman, R. D., and S. Fineman: Roentgenologic diagnosis of hiatus hernia. Radiology 3, 26 (1924). — Carrington, W.: Repair of sliding inguinal hernia through the abdominal (Laroque) approach. Ann. Surg. 126, 612—623 (1947). — Carron, R., et M. Bethenod: Les hernies diaphragmatiques chez l'enfant. Pédiatrie (Lyon) 9, 155—170 (1954). — Carvalho Pinto, V. A. de: Inguinal hernia in infants and children. Considerations on 300 operative cases. J. Internat. Coll. Surg. 17, 729—733 (1952). — Chamberlain, J. M., and J. M. Ford: Diaphragmatic hernia produced by indirect violence. Surg. Clin. N. Amer. 1953, 1505—1509. — Champeau et H. Seylen: Pseudo-étranglement hernaires par métastase cancéreuse. Arch. des Mal. Appar. digest. 38, 937—939 (1949). — Chatterje, P.: The cure of inguinal hernia. (With special reference to the use of silk and fascial sutures.) Indian J. Surg. 12, 267—290 (1950). — Chauvin, E. et H. F.: Les complications épididymo-orchitiques des cures radicales de hernie inguinale. J. d'Urol. 55, 234—241 (1949). — Chilaiditi, D.: Zur Frage der Hepatoptose und Ptose im allgemeinen im Anschluß an drei Falle von temporarer partieller Leberverlagerung. Fortschr. Rontgenstr. 16, 173 (1910/11). — Child, Ch. G., G. S. Harmon u. a.: Liver herniation simulating intrathoracic tumor. J. Thorac. Surg. 21, 391—393 (1951). — Chin, E. F., and R. B. Lynn: Surgery of eventration of the diaphragm. J. Thorac. Surg. 32, 6 (1956). — Chodoff, R. J.: The use of full thickness skin grafts in the repair of large herniae. Ann. Surg. 129, 119—122 (1949). — Christiansen, H.: Acta radiol. (Stockh.) 22, 360 (1944). — Ciceri, C.: Morph. e stuttura della membrana diaphragmatica. Monit. zool. ital. 1929. Zit. nach Sauerbruch, Dtsch. med. Wschr. 1932, 1391. — Cimmino, Ch. V.: Lesser sac hernia via the foramen of Windslow. A case report. Radiology 60, 57—59 (1953). — Clarke, S. H. C.: The formation of inclusion dermoid cysts following whole-thickness skin-graft repair of hernia. Brit. J. Surg. 39, 346—349 (1952). — Clay, R. C., and C. R. Hanlon: Pneumoperitoneum in the differential diagnosis of diaphragmatic hernia. J. Thorac. Surg. 21, 57—70 (1951). — Clear, J. J.: Ten year statistical study of inguinal hernias. A comparison of the rate of recurrence following repair by the Halsted I and other operations. Arch. Surg. 62, 70—78 (1951). — Coebergh, H.: Beitrag zur Kasuistik der Zwerchfellhernien durch den Hiatus oesophageus (Recessus retromediastinalis phrenico-peritonealis Gruber). Anat. Anz. 73, 56 (1931/32). — Collis, J. L., T. D. Kelly and A. M. Wiley: Anatomy of the crura of the diaphragm and the surgery of hiatus hernia. Thorax (Lond.) 9, 175 (1954). — Collis, J. L., L. M. Satchwell and L. D. Abrams: Nerve supply to the crura of the diaphragm. Thorax (Lond.) 9, 22—25 (1954). — Contat, C.: Contribution à l'étude des hernies diaphragmatiques. (Un cas de hernie diaphragmatique congénitale vraie.) Ann. d'Anat. path. 10, 1 (1933). — Cook, J.: Testes as contents of hernial sacs in two ,,female" children. Brit. J. Urol. 22, 211—213 (1950). — Cordeiro, M., u. M. da Rocha Pinto: Helvet. paediatr. Acta 5, 523 (1950). — Cosentino, G.: Su di un raro reperto di utero didelfo, salpinge et ovario in sacco erniaro inguinale. Contributo clinica e considerazioni patogenetiche. Arch. ital. Chir. 73, 283—289 (1950). — Craig, C.: The inversion operation in femoral hernia. Austral. a. New Zealand J. Surg. 20, 195—200 (1951). — Croce, P., e F. Galletto: Pneumocele della vaginale scrotale, da pneumoperitonea artificiale, come fattore patogenetiche di ernia inguinale. Arch. Tisiol. 5, 632—636 (1950). — Curri, D.: Ein Fall von nicht eingeklemmter operierter Hernia diaphragmatica parasternalis dextra vera. Bruns' Beitr. 149, 446 (1930). — Curtillet, E., et R. Aubaniac: Les hernies diaphragmatiques droites à forme pseudotumorale. Contribution à l'étude des opacités de la base dervite d'origine abdominale. J. de Chir. 66, 4 (1950). Ref. Zbl. Chir. 23, 1630 (1951).

Davis, J. E., and W. A. Bornes: Intrathoracic duplications of the alimentary tract communicating with the small intestine. Amer. Surg. 136, 287 (1952). — Debord, R. A., and E. J. Giunta: Congenital eventration of the diaphragm. J. Thorac. Surg. 31, 731 (1956). — Deloyers, L., et J. van der Stricht: Eventration diaphragmatique, volvulus de l'estomac. Plastique de diaphragme par voie transthoracique. Guérison organique et fonctionelle. Presse méd. 1949, 1194. — Delrio, J. M. A.: Hernia del hiato de Windslow. Diagnostico radiologico (revisión). Dia Med. 25, 100—106 (1953). — Desjacques, R., et J. Chevalier: La traitement du phlegmon pyostercoral d'origine herniaire. Rev. de Chir. 68, 44—50 (1949). — Desmond, A. M., and F. Hutter: Strangulatet obturator hernia. Brit. J. Surg. 35, 318—320 (1948). — Dittrich, I. K., u. J. Oehme: Hiatushernie als Ursache schwerer Anamie im Kindesalter. Dtsch. med. Wschr. 1954, 393—395. — Dixon, J. L., and J. Wills: Surgical treatment of infantile inguinal hernia with presentation of two cases of strangulation necessitating bowel resection. West. J. Surg. etc. 58, 624—628 (1950). — Dodd, H.: Radical cure of inguinal hernia in the elderly. Lancet 1951 I, 1192—1196. — Dongen, M. A. van: A case of congenital diaphragmatic hernia in a new born infant successfully treated by immediate operation. Arch. chir. neerl. 2, 274 (1950). — Zbl. Chir. 21, 1499 (1951). —

DORAN, F. S. A., and W. H. LONSDALE: A simple experimental method of evaluation for the BASSINI and allied types of herniorrhaphie. Brit. J. Surg. **36**, 339—345 (1949). — DOUGLAS, D. M.: Repair of large herniae with tantalum gauze. An experimental and clinical study. Lancet **1948** I, 936—939. ∼ The late results of repair of large hernias with tantalum mesh. Lancet **1953** I, 108—110. — DOYLE, J. A., M. BREA y E. YAHNI: Hernia hepatocecoapendicular del hiatus de MORGAGNI. Prensa méd. argent. **1952**, 2178—2180. — DOYLE, R. T.: Recurrent inguinal hernia. Rev. Gastroenterol. **17**, 563—567 (1950). — DREIFUSS, A.: Ein Fall von kongenitaler Lungenhernie. Dtsch. Z. Chir. **187**, 274 (1924). — DUBOURG, G.: Hernies diaphragmatiques de l'hiatus oesophagien, diagnostic et indications operatoires. Arch. des Mal. Appar. digest. **42**, 35 (1952) Suppl. **1953**, Nr 5. — DUCKETT, J. W.: Treatment of congenital inguinal hernia. Ann. Surg. **135**, 879—885 (1952). — DUGDALE, F. E., and CL. C. BURTON: The surgical triangles of the inguinopectineal region (inguina): their classification, parietal relationship and significance in hernia repair. Ann. Surg. **127**, 627—639 (1948). — DUMONT, A., et M. VAN DER GHINST: L'utilisation de la greffe de peau totale dans la cure des hernies et des éventrations. Résultats éloignés. Enseignements à tirer de deux réinterventions. Acta chir. belg. **48**, 456—463 (1949). — DUNLOP, G. R.: The use of tantalum gauze in the repair of hernias with tissue defficiencies. New England J. Med. **242**, 542—546 (1950). — DURANTE, L.: Trasposizione dei nervi vaghi nell'operazione per via toracica dell'ernia diaframmatica dell'hiatus esophageo. Minerva chir. (Torino) **7**, 277—279 (1952). — DZAVAD-ZADE: Der chirurgische Eingriff bei riesiger Hernie der vorderen Bauchwand. Chirurgija **1951**, H. 12, 77—78.

EBERL, J.: Zur Problematik der Hiatusinsuffizienz. Fortschr. Rontgenstr. **79**, 693 (1953). — EDELHOFF, J.: Die Zwerchfellhernie als Scheinursache abdomineller Beschwerden. Chirurg **24**, 472—476 (1953). — EFFLER, D. B., and C. S. BALLINGER: Complication and surgical treatment of hiatus hernia and short esophagus. J. Thorac. Surg. **22**, 235—247 (1951). — EFFLER, D. B., and E. N. COLLINS: Complications and surgical treatment of hiatus hernia and short esophagus with thoracic stomach. J. Amer. Med. Assoc. **147**, 305—308 (1951). — EISELE, W. M., and G. B. STARKLOFF: The use of skin grafts in hernia repair. Ann. Surg. **134**, 897—903 (1951). — EISENECKER: Rechtsseitige angeborene Zwerchfellhernie. Zbl. Chir. **1936**, 2913. — ELLINGER, E.: Eine seltene Form der Zwerchfellhernien (parasternale Hernie). Rontgenprax. **11**, 490 (1939). — ELLINGER, E.: Ein Fall einer Hernia diaphragmatica parasternalis dextra. Rontgenprax. **7**, 387 (1935). — EVANS, J. C., and J. A. SIMPSON: Fiftyseven cases of diaphragmatic hernia and eventration. Thorax (Lond.) **5**, 343—361 (1950). — EVANS, J. A.: Sliding hiatus hernia. Amer. J. Roentgenol. **68**, 754—763 (1952).

FELDMANN, M., and PH. MYERS: The coexistence of carcinoma of the stomach and esophageal hiatus gastric hernia. Amer. J. Med. Sci. **224**, 519—521 (1952). — FELICE, L. DE: Ernia di LITTRÉ crurale strozzata, complicata da fistola stercoracea e da osteo-peritostite acuta dell'epifisi femorale. Arch. „De Vecchi" (Firenze) **12**, 283—293 (1949). — FELIX,W.: Anatomische, experimentelle und klinische Untersuchungen uber den N. phrenicus und uber die Zwerchfellinnervation. Dtsch. Z. Chir. **170**, 283 (1922); **171**, 283 (1922). ∼ Über Relaxatio diaphragmatica. Bruns' Beitr. **186**, 1 (1953). ∼ Zur Genese der Relaxatio diaphragmatica. Langenbecks Arch. u. Dtsch. Z. Chir. **276**, 444—449 (1953). — FERGUSON, D. J., and O. H. WANGENSTEEN: Surgery (St. Louis) **28**, 1022. — FERNÁNDEZ-CALVO, F.: Hernias crurales. Rev. españ. Enferm. Apar. digest. **8**, 659—669 (1949). — FERREIRA DE LIMA, F. J.: Zu einem Fall von Hernia vaginalis posterior. Rev. Clin. do Inst. Maternal **3**, 67—79 (1951). — FICARRA, B. J.: Herniae concealing underlying pathology. Rev. Gastroenterol. **17**, 180—183 (1950). — FISCHER, H.: Über Gefahren bei Zwerchfellhochstand. Arch. klin. Chir. **205**, 406 (1944). — FISCHER, J.: Über eine Lumbalhernien-Incarceration. Zbl. Chir. **79**, 1216—1219 (1954).— FLYNN, W. J., A. E. BRANT, and G. G. NELSON: A four and one-half year analysis of tantalum gauze used in the repair of ventral hernia. Ann. Surg. **134**, 1027—1034 (1951). — FRANK, M.: Über die Versorgung des Bruchsackes und dessen Verwendung zum plastischen Verschluß der Bruchpforte bei Leisten- und Schenkelhernien. Langenbecks Arch. u. Dtsch. Z. Chir. **271**, 240—252 (1952). — FREEMAN, H.: CLOQUET's hernia. Proc. Roy. Soc. Med. **41**, 103 (1948). — FUCHSIG, P.: Bruchreposition als Ursache eines beiderseitigen Hodeninfarktes bei einem Saugling. Österr. Z. Kinderheilk. **1**, 308—314 (1948).

GALLAGHER, H. W.: Spontaneous herniation through the transverse mesocolon. A review of the literature and the report of a case. Brit. J. Surg. **36**, 300—305 (1949). — GARBER, N.: Groin hernia in the elderly. S. Afric. Med. J. **1949**, 176—180. — GARNER, A. D.: Inguinal hernia: An analysis of 2643 operations. Amer. J. Surg. **74**, 14—23 (1947). — GARY, J. E., and R. SCHATZKY: Radiologic examination of gastrointestinal tract. New England J. Med. **251**, 1052 (1954). — GASTER, J.: Internal hernia with strangulation of bowel due to a defect in the falciform ligament. Ann. Surg. **128**, 248—252 (1948). — GASTON, E. A.: Living fascial sutures in inguinal herniorrhaphy. Arch. Surg. **54**, 414—429 (1947). — GEBHARDT, E.: Ein einfacher Behandlungsvorschlag zur Beseitigung medianer Oberbauchnarbenbruche. Zbl. Chir. **78**, 1449—1452 (1953). — GEEVER, E. D., and K. A. MERENDINO: The repair of diaphragmatic defects with cutis grafts. An experimental study. Surg. etc. **95**, 308—316 (1952). — GERLING, E.: Zur Pathogenese, Diagnose und Therapie der Zwerchfellbruche mit Einschluß der dabei auftretenden Anamien. Med. Wschr. **1954**, 237—240. — GERTZ, T. CL., I. E. P. M. REGOUT and G. THOMSEN: Late results in transthoracic herniotomies. Thorax (Lond.) **6**, 316—324 (1951). — GIEGERICH, R. L.: Unsere Erfahrungen mit der freien Cutisplastik nach REHN zum Verschluß großer Bauchwandbruche. Zbl. Chir. **76**, 881—884 (1951).— GILES, R. C., E. DEL BECCARO u. a.: Mesenterico-parietal hernia. Report of three cases. Amer. J. Surg. **86**, 75—80 (1953). — GIORDANO, L.: Ernia inguinale destra strozzata del diverticolo di MECKEL. Minerva chir. (Torino) **8**, 130—133 (1953). — GOSSNITZ, V.: 6 Falle von linksseitigem Zwerchfelldefekt. Jena Z. Naturwiss. **38**, 627 (1904). — GOETZE, O.: Die radikale Phrenicotomie als alleiniger Eingriff bei einseitiger Lungenphthise. Klin. Wschr. **1922**, 1496, 1544. — GOLDSTEIN, G.: Eventrato oder Hernia diaphragmatica dextra (mit Verlagerung des gesamten Magens, Duodenum und Colon transversum in den rechten Thorax). Gastroenterologia (Basel) **80**, 20—31 (1953). — GRAFF, U.: Zwerchfellerkrankungen als Ursache akuter Oberbauchsyndrome. Bruns' Beitr. **182**, 440 (1951). — GREENE, L. W., and G. F. WOLLGAST: Full-thickness skin grafts in hernial repair. Surgery (St. Louis) **25**, 902—910 (1949). — GRIERSON, J., and A. LEACOCK: Spontaneous ventral hernia. Two cases of parainguinal hernia. Brit. J. Surg. **36**, 327—328 (1949). — GROSS, H.: Zur Chirurgie und Pathologie des Zwerchfells. Dtsch. Z. Chir. **109**, 425 (1911). — GROSS, R. E., E. B. D. NEUHAUSER and L. A. LONGINO: Thoracic diverticula which orginate from the intestine. Ann. Surg. **131**, 363 (1950). — GRUBER, Gg. B.: Beitrage zur Lehre vom congenitalen Zwerchfelldefekt mit besonderer Berucksichtigung des rechtsgelegenen. Virchows Arch. **218**, 84 (1914). ~ Zur Kenntnis der Hernia duodeno-mesocolica inferior. Zbl. Path. **83**, 250—251 (1947). ~ Über Zwerchfellucken, Zwerchfellhernien und Zwerchfelldefekte (zugleich Mitteilung einiger Vorkommnisse von Zwerchfellverletzung). Bruns' Beitr. **186**, 129—138 (1953). — GRZAN, C. J.: Die cervikale Zwerchfellparese. (Ein Beitrag zur Pathogenese der sogenannten Relaxatio diaphragmatica.) Fortschr. Rontgenstr. **79**, 369—382 (1953). — GUDJONS, F.: Beitrag zur Hernia diaphragmatica parasternalis. Fortschr. Rontgenstr. **77**, 330 (1952). — GUNTHER, G. W., u. H. J. GROSS: TREITZsche Hernie, Schenkelbruch mit Strangulation und hamorrhagischer Infarcierung der Harnblase; Urosepsis und uramische Enteritis. Langenbecks Arch. u. Dtsch. Z. Chir. **262**, 287—296 (1949). — GUTGEMANN, A.: Über gut- und bosartige Stenosen des Oesophagus und der Cardia. Fortschr. Rontgenstr. **77**, 315 (1952). — GUY, CH. C., and C. Y. WERELIUS: Use of tantalum mesh in hernia repair. Arch. Surg. **62**, 867—875 (1951).

HAFTER, E.: Die Hiatushernie als differentialdiagnostisches Problem. Schweiz. med. Wschr. **1954**, 266—270. — HAGAN, W. H., and J. E. RHOADS: Inguinal and femoral hernias. A follow-up study. Surg. etc. **96**, 226—232 (1953). — HAMILTON, J. E., and T. W. PHILLIPS: Traumatic hernia of the diaphragm with strangulation and gangrene of the stomach. Report of two cases. Amer. J. Surg. **78**, 686—694 (1949). — HARKINS, H. N., and R. H. SCHUG: Hernial repair using COOPER's ligament. Arch. Surg. **55**, 689—709 (1947). — HARRINGTON, S. W.: Diaphragmatic hernia. Symptoms and surgical treatment in 60 cases. J. Amer. Med. Assoc. **101**, 987 (1933). ~ Diagnosis and treatment of various types of diaphragmatic hernia. Amer. J. Surg. **50**, 377 (1940). ~ Diaphragmatic hernia; diagnosis and treatment of various types. Amer. J. Surg. **50**, 381 (1940). ~ Subcostosternal diaphragmatic hernias. Surg. etc. **73**, 601 (1941). ~ Roentgenologic considerations in the diagnosis and treatment of diaphragmatic hernia. Amer. J. Roentgenol. **49**, 85 (1943). ~ Traitement chirurgical des types les plus connus de l'hernie diaphragmatique. Ann. Surg. **122**, 546 (1945). ~ Various types of diaphragmatic hernia treated surgically. Report of 430 cases. Surg. etc. **86**, 735—755 (1948). ~ Traumatic diaphragmatic hernia. Surg. Clin. N. Amer. **30**, 961 (1950). ~ Clinical manifestations and surgical treatment of congenital types of diaphragmatic hernia. Rev. Gastroenterol. **18**, 243—256 (1951). ~ Esophageal hiatal diaphragmatic hernia. Surg. etc. **100**, 277 (1955). — HARRINGTON, S. W., and B. R. KIRKLIN: Clinical and roentgenologic manifestations and surgical treatment of diaphragmatic hernia with a review of 131 cases. Radiology **30**, 174 (1938). — HARROLD, TH.: Perineal hernia. Report of a case occurring in a male. Ann. Surg. **127**, 1086—1091 (1948). — HARPPRECHT, K.: Schwere Ulcusblutung bei Zwerchfellhernien. Zbl. Chir. **77**, 1348—1353 (1952). — HARTL, H.: Muskelplastik nach RIVES bei Defekt und Relaxation des Zwerchfelles. Thoraxchir. **1**, 510—516 (1954). — HARTZELL, J. B.: Diaphragmatic hernia in children. Amer. J. Surg. **48**, 582 (1940). — HASSELWANDER, A.: Über die Verschieblichkeit der Brust- und Bauchorgane nach Untersuchungen am Rontgenbild. Anat. H. **46**, 255 (1912). — HATHERLEY, L. I.: Congenital right diaphragmatic hernia associated with FALLOT's tetralogy. Thorax (Lond.) **5**, 133—137 (1950). — HAYEK, H. v.: Die Kardia und der Hiatus Oesophageus des Zwerchfells. Z. Anat. **100**, 218 (1933). — HEALY, T. R.: Symptoms observed in 53 cases of nontraumatic diaphragmatic hernia. Amer. J. Roentgenol. **7**, 266 (1925). — HEBERER, G.: Zur Erkennung und operativen Behandlung von Zwerchfellhernien. Langenbecks Arch. u. Dtsch. Z. Chir. **278**, 328—344 (1954). — HECKER, H. v., u. H. SCHMIDT: Zur Differentialdiagnostik der intrathorakalen Hohlraume. Tuberkulosearzt **6**, 102 (1952). — HEDBLOM, C. A.: Diaphragmatic hernia, a study of 375 cases in which operation was performed. J. Amer. Med. Assoc. **85**, 947 (1925). — HEIDLER, H.: Mitteilung zum Seitenproblem, Leistenbruch rechts haufiger als links. Dtsch. med. Wschr. **1949**, 1582—1984. — HELLNER, H., u. H. POPPE: Differentialdiagnostik sowie Indikationen und Ergebnisse der operativen Behandlung der Zwerchfellucken und Zwerchfellhernien. Dtsch. med. Wschr. **18**, 693 (1956). — HEMPEL, E.: Die Versorgung ubergroßer Bauchwandbruche durch Cutisplastik. Zbl. Chir. **77**, 2228—2235 (1952). — HERGET, R.: Über die Interpositio hepato-diaphragmatica (CHILAIDITI). Bruns' Beitr. **183**, 83 (1951). — HEYDEMANN, E. R., u. H. DORMEYER: Beobachtungen uber angeborene und erworbene Zwerchfellbruche. Zbl. Chir. **64**, 783 (1937). — HILDANUS: Zit. DELOYERS 1952. — HIRSCH, W.: Hernia diaphragmatica permagna sinistra. Fortschr. Rontgenstr. **71**, 582—588 (1949). — HIS, W.: Über Form- und Lageveranderungen des menschlichen Magens. Arch. f. Anat. **1903**. — HOBBINS, W. B., and L. J. ARIES: Incarcerated diaphragmatic hernia. J. Internat. Coll. Surg. **17**, 454—458 (1952). — HOCHBERG, L. A., and E. A. NACLERIO: Congenital pulmonary agenesis. Dis. Chest **28**, 275 (1956). — HOCHREIN, M., u. I. SCHLEICHER: Ulcus pepticum und Angina pectoris. Munch. med. Wschr. **1941**, 328. — HOFFMANN, J. M., and G. D. WOOD: The coexistence of intra abdominal lesions in patients with epigastric hernia. Surgery (St. Louis) **25**, 566—575 (1949). — HOFFMANN, R.: Rechtsseitige LARREYsche Hernien. Dtsch. med. J. **1954**, 522—525. — HUBACHER, O.: Die Interposition des Colons zwischen Leber und Zwerchfell (CHILAIDITI-Symptome). Schweiz. med. Wschr. **1946**, 554. — HUG, E.: Zwei Falle von Hernia obturatoria incarcerata. Schweiz. med. Wschr. **1947**, 741—742. — HUME, I. B.: Congenital diaphragmatic hernia. Brit. J. Surg. **10**, Nr 38, 207—215 (1922). — HUMPHREY, W. R., and K. K. SHERWOOD: Complete temporary phrenic nerve paralysis. Minnesota Med. **12**, 281 (1929). — HUSFELDT, E.: Hiatal hernias. Acta chir. scand. (Stockh.) **103**, 467—472 (1952). — HUSFELDT, E., G. THOMSEN and E. WARMBERG: Hiatal hernia and short oesophagus in children. Thorax (Lond.) **6**, 56 (1951).

IASON, A. H.: Recurrent hernias. J. Internat. Coll. Surg. Sect. 1, 4 (1956).

JAEGER, F.: Über Zwerchfellbruche. Arch. klin. Chir. **197**, 511 (1940). — JIRZIK, H.: Zur operativen Behandlung großer medianer Oberbauchnarbenbruche. Zbl. Chir. **76**, 1027—1031 (1951). — JONAS, R.: Der Leistenbruch im Kindesalter. I. Mitt. Klinischer Teil. II. Mitt. Radikaloperation. Chirurg **17/18**, 368—379, 412—423 (1947). — JUVARA: Sur un muscle diaphragmatico-oesophagien. Bull. Soc. Anat. Paris **1894**. — JUZBAŠIC, D. M.: Zur Chirurgie der Zwerchfellruptur. Chirurg **11**, 47 (1939).

KALIAMPETSOS, G.: Eine neue Wirkung der Hyaluronidase auf die Gewebsthrombokinase und ihre Bedeutung fur die Lokal-Anaesthesie. Klin. Wschr. **1956**, Nr 15/16, 438—442. — KELLEY, W. O.: Phrenic nerve paralysis. J. Thorac. Surg. **19**, 923 (1950). — KEMPER, O. M., J. W. GROSSMAN and J. E. MUSGROVE: Interstitial hernia and hernia through the conjoined tendon. Amer. J. Surg. **85**, 116—119 (1953). — KERNAU, TH.: Beitrag zur Kenntnis der Zwerchfellbruche. Ein seltener Fall von beidseitiger parasternaler Zwerchfellhernie. Rontgenprax. **12**, 28 (1940). — KEY, E.: Hernia diaphragmatica hiatus oesophagei vom chirurgischtherapeutischen Gesichtspunkt. Acta radiol. (Stockh.) **6**, 34 (1926). — KIRSCHNER, M.: Die einseitige Ausschaltung des N. phrenicus. Zbl. Chir. **48**, 489 (1922). — KISS, T., u. A. LUDVÁN: Eine kombinierte radikale operative Losung des Leistenbruches und des Schenkelbruches. Zbl. Chir. **79**, 1213—1216 (1954). — KLEINSASSER, L. J.: The repair of pararectus incisional hernias by posterio transposition of the anterior rectus sheat. Surgery (St. Louis) **29**, 97—99 (1951). — KLEITSCH, W. P.: Diaphragmatic hernia with complete evisceration of the liver. Ann. Surg. **130**, 1079—1084 (1949). ~ Catastrophic complications of hiatus hernia. Arch. Surg. **65**, 665—672 (1952). — KNEISE, G.: Erfahrungen und neue Erkentnisse bei der Perlonnetzimplantation. Zbl. Chir. **78**, 506—511 (1953). — KNOEPP, L. J.: Unusual diaphragmatic hernia with displaced liver. J. Thorac. Surg. **21**, 394—397 (1951). — KNOTHE, W.: Die „Hiatushernien" vom Standpunkte des Rontgenologen. Dtsch. med. Wschr. **1932**, 609. — KOEPPEN, S., u. P. FRANK: Anatomische Untersuchungen uber Hernien des Hiatus oesophageus. Dtsch. med. Wschr. **1933** I, 211. — KOONTZ, A. R.: Preliminary report on the use of tantalum mesh in the repair of ventral hernias. Ann. Surg. **127**, 1079—1085 and Discussion 1085 (1948). ~ Some common fallacies and confusions with regard to repair of inguinal hernia. J. Amer. Med. Assoc. **141**, 366—371 (1949). ~ Inguinal hernias. Some cases of recurrence. Amer. J. Surg. **82**, 474—478 (1951). ~ Perineal hernia: Report of case associated muscular and fascial defects. Ann. Surg. **133**, 255—269 (1951). ~ The use of tantalum mesh in inguinal hernia repair. Surg. etc. **92**, 101—104 (1951). ~ Femoral hernia. Operative cases at the John Hopkins Hospital during a twenty-one year period. Arch. Surg. **64**, 298—306 (1952). ~ Hernia in the linea semilunaris. Ann. Surg. **135**, 875—878 (1952). — KOOP, C. E., and J. JOHNSON: Transthoracic repair of diaphragmatic hernia in infants. Ann. Surg. **136**, 1007—1011 (1952). — KOSS, F. H.: Zur Operationstechnik der eingeklemmten TREITZschen Hernie. Zbl. Chir. **72**, 985—986 (1947). — KOSS, J. H., H. VIETEN u. K. H. WILLMANN: Morphologie, Diagnose und Therapie der Zwerchfellbruche. Langenbecks Arch. u. Dtsch. Z. Chir. **266**, 467—488 (1950). — KOSSMANN, F., u. K. REINHARDT: Zum Krankheitsbilde der Hiatusoesophagushernien mit Anamie. Medizinische **1952**, 182—185. — Kratzeisen, E.: Retrosternale Zwerchfellhernien. Virchows Arch. **232**, 227 (1921). — Kremer, K.: Ein weiterer Beitrag zur Frage der Hernienhaufigkeit. Chirurg **21**, 152—153 (1950). — Krieg, E. G. M.: Anatomy and physiology of the inguinal region in the presence of hernia. Observations in the operating room on 224 sides. Ann. Surg. **137**, 41—56 (1953). — Krohn, W.: Über Zwerchfellhernien. Zbl. Chir. **73**, 1081—1091 (1948). — Kummerle, F.: Zur Incarceration traumatischer Zwerchfellhernien. Zbl. Chir. **78**, 496—499 (1953). ~ Zur Klarung der Anamie bei Zwerchfellhernie. Dtsch. med. Wschr. **1953**, 487—489. — Kuntzen, H.: Zur Technik des Nahtverschlusses der angeborenen vorderen Zwerchfellhernie. Chirurg **28**, 57 (1957). — Kuré, K.. T. Hiramatsu u. Mitarb.: Über den Zwerchfelltonus. III. Z. exper. Med. **26**, 164 (1922). — Kuré, K., T. Hiramatsu, M. Takagi u. S. Nakayama Matsui: Experimentelle Untersuchungen uber die Entstehung der Relaxatio diaphragmatica. Z. exper Med. **26**, 164 (1922). — Kuré, K., u. M. Shimbo: Tropischer Einflnß des Sympathikus auf das Zwerchfell. Z. exper. Med. **26**, 190 (1922).

Lacher, L.: Über Zwerchfellhernien. Dtsch. Arch. klin. Med. **27**, 268 (1880). — Ladd, W. E., and R. E. Gross: Congenital diaphragmatic hernia. New England J. Med. **223**, 917 (1940). — Laimer, E.: Beitrag zur Anatomie des Oesophagus. Med. Jb. Wien **1883**. — Lam, C. R.: Treatment of traumatic hernia of diaphragm. Arch. Surg. **60**, 421 (1950). — Lam, C. R., and L. Y. Kenney: The problem of the hiatus hernia of the diaphragm. J. Thorac. Surg. **27**, 1—12 (1954). — Lam, C. R., D. E. Szilagyi and M. Puppendahl: Tantalum gauze in the repair of large postoperative ventral hernias. Arch. Surg. **57**, 234—244 (1948). — Langhof, J.: Über die Behandlung von Narbenbruchen des Oberbauches mit Interplantation des Narbengewebes nach Pone. Zbl. Chir. **77**, 2470—2472 (1952). — Larson, E. E.: Spigelian hernia. Amer. J. Surg. **82**, 103—106 (1951). — Lauber, H. J.: Beitrag zur Ätiologie des Leistenbruches. Med. Klin. **1949**, 1538—1539. — Laufman, H., and J. Daniels: Clinical factors affecting mortality in strangulated hernia. Arch. Surg. **62**, 365—378 (1951). — Lee, M.: Indications for use of fascial grafts in repair of inguinal hernia (Gallie's operation). J. Internat. Coll. Surg. **19**, 290—295 (1953). — Leger, L.. et Ballade R.: Hématémèse révélatrice d'une hernie diaphragmatique. Presse méd. **1953**, 291—292. — Leodolter, I., u. J. Zeitlhofer: Zur Klinik und Pathologie der paraosophagealen Zwerchfellhernie. Klin. Med. (Wien) **8**, 420—427 (1953). — Leonhardt, H.: Chronische traumatische Zwerchfellhernie mit Colon-Bronchialfistel. Zbl. Chir. **18**, 1256 (1951). — Lezius, A.: Die anatomische und funktionelle Wiederherstellung der Bauchwand bei Bauchnarbenbruchen in der Mittellinie. Chirurg **1946**, 132. — Lindskog, G. E., and A. A. Liebow: Thoracic surgery and related pathology. New York: Appleton-Century-Crofts, Inc. 1953. — Lian, C., F. Siguier et J. J. Welti: Le syndrome ,,Hernia diaphragmatique ou éventration diaphragmatique et thromboses veineuses". Presse méd. **1953**, 145—146. — Lortat-Jacob, J. L., et F. Robert: Arch. des Mal. Appar. digest. **42**, 750 (1953). — Luscher, M.: Über die parasternale Zwerchfellhernie. Langenbecks Arch. u. Dtsch. Z. Chir. **269**, 183 (1951). ~ A propos des hernies diaphragmatiques parasternales. Arch. klin. Chir. **1951**. — Lutz, R. J.: Operative Behandlung des angeborenen Zwerchfellbruches beim Neugeborenen. Chirurg **22**, 125—127 (1951).

Maingot, R.: Floss silk dorn for inguinal hernia. Proc. Roy. Soc. Med. **42**, 465—466 (1949). — Manseck, H.: Die Hernie des Hiatus oesophagei und ihre Behandlung durch die Phrenicusunterbrechung. Chirurg **12**, 549—552 (1951). — Marsden, C. M.: Whole skin-graft repair of inguinal hernia. An account of 163 operations, with a follow-up of 163 operations at 12 months. Brit. J. Surg. **35**, 390—394 (1948). — Marwege, H.: Epigastrische Hernie und Magenbluten. Bruns' Beitr. **186**, 96—103 (1953). — Mastoreel, F., y J. Osés: El sindrome hernia diaphragmatica y thrombosis venosa. Angiologia (Barcelona) **6**, 81—85 (1954). Ref. Z.org. Chir. **139**, 339 (1955). — McNealy, R. W., and J. A. Glassman: Experience with vitallium plates in the repair of hernias. Surgery (St. Louis) **27**, 752—761 (1950). — Melchior, E.: Hernia en W. Ihre klinische und prognostische Sonderstellung. Chirurg **23**, 198—199 (1952). — Meyer, H. W.: Diaphragmatic hernia. J. Thorac. Surg. **20**, 235 (1950). — Moschcowitz, A. V.: Perineal hernia. Surg. etc. **26**, 514 (1918). ~ The rational treatment of sliding inguinal hernia. Ann. Surg. **81**, 330—334 (1925).

Neumann, R.: Hiatusinsuffizienzen und sogenannte ,,Hiatushernien". Anatomische Untersuchungen und mechanische Prufungen im Gebiet des Hiatus oesophageus des Zwerchfells. Virchows Arch. **289**, 270 (1933). — Nichols, H. M.: Reconstruction of the internal ring in inguinal hernia repair. A method utilizing the cremaster muscle. West. J. Surg. etc. **59**. 257—261 (1951). — Nicholson, F.: Diaphragmatic hernia. Ann. Surg. **136**, 174—182 (1952).— Niedner, F. F.: Plastischer Verschluß von Zwerchfelldefekten. Langenbecks Arch. u. Dtsch. Z. Chir. **267**, 201 (1950). — Nissen, R.: Erfahrungen mit der Gastropexie als alleinigem Eingriff bei der Hiatushernie. Schweiz. med. Wschr. **1956**, 1353—1359. ~ Die Hiatushernie und ihre chirurgische Indikation. Dtsch. med. Wschr. **1955**, 467. ~ Die Gastropexie als alleiniger Eingriff bei Hiatushernien. Dtsch. med. Wschr. **1956**, 185. ~ Transperitoneale

Zwerchfellraffung bei Lähmungshochstand und Relaxation. Thoraxchir. 4, H. 3, 222 bis 225 (1956). — OBERDALHOFF, H.: Beitrag zur traumatischen Genese eines Hiatusbruches. Rontgenprax. 13, 338 (1941). — OBERNDORFER, A.: Zwerchfellschusse und Zwerchfellhernien. Munch. med. Wschr. 1918, 1426. — OBERNIEDERMAYR, A.: Die Operation der indirekten Leistenhernie beim mannlichen Kind. Zbl. Chir. 1941, 1004. ~ Die Operation der indirekten Leistenhernie beim mannlichen Kind, zugleich ein Beitrag zur Frage der angeborenen Leistenhernie. Zbl. Chir. 1941, 233. ~ Die Indikation zur Herniotomie im Sauglingsalter. Neue med. Welt 1950, 448—449. — ÖHNELL, H.: Hernia diaphragmatica hiatus oesophagei vom intern klinischen Gesichtspunkt. Acta radiol. (Stockh.) 6, 23 (1926).

PACKARD, G. B., and C. H. McLAUTHLIN: Treatment of inguinal hernia in infancy and childhood. Surg. etc. 97, 603—607 (1953). — PALMER, E. D.: Hiatus hernia: the problem of diagnosis. J. Thorac. Surg. 27, 271—276 (1954). — PARCELLA, G. S., and A. HURWITZ: Repair of anterior subcostosternal hernia of the diaphragm (hernia of MORGAGNI) using a flap of transversalis fascia. Arch. Surg. 59, 1327—1334 (1949). — PARÉ, A.: Les œuvres d'Ambroise PARÉ. Lyon 2, 250 (1685). — PEÑA-LÒPEZ, L., y I. M. MAIZ: Sobre la relajactión o eventratión diafragmatica. Cir. Gynecol. y Urol. 4, 247—254 (1952). — PERRET, W.: Leistenbruchrecidiv und Hodenatrophie im Spiegel der arztlichen Haftpflicht. Chirurg 21, 636—638 (1950). — PETTERSSON, G.: Hiatal hernia, brachyoesophagus and incompetence of the cardia in children. Acta chir. scand. (Stockh.) 102, 321—326 (1952). — PHILIPP, E. E., and M. O. SKELTON Congenital diaphragmatic hernia in siblings. Brit. Med. J. 1952, No 4771, 1283—1284. — PICKHARDT, O. C., H. A. RAFSKY and F. H. GHISELIN: Treatment of hiatus hernia in older persons. J. Amer. Med. Assoc. 142, 310—315 (1950). — PLENK, A.: Zur Kasuistik der Zwerchfellhernie. Wien. klin. Wschr. 1922, 339. ~ „Verriegelung" bei Hernia ventralis postoperativa. Wien. klin. Wschr. 1950, 963. ~ Erfahrungen mit der Muskelplastik nach RIVES bei Defekt und Relaxation des Zwerchfells. Wien. med. Wschr. 1951, 457—458. — PLENK, A., u. R. C. MATSON: Zur Phrenicotomiefrage. Beitr. Klin. Tbk. 62 (1925). — PÓKA, L., u. L. CSOMOR: Über subcostosternale Zwerchfellhernien. Chirurg 27, 318 (1956). — POLLEY, H. F.: Congenital shortened esophagus with thoracic stomach and esophageal hiatus hernias. J. Amer. Med. Assoc. 116, 821 (1941). — POTTS, W. J., W. L. RIKER and J. E. LEWIS: The treatment of inguinal hernia in infants and children. Ann. Surg. 132, 566—576 (1950). — POWERS, J. H.: Prompt postoperative activity after hernioplasty. Its influence on incidence of complications and rate of recurrence. Arch. Surg. 59, 601—608 (1949). — PRATT, G. H.: Steel wire sutures, local anesthesia, and immediate ambulation in the treatment of hernia. Surg. etc. 86, 530—534 (1948). — PROBST, H., u. E. WETZELS: Luckenbildung in der Plica lata. Bruns' Beitr. 184, 285—291 (1952). — PUGLIONISI, A.: Ernie diaframmatiche subcostosternali. La Chir. Torac. 6, 73—93 (1953).

QUÉNU, J., et P. HERLEMONT: Du traitement chirurgical de l'éventration diaphragmatique. J. de Chir. 69, 101 (1953).

RABE, P. A.: Totalersatz des linken Zwerchfells. Chirurg 8, 359 (1954). — RANSDELL, jr., H. T., and R. G. ELLISON: Volvulus of a lobe of the lung as a complication of diaphragmatic hernia. A case report. J. Thorac. Surg. 32, 341—345 (1953). — RAVELLI, A.: Zur Indikation des diagnostischen Pneumoperitoneums bei Zwerchfellbruchen. Klin. Med. (Wien) 2, 428—441 (1947). ~ Zur rontgenologischen Differenzierung zwischen Zwerchfellbruch, Zwerchfellprolaps und Zwerchfellrelaxation (Versuch einer kritischen Wertung der Rontgensymptomatologie). Klin. Med. (Wien) 3, 150—155 (1948). — RAYMOND jr., A. H. ST., F. H. COLE and M. M. MARCOLLA: Congenital diaphragmatic hernia with malrotation of the liver. Dis. Chest 29, 583 (1956). — REHBEIN, F.: Funktionelle Cardiainsuffizienz — Hiatushernie. Arch. Kinderheilk. 152, 221—241 (1956). — REHN, E.: Experimentelles zur Behandlung des durch Schußverletzung gesetzten offenen Pneumothorax. Bruns' Beitr. 106, 242 (1917). ~ Zur Operation der Zwerchfellschusse und Zwerchfelldefekte. Arch. klin. Chir. 112, 333 (1919). ~ Zu den Fragen der Transplantation, Regeneration und ortseinsetzenden Metaplasie (Sehne-Fascie-Bindegewebe). Arch. klin. Chir. 112, 622 (1919). ~ Die Radikaloperation des kongenitalen. zentralen Zwerchfelldefektes im Kindesalter. Chirurg 17/18, 49 (1946/47). — REICHEL, P. Zbl. Chir. 1927, 1069. Aussprache. — REINHART, H. A., and M. B. HERNEL: Herniation of the lung in the cervical region. Radiology 57, 204—207 (1951). — RICHARDS, G. G., and K. A. CROCKETT: Hiatus hernia. Arch. Surg. 58, 411—418 (1949). — RICKHAM, P. P.: Strangulatet diaphragmatic hernia in the neonatal period. Thorax (Lond.) 10, 104 (1955). — RIVES, J. D.: Surg. etc. 74, 1026 (1942). — RIVES, J. D., and D. D. BAKER: Anatomy of the attachment of the diaphragm; their relation to the problems of the surgery of diaphragmatic hernia. Ann. Surg. 115, 745 (1942). — ROBB, D.: Oesophageal hiatus hernia. A clinical study based on 138 cases, of which 96 were treated surgically. Austral. a. New Zealand J. Surg. 24' 18—35 (1954). Ref. Z.org. Chir. 138, 350 (1955). — ROBERT, F., u. TH. HOFFMANN: Zur Frage der Hiatusanomalien und des Kardiarefluxes. Kardia-Fornix-Fehlanlagen. Fortschr. Rontgenstr. 81, 225 (1954). — ROEMHELD, L.: Der gastrocardiale Symptomenkomplex, eine besondere

Form der Herzneurose. Z. physik. u. diat. Ther. **1912**, Nr 16. ~ Die Therapie des gastrocardialen Symptomenkomplexes. Munch. med. Wschr. **1928**, 1872. — Roux, G., et R. Pedoussaut: À propos de 60 cas de hernies du hiatus oesophagien. Arch. des Mal. Appar. dig. Suppl. au Nr 5, 52—80 (1953).—Rutz, A.: Traumatische Zwerchfellbruche. Arch. klin. Chir. **180**, 321—327 (1934) (Kongreßber.). — Ruge, E.: Radikaloperation der Leistenhernien nach dem Prinzip der Fasciendoppelung. Chirurg **23**, 71—74 (1952). — Ryan, E. A.: Recurrent hernias. An analysis of 369 consecutive cases of recurrent inguinal and femoral hernias. Surg. etc. **96**, 343—354 (1953).
Saegesser, M.: Der Zwerchfellbruch. Langenbecks Arch. u. Dtsch. Z. chir. **278**, 1—6 (1954). — Salzstein, H. C., L. M. Linkner et S. Scheinberg: Hernie diaphragmatique subcostosternale. Arch. Surg. **63**, 750 (1951). — Sappington, Th. B., and R. A. Daniel: Accessory diaphragm. J. Thorac. Surg. **21**, 212—216 (1951). — Sauerbruch, F.: Die Beseitigung von Lungenerkrankungen durch kunstliche Zwerchfellahmung (Phrenicotomie). Munch. med. Wschr. **1913**. — Sauerbruch, J., H. Chaoul u. A. Adam: Anatomisch klinischer und rontgenologischer Beitrag zur Hiatushernie. Dtsch. med. Wschr. **36**, 1391 (1932). — Schaffer, W.: Traumatische Zwerchfellhernie beim Kleinkind. Österr. Z. Kinderheilk. **1**, 103—109 (1947). — Schatzky, R.: Die Beweglichkeit von Oesophagus und Magen innerhalb des Zwerchfellschlitzes beim alten Menschen. Fortschr. Rontgenstr. **45**, 177 (1932). ~ Die Hernien des Hiatus oesophageus. Dtsch. Arch. klin. Med. **173**, 85 (1932). — Schatzky, R., and J. E. Gary: Dysphagia due to diaphragma-like lokalized narrowing in lower esophagus. Amer. J. Roentgenol. **70**, 911 (1953). — Scheffler: Intercostale Bauchbruche. Inaug.-Diss. Berlin 1943. — Schmid, J.: Kongenitale Zwerchfellhernien. Fortschr. Rontgenstr. **71**, 67—76 (1949). — Schmiedel-Tomsche, D.: Ein Beitrag zur Therapie der Hiatushernie. Medizinische **50**, 1688 (1954). — Schmitt, W.: Wann sollen Zwerchfellbruche operiert werden ? Z. inn. Med. **2**, H. 21/22, 693—697 (1947). — Schreiber, H.:Operationsergebnisse großer recidivierter Bauchwandhernien (Rehn). Bruns' Beitr. **193**, 423—427 (1956). — Schurer-Waldheim, F.: Zur Beseitigung großer medianer Bauchwandbruche. Wien. med. Wschr. **1952**, 236—237. — Schwaiger, M.: Zur Operation angeborener großer Zwerchfelldefekte und der Aplasie des Zwerchfells. Langenbecks Arch. u. Dtsch. Z. Chir. **277**, 417—421 (1953). ~ Zur Operation der echten und falschen Zwerchfellhernien. Langenbecks Arch. u. Dtsch. Z. Chir. **282**, 366 (1955). — Schwartz, A.: À propos des hernies diaphragmatiques. Mém. Acad. Chir. **76**, 36—37 (1950). — Schwartz, St. O., and S. A. Blumenthal: Diaphragmatic hiatus hernia. With severe iron-deficient anemia. Amer. J. Med. **7**, 501—510 (1949). — Sénèque, J., et Ch. Chatelin: Quelques considérations sur les hernies de l'hiatus oesophagien. Acta chir. belg. **51**, 563—573 (1952). — Šerý, Z., u. J. Králík: Über die Innervation des Zwerchfells in der Gegend des Hiatus oesophageus. Bruns' Beitr. **193**, 142 (1956). — Šerý, Z., J. Králík, D. Hiková u. J. Malinska: Beitrag zur Technik der schonenden Zwerchfellincision bei abdomino-thorakalen Operationen. Thoraxchir. **4**, 125 (1956).— Seulberger, P., F. Kroning u. W. Markgraf: Die Abhangigkeit der Hernienfrequenz von Milieufaktoren. Nach Untersuchungen an Heimkehrern, Fluchtlingen und Umsiedlern. Z. menschl. Vererbgs-u. Konstit.lehre **29**, 517—550 (1949). — Seulberger, P., u. H. Peters: Beitrag zur Frage der Hernienhaufigkeit. Chirurg **20**, 325—327 (1949). — Sinclair, W. J.: Arch. Surg. **62**, 557 (1951). — Snodgrass, J. J.: Transdiaphragmatic duplication of the alimentary tract. Amer. J. Roentgenol. **69**, 42—53 (1953). — Sokolov. M. J.: Rechtsseitige, traumatische Diaphragmahernie. Vestn. Chir. **73**, H. 5, 62 (1953). — Southby, R.: A case of congenital diaphragmatic hernia. Med. J. Austral. 1, Nr 8, 189—190 (1924). — Spath, F.: Die Chirurgie des Zwerchfells. Langenbecks Arch. u. Dtsch. Z. Chir. **282**, 341 (1955). — Spath, F., u. H. Hyden: Über subcutane Zwerchfellverletzungen (Rupturen). Klin. Med. (Wien) **4**, 121—130 (1949). — Sprafka, J. L., M. Azad and J. D. Baronofsky: Fate of esophageal hiatus hernia: A clinical and experimental study. Surgery (St. Louis) **36**, 519—524 (1954). — Stengel, W.: Zur Kasuistik der Hernia intersigmoidea. Zbl. Chir. **75**, 843—846 (1950). ~ Hat die Cutisplastik fur die Versorgung großer Bauchwandhernien noch eine Berechtigung? Chirurg **27**, 70—73 (1956). — Stensrud, N.: Acta chir. scand. (Stockh.) **107**, 58 (1954). — Steuer, K.: Hernia diaphragmatica parasternalis dextra. Rontgenprax. **9**, 788 (1937). — Stewart, J. S.: The roentgenologic manifestations of parasternal omental hernia. J. Thorac. Surg. **19**, 399—404 (1950). — Stinzer u. Alvarez: Red. de Med. J. Circ. Hibana **1930**, 35. Zit. nach Sauerbruch, Dtsch. med. Wschr. **1932**, 1391. — Strahberger, E.: Über die Ergebnisse nach Recidivoperationen bei Leistenbruchen. Klin. Med. (Wien) **2**, 1073—1084 (1947). — Suder, G. L.: Perivesical bleeding following herniorrhaphy demonstrated by cystography. Surgery (St. Louis) **32**, 988—990 (1952). — Sweet, R. H.: The repair of the hiatus-hernia of the diaphragm by the supradiaphragmatic approach. New England J. Med. **238**, 649 (1948). ~ Esophageal hiatus hernia of the diaphragm. The anatomical characteristics, technic of repair, and results of treatment in 111 consecutive cases. Ann. Surg. **135**, 1—13 (1952). ~ 130 cas de hernies hiatales traités chirurgicalement. J. Amer.

Med. Assoc. **151**, 376 (1953). ∼ J. Thorac. Surg. **27**, 11 (1954). ∼ Surgical treatment of achalasia of the oesophagus. New England J. Med. **254**, 87 (1956).

Thoma: 4 Falle von Herma diaphragmatica. Arch. path. Anat. 88, 515 (1882). — Thomas, E.: Anatomisch-physiologische Grundlagen der Bogenunterteilungen des Zwerchfelles im Rontgenbilde. Dtsch. med. Wschr. **1922**, 688. — Thompson, W.: Radical cure of inguinal hernia with a plastic insert. Lancet **1948 II**, 182—183. — Thomsen, G., J. Vesterdal u. C. C. Winkel Shmith: Diaphragmatic hernia into the pericardium. Acta paediatr. (Stockh.) **43**, 485—492 (1954). — Thorek, M.: Modern surgical technic. Philadelphia-London-Montreal: J. B. Lippincott Company 1949. — Tondury, G.: Beitrag zur Frage der Relaxatio diaphragmatica. Schweiz. med. Wschr. **1937**, 142. — Toniolo, S.: Contributo alla conoscenza dell'ernia inguinale congenita con idrocele communicante. Minerva chir. (Torino) **1950**, 561—564. — Tonndorff, W.: Wahre Zwerchfellhernien als Wachstumshemmung der Speiserohre. Dtsch. Z. Chir. **179**, 259 (1923).

Übelhor, O.: Relaxatio diaphragmatica nach kunstlicher Zwerchfellahmung. Dtsch. Z. Chir. **211**, 266 (1928). — Unger, S. M.: Right-sided traumatic diaphragmatic hernia simulating a pleural effusion. J. Amer. Med. Assoc. **151**, 734—736 (1953). — Uskow, N.: Uber die Entwicklung des Zwerchfells, des Pericardiums und des Coeloms. Arch. mikrosk. Anat. **22**, 143 (1883).

Viehweger, G.: Zur Rontgendiagnostik der Treitzschen Hernie. Ärztl. Wschr. **1951**, 1217—1220. — Vogel, F.: Extrahiatal diaphragmatic hernia. Gastroenterologia (Basel) **75**, 9 (1949). — Volkmann, J.: Über das Wachstum der Bruchsacke. Langenbecks Arch. u. Dtsch. Z. Chir. **273**, 820—822 (1953).

Waelli, E.: Über die congenitale Hernia diaphragmatica im Foramen Morgagni und ihre Rontgendiagnose. Arch. klin. Chir. **47**, 952 (1912). — Walters, W., and R. H. Basken jr.: Surgical repair of huge inguinoscrotal hernia: Report of case. Proc. Staff Meet. Mayo Clin. **20** (1951). — Wanke, R.: Brachy-Oesophagus und Hiatushernie. Zbl. Chir. **77**, 1332–1336 (1952). — Watkins, D. H., F. R. Harper and W. B. Condon: Diaphragmatic hernias with visceral complications. Arch. Surg. **65**, 95—108 (1952). — Weber, G.: Echte traumatische zweifache Bauchhernie. Zbl. Chir. **75**, 392—396 (1950). — Weber, H.: Zur Anatomie, Pathogenese und Klinik der Zwerchfellbruche des Magens und des Oesophagus. Schweiz. med. Wschr. **1945**, 117. — Wegmann, T.: Beitrag zur Differentialdiagnose der Hiatushernien: recidivierende Thrombosen als Symptome einer Hiatushernie. Schweiz. med. Wschr. **1954**, 1292—1294. — Wegmann, T., u. P. Hochstrasser: Klinik und Therapie der Hiatushernie. Schweiz. med. Wschr. **1954**, 1294—1296. — Weickhardt, H. J.: Ein Beitrag zur Pathogenese der Intercostalhernien und der Relaxatio diaphragmatica. Zbl. Chir. **1950**, 455. — Welche, K. J.: The use of a homograft in the surgical treatment of large omphaloceles. Surgery (St. Louis) **29** (1951). — Wels, P.: Untersuchungen zur Diagnose und zum Entstehungsmechanismus des idiopathischen Zwerchfellhochstandes. Fortschr. Rontgenstr. **28**, 162 (1921). — Wexels, P.: Agenesis of the lung. Thorax (Lond.) **6**, 171 (1951). — Wieting, F.: Über die Hernia diaphragmatica, namentlich ihre chronische Form. Dtsch. Z. Chir. **82**, 315 (1900). ∼ Zwerchfellschußverletzungen mit Ileus. Dtsch. Z. Chir. **134**, 553 (1915). — Wildegans, H.: Die Hernien des Foramen oesophagicum. Med. Klin. **1953**, Nr 25. — Wurnig, P.: Die intrathorakale Verlagerung der Cardia ohne Hiatushernie. Thoraxchir. **3**, 111 (1955).

Ziffren, S. E., and N. A. Womack: An operative approach to the treatment of gigantic hernias. Surg. etc. **91**, 709—710 (1950). — Zimmerman, L. M.: Recent advances in surgery of inguinal hernia. Surg. Clin. N. Amer. **1952**, 135—153. — Zimmerman, L. M., and H. Laufman: Intra-abdominal hernias due to developmental and rotational anomalies. Ann. Surg. **138**, 82—91 (1953). — Zuller, D., and D. Adler: The surgery of hiatus hernia and its complications. Review of twenty-five cases. S. Afric. Med. J. **1954**, 1007—1014. Ref. Z. org. Chir. **138**, 212 (1955). — Zuppinger, A.: Probleme der Rontgenuntersuchung des Thorax. Helvet. med. Acta **17**, 13 (1950).

Namenverzeichnis.

Die *kursiv* gesetzten Seitenzahlen beziehen sich auf die Literatur.

Aabye, R. *249*.
Abrams, L. D. s. Collis, J. L. 198, *252*.
Adam, A. s. Sauerbruch, J. 204, *258*.
Adams, H. D., u. A. W. Lobb *249*.
— R., u. W. F. Lee *249*.
Adler, D. s. Zuller, D. *259*.
Aguirre, L., L. N. Martinez u. J. Goldin *250*.
Ahlfeld 244.
Åkerlund, A. 204, 205, *250*.
— H. Ohnell u. E. Key 204, *250*.
Albanese, A. R., u. J. Zungri *250*.
Albertini, B. *250*.
d'Allaines u. Hoffmann 221.
Allison, P. R. 204, 206, 211, 212, 213, 214, 215, *250*.
Altschul, W. *250*.
Alvarez s. Stinzer 204, *258*.
Amory, H. J. s. Brick, J. B. *251*.
Anders, H. E. 204, *250*.
— u. E. Bahrmann *250*.
Anderson, M. X. *250*.
André 195, 235.
Andrews, E. W. 126.
Anschutz 230.
Anson, B. J. 163.
— L. J. McCormack u. H. C. Cleveland *250*.
— E. H. Morgan u. Cl. B. McVay *250*.
— A. F. Reimann u. L. V. L. Swigart *250*.
— u. L. M. Zimmerman 129.
— s. McVay, C. B. 126, 127.
— s. Zimmerman, L. M. *249*.
Anthony, A. J., u. M. Broglie *250*.
Arenander, E. *250*.
Aresin s. Lauber 30.
Aries, L. J. s. Hobbins, W. B. *255*.
Arnheim, E. E. *250*.
Arnsperger, H. *250*.
Aubaniac, R. s. Curtillet, E. *252*.
Austin, R. C., u. E. F. Damstra *250*.
Azad, M. s. Sprafka, J. L. *258*.

Babcock 126.
Batzner, K. *250*.
Bahrmann, E. s. Anders, H. E. *250*.
Baker, D. D. s. Rives, J. D. 228, *257*.
Bakes, J. *250*.
Ballade, R. s. Leger, L. *256*.
Ballinger, C. S. s. Effler, D. B. 208, 209, *253*.
Baronofsky, J. D. s. Sprafka, J. L. *258*.
Barret, N. *250*.
Barsony, T., u. F. Polgar *250*.
— Th. *250*.
Barthold, G., u. W. Werheim 30, *250*.
Basken jr., R. H. s. Walters, W. *259*.
Bassini 108, 109, 110, 111, 113, 114, 115, 116, 117, 118, 119, 121, 123, 125, 128, 129, 134, 141, 142, 145, 149.
Baudet *250*.
Baum, G., u. H. Grosser *250*.
Baumgart, R. 30, 34, *250*.
Baumgartner, C. J., u. R. F. Scott *250*.
Baurys, W. s. Beck, W. C. *250*.
Beardsley, J. M. *250*.
Beattie, E. J. s. Blodgett, J. B. *251*.
Beccaro, E. del s. Giles, R. C. *254*.
Beck, H. R. *250*.
— W. C., W. Baurys, J. Brochu u. W. A. Morton *250*.
Beckendorf, F. *250*.
Beer, R. 222.
Behrmann, A. *250*.
Beltz *250*.
Benda, C. *250*.
— u. Reich 245.
Benjamin, A. E. u. Benjamin, H. G. *250*.
— H. G. s. Benjamin, A. E. *250*.
Benninghoff, A. 199, *249*.
Berblinger, W. *250*.
Berg, H. H. 204, *249*, *250*.
Bergmann, G. v. 204, *250*.
Bernard, A. *250*.
Berning, H. *250*.
Bertelli 204.

Bethenod, M. s. Carron, R. *252*.
Beutel, A. *250*.
Bhajekar, M. V. *251*.
Bier 10, 11.
Billroth 246.
Birgfeld, E. 245, *251*.
Bisgard, J. D. 245, *251*.
Blodgett, J. B., u. E. J. Beattie *251*.
— s. Gross, R. E. 60, 61.
Blumer, B. 30, *251*.
Bluthgen, H. J. *251*.
Blumensaat *251*.
Blumenthal, S. A. s. Schwartz, St. O. *258*.
— W. *251*.
Bocchetti, G. *251*.
Bochdalek, V. 195, 196, 198, 221, *251*.
Bockel, P. *251*.
Boenig, H. *249*.
Boerema, J. 218, 219, 220.
— u. R. Germs *251*.
Bogetti, M. *251*.
Borgstrom, St. *251*.
Bornes, W. A. s. David, J. E. *252*.
Borsato, E. *251*.
Borst, W. *251*.
Bowden, L., u. C. J. Miller 218, *251*.
Boyles, J. M. *251*.
Brandis, H. J. v. 30, *251*.
Brant, A. E. s. Flynn, W. J. *253*.
Braun, H. 10, 11, 50, 106, 107, 155.
— u. A. Lawen *249*.
Braune u. His 204.
Brea, M. s. Doyle, J. A. 232, *253*.
Breckoff, K. 195, 235, *251*.
Breitner, B. *251*.
Brekke, A. *251*.
Brenner 123, 124.
Brick, J. B. *251*.
— u. H. J. Amory *251*.
Brochu, J. s. Beck, W. C. *250*.
Broglie, M. s. Anthony, A. J. *250*.
Browder, N. C., J. Madoff u. a. *251*.
Brown, R. K. *251*.
— R. W. 232, *251*.

Sachverzeichnis.